STUDIA
HUMANITATIS
문명텍스트

STUDIA HUMANITATIS
문명텍스트
46

中西匯通醫經精義

중서회통의경정의

당종해(唐宗海) 지음 | 김성수 옮김

서울대학교출판문화원

STUDIA HUMANITATIS
문명텍스트
46

중서회통의경정의

초판 1쇄 발행 2024년 9월 25일

지은이 당종해
옮긴이 김성수

펴낸곳 서울대학교출판문화원
주소 08826 서울 관악구 관악로 1
도서주문 02-889-4424, 02-880-7995
홈페이지 www.snupress.com
페이스북 @snupress1947
인스타그램 @snupress
이메일 snubook@snu.ac.kr
출판등록 제15-3호

ISBN 978-89-521-1914-8 94510
978-89-521-1574-4 (세트)

이 저서는 2007년 정부(교육과학기술부)의 재원으로
한국연구재단의 지원을 받아 수행된 연구임(NRF-2007-361-AL0016).

❁ 옮긴이의 말

의학의 길은 무엇일까?

생로병사(生老病死)라는 말로 축약되는 인간의 일생은 태어나는 그 순간부터 질병과 대면한다. 피할 수 없는 운명에 맞서 인류는 의학이라는 학문을 일찍부터 태동시켰고, 동·서양을 막론하고 그 중요성은 부정된 적이 없었다. 그 결과 과학의 발전으로 많은 질병을 극복하였고, 지금 이 순간에도 건강한 삶과 생명연장의 꿈을 현실화하기 위한 노력이 끊임없이 이어지고 있다.

현대에 이르러 의학은 과학이라는 이름으로 탈역사적·탈문화적 성격이 강화되었다지만, 개별 사회마다 갖고 있는 역사와 문화유산은 현재에도 여전히 의학에 투영되어 있다. 시간을 거슬러 서양 고대 의학과 동양의 전통의학을 비교한다면, 인체·자연·질병의 원인 등을 이해하는 방식에 있어 상당히 일치하였다. 서양의 체액설이나 동아시아의 음양오행설은 원리와 임상에서 차이가 있었지만, 자연철학에 근거하여 의학을 구성하고 인체의 조화와 균형을 중시하였다는 점은 유사한 측면이었다.

그러나 16세기 이후 해부학의 발전을 기점으로 서양의 의학은 다른 길을 걸었다. 베살리우스(1514~1564)의 해부서 『파브리카』(1543)

를 시작으로, 하비(1578~1657)의 혈액순환설, 모르가니(1682~1771)의 병리해부학 개척 등을 거치면서 서양의학은 자연철학을 벗어나 과학적 방법론을 통해 새로운 발전을 이끌어 내고 있었다. 그런데 장기간에 걸쳐 일어난 서양의학의 변화가 동아시아에 전래되면서, 그 수용 방식이나 정도에 따라 변화의 폭이 다양하게 존재하였다. 짧게는 100여 년, 길게는 200여 년 이상 전개된 동아시아 근대화의 양상은 다른 여러 분야보다 의학을 통해서 더욱 분명하게 드러났다.

의학을 둘러싸고 전개된 전통과 현대의 병존 혹은 갈등은 근대화 과정의 차이점에서 연유하였다. 근대화 방식의 차이는 몰역사적이며 탈주관적인 학문으로 이해되는 의학에도 영향을 주었다. 동아시아 삼국, 즉 한국과 일본, 중국으로 시야를 좁히더라도 그와 같은 경향은 더욱 분명하게 드러난다. 중세에서 근대로 넘어가는 과정에서 세 나라는 서로 다른 근대화의 길을 택하였고, 이는 의학에도 그대로 반영되었다. 삼국이 각기 다른 시기에 서양인과 서양지식을 만났다고는 하지만, 결국에는 그들이 유지하고 있던 세계관과 정치적 의지에 따라 다르게 반응하였다.

일본에서는 18세기 후반 이후 『해체신서』를 기점으로 서양의 학문을 자신들의 의지에 따라 본격적으로 수용하기 시작하였고, 난학(蘭學)에서 양학(洋學)을 거쳐 메이지유신으로 불리는 근대화의 길을 걸었다. 반면 중국에서는 서양문물이 일찍이 전래되었음에도 본격화되는 시기는 19세기 후반이었다. 중국의 지식인들은 밀려들어 오는 서양 제국주의 세력에 맞서 중체서용(中體西用)이나 구본신참(舊本新參), 동도서기(東道西器) 등의 구호를 내걸고, 중국적 전통 사상체계 안에 서양의 발전된 과학기술이나 문물을 일부 채용함으로써 국가 건설의 기틀을 마련하자고 주장하였다.

이 책 『중서회통의경정의』의 저자인 당종해(1848~1899)는 19세기 후반 중의학(中醫學)과 서양 근대의학의 회통을 주장한 대표적인 의학자이다. 홉슨(1816~1873)의 『전체신론』으로 본격화되는 서양 근대의학의 도입이 준 자극 속에서, 당종해는 자신이 이해한 서양 과학 및 의학지식을 통해 중국 전통의 중의학을 재해석하고자 하였다. 이런 이유로 그의 주장은 타당한지 여부와 상관없이 커다란 의미를 갖는다. 중서의학 사이의 지형도가 변화하는 시기에 요구되었던 중의학의 재정립을 위해 노력하였고, 이는 타자인 서양의학을 그대로 수용하려고 하였던 일본과는 다른 새로운 방식의 근대화 길을 모색한 대표적인 사례였다고 할 수 있기 때문이다.

역자가 서울대학교 인문학연구원 문명연구사업단의 일원으로, 『해체신서』에 이어 『중서회통의경정의』를 번역한 것은 동아시아 세 나라가 서로 다르게 경험한 근대화의 양상을 의서라는 텍스트 속에서 보여 주기 위해서였다. 이러한 의도를 전달하기 위해 역자는 한국의 사례에 대해 연구를 진행 중이다. 물론 몇 권의 책으로 동아시아 의학의 변화를 전부 대변할 수는 없겠지만, 적어도 현재를 살아가는 우리가 전통의학과 현대의학 사이에서 벌어지는 갈등 혹은 역학관계에 대해 보다 역사적이고 문화적인 이해를 얻을 수 있기를 바란다. 아울러 이렇게 얻어진 의학에 대한 인문학적 이해가 당종해가 추구한 것처럼 동·서 구분과 상관없이, 보편적인 인류애를 지향하는 의학으로 거듭날 수 있는 바탕이 될 수 있기를 소망한다.

이 책이 나오기까지 도움을 주신 많은 분들에게 감사의 인사를 전한다. 오랜 시간 묵묵히 지원해 주셨던 부모님과 암투병 중임에도 항상 역자를 응원하였던 아내에게 고맙다는 말을 먼저 전하고 싶다. 그리고 동아시아 의학사 및 당종해 연구와 관련해 도움을 주신 연세대학교 의과대학 여인석 교수, 고려대학교 의과대학 신규환 교수께 감사의 말씀을 전한다. 무엇보다 아무런 연고도 없는 필자에게 한의학의 길을 안내해 주고, 당종해의 저술을 소개해 주신 경희대학교 한의과대학 김남일 교수께 깊은 감사를 드린다. 또한 연구자의 길을 다시 걸을 수 있도록 언제나 격려해 주셨던 은사이신 경희대학교 사학과 고(故) 김태영 명예교수님, 조인성 명예교수님께 진심으로 감사를 드린다. 마지막으로 이 책의 편집과 발간을 맡아 준 서울대학교출판문화원에 감사를 표한다.

❁ 차례

❁ 그림차례

당종해(唐宗海)와 『중서회통의경정의(中西匯通醫經精義)』

■ 해제

1. 머리말

당종해(1848~1899)는 19세기 후반 중의학(中醫學, 중국의 전통의학)과 서양 근대의학의 회통을 주장한 대표적인 의학자다. 홉슨(Benjamin Hobson, 1816~1873)의 『전체신론(全體新論)』을 필두로 본격화되는 서양 근대의학의 도입은 그에게 커다란 충격으로 다가왔고, 그에 대응하기 위해 이미 검증되고 인정받은 서양과학 및 의학 지식으로 중국 전통의 중의학을 재해석하고자 하였다. 그 대표적인 작업이 바로 『중서회통의경정의(中西匯通醫經精義)』였으며, 이 외에도 『혈증론(血證論)』, 『금궤요략천주보정(金匱要略淺註補正)』, 『상한론천주보정(傷寒論淺註補正)』, 『본초문답(本草問答)』, 『의역통설(醫易通說)』 등의 저서를 남겼다.[1] 그러나 우리가 주목할 것은 그가 홉슨

1 중국의학사에서는 당종해를 19세기 후반에서 20세기 초반 중서회통파(中西匯通派)를 대표하는 인물로 평가하고 있다(李經緯·張志斌, 2006, 665-668쪽; 馬伯英, 2010, 549-556쪽; 曹志平 編, 2012, 602-603쪽 등).

으로 대표되는 서양의 근대의학에 대해 명확하게 대결적인 태도를 취했다는 점이다. 홉슨이 저술한 5종 의서의 상대로 5종의 의서를 편찬하고 묶어 냈던 것은 이러한 이유 때문이었다.[2]

서양의학과 동양의 전통의학은 시간을 거슬러 올라가면 의학으로써 인체를 이해하는 방식이나 치료 방식 등에서 큰 차이를 보이지 않는다고 할 수 있다. 물론 고대 서양의 히포크라테스의 4체액설이나 갈레노스의 생리·해부학 이론이 음양오행설에 입각한 동아시아의 전통의학과는 분명 다른 점이 많았지만, 의학을 구성하는 논리로서 자연철학을 동원하였고 건강을 생리체계의 조화와 균형이라고 이해하였음은 유사하였다. 그러던 것이 16세기 베살리우스(Andreas Vesalius, 1514~1564)의 인체해부서『인체의 구조에 관하여』(1543)에 제시된 근대 해부학, 하비(William Harvey, 1578~1657)의『동물의 심장과 혈액의 운동에 관한 해부학적 연구』(1628)에 의해 밝혀진 혈액순환, 모르가니(Giovanni Morgagni, 1682~1771)의『해부학 연구에 바탕을 둔 질병의 장소와 원인』(1761)에 의한 병리해부학의 발전 등을 거치면서 점차 서양과 동아시아는 의학의 발전에서 전

---

2 1892년 상해의 수해산방(袖海山房)에서『중서회통의경정의』가 간행되는 동시에 천경당서국(千頃堂書局)에서『중서회통의서오종(中西匯通醫書五種)』으로 간행되었다. 여기에는『중서회통의경정의』 외에『본초문답』,『금궤요략천주보정』,『상한론천주보정』,『혈증론』이 포함되어 있다. 당종해가 홉슨의 의서 5종을 상당히 염두하고 있었음을 볼 수 있는 대목이다. 또한 당종해가 중국 의학계에 미친 영향력은『중서회통의경정의』가 1892년 처음 간행된 이후, 1937년까지 18차례나 간행되었음에서 드러난다. 다른 저서인『혈증론』은 1959년까지 21차례,『상한론천주보정』은 1936년까지 14차례,『금궤요략천주보정』은 1936년까지 12차례,『본초문답』은 1948년까지 16차례 간행되었다(王咪咪·李林 編, 1999, 654-661쪽).

혀 다른 길을 걸어가고 있었다.[3]

그렇다고 서양의학이 급격하게 발전되지는 않았고, 해부학·생리학·병리학·진단학·세균학 등의 분과학문에서 아주 천천히 단계적으로 발전이 이루어졌다. 그 결과 당종해가 살았던 시기의 서양의학과 중의학은 서로 도저히 좁힐 수 없을 정도로 간격이 벌어져 있었으며, 그 차이는 의학을 서양 근대에서 규정한 가설과 실험에 의한 검증으로 이어지는 이른바 과학적 방법론을 추종하는가, 아니면 여전히 자연철학에 기반을 두고서 논리의 정합을 추구하는가라는 가장 근본적인 연구 방법론에 근거하였다.

당종해가 대면한 서양의 의학은 19세기 후반까지 변화와 발전을 맞이하면서 이제는 근대과학으로서 체계화된 의학이었다. 홉슨이 해부학을 바탕으로 내과학·산부인과학·소아과학·약물학과 관련하여 『전체신론』 외에 『서의약론(西醫略論)』, 『내과신설(內科新說)』, 『부영신설(婦嬰新說)』, 『박물신편(博物新編)』 등을 저술했을 때, 그것은 중국의 식자들에게는 엄청난 놀라움이었다. 게다가 홉슨의 저술은 중국인과의 협력을 통해 한문으로 간행되었다는 점에서 중국 내부에 미치는 영향력이 이전에 활동하였던 서양의사들에 비할 바가 아니었다.[4] 같은 의사로서 그와 대척점에 서 있었던 당종해는 그 사실을 전혀 무시할 수 없었으며, 이를 거부하건 수용하건 일정한 태도를 취해야만 했다.

---

3 이에 대해서는 구리야마의 연구(栗山茂久, 1999)가 도움이 된다.

4 홉슨의 생애에 대해서는 박상영 외(2008) 참조. 『전체신론』이 중국 지성계에 미친 영향에 대해서는 신규환(2012) 참조.

그는 어느 한쪽만을 선택하지 않았다. 물론 중국의 전통의학을 철저히 옹호하는 입장이었지만, 그렇다고 해서 서양의 과학과 의학을 전적으로 배척하지는 않았다. 오히려 서양의 지식을 통해 중국의 의학을 더욱 풍요롭게 해석할 수 있으며, 반대로 중국의학을 통해 서양의학의 부족한 부분을 채울 수 있다고 여겼다. 그런 이유로 회통(匯通)이라는 용어를 사용하여 둘 사이의 결합을 시도했다.[5] 물이 돌아서 모인다는 '회'의 의미처럼, 그는 서양 근대의학과 중국의 전통의학이 한자리에 모일 수 있다고 보았다.[6] 『중서회통의경정의』에서 보이는 그의 노력이 성공을 거두었는가에 대해서는 대답하기 어렵지만, 전혀 이질적인 의학체계를 어떻게든 묶어 보려 했다는 점에서 의의를 갖는 시도가 아닐까? 의학은 인간이 고통을 받는 질병을 치료하는 학문이라는 커다란 전제 아래 고민하였을 의사에게 동양과 서양, 전통과 근대의학이 만나는 지점은 대결의 장면이기도 했지만, 동시에 새로운 가능성을 발견할 수 있는 기회이기도 했

5 당종해는 『중서회통의경정의』의 범례에서 "서양의 방법을 채택하기도 하고, 옛 학설을 이용하기도 했지만, 옳은 것만을 구하였고", "중국과 서양의 견해가 같고 다름을 구분하지 않았다. 경전의 뜻을 밝혀 실용에 도움이 되게 하여 세상에 유익하게 하고자 할 따름이다."라고 말하여, 동양·서양의학을 가리지 않고 자신이 생각하는 올바른 경전의 해석과 의학의 운용을 위해서 동등하게 다루었다고 주장하였다.

6 당종해 이전에 동서 의학의 회통을 말한 대표적인 인물은 양무(洋務) 운동의 핵심 인물인 이홍장(李鴻章, 1823~1901)이다. 이는 그가 『만국약방(萬國藥方)』의 서문에서, 학자들로 하여금 "중·서의 학설을 통합하여, 그 통하는 것을 모아서 지극히 정밀하고 미세한 경지에까지 나아가야 한다(合中西之說而會其通 以造于至精極微之境)"고 말한 데서도 확인할 수 있다. 서양의학 수용에서 이홍장의 역할에 대해서는 楊明哲(2009) 참조.

기 때문이다.

2. 당종해와 그의 삶

2.1 왜 당종해인가?

당종해라는 이름은 일반인은 물론 한의학 혹은 의사학(醫史學)을 전공하지 않은 다른 학문 분야 연구자에게는 낯선 이름이다. 그럼에도 당종해가 자리하고 있는 역사적 위치는 결코 작지 않으며, 20세기 이래 중의학을 대표할 수 있는 인물 가운데 하나라고 할 수 있다. 그 이유는 동아시아 의학사의 전개 양상과 중국 내의 사정에 기인한다.

시기를 달리하여 서양의학이 동아시아 삼국에 전래되면서, 세 나라는 서로 다른 길을 걸었다. 1774년 일본의 의사 스기타 겐파쿠(杉田玄白)가 번역한 『해체신서(解體新書)』가 상징하는 것처럼 일본은 다른 나라보다 이른 시기에 서양의학을 본격적으로 받아들였다.[7] 이는 시기가 이르다는 것 외에도 일본인에 의해 주도적으로 이루어진 사건이라는 점에서 다른 두 나라와는 매우 다른 모습이었다. 반면 중의학에서는 자의에 의한 것도 있지만, 홉슨의 저술이 준 영향이나 서양 선교사들의 의료와 교육활동, 일본의 영향 등 타의적인 요소들도 상당히 강하였다. 게다가 전통의학계의 반발은 일본

7 『해체신서』에 대해서는 杉田玄白(1774) 「해제」 참조.

에서와 마찬가지로 매우 강력하였고, 그 갈등은 오랫동안 지속되었다.[8] 한편 한국에서는 1876년 개항 전까지 서양의학의 전래가 사실상 전무하였다.

이처럼 서양의학의 수용을 두고 동아시아 삼국은 이전까지 함께 공유했던 의학에서 분기해 나가고 있었다. 즉 전통 중의학을 중심으로 같은 의학 문화를 공유하다가 서양의 근대의학이 수입되는 상황에 직면했을 때, 적어도 커다란 흐름에서 세 나라는 서로 다른 길을 걷게 되었다. 그것은 단순히 새로운 의학을 받아들일 것인가 말 것인가의 문제를 넘어서, 서구 제국주의가 점차로 영향력을 확대하는 상황에서 현안이 된 근대국가의 건설을 어떤 방향으로 이끌고 나갈 것인가의 문제이기도 했다.

실제로 19세기 후반 중국의 주류 정치계는 중체서용(中體西用)이나 구본신참(舊本新參), 동도서기(東道西器) 등의 구호를 내걸고, 중국적 전통 사상체계 안에 서양의 발전된 과학기술이나 문물을 일부 채용함으로써 국가 건설의 기틀을 마련하자고 주장하였다.[9] 새로운 문명을 접했을 때 느끼는 당혹감은 우선 거부감을 주지만, 그것이 갖고 있는 강력한 힘을 경험하면서는 어쩔 수 없이 수용의 의사를 표현할 수밖에 없다. 다만 소극적인 태도를 일관할 것인가 아니면 어차피 주어진 상황을 적극적으로 개척할 것인가는 저마다의

8 중국에서 중서의(中西醫) 사이의 갈등은 청말에서부터 시작해서 현재까지 계속 진행되고 있다. 특히 20세기 전반에 계속되었던 중서의 논쟁에 대해서는 趙洪鈞(2012) 참조.

9 이에 대해서는 신규환(2012) 참조.

의지에 달려 있는데, 중국의 정치·사상계에서는 그 가운데 소극적인 선택을 했다고 할 수 있다. 그러한 면에서 당종해가 남긴 『중서회통의경정의』라는 저술은 당시 사상계의 편린 — 중체서용과 같은 — 을 의학이라는 범주에서 그대로 보여 주고 있었다.

그는 중국의 전통의학을 중심에 놓고 서양의 근대의학은 그것을 보충 설명하는 방식으로 종합하고자 했지만, 중체서용 등으로 표현되는 태도와는 사뭇 다른 모습을 보여 주었다. 즉 그가 사용하고 있는 '중서회통'이 사실상 중의학에 더욱 초점이 있었고 중의학을 시대의 요구에 맞춰 증명하기 위해 서양의 근대의학이나 과학을 끌어오는 방식이었음에도 불구하고, '중서'가 대등하게 언급된다는 점은 무시할 수 없다. 여기에는 서양의학의 대표로 이해되었던 홉슨의 『전체신론』 등이 가져온 사회적 영향력이 매우 컸던 사정도 있지만, 한편으로 『전체신론』이 등장하기 20여 년 전인 1830년에 출판된 왕청임(王淸任)의 『의림개착(醫林改錯)』도 커다란 이유가 되었다. 『의림개착』이 미숙하지만 의미를 갖는 이유는 중국 전통의학 체계 내에서도 해부학으로 대표되는 인체의 구조를 이해하는 것이 시급하다는 인식이 저변에 존재했음을 보여 주기 때문이다. 결국 서양의학의 대명사로 여겨졌던 해부학에 대한 요청이 중국 학계에서도 자생하고 있었다는 점에서, '중서'라는 명칭으로 병기될 가능성이 내재하고 있었다고 생각할 수 있다.[10]

그런 이유로 당종해는 『중서회통의경정의』에서 왕청임과 홉슨

10 신규환(2012), 77-82쪽.

을 자주 언급하고 있는데, 특기할 만한 사실은 바로 해부학에 대해서는 어느 정도 긍정의 태도를 취한다는 점이다. 그렇기 때문에 자신의 저술에 『전체신론』의 해부도를 상당수 삽입하였고, 다른 의서들에서도 적절한 것들을 채택하여 수용하였다. 게다가 인체의 근골(筋骨), 오장육부(五臟六腑), 피부(皮膚)의 단면도 등을 소개하면서, 왕청임과 홉슨의 견해를 그대로 반영한다. 여기에는 이들 저서가 간행된 이래 50여 년이 지나는 동안 해부학의 의의를 그대로 반박하는 것이 사실상 불가능해진 상황, 즉 의학의 기초로서 해부학이 분명하게 자리 잡아 가는 상황이 전제되었기 때문이다. 따라서 당종해에게는 서양의학보다 뛰어난 중의학의 주제들을 재발견하는 것이 강하게 요청되었고, 그가 찾아낸 것이 생리·병리학과 함께 치료의 방법론을 동시에 설명할 수 있는 기화(氣化)와 경락(經絡)의 이론이었다. 『중서회통의경정의』 맨 마지막에서 그가 생각하는 회통이 무엇인지, 왜 해야 하는 것인지 다음과 같이 설명하고 있다.

> 장부(臟腑)와 피육(皮肉)에 대해서 서양인은 층층이 분석함만을 알고, 경락(經絡)과 기화(氣化)에 대해서는 서양 사람들이 그 의미가 돌아가는 바를 알지 못하기 때문에, 약을 사용함에 합당하지 않은 것이 많다. 나의 이 말을 사람들이 혹 허황되다고 여기겠지만, 이 말을 어찌하여 서양의학의 여러 서적을 가져다가 고찰하지 않는가? 또한 어떻게 산수(算數)와 기기(汽機)를 직업으로 하는 사람들이 모두 나처럼 의학을 말할 수 있겠는가? 저들의 단점은 버리고 저들의 장점을 이용하고, 나의 장점으로 저들의 단점을 보완할 것이다.[11]

즉 당종해는 서양의 해부학과 중의의 기화·경락이론을 결합하여 더욱 완전한 의학이론을 구성할 수 있다고 이해하였다. 그러나 그가 파악한 서양의 지식과 의학은 때로 실제 내용과 다른 방식으로 이해되는 측면들도 있었다. 서구에서 근대 학문으로 정립되기 시작한 과학이나 의학을 정식으로 배워 본 적이 없었다는 점이 가장 큰 이유이겠지만, 중의학을 어떠한 식으로든 옹호하려는 그의 입장이 너무 강했던 사실도 많은 영향을 미쳤다고 할 수 있다.[12]

때로는 오해로 인하여 잘못 알고 있기도 했지만, 그가 보기에 천문학·화학 등의 서양과학은 꽤나 근사한 체계를 갖고 발전한 학문이었다. 그러나 그는 "서양의 의학이 인체의 형태에만 나아가 학설을 세워서 사람의 기화가 실제로 천지와 같음을 알지 못한다."라고 비판한다.[13] 그의 의학의 핵심은 사람의 기화에 있었고, 아울러 천지의 이치와 상통해야 한다는 자연철학적 믿음에 기반하고 있었다. 중의학의 특징을 기화의 학문으로 정리한 것인데, 한말의 학자였던 최한기(崔漢綺) 역시 '기학(氣學)'이라는 이름으로 비슷한 평가를 하고 있다는 점에서 이것이 우연인지 아니면 필연적인 과정인지 궁금

---

11 『中西匯通醫經精義』 下卷, 「七方十劑」.

12 당종해가 서양의 의학 및 과학지식에 많은 관심을 갖고 있었음은 『중서회통의경정의』에서 홉슨의 저서 외에도 1881년에 간행된 오스굿(Dauphin William Osgood, 중국명 柯爲良)의 『전체천미(全體闡微)』나 1886년에 간행된 더전(John Hepburn Dudgeon, 중국명 德貞)의 『전체통고(全體通考, *Human Anatomy*)』 등을 거론하고 있음에서 드러난다. 또한 그의 다른 저서인 『의역통설』, 『본초문답』 등에서 의학 외에 다양한 과학지식을 언급하고 있는데, 대표적으로 프랑스인 羅第愛의 저술을 1896년 李杕가 번역한 『물리추원(物理推原)』을 들 수 있다.

13 『中西匯通醫經精義』 上卷, 「五臟所生」, "惟西洋醫學 則止就人身形質立論 不知人之氣化 實與天地同體也".

해진다.[14]

결과적으로 서양의 과학지식에 대한 이해 부족이나 그 자신만의 독특한 이해방식 때문에, 당종해가 최종적으로 내놓은 설명이 현재의 지식체계에서 타당성을 논의하기가 어려운 경우도 많다. 그럼에도 당종해를 보려고 하는 이유는 무엇인가? 그것은 당종해가 살았던 시기가 중서의학 지형도가 차츰 변화하는 과정이었으며, 그는 서양의학의 장점을 수용하여 중의학을 새로이 하자는 시대적 요청에 충실하였고, 동시에 『의림개착』, 『전체신론』 등의 영향하에서 서양에 대하여 동양 전통으로써 자신의 입장을 정리할 필요가 있었던 시점에 『중서회통의경정의』를 세상에 내놓았기 때문이다.

즉 서양의학이라는 강력한 상대를 만나서 '중의(中醫)'라고 하는 학문의 자기 정체성을 확립해야 한다는 요구가 강하게 반영되고 있던 시기에, 서양의 지식체계를 엿보았던 당종해는 중의의 모태라고 할 『내경(內經)』의 주석을 통해서 근대적인 의미로서의 중의학을 재정리하려고 하였다. 이 때문에 언급된 내용들은 여전히 전통적이었지만 형식 면에서는 커다란 변화가 발생하였고, 『중서회통의경정의』에서는 전통의학의 지식이 이전과 다르게 서양의 학문체계에 따라 상당히 체계적으로 서술된다. 그가 의식했건 그렇지 못했건 홉슨이 제시한 의학이라는 학문을 구성하는 방식을 차례로 따라간 것이라

14 최한기가 『신기천험(身機踐驗)』에서 신기(神氣)의 작용이 사라진 죽은 시체의 해부는 무의미하다는 입장을 취했던 사정과 유사하다고 할 수 있다(여인석·노재훈, 1993, 72쪽). 한편 최한기가 과학사적 맥락을 이해하지 못한다는 점에서, 그의 서양과학 지식은 분명한 한계를 갖는다는 전용훈(2007)의 의견을 고려할 때, 당종해의 한계 역시 분명해진다.

고 할 수 있다.

그가 활동하였던 19세기 후반부터 진행되었던 중서의학 사이의 비교는 점차로 우열의 논리로 변화되었고, 그 가운데 중의학의 입지는 점차로 좁아지고 있었다. 그와 같은 경향 속에서 전통의학을 고수하려는 보수적인 입장을 제외한다면, 중의학의 새 면모를 발견하려는 당종해의 노력은 당시에도 상당히 주목받았다. 당종해가 자랑해 마지않았던 중의이론의 핵심인 기화(氣化)의 재발견은 임상에서 중서의학을 융합하고자 노력한 장석순(張錫純, 1860~1933)에게서 다시금 재현되었다. 그는 홉슨이 쓴 서의(西醫) 5종(五種)에서는 인체의 전체가 상세히 서술되었지만, 장부가 각각의 독특한 성질[性情]이 있다는 사실과 전신의 기화에 대해서는 언급된 것이 없다고 평가한다. 그렇기 때문에 중서의학의 융회(融會)를 통해 서로가 가진 약점을 보충한다면, 의학은 그야말로 최고의 경지에까지 올라갈 수 있으리라는 희망을 피력하기도 하였다.[15]

당종해가 근대 학문을 동원해 재해석한 중의학의 특성은 이후로도 계속 지지되었다. 20세기 전반부까지 진행되었던 중서의학 간의 논쟁에서 중의학을 옹호하는 쪽의 이해는 이론적인 측면에서 당종해의 견해를 그다지 벗어나지 않았다. 이는 중의의 핵심을 그가 매우 잘 정리해 내고 있었다는 점을 반영함과 동시에 시대가 지나도

15 『重校中西滙通醫書五種』「序」, "西醫合信氏所著西醫五種 于人身全體之精微皆能詳考實驗 纖悉無遺 而竟于臟腑之各有性情 及全身氣化幹旋流通 分毫未嘗言及 因此知中西醫學 各有所略 若融會貫通 使之互相補助 于醫學必能登峰造極".

그가 제시했던 학문적 접근법이 여전히 유효하였음을 드러낸다. 이후 1930~1940년대 과학 혹은 학문의 상대성을 주장한 운철초(惲鐵樵)나 중의학의 변증법적 특성을 강조한 양칙민(楊則民)이 기본적으로 이해하는 중의학의 내용은 당종해의 정리에 근간하고 있다고 해도 과언이 아니다.[16] 결국 당종해의 노력은 전통의 근대적 재해석이라고 할 수 있을 것이다. 서양의학과 동양 전통의학이 공존하는 동양의 세 나라에서 여전히 제기되는 동서양 의학의 결합은 가능한가의 문제를 제기하고 본격적으로 풀어 보고자 했던 최초의 인물이었다는 점에서, 그의 시도는 성공과 실패를 떠나 역사적 의미를 가지며, 그를 주목하는 이유다.

2.2. 당종해의 삶

당종해가 중의학에서 차지하고 있는 위상에 비해 그의 생애에 대해서는 자세히 알려진 바가 없다. 심지어 생몰년에서도 이견이 있다. 당종해의 아들인 당조감(唐祖鑑)이 편찬한 『당종해전기(唐宗海傳記)』를 초록한 왕맹협(王孟俠)의 기록에 따르면 1899년에 사망하였는데, 당시 51세였다고 기록하고 있어서 1848년에서 1849년 사이에 태어난 것으로 보인다. 한편 손자인 당중악(唐重岳)은 조부가 1903년 이전에 사망하였으며, 51세였다고 하였다. 그러나 『청대관원이력당안전편(淸代官員履歷檔案全編)』에 따르면 1896년에 당종해가 자신의 나이가 45세라고 밝히고 있어서 1851년경 태어난 것으로

16 馬伯英 外(1993), 631-640쪽; 馬伯英(2010), 600-607쪽.

도 보이며, 실제로 고정룡(顧廷龍)의 『청대주권집성(淸代硃卷集成)』에서는 1851년 10월 29일이라고 하였다. 그러나 최근의 연구에서는 첫 번째 견해가 가장 신빙성이 높다고 보고 있다.[17]

정확한 그의 출생시기를 단정하기 어렵지만, 그가 태어날 당시의 중국이 그야말로 격변기였다는 점은 분명하다. 1840년 발생한 아편전쟁으로 중국은 굴욕적인 남경조약을 체결해야 했으며, 그가 태어난 지 얼마 안 되어 전국을 휩쓸었던 태평천국(太平天國)의 난이 있었고, 2차 아편전쟁이 다시 발발했다. 이어서 영국과 프랑스가 북경을 점령하여 북경조약을 체결하는 등, 제국주의의 단계로 들어섰던 서구에 의해 중국의 정세는 날로 급변하고 있었다. 아울러 1851년 당종해의 의학세계에 큰 영향을 미친 『전체신론』이 중국의 의학계와 지성계를 뒤흔들었다.

중국의 내륙에 위치한 사천(四川)의 팽현(彭縣)에서 태어난 당종해는 어렸을 적 태평천국의 난을 피해 사천의 광한(廣漢)으로 잠시 이사하였다고 한다. 그곳에서 이본생(李本生)이라는 인물에게서 학업을 시작한 후, 태평천국의 난이 진정되자 사천의 신도현(新都縣) 왕리당(王利堂)에서 유학을 공부하였다. 10대 중후반에 지방의 과거에 합격하여 수재(秀才)가 되었고, 20세 초반에는 생원이 되어 입반(入泮)하였다. 이후 거인(擧人)을 거쳐 38세에 진사가 되었고, 잠시 이기는 하지만 예부주사(禮部主事)로 일하기도 하였다.[18] 보통의 유학자들의 인생행보에서 크게 벗어나지 않았지만, 생원이 된 이후

17 皮國立(2006), 37-39쪽.

18 皮國立(2006), 39-42쪽.

관원으로 발탁되기까지 상당히 오랜 시간이 걸렸던 데는 특별한 사정이 있었던 듯하다. 20세 무렵인 1868년부터 부친인 당서린(唐瑞麟)이 오랫동안 병을 앓았고, 부친을 간호하는 와중에 본격적으로 의학을 공부하게 되었다. 그의 또 다른 대표작인 『혈증론』의 서문에서 그러한 사정을 다음과 같이 기록하고 있다.

> 아버지께서 몸이 약하고 병에 잘 걸렸던 까닭에 내가 어려서부터 방서(方書)를 익혀서, 아버지에게 병이 있을 때마다 치료하곤 하였다. 1873년 6월 갑자기 피를 토하더니, 이어서 하혈을 하였다. 여러 책을 조사하여 치료하였으나 효과가 없었다. … (그러다가) 『내경(內經)』과 장중경(張仲景)의 『상한론(傷寒論)』에 전념하여, 미루어 연구해 나가니 확 트인 듯이 가슴에 얻는 것이 있었다.[19]

당종해의 노력에도 불구하고 부친은 6년을 앓다가 죽었지만, 이후로도 그는 『내경』과 『상한론』 연구를 통해 자신의 의학을 정립해 나갔다. 본래 중의학의 근원이 『내경』과 『상한론』에 있다는 점을 고려한다면, 그의 이러한 자술은 크게 두드러져 보이지 않는다. 그리고 그가 남긴 주요 저술이 『중서회통의경정의』, 『금궤요략천주보정』, 『상한론천주보정』이듯, 그의 연구는 철저히 『내경』과 장중경의 저술인 『상한론』, 『금궤요략』으로 집약되었다. 이는 그가

---

19 『血證論』「自序」, “先君子體羸善病 故海早歲卽習方書 有恙輒調治之 癸酉六月 驟得吐血 繼復轉爲下血 查照各書 施治罔效 延請名宿 仍無確見…寢饋於內經仲景之書 觸類旁通 豁然心有所得”.

이해한 중국의학사에 대한 견해와도 밀접한 관련이 있는데, 송·원대 이후 나타난 의학에 대한 부정적인 인식이 밑바탕에 깔려 있었기 때문이었다.

그런데 그의 행적에서 풀리지 않는 의문이 있다. 19세기 후반 당시까지 당종해가 서양의학을 접할 기회가 거의 없었다는 점이다. 사천 팽현 지역에는 중의만이 활동하였고, 근방에 서양의학이 소개된 것은 캐나다 의사 크로포드(Stallaw Crawford, 중국명 高子厚)가 1915년 부릉(涪陵: 현재의 중경)에 세운 복음의원(福音醫院)이 최초였다. 물론 그가 『중서회통의경정의』에서 서양의학으로 소개한 내용들은 대체로 『전체신론』과 『박물신편』이었고, 이 책들이 당시 중국에서 매우 인기가 있어서 재판을 거듭했음을 감안한다면 이른 시기부터 이들 의서를 접했을 가능성도 있다. 그러나 서양의 학문, 의학뿐만 아니라 과학지식을 정규 교육과정이 아닌 서적만으로 학습하기는 어려운 일이었으며, 실제로 당종해는 그와 같은 한계가 있음을 인식하고 있었다.

그런 점에서 1895년 『상한론천주보정』의 서문을 썼던 등운항(鄧雲航)의 언급을 주목할 필요가 있다.

> (당종해가) 상해에 다시 가서 보니, 중국은 모두 지금의 사람들이 고인(古人)에 미치지 못하지만, 서양은 지금의 사람들이 고인들보다 뛰어나다. 제조하는 기술이나, 사물을 고찰하는 정밀함은 모두 중국이 미치지 못할 바이며, 그 의학 역시 당연히 중국보다 뛰어나다. 이에 (서양) 의원과 약방에 마음을 두고 방문하여, 그들의 의학이론을 구하고, 의서와 기구들을 살펴보니 정밀하기가 비할 데가 없는데, 치료법이 사리에 밝지 못하여 이상하였다. 비

로소 (그들의 의학이) 형체에 대해서는 상세하지만 기화에 대해서는 소략하다는 것을 알게 되었다. 대개 오운육기(五運六氣)의 신비로움을 서양의 의사들은 알 수 없어서다. 아! 중의는 서의에 밝지 못하고, 또 황제와 기백이 사람을 살린 기술을 알지 못해 거꾸로 사람을 죽이니, 슬프도다![20]

당종해가 상해를 방문한 시기가 정확하게 언제인지 판단하기 어렵지만, 그는 서양식 병원과 약방을 두루 방문하면서 의학이론을 묻고 의서와 다양한 도구들을 살폈다고 한다. 당시는 『중서회통의경정의』를 집필할 무렵이었던 것으로 보이는데, 서양의 과학과 의학을 체계적으로 학업할 기회가 없었던 점을 감안한다면 분명 독학으로 인해 느꼈던 부족을 채우기 위한 노력이 아니었을까? 그러면서 그는 서의와 중의의 차이가 형체와 기화에 있음을 새삼 확인했고, 그의 견해는 그대로 등운항에게도 전해져 당종해의 업적이 '서의(西醫)의 형적을 가지고 중의(中醫)의 기화를 증명한 것'이었다고 평가하고 있다.[21]

등운항의 기록처럼 당종해는 북경, 상해, 광동 등을 오가면서 북경의 유광제(劉光第) 등과 교류하였으며, 이는 서양의 지식을 조

20 『傷寒論淺註補正』「傷寒論淺註補正序」, "復游海上 竊見中國皆今人不及古人 西洋則今人更勝古人製造之巧 格致之精 實爲中國所不及 則其醫學亦當高出於中國 迺於醫院藥房 留心咨訪 求其證論 考其方書 器具則精妙無比 治法則顢頇異常 始知尙形迹而略氣化 凡五運六氣之神妙 西醫槪未能曉 吁 中醫旣不明 西醫又不識 軒歧活人之術 反以殺人 悲夫".

21 『傷寒論淺註補正』「傷寒論淺註補正序」, "以西醫之形迹 印證中醫之氣化".

금이라도 접하기 위한 노력의 일환이었던 것으로 보인다. 그 후 광동으로 돌아와 장사양(張士驤) 등과 의학이론에 대해 토론하였으며, 그 와중에 『본초문답』이라는 본초학 저술의 출판계획을 세우기도 하였다. 그러나 자신이 계획했던 중서의학의 회통에 첫걸음을 뗀 지 얼마 되지 않아, 광서(廣西) 내빈현(來賓縣) 지현(知縣)에 임명되어 부임하러 가는 도중에 어머니가 갑자기 돌아가시자 고향인 사천으로 어머니의 관을 모시고 돌아가던 중 풍한의 병에 걸려 사망하였다.

3. 당종해 학문의 배경

3.1. 서양의학의 중국 전래

19세기 후반에 활동한 당종해가 직면한 상황은 단지 서양의 학문에 주도권을 잃을지도 모른다는 위기감이 아니었다. 이것은 이미 닥쳐온 현실이었다. 특히 19세기 중반 이후 활발해진 선교사에 의한 선교의료와 홉슨의 저술에 대한 중국 지식인들의 반향은 그와 같은 위기감을 더했는지도 모른다. 그런데 서양의학이 실제로 전래되었던 것이 상당히 오래전부터였다는 점을 감안한다면, 이는 매우 늦게 나타난 현상이었다.

중국에 서양의학을 최초로 알렸던 사람은 예수회 선교사 마테오 리치(Matteo Ricci, 중국명 利瑪竇)라고 할 수 있다. 1583년 광동성(廣東省) 조경(肇京)에서의 선교활동을 시작으로 1601년 북경까지 진출하였던 마테오 리치는 과학지식을 통해 중국 선교에 적극 나서고 있었다. 그는 서광계(徐光啓)와 함께 번역한 유클리드 기하학인

『기하원본(幾何原本)』과 초급 산수책인 『동문산지(同文算指)』, 그리고 두 권의 『천주실의(天主實義)』 등 서양의 과학·종교·문화를 소개하는 저서를 30여 종이나 편찬하였다. 의학과 관련해서는 서양의 기억법을 소개하면서 서양 신경학을 짤막하게 언급한 『서국기법(西國紀法)』의 「원본편」이 바로 그 서막이었다.

이후 계속 파견된 선교사들에 의해 서양의 학문을 소개하는 서적의 편찬이 이어졌고, 의학과 관련해서는 1621년 스위스 출신의 의사이자 예수회 선교사인 테렌츠(Johann Terrenz, 중국명 鄧玉函)가 근대 해부학의 아버지인 동시에 근대의학의 출발점이라고 할 수 있는 베살리우스의 『인체의 구조에 관하여(*De Humani Corporis Fabrica*)』를 토대로 한 인체 생리 해부학서로서 『태서인신설개(泰西人身說概)』를 편찬하여 서양의 해부학을 중국에 본격적으로 소개하였다. 그 뒤에도 로(Diego Rho, 중국명 羅雅谷)와 롱고바르디(Niccolo Longobardi, 중국명 龍華民)는 장기를 비롯한 인체의 내부를 소개한 『인신도설(人身圖說)』을 번역 출판했는가 하면, 아담 샬(Adam Schall von Bell, 중국명 湯若望)도 『주제군징(主制群徵)』을 출판하여 갈레노스의 심장·간·뇌를 거점으로 하는 3종류의 프네우마에 관한 이른바 '삼귀의 설(三貴之說)'이라는 인체 생리학을 소개하였다. 게다가 예수회 소속 선교사 제르비용(Jean-François Gerbillon, 중국명 張誠)과 페레이라(Thomas Pereira, 중국명 徐日升)가 학질에 걸린 강희제(康熙帝)를 키니네(quinine, 金鷄蠟)로 치료함으로써 청 왕조의 지원을 일부 얻기도 했다.[22]

그렇지만 서양의학이 본격적으로 중국에 전파되었다고 말하기는 어렵다. 실제로 강희제를 가까이서 보필했던 파르냉(Dominique Parrenin, 중국명 巴多明)이 『신적보편관찰(神的普遍觀察)』에서 유럽의 해부학을 소개하였지만, 강희제가 이 책의 출판을 금지함으로써 일반에는 알려지지 못했다. 게다가 강희제가 죽고 옹정제가 집권하는 중간에 발생한 정치적 혼란과 이어진 옹정제의 강력한 전제 통치하에, 서양의학이 확대되기 어려운 사정이 전개되었다. 이른 시기의 전래에도 불구하고 서양의학이 널리 퍼지지 못했던 여러 이유 중에서 선교사들의 활동이 지나치게 중앙권력에 집중되어 있었음도 중요한데, 정치적 역학관계의 변화에 따라 그들의 입지가 불안정해질 소지가 많았기 때문이다.[23]

이후 중국에 다시 서양의학이 본격적으로 들어온 때는 한참이 지난 19세기로, 선교의료가 적극적으로 진행되면서부터라고 할 수 있다. 그리고 이들의 활동은 초기 중국에서 활동하였던 선교방식과는 달랐다. 전기에는 황제를 비롯한 지배세력에 초점이 맞춰진 반면 이 시기는 실제로 의료가 간절히 필요했던 지방에서부터 전개되었기 때문이다. 1827년 영국의 선교사인 동인도회사의 콜레즈(Thomas Richardson Colledge)가 마카오에 진료소를 처음으로 개설하였고, 이후 1844년 역시 영국 교회 의사인 로카르트(William Lockhart)가 진료소를 상해로 옮겨 확대하였다. 1847년 미국의 선교의사인 파커(Peter Parker)는 광주의 박제의원(博濟醫院)에서 당시 발명된 에테르 마취법으로 외과수술을 함으로써 서양의학이 크게 호

22 이상 명말 청초 선교사에 의한 서양의학의 중국 전래에 대해서는 李經緯 主編(1998), 252-262쪽; 范行准(2012) 참조.

23 이종찬(2004), 111-115쪽.

평을 받게 되었다.[24] 이후로 하문(厦門), 영파(寧波), 상해 등지에 교회의원이 설립되어, 1876년 교회의원 16곳, 진료소 24곳에서 1905년에는 교회의원 166곳, 진료소 241곳으로 급격하게 확대되었다. 30년 사이 10배에 가까운 의원이 설립될 수 있었던 것은 실제로 의료가 필요한 지역을 거점으로 삼아 영향력을 확대해 나갔기 때문이었다.

의원의 설립 확대는 한편으로 그곳에서 일할 의료 인력의 양성을 필요로 하였다. 즉 학교의 개설인데, 1866년 의약선교회(醫藥宣敎會)가 광주에 제일 먼저 박제의학교(博濟醫學校)를 연 것을 시초로 1897년까지 15곳이 추가로 설치되었다. 아울러 의사양성을 위한 교육을 위해서는 제도적인 장치의 마련 외에도 실제로 의학교육의 텍스트가 필요했고, 그것은 바로 서양의서의 번역으로 이어졌다. 홉슨의 『전체신론』 이후 서양의서의 번역이 봇물처럼 일어나 미국교회의 의사인 커(John Kerr, 중국명 嘉約翰)가 10여 종의 의서를 번역하였고, 광주 박제의원의 조수 의사인 윤단모(尹端模)는 1894년 무렵 중국인으로는 최초로 서양의서 5종을 번역하였다. 번역의 대상이 되었던 것은 서양의 서적만이 아니어서, 이미 난학을 통해 많은 서양의 서적들을 자신의 언어로 번역하고 발전시킨 경험을 가진 일본의 서적도 포함되었다. 1908년 정복보(丁福保)가 일본 의서 여러 종을 번역하기도 하였는데, 이는 한편으로 일본의 의학뿐만 아니라

24 선교사에 의한 중국 내 의료활동은 마카오 주교로 임명된 카네이로(Belchior Carneiro)가 1569년 설립한 병원이 시초라고 할 수 있지만, 이후 오랫동안 침체되어 있다가 본격화되는 시기는 19세기 전반이었다(李經緯 主編, 1998, 266-270쪽).

서양지식을 대하는 태도를 형성하는 데 크게 영향을 미쳤다.[25]

서양의학의 입지가 점점 커질수록 이를 옹호하는 입장과 그 반대편에서 중의학을 지지하는 입장 사이에 갈등이 불거질 수밖에 없었고, 특히 서양의학을 강조하는 논자들은 일본에서 수학한 인물들이 중심이었다. 시기가 좀 늦기는 하지만, 가령 의학공부를 위해 일본으로 떠났던 일본유학생 1세대 노신(魯迅, 1881~1936)은 1922년의 글에서 당시를 다음과 같이 회상했다.

> 나는 이 학교에서 세상에 이른바 격치, 산학, 지리, 역사, 도표와 체조 등이 있음을 알게 되었다. 생리(生理)는 가르쳐지지 않았지만 우리는 목판 『전체신론』과 『화학위생론』 등을 볼 수 있었다. … 중의가 의식적이건 무의식적이건 일종의 속임수에 불과하다는 것을 점차 깨닫기 시작했다. 동시에 사기를 당한 환자들과 그들 가족에 대해 동정심이 일었다. 뿐만 아니라 번역된 역사서를 통하여 일본 메이지유신이 대부분 서양의학에서 발단하고 있다는 사실을 알았다.[26]

메이지유신 이후 서양의학만을 인정하는 방향으로 정책을 확정한 일본에서 의학을 공부했던 노신에게는 어쩌면 당연한 사유였을 것이다. 그런데 일본에서 나온 서양의서들을 다시 중국어로 번역하

25 이상의 개략적인 내용은 김기욱 외(2006), 331-333쪽 참조. 더 상세한 내용은 馬伯英(2010), 418-445, 485-499쪽을 참조하시오.

26 『魯迅全集』 卷1, 「吶喊自序」.

여 이용하는 사례가 많아질수록 노신의 경험은 다른 사람에게도 확대될 가능성이 높았고, 실제로 노신처럼 전통의학은 속임수에 불과하다고 여기는 사람들이 늘어나고 있었다.

반면 서양의학, 특히 해부학에 대해 아예 언급할 가치가 없다고 부정하는 학자들도 있었다. 『청사고(淸史稿)』에 소개될 정도로 존경받는 중의였던 육무수(陸懋修, 1818~1886)는 왕청임의 『의림개착』을 평가하는 글에서 '미친놈[狂人]', '사이비[邪徒]' 등으로 비난하며 다음과 같이 주장하였다.

> 이것은 시체 매장터와 형장의 부패한 시체에서 의도(醫道)를 배우라고 가르치는 것이다. 이미 죽은 사람을 생각해 보라. 텅 빈 것은 쭈그러들고, 기운 것은 없어져 버렸다. 기(氣)가 이미 끊어졌는데, 어찌 기문(氣門)을 알겠는가? 물이 이미 지나갔는데, 어찌 수도(水道)를 알겠는가? 개가 먹다 버린 시체의 남은 부위로 어찌 조직의 수를 헤아리겠는가? 수중에 심장, 간, 폐가 있다고 해도 어찌 그 부위의 위치를 알겠는가? 시체와 머리를 하나하나 검험할 수 있다고 해도 살아 있는 사람의 피부와 살을 벗겨내어 하나하나 비교할 수는 없을 것이다.[27]

이는 왕청임의 해부와 관련한 비판이지만, 한편으로 해부학이 서양의학의 상징이었다는 점에서 서양의학 비판론으로도 연결된

27 『世補齋醫書』卷10, 「論王淸任醫林改錯」.

다. 육무수는 기(氣)가 끊어진 시체는 아무런 의미가 없다고 비판하는데, 특이한 점은 그의 비판이 1754년 일본에서 야마와키 도요(山脇東洋)의 해부와 그 기록인 『장지(藏志)』를 비판하면서 『비장지(非藏志)』를 출판하였던 사노 야스사다(佐野安貞)의 견해와 매우 유사하다는 사실이다.[28] 물론 사노 야스사다나 육무수가 언급한 내용이 서양의학 비판의 가장 핵심에 자리하고 있었기 때문에 계속해서 반복될 수밖에 없었겠지만, 많은 시간이 지났음에도 논지의 전개나 새로운 논리의 제시 등에서 세련되지 못한 채로 반복되었다는 한계가 느껴지기도 한다.

일본과 중국의 의학계에 서양의학의 본격적인 전래라는 명제가 대략 백여 년의 시간 차이를 두고 진행되었음에도 불구하고 서양의학이나 해부학을 비판하고 전통의학의 특징을 정의하려는 맥락은 유사성을 갖고 있었다. 이처럼 단순화된 논지로 비판하는 것을 넘어 전통의학을 다시 재구성하려는 논의를 구체적으로 드러낸 사람이 당종해라고 할 수 있으며, 또한 그가 한쪽 발의 무게를 서양의학에도 두고 있었다는 점은 이전의 논자들과 크게 다른 자세였다. 바로 이와 같은 이유에서 당종해의 저술이 주목되어야 하며, 당종해로 대표되는 중의학의 새로운 정체성은 전근대와 근대적 용어들 사이에서 불안정하지만 분명한 방향성을 갖고 정리되어 가고 있었다.

28 김성수(2012), 123-129쪽.

3.2. 청말 고증학과 『내경』 연구

당종해가 자신의 의학을 구축할 때 가장 중요하게 생각했던 것은 『내경』이었고, 이를 재편하여 주석함으로써 자신의 의견을 제시했다. 주석을 통한 고전의 재해석은 동아시아 학문전통에서는 일반적이었고, 당종해 역시 그와 같은 경향을 크게 벗어나지 않았다. 게다가 그가 살았던 시기에는 청대 초기 이래로 이른바 고증학적 방법 전통이 여전히 강하게 영향을 주고 있었고, 고대의 고전을 정확하게 파악하고 동시에 사상의 연원을 명확히 밝혀 내는 학풍은 의학에도 그대로 적용되었다. 이들의 학문태도에서 주목할 것은 바로 고대의 성인이 남긴 경전을 중시하고, 남송과 원대에 경전을 명분론(名分論)과 화이론(華夷論)에 근거해 해석한 주자학적 방법론을 비판한다는 점이었다. 그래서인지 당종해 역시 특히 송대 이후의 의학에 대해서는 불신하는 태도를 보여 준다.

의학에서 고증학적 연구가 촉발된 것은 다름 아니라 청대에 발달한 온병학(溫病學)의 영향이었다. 온병학은 강남 일대의 경제발전이 가속화되고 그에 따라 도시가 확대되면서 빈번하게 나타난 전염병을 치료하기 위한 전문 의학이었다. 통상의 견해에 따르면 1644년부터 1839년까지 역사서에 기록된 것만 250여 회에 달할 정도로 전염병이 유행하였는데, 결국 전염병의 빈발은 그 대책으로서의 전문 의학인 온병학의 발전을 이끌었다. 그러나 온병학이 발전하면서 전통의학의 일반론과 몇 가지 문제에서 충돌하였는데 바로 상한(傷寒)과 시병(時病)에 대한 논쟁이다. 상한을 우선시하는 학자들은 장중경의 방법이 완전하기 때문에 그 안에서 운용만 잘 한다면 온병까지도 치료할 수 있다고 생각하였다. 반면에 온병학자들은 시종일관

온병과 상한은 전혀 다른 질병이며, 따라서 다른 치료법이 필요하다고 주장하였다. 이것은 상한과 온병에서 나타나는 차이점들 때문에 발생한 논란이었다.[29]

개략적으로 설명하자면, 상한에서 이해하는 질병은 몸 밖에 있는 나쁜 기운이 인체의 가장 바깥부분인 표피에 영향을 미치고, 그것이 인체 전체에 퍼져 있는 경락을 통해 차츰 내부로 전해진다고 파악하였다. 따라서 상한의 증상은 시간차를 두고 일정한 패턴을 그리게 되는데, 바로 그 점에서 온병은 상한과는 달랐다. 온병은 상한에서 보이는 시간차가 극히 적었으며, 아울러 모든 환자에게 거의 같은 증세를 보이면서 질병이 진행되었다. 이러한 문제를 풀기 위해 온병학에서는 인체 내에서 질병이 생기는 과정 자체도 다르게 이해하게 된다. 즉 표피를 통해서만 나쁜 기운이 전달되는 것이 아니라, 코와 입으로도 전달되어 직접적으로 위장으로 들어가게 된다는 논리였다. 이들은 질병의 원인과 진행의 양상에 대해 기본적으로 다른 입장에 처해 있었다.

뿐만 아니라 그 치료법을 두고도 각각 경방(經方)과 시방(時方)으로 불리면서 논쟁하였다. 상한을 중시하는 입장에서는 경방이라고 하여 『상한론』과 『금궤요략』의 처방으로 온병을 치료할 수 있다고 생각하였다. 한편 금·원 시대 이후 학자들이 만든 처방, 특히 온병학자들의 처방을 따르는 것을 시방이라고 하였는데, 이 둘 사이

29 온병학파에 대한 개괄적인 설명은 陳大舜 外(1985), 361-365쪽 참조. 아울러 같은 책에서는 총 8인의 대표적인 온병학자들을 상세하게 소개하고 있어서 참고가 된다.

의 대립은 특히 고대의 경전을 중시하였던 경방파에 속하는 인물들에게 경전 연구를 촉발하였다. 그러한 이유에서 경방파 가운데 『상한론』 외에도 『내경』, 『난경』 등의 연구에 매진하는 사람이 많았다. 이러한 사조를 19세기 후반의 인물인 당종해 역시 그대로 갖고 있었다.

> 헌원(軒轅)과 기백(岐伯)에서부터 장중경에 이르러 의학의 법도가 상세하고 분명해지면서 정치의 교화와 서로 보좌가 되었다. 진·당 이후 점차로 참된 것들을 잃었고, 송·원 이래로 더욱 잘못되었다. 지금에 미쳐 서양의 각 나라들이 중국과 통하고 있는데, 기계뿐만 아니라 의학도 자부하여, 중국은 그르다고 비방한다.[30]

그는 전통의학이 쇠퇴하게 된 이유가 바로 『내경』과 『상한론』 등 고대에 확립된 의학의 내용이 제대로 전해지지 않았기 때문이며, 특히 송·원대에 이르러 크게 변질되었다고 보았다. 그가 지적한 송·원대는 유학사상에서 성리학이 집대성되는 시기였으며, 의학적으로는 금원사대가의 색다른 『내경』 해석이 나온 시기였다. 따라서 중의학의 본래 모습을 되찾기 위해서는 결국 송·원대 이전의 『내경』과 『상한론』의 모습을 찾는 것이 선결과제였으며, 특히 의학이론의 결정체인 『내경』이 핵심이 되었다.

당종해의 『내경』 연구는 청조 이래 계속된 학문적 흐름의 연속

30 『中西匯通醫經精義』「序文」.

이기도 하였다. 청대 초기 『내경』 연구의 대표로 우선 언급할 수 있는 인물은 장지총(張志聰, 1610~1674)이다. 항주에서 활약하였던 그는 십수 년의 연구를 바탕으로 각각 9권의 『황제내경소문집주(黃帝內經素問集注)』와 『황제내경영추집주(黃帝內經靈樞集注)』를 세상에 내놓았다. 그의 학풍에서 나타난 특성은 전대의 학설을 그대로 채용하는 것이 아니라, 자신의 임상경험과 기타 의서들을 통해 『내경』을 연구했다는 점이다.[31] 그런데 그의 저술을 보면 『내경』의 원문을 그대로 서술하면서 그에 따라 주석을 첨부하는 방식을 취하고 있어서, 『내경』의 내용을 이해함에는 도움이 되겠지만 그것을 통해 의학을 전체적으로 조망하기에는 불편한 점이 있었다.

이를 극복하려고 했던 것이 왕앙(汪昂)이 1689년 3권으로 편찬한 『소문영추유찬약주(素問靈樞類纂約注)』였다. 왕앙은 장지총과 다르게 『소문』과 『영추』에서 중요한 항목을 추리고, 비슷한 내용을 모아서 다시 여러 주석들을 첨가하였다. 그가 추린 항목은 총 아홉 가지로 상권의 장상(臟象) 및 경락(經絡), 중권의 병기(病機), 하권의 맥요(脈要), 진후(診候), 운기(運氣), 심치(審治), 생사(生死), 잡론(雜論)이었다. 장지총의 연구가 가졌던 불편함이 극복되고 중의학의 핵심 논의를 통해 바로 이해에 들어가는 구조라는 점에서 편리하였지만, 주석이 간단하다는 단점이 너무 뚜렷하였다.

이후 고세식(高世栻)이 1695년에 『소문』 내용 전체를 교정하여 편주를 더한 『소문직해(素問直解)』를 내놓았다. 1752년에는 황원어

---

31 陳大舜 外(1985), 602-604쪽.

(黃元御)가 『소문현해(素問懸解)』, 『소영미온(素靈微蘊)』을 저술하였는데, 금·원 이래의 학자들을 비판하고 황제·기백·진월인(秦越人)·장중경(張仲景) 네 사람을 위주로 경전을 재해석하는 데 힘을 쏟았다고 한다. 결국 『소문』, 『영추』, 『난경』, 『상한론』을 중시한 것이다. 이 외에도 설생백(薛生白)은 『내경』의 주요 내용을 뽑아서, 그에 해당하는 다양한 학설을 주석으로 단 『의경원지(醫經原旨)』 6권을 내놓았다. 『의경원지』는 왕앙의 주석과 같이 『내경』의 내용을 재분류하고 그에 해당하는 주석을 첨부하였는데, 내용이 더 충실해졌다는 점에서 의의가 있다고 하겠다.

한편 1865년에는 진념조(陳念祖)가 『영추소문절요천주(靈樞素問節要淺註)』 12권을 저술하여, 『내경』의 원문을 분류하여 도생(道生)·장상(藏象)·경락(經絡)·운기(運氣)·망색(望色) 등의 분류에 따라 각각의 내용에 대해 간단한 주석을 달았다.[32] 특히 진념조는 당종해에게 많은 영향을 미친 인물이다. 당종해는 진념조가 저술했던 『상한론천주』와 『금궤요략천주』에 각기 주석을 가하여 『상한론천주보정』과 『금궤요략천주보정』을 펴냈을 뿐만 아니라 『중서회통의경정의』에서도 자주 인용하고 있었다. 무엇보다 진념조가 당·송 이후의 의학을 부정하고 『내경』과 『상한론』 등의 의경(醫經)을 존숭하는 태도를 강하게 드러냈다는 점에서,[33] 당종해는 그 영향을 고스란히 이어받고 있었다.

이처럼 『내경』은 청대 여러 의학자들에 의해 주석이 가해짐에

32 김기욱 외(2006), 307-308쪽.

33 李經緯·張志斌 主編(2006), 638-644쪽.

따라 더욱 정확하게 이해할 수 있게 되었다. 의학자들의 주석작업은 처음에는 단순히 『내경』의 내용을 그대로 따라가며 주석하는 단계를 거쳐, 새롭게 편제를 가해 분류하고 거기에 주석하는 형태로 변화되었다. 그러나 이들은 단지 전통의학의 관점에서 『내경』을 재해석해도 충분하였다. 반면에 당종해는 서양의학까지도 고려해야 했다는 점에서 차이가 있었다. 서양의 해부학과 생리학의 주제들을 접했던 당종해는 그에 걸맞은 방식으로 중의학의 항목들을 『내경』에서 제시한 언어로 풀어내야 하는 과제를 안고 있었다. 당종해는 선배들의 계속된 『내경』 연구와 홉슨으로 대표되는 서양의학 체계에 영향을 받으면서, 『중서회통의경정의』 속에 자신만의 의학체계를 새롭게 구상하기 시작하였다.

4. 『중서회통의경정의』의 내용과 특징

4.1. 『중서회통의경정의』 전체 내용

중의와 서의를 하나로 묶어 보겠다는 당종해의 시도가 낳은 결과물이 바로 『중서회통의경정의』다. 이 책의 간행연도는 1892년이지만, 연구자에 따라서는 1880~1884년 사이에 완성되었다고 보기도 한다.[34] 2권으로 구성된 이 책에서, 그는 『내경』에서 제시하였고 이후로도 인정된 중의학의 중요 개념들을 30가지 주제로 분절하여 설

34 皮國立(2006), 47쪽.

명한다. 그리고 『내경』이나 『난경』 등을 인용하여 주석하는데, 그 방식은 동양의 전통적인 방식을 그대로 따르고 있다. 먼저 『내경』 등의 문구 가운데 핵심 내용을 보여 주는 것으로 본문을 삼고, 그에 해당하는 설명을 병기하는 식이다.

그런데 그가 주석하는 과정에서 나타나는 특징이 바로 경(經)으로 경(經)을 해석한다는 전제이다. 이는 장지총을 비롯하여, 당종해에게 큰 영향을 미쳤던 진념조가 채택했던 방법이었지만, 여기에는 중국의학사 전개 과정과 서양의학에 대한 당종해의 특별한 이해가 깔려 있었다. 그것을 범례의 첫머리에서 발견할 수 있다.

> 당 · 송 이후의 의학은 거짓이 많다. 서양의 방법은 근래에 나와서 형태[形迹]에는 자세하지만 기화(氣化)에는 소략하여서 거친 것만을 얻고 정미함을 놓친 것이니, 모두 잘못이다. 그리하여 『영추(靈樞)』, 『소문(素問)』 등의 여러 경전을 모아서 중요한 말을 채택하여 편을 나누고 자세히 설명한다. 잘못을 고치기 위한 것으로 분변하기를 좋아해서가 아니니, 식자들의 양해를 바란다.[35]

그는 당 · 송 이후에 나온 의서들은 믿을 수 없다고 보았다. 그렇다면 당대 이전에 나온 의서들만이 신뢰할 수 있다는 말인데, 그에 해당하는 의서라고 하면 결국 『소문』, 『영추』, 『난경』, 『상한론』, 『금궤요략』, 『제병원후론』 정도다. 이 중 『금궤요략』, 『제병원후론』을

35 『中西匯通醫經精義』「例言」.

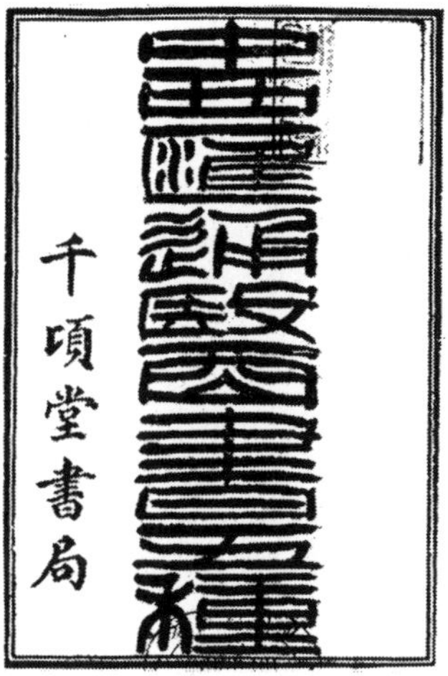

『중서회통의경정의』 표지.
경희대학교 중앙도서관 소장.

제외하면, 중의학의 4대경전으로 통상 불린다는 점에서, 주석의 방식은 '경으로 경을 해석(以經釋經)'하는 방식일 수밖에 없다. 문제는 경전이라고 할지라도, 『소문』, 『영추』와 같이 한 명의 저술가에 의해 구성된 의서가 아닌 경우 그 안에서 정론을 확정하는 작업이 동시에 수반될 수밖에 없다는 점이다. 그러나 당종해는 이를 굳이 의식하지 않았던 것으로 보이는데, 이 역시 그가 이해하는 의학사의 전개과정이 현대적 설명과는 일치하지 않기 때문이다.[36]

당종해가 구상했던 중의학의 체계와 특성은 『중서회통의경정의』의 각 장을 통해서 잘 드러난다고 할 수 있으며, 각 장의 제목을 바탕으

36 『황제내경』이 여러 시대에 걸쳐 황제학파에 의해서 층차적으로 완성되었음은 잘 알려진 사실이다(야마다 케이지, 2016, 371-397쪽; 劉長林, 2011, 35-80쪽).

로 그 내용을 대략 살펴보면 아래의 표와 같다.

권	장	각 장의 제목	내용
상권	1	인신음양(人身陰陽)	인체의 음양을 구분하는 방법
	2	오장소생(五臟所生)	오행과 오장의 관계
	3	오장소속(五臟所屬)	오장의 구조와 부속하는 기관
	4	오장소장(五臟所藏)	오장이 저장하는 것
	5	오장소주(五臟所主)	오장과 다른 기관들의 결합관계
	6	장부소합(臟腑所合)	오장과 육부의 결합관계
	7	장부지관(臟腑之官)	오장육부의 기능
	8	오장구규(五臟九竅)	오장과 구규와의 관계
	9	남녀천계(男女天癸)	남녀의 생식기능
	10	혈기소생(血氣所生)	혈과 기의 생성 이치
	11	영위생회(榮衛生會)	혈과 기의 운행 법칙
	12	육경육기(六經六氣)	경맥과 육기의 관계
	13	경기주치(經氣主治)	육경과 육기의 주치
	14	십이경맥(十二經脈)	십이경맥의 운행
	15	충임독대(衝任督帶)	충맥·임맥·독맥·대맥의 특성
하권	16	전체총론(全體總論)	인체의 해부학적 구조
	17	오장소상(五臟所傷)	오장을 상하게 하는 요인
	18	오장소오(五臟所惡)	오장이 기피하는 요소
	19	장부위병(臟腑爲病)	오장육부의 병증
	20	제병소속(諸病所屬)	질병의 오장육부로의 귀속
	21	사시소병(四時所病)	계절과 질병
	22	장부통치(臟腑通治)	오장육부 치료의 원칙
	23	망형찰색(望形察色)	망진의 원칙과 방법
	24	문성별증(聞聲別證)	문진의 원칙과 방법
	25	문찰원위(問察原委)	질병의 원인을 살피는 방법
	26	진맥정요(診脈精要)	절진의 원칙과 방법
	27	심치처방(審治處方)	치료 방법론
	28	기미음양(氣味陰陽)	약재의 작용 이치
	29	성미의기(性味宜忌)	약재성미와 오장의 관계
	30	칠방십제(七方十劑)	약물 조제의 원칙－7방 10제

이상의 구성을 보면 당종해가 중의학에서 중요하게 여겼던 부분이 잘 드러나는데, 바로 오장(五臟)과 기혈(氣血)이다. 오장은 본래 중의학에서 이해하는 인체의 핵심 기관이었으며. 기혈은 인체 생리작용의 근간이었다. 이전까지의 중의학 이론들을 충실히 따르고 있음이 그대로 나타난다.

그럼에도 주목할 것은 그가 하권의 첫머리에 「전체총론」을 두어 서양 해부학의 내용을 자세하게 소개하였다는 사실이다. 물론 기본적으로는 중의학의 오장육부론을 굳건히 유지하여, 뇌의 지각작용에 대한 서양의학적 견해를 비판하기도 한다.

> 서양의 의사들은 심장이 피를 만들고 순환시키는 장부로 알고 있어서, 심장은 지각(知覺)을 담당하지 않으며, 지각을 담당하는 것은 뇌수근(腦髓筋)이라고 말한다. 또는 뇌후근(腦後筋)이 운동을 담당하고 뇌전근(腦前筋)이 지각을 담당한다고 한다. 또 뇌근(腦筋)이 심장과 통해 있다고 말한다. (그러나) 저들은 뇌수가 실제로는 심장의 작용이며, 뇌수가 지각을 담당하지 않는 것임을 알지 못한다. 뇌수는 수(水)의 정(精)으로, 심장의 화(火)를 얻어야 비춰지고, 빛이 드러나야 지각이 생겨난다.[37]

인간의 지각이 과연 어디에 있는가 하는 문제는 중의와 서양의학 사이에서 커다란 쟁점 가운데 하나였다. 홉슨이 『전체신론』을

37 『中西匯通醫經精義』上卷, 「五臟所藏」, "心藏神".

편찬하면서 굳이 뇌가 인체의 중심이라는 장을 만들어 기술한 것은 중의학과의 차별성을 분명하게 부각시키려는 의도도 있었다고 할 수 있다.[38] 홉슨은 중국의 전통의학에서 이해한 뇌와 심의 작용이 잘못되었다고 통렬하게 비판하고, 뇌에 병이 있어서 발생하는 증상을 근거로 이를 증명하고자 하였다.

> (인체에는) 다시 깨달음과 동작을 주관하여 바깥의 일에 대응하게 하는 것이 있으니, 곧 뇌이다. 옛사람들은 사람이 만물 가운데 신령(神靈)하여 만사(萬事)가 심(心)에서 나온다고 하였지만, 실제로는 신령함이 뇌에 있음을 알지 못한 것이다. 또 뇌가 원신(元神)의 장부라고도 말하였는데, 역시 뇌의 공용(功用)을 알지 못한 것이다. 다른 동물들의 뇌와 비교하여 사람의 뇌가 가장 커서, 때로는 두 배이기도 하고 다섯 배가 되기도 하여 사람이 만물 가운데 신령하고 그 신령함이 뇌에 있음을 미루어 짐작할 수 있다. … 사람이 처음 태어날 때 아이에게 뇌가 없으면 죽고, 뇌가 작으면 바보가 된다. 뇌 가운데 혹시라도 농혈(膿血)·수창(水脹)이 있거나, 열이 있거나, 뼈가 누르게 되면, 본성을 잃어서 몽매하게 된다.[39]

38 『전체신론』은 총 39개 장으로 구성되어 있으며, 인체에 대한 총론을 시작으로 뼈와 뇌, 감각기, 소화기계 등을 차례로 서술한다. 그런데 각 장의 제목이 다루고 있는 기관의 이름만을 거론하는 일반적인 방식과 함께, 각 기관의 기능적인 측면이 강조되는 형태도 있다. 이는 홉슨이 서양의학의 특성을 명백히 드러내고자 하는 의도가 있었기 때문이었다고 생각하며, 「腦爲全體之主論」, 「眼官妙用論」, 「耳官妙用論」, 「臟腑功用論」 등이 해당한다.

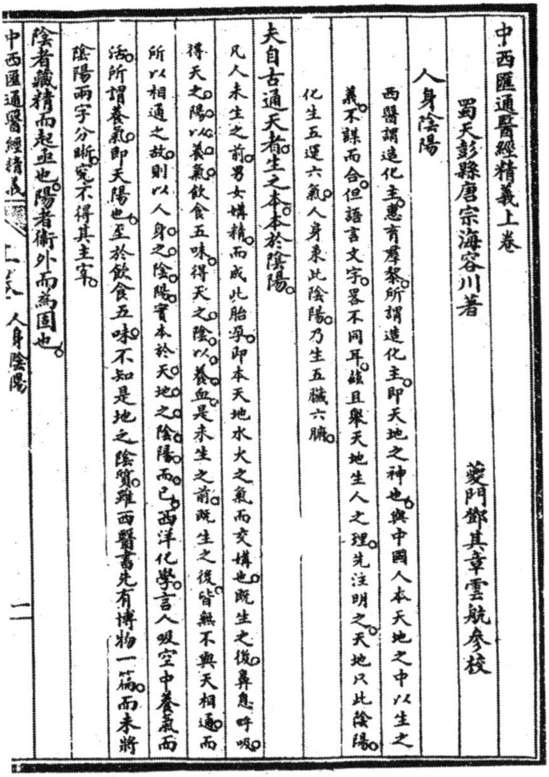

中西匯通醫經精義上卷

蜀天彭縣唐宗海容川著　　菱門鄧其章雲航參校

人身陰陽

西醫謂造化主。惠育羣黎。所謂造化主。即天地之神也。與中國人本天地之中以生之義。不謀而合。但語言文字。畧不同耳。兹且舉天地生人之理。先注明之。天地只此陰陽。化生五運六氣。人身秉此陰陽。乃生五臟六腑。

夫自古通天者。生之本。本於陰陽。

凡人未生之前。男女媾精。而成此胎孕。即本天地水火之氣而交媾也。既生之後。鼻息呼吸。得天之陽。以養氣。飲食五味。得天之陰。以養血。是未生之前。既生之後。皆無不與天相通。而所以相通之故。則以人身之陰陽。實本於天地之陰陽而已。西洋化學。言人吸空中養氣而活。所謂養氣。即天陽也。至於飲食五味。不知是地之陰質。雖西醫書先有博物一篇。而未將陰陽兩字分晰。究不得其主宰。

陰者藏精而起亟也。陽者衛外而為固也。

中西匯通醫經精義　上卷　人身陰陽　二

『중서회통의경정의』「인체의 음양(陰陽)」의 일부

그러면서 뇌가 인체에 작동할 수 있는 근거로 뇌기근(腦氣筋)이 온몸에 퍼져 있어서, 뇌의 명령에 따라 감각과 운동 등의 작용이 이루어진다고 말한다. 이때 뇌기근이라고 명명한 것은 오늘날의 뇌신경을 말하는데, 당종해는 오히려 이를 역으로 해석한다. 즉 뇌가 작

39 『全體新論』「腦爲全體之主論」.

용하는 것도 신경을 통해 뇌가 심장에 연결되어 있어서, 심장의 명령을 받는 것이라고 설명한다. 물론 이는 현대의학적 관점에서 보면 오류라고 평가할 수도 있겠지만,[40] 인간의 육체와 영혼의 작용에 대해 색다른 견해를 제시하였다는 점에서 의의가 있다고 하겠다.

한편 오장과 함께 중시한 기혈(氣血) 혹은 영위(榮衛)란 인체의 생리적 작용의 근거가 되는 것이었으며, 또한 동시에 서양 해부학을 비판하는 주된 근거인 기화(氣化)작용이 실제로 발현된 실체이기도 하였다. 따라서 기화가 어떠한 방식으로 인체에서 작용하는지에 대한 설명이 요청되었으며, 이는 한편으로 동양의학의 독특한 생리론, 병리론을 구축하는 경맥(經脈)을 이해하는 첫걸음이었기에 당종해뿐만 아니라 중의학 전체에서 중요한 개념이었다. 게다가 경맥은 진단과 치료에 근거가 되는 요소였기 때문에 여러 장에 걸쳐 상세하게 다루어지고 있다. 이때 주목할 것은 기화의 개념을 동양적 사유뿐만 아니라 서양의 과학지식을 이용하여 증명하고자 한다는 사실이다.[41] 이에 대해서는 뒤에서 다시 언급하므로 여기에서는 생략하지만, 이처럼 당종해가 동서 의학을 단순한 조합 이상의 의미에서 회통을 추구하였다는 사실은 분명히 지적되어야 할 중요한 시사점이다.

---

40 이러한 사실은 皮國立(2006), 362-365쪽에 잘 지적되어 있다. 그러나 당종해의 서양의학 몰이해가 아니라, 서양의학을 대하는 시선의 방향에 주목할 필요가 있어 보인다.

41 '기화'의 개념이 극적으로 전개되는 것이 바로 방광에 대한 그의 해설이다. 이에 대해서는『中西匯通醫經精義』上卷,「臟腑所合」참조.

4.2. 동양전통과 서양근대의 병립 가능성

그렇다면 당종해는 동양의학(혹은 중의학)과 서양의학, 혹은 서양과학을 어떻게 바라보고 있었는가? 그것은 크게 몇 가지의 입장으로 구분된다. 우선 중의학에 대한 당종해의 인식을 보면 매우 복고적으로, 중의학이 이미 고대에 완비되었다고 이해한다.

> 헌원(軒轅)과 기백(岐伯)에서부터 장중경(張仲景)에 이르러 의학의 법도가 상세하고 분명해지면서 정치의 교화와 서로 보좌가 되었다. 진·당 이후 점차로 참된 것들을 잃었고, 송·원 이래로 더욱 잘못되었다. 지금에 미쳐 서양의 각 나라들이 중국과 통하고 있는데, 기계뿐만 아니라 의학도 자부하여, 중국은 그르다고 비방한다. 중국의 송·원 이후 의학이야 비방할 만하지만, 진·한·삼대에 전해진 『내경』과 『난경』, 중경의 책(『상한론』을 말함)이 지극히 정확하여 서양의 의학이 미칠 수 없는 수준이라는 것을 (그들이) 어찌 알겠는가?[42]

그는 고대에 완비된 중의학이 서양의학에 결코 뒤지지 않으며, 어떠한 면에서는 오히려 우월한 부분도 있다고 강조한다. 이와 같은 비교에서 그의 논의는 몇 가지 특징을 보이는데, 그 첫 번째가 바로 서양과학과 동양의학이 일정 정도 유사성을 가진다고 이해한 점이다.

---

42 『中西匯通醫經精義』「序文」.

만약 오행의 이치를 먼저 알지 못하면 의학을 말할 수 없다. 그런 까닭에 『소문』의 「음양응상대론편」을 인용하여 밝혀 놓았다. 서양의 천문학, 화학에서는 비록 중국의 오행과는 학설이 다르지만, 의미와 실제는 서로 통한다.[43]

구체적인 이유는 설명하지 않았지만, 그가 보기에 서양과학 가운데 천문학 등은 설명의 논리에서 중국의 음양론과는 다르면서도 의미와 실제에서는 상통하였다. 서양의 천문학과 화학은 고중세의 자연철학을 극복하고 근대과학이 발전하는 과정에서 독자적인 학문영역을 구축하면서 분과학문으로 정립하였다. 그런데 당종해는 서양과학사의 전개와 관계없이 역으로 근대과학의 여러 분과를 매개로 음양·오행론이라는 거대한 자연철학을 설명할 수 있다고 여겼으며, 같은 이유로 음양·오행론을 부정하는 서양의학은 한계를 갖게 된다고 판단하였다.

당종해는 인체 내의 여러 작용에 대한 인과관계를 설명하는 데 서양의학은 한계를 갖고 있으며, 심신일체(心身一體) 의학을 강조하는 중의학은 인과관계의 설명에서 서양보다 우월하다고 주장한다. 이것이 바로 두 번째 특징으로, 눈의 시각작용을 설명하는 부분에서 다음과 같이 설명한다.

간(肝)은 혼(魂)을 저장하여, 낮에는 혼이 눈에 있어서 볼 수 있

43 『中西匯通醫經精義』上卷, 「五臟所生」.

> 으며, 밤에 잠들면 눈을 감고 혼이 다시 간으로 들어간다. 서양의학에서는 안구(眼球)를 해부하여 중첩한 세락(細絡)의 미묘함과 빛을 받아 사물을 보는 신기함을 극찬하였지만, 시험 삼아 왜 잠이 깨면 눈을 뜨고 잠이 들면 눈을 감으며, 검은자위와 동자가 생겨나는 바를 물으면 알지 못한다.[44]

동아시아에 서양의학이 전해지면서 뇌에 대한 관심이 높아졌지만, 그와 마찬가지로 주목받는 대상이 바로 눈과 귀에 의한 시각·청각 작용이었다.『해체신서』를 번역·출간한 스기타 겐파쿠 역시 자신의 의견을 가장 많이 피력한 부분이었으며, 홉슨은『전체신론』에서 각각 시각기능과 청각기능에 대해 따로 편을 만들어 설명할 정도였다.[45] 그렇지만 그것은 시각과 청각이 인체에 어떻게 전달되는지에 대한 해부학적인 설명 위주였으며, 더 본원적으로 들어가 사람이 왜 눈을 떠서 사물을 보는지에 대해서는 설명하지 않는다. 이는 서양 근대의학에서 굳이 관심을 두고 해석하려 하는 부분이 아니었던 것도 사실이다.

그런데 당종해는 서양의 지식으로 감각의 작용기전은 설명할 수 있지만, 그 기전의 근간에 무엇이 있는지 의문을 제시한다. 그리고 제시한 답은 오장이 '장'으로 명명되는 이유, 즉 신(神)을 저장하고 있다는 사실을 지적한다. 이것은 중의학의 특징 가운데 하나인

44 『中西匯通醫經精義』上卷,「五臟所屬」.

45 『解體新書』卷2,「眼目篇」및「耳篇」;『全體新論』「第十 眼官妙用論」및「第十一 耳官妙用論」.

심신일체 관념의 반영이었다고 볼 수 있는데, 그가 이해하기에는 중의학이 갖는 우위가 바로 이 점에 있었다.[46] 이 특징은 인체의 중심이 뇌가 아니라 심장이라는 전통적 견해를 그가 유지하는 데도 중요한 근거가 되었다고 할 수 있다.

세 번째 특징은 해부 무용론으로, 당종해는 의학이 치료의 학문이 되기 위해서는 생리학과 병리학의 근거들이 더 중요하다고 이해하였다. 중의학의 전통이 해부학적 견해보다는 주로 생리학·병리학적 측면에서 주로 전개되었다는 점을 감안한다면, 한편으로 당연한 일이었다. 그럼에도 그는 자신이 알고 있는 어떤 의사를 거론하면서 다음과 같이 말하고 있다.

> 내가 서양의사 반 모씨를 아는데, 중국인으로 서양의사가 된 사람이었다. 그의 부인이 죽자 서양약물로 시체를 썩혀 제거하여 뼈만을 남겨 약방에 두고서는 고찰하기 위해 비치하였다. 이것은 접골검사에는 어느 정도 도움이 될지 몰라도 내증(內證)에는 조금도 도움이 안 된다. 뼈를 보존하여도 뼈가 생기는 연유를 알지 못하니 가히 웃음을 면하기 어려울 것이다.[47]

결국 해부는 인체의 구조를 아는 것에 한정되며, 실제의 운용과 함께 치료의 근간을 세우기에는 부족하다는 견해다. 일반적으로 알려진 바와 같이 서양의학이 외과학에 우세하였다는 점에서 도리어

46 『中西匯通醫經精義』 上卷, 「五臟所藏」에 상세히 설명되어 있다.

47 『中西匯通醫經精義』 上卷, 「五臟所屬」.

내과적인 처치를 예로 든 것은 바로 그와 같은 이유 때문이었다. 그렇다고 해서 무조건 해부학을 비판한 것도 아니었는데, 이를 바탕으로 이전의 의학에서 미처 밝히지 못한 사실을 새롭게 추적할 수도 있다는 장점도 존재하였던 까닭이다.

네 번째 특징으로, 중의학의 경전에서 이미 말하였지만 어느덧 사람들의 뇌리에서 사라진 지식을 서양과학이라는 도구를 통해 다시 발굴하여 의미를 부여할 수 있다고 주장하였다. 즉 서양의학, 그 가운데서도 해부학을 통해 고전에 대한 새로운 해석 가능성을 발견한 것이다. 한 예로 중의학에서 오래도록 논쟁거리였던 삼초에 대해서 "중국에서는 당·송 이래로 삼초가 어떤 것인지를 알지 못하였기 때문에 의법(醫法)에 오류가 많았다."라고 하면서, 삼초가 왜 고전에서 말한 결독지관(決瀆之官)이 되는지 다음과 같이 설명한다.

> 옛날에 초(焦)라는 글자는 초(膲)와 초(膲)에서 만들어진 글자였는데 후인들이 초(焦)로 고쳐서 어떤 것인지 알지 못하게 되었다. 소변이 방광으로 들어가는 것은 실제로 삼초가 주관하는 것이며, 방광이 주관하는 것은 진액을 만드는 데 있다. 신장 가운데의 양(陽)이 방광의 물을 증발시켜 움직이는데, 이에 수중의 기(氣)가 상승해서 진액이 된다. 기가 물건에 닿으면 다시 물로 변화하는데, 기가 피모(皮毛)로 나오면 땀이 되고 입과 코로 나오면 콧물과 침이 된다. 장부의 안팎에서 흘러넘치는 것을 진액이라고 통칭하는데, 실제로는 신양(腎陽)이 아래에서 증발함으로 인해서 방광의 물이 변해 위로 행한 것이다.[48]

이때 중요한 논거가 되는 것이 바로 '기화'였는데, 이를 설명할 수 있는 단서를 서양의 과학에서 찾는다. 즉 "기화(氣化) 두 글자는 당대 이후로 그 뜻을 아는 사람이 없었는데, 내가 여기서 특별히 상세하게 말하자면 화(火)가 수(水)와 교류하여 바로 변해서 기(氣)가 되는 것이다. 서양과학을 보면 불로 물을 끓여 수증기를 얻으니, 이것이 바로 화가 수와 교류하여 기로 변화하는 증거다."라고 단정한다.[49] 그리고 이를 통해 삼초의 기능을 다시 확정하였고, 그것이 서양의학에서 말하는 막유(膜油)라고 설명하였다.

5. 당종해가 남긴 것들

19세기 후반 서양의 힘이 중국에 점차 확대되고 있었다. 군사력에 바탕을 둔 힘도 있었지만, 한편 과학지식을 근거로 서양의 학문은 절대적인 위치를 점해 가고 있었다. 의학 분야에서는 서양의 의학을 소개하는 서적들이 계속해서 편찬되었고, 아울러 이미 서양식 근대화를 본격적으로 시작하였던 일본에 유학하는 사람들이 늘어감에 따라 서양의학이 점차로 중국에서 확고하게 자리를 잡아 가는 상황이었다. 위기의 시기를 살았던 당종해는 중국의 전통지식이 서양의 과학지식과 결합할 수 있는 가능성이 있다고 보았으며, 그의 노력은 『중서회통의경정의』라는 저술로 결실을 맺었다.

---

48 『中西匯通醫經精義』 上卷, 「臟腑所合」.

49 『中西匯通醫經精義』 上卷, 「臟腑之官」.

그렇지만 그가 시도한 동양 전통의학과 서양 근대의학의 병존이 가능한 것인지, 그가 택한 방식이 현재에도 유의미한 것인지라는 질문에 간단하게 대답하기에는 아직 이른 듯하다. 그보다는 변화의 시기, 서로 대척점에 서 있었다고 할 수 있는 두 의학 사이에서 고민하였던 그의 모습이 우리에게 시사하는 바가 있다고 생각한다. 당종해는 애초에 중의학을 했음에도 굳이 서양의학에 시선을 돌렸는데, 여기에는 두 가지 면에서 의의를 부여할 수 있을 것이다.

첫 번째로 그가 주목한 것은 어느 의학이 과학적인가 혹은 합리적인가도 중요하였지만, 무엇보다 의학은 환자를 치료할 수 있어야 한다는 사실이었다. 『중서회통의경정의』의 맨 마지막에서 "어찌 사람이 할 수 있는 일을 지극히 하지 않고서 조화를 전부 헤아릴 수 있겠는가? 뜻은 있었으나 미치지 못하였는데, 바라건대 나는 그것을 희망한다."라고 하였을 때, 그는 의사가 할 수 있는 모든 일을 하고자 노력하였다. 그것은 동양·서양, 전통·근대의 이분법적 사고에서 어느 한쪽을 택하는 방식이 아닌, 의학의 근본 목적이 도대체 무엇인가 하는 질문을 던지는 의사로서의 책무에서 비롯되었다고 풀이된다.

두 번째로 의미를 둘 수 있는 것은 새로운 가능성에 대한 도전이다. 자신이 지금껏 익혀 왔고 또한 그것을 근거로 의사로서 활동해 왔음을 감안할 때, 굳이 서양의학에 접근하여 노력을 기울여야 할 필요성은 그다지 크지 않다고도 할 수 있다. 그럼에도 서양의학에 시선을 돌린 것은 의사로서의 의무감도 작용했을 테지만, 그와 함께 다른 학문에 대한 개방적 태도 역시 영향을 미쳤기 때문에 가능한 일이었다. 물론 동양과 서양의 지식체계가 구성되는 방식은 이 시기에 매우 다른 양상으로 전개되었고, 전통의 재발견에 근거한 동양과 새로운 발견에 주목하는 서양은 학문을 대하는 태도에서도 전혀 이질적이었다. 게다가 이러한 태도가 사회사상으로서의 복고주의와 진화론에 근거한 발전주의라는 맥락에 걸쳐 있다는 점에서도, 이전의 전통지식을 버리지 않은 채로 새로운 서양지식을 대하기는 어렵다고 보인다. 이처럼 학문의 근저에서부터 발생한 차이에도 불구하고, 당종해의 노력이 갖는 의미는 바로 이러한 지점에 존재한다.

당종해가 성공했는지 실패했는지를 규정하려 하지 않는 이유는 바로 여기에 있다. 동아시아 세 나라에는 제도적·사회적 차원에서 차이가 존재하지만, 두 가지 의학이 병존하고 있으며 그 양상은 각 나라의 특성에 따라 다르게 나타난다. 그렇지만 근본적으로 두 의학 사이에 놓인 불신의 모습은 크게 다르지 않아 보이며, 불신이 낳은 갈등은 때때로 상대를 자극하기도 한다. 의학사의 전개를 연구하는 입장에서 질문을 던져 본다. 의학이 가야 할 길은 어디에 있으며, 선택을 해야 한다면 도대체 무엇을 기준으로 삼을 것인가? 자신이 살았던 불안한 시기를 남들이 걷지 않은 새로운 길로 헤쳐 나갔던 당종해가 던진 질문은 현재도 여전히 진행형이며 유효하다.

✿ 일러두기

1. 번역의 저본은 다음과 같다.
   唐宗海,『中西匯通醫經精義』(『中西匯通醫書五種』, 上海: 千頃堂書局, 1892)

2. 번역에 포함된 그림은 저본의 것을 그대로 사용하였다.

3. 원문의 표점은 저본을 따랐다. 간행상 오류와 표점이 잘못된 부분은 역자가 일부 수정하였다.

4. 중국 인명과 지명은 한자음으로 표기하였다.

5. 각주의 원문 인용 시 [ ] 안의 내용은『중서회통의경정의』에서 인용하지 않은 부분이며, 굵은 글씨체의 강조는 해당하는 원문 내용이다.

6.『중서회통의경정의』는 원문과 주석으로 구성되어 있다. 주석에서 원문을 인용할 때에는 홑따옴표(' ')를 사용했으며, 기타 인용에 해당하는 경우에는 겹따옴표(" ")를 사용하였다.

7. 원문에서는 青 → 靑, 盖 → 蓋, 脉 → 脈처럼 국내에서 사용하는 대표자로 표기하였다. 다만 膽과 膻의 약어로 사용된 胆과 같이 구분이 필요한 경우에는 원문의 표기를 그대로 따랐다.

8. 해제는 김성수(2020),「중국 전통과 서양 근대의 불안한 공존: 당종해(唐宗海)와『중서회통의경정의(中西匯通醫經精義)』」『의료사회사연구』6, 59-93쪽을 수정 보완한 것이다.

中西匯通醫經精義

중서회통의경정의

서문[敍]

한 귀퉁이의 견해를 고집하는 사람은 경지를 벗어난 관점으로 나아가지 못하며,[1] 고상한 것을 좋아하고 광대한 것에 힘쓰는 무리는 또한 자주 가까운 것을 버리고 멀리 있는 것만을 추구하여 새롭고 기이한 것만을 좇아서 바른 길을 버린다. 진상(陳相)이 허행(許行)을 스승으로 삼고, 양무제(梁武帝)가 부처를 높인 일과 같으니 이미 잘못된 것이 아니겠는가?[2] 하지만 과감하게 좋은 것을 택하여 따른다면 조(趙)의 무령왕(武靈王)이 오랑캐 옷으로 바꾸고 말타기와 활쏘기를 배워 드디어 천하를 제패한 일과 같다.[3]

---

1 원문의 역외지관(域外之觀)은 일반적으로 통용되는 범위를 벗어나는 관점, 즉 뛰어난 견해를 의미한다.

2 농가류(農家類)의 설을 주장하는 허행이 그 문도들과 함께 등나라로 왔을 때, 유학자 진상이 허행을 보고는 농가류의 설에 경도되어 이제까지 공부한 유학의 설을 버렸던 사실을 말한다(『孟子』「滕文公章句」). 한편 양무제(502~549 재위)는 불교를 숭상하는 정책을 편 것으로 유명할 뿐만 아니라, 스스로 불경을 연구하여 『반야경』, 『열반경』 등을 강의하고, 『어주대품반야』라는 주석서를 남길 정도였다. 이러한 양무제의 숭불정책은 대표적인 반불사상가인 한유(韓愈)의 「논불골표(論佛骨表)」에 의해 비판받은 이후 불교비판 논자들에게 주요 소재가 되었다.

3 『사기(史記)』「흉노전」에 따르면 조나라는 오랫동안 북방 흉노족의 위협을 받

오래된 것을 연구하여 변통함에 헛된 것에 얽매일 필요 없다. 지금은 사해(四海)가 하나의 집안이 되어 오주(五洲)가 법을 같이하게 되었으니, 태초 이래 지금까지 천지개벽(天地開闢)함이 이에 이르러 성대하게 되었다. 삼재(三才)에서 갖추어진 것과 여러 민족의 마땅한 바로써, 위로는 고금에서 덜고 보태며 아래로는 중국과 외국에서 참조할 수 있으니, 만약 좋은 것이 빠짐없이 갖추어지고 지극해지게 한다면 삼황(三皇)을 능가하고 오제(五帝)보다 빼어날 수 있다.[4] 어찌 하나의 재주와 기술만이 세상에 밝게 빛나고 더욱 찬란하겠는가?

의학은 작은 부분이지만, 의학이론에서 말하는 오행은 홍범(洪範)에서 나왔는데, 음양을 조절하는 바탕으로 주관(周官)보다 중요하며, 실제로 백성들을 편안하게 하여 구제하는 데 도움이 된다. 그리하여 헌원(軒轅, 즉 黃帝)과 기백(岐伯)에서부터 장중경(張仲景)[5]에 이르러 의학의 법도가 상세하고 분명해지면서 정치, 교화와 서로 보좌가 되었다.[6]

진·당(晉唐) 이후 점차로 참된 것들을 잃었고, 송·원(宋元) 이래로 더욱 잘못되었다. 지금에 이르러 서양의 각 나라들이 중국과

아 왔는데, 조나라 무령왕은 흉노족의 기마전술을 채택하여 복장을 고쳐 호복을 입고 기마전을 익히게 함으로써 조나라 군사력을 크게 증강시켰다고 한다.

4 삼황과 오제는 중국 고대의 성인이자 제왕으로, 일반적으로 복희(伏羲), 신농(神農), 헌원(軒轅)과 소호(少昊), 전욱(顓頊), 고신(高辛), 당요(唐堯), 우순(虞舜)을 일컫는다.

5 장중경은 후한 말기 의학자로, 본명은 장기(張機)다. 『내경(內經)』, 『난경(難經)』 등 의서를 연구하여 저술한 『상한론(傷寒論)』은 중국 전통의학의 고전으로 꼽힌다.

6 원문의 성교(聲教)는 임금이 백성을 교화하는 덕을 말한다.

통상하면서 기계뿐만 아니라 의학도 자부하여, 중국의 의학은 그르다고 비방한다. 중국에서 송·원 이후의 의학은 비난받을 만하지만, 진(秦)·한(漢)·삼대(三代, 하·은·주)에서 전한 『내경』과 『난경』, 장중경의 책이 매우 정확하여 서양의 의학이 미칠 수 없음을 어찌 알겠는가? 서양의학은 나온 지가 얼마 되지 않아서 두루 자세하지 못하고, 중국의학은 잘못된 것을 그대로 쫓아서 많은 착오가 있다.

이러한 때에 이르러 의학의 법도를 바로잡지 않으면, 사람들에게 해를 끼치는 것이 얼마나 될지 알 수 없다. 내가 변변치 못한 재주로 고금이 크게 변화하는 시국(時局)을 만나서, 스스로 돌이켜 보건대 내 미약한 힘으로는 세상에 도움이 되지 못하였다. 오직 의학에서는 일찍부터 세 권의 책에 뜻을 두어서 『영추』, 『소문』과 여러 경전에서 발췌하여 그 요점을 기록하고, 아울러 중국과 서양의 학설로 해석하였다. 나라와 견해의 차이를 구분하지 않고, 다만 절충하여 하나의 진리로 귀납되기만을 구하였다. 오대주(五大洲) 만국의 백성 모두가 요절하는 일이 없어져 비로소 마음에 원망이 없어지기 바란다.

의학은 작은 분야다. 현명한 선비와 대부들이 풍속을 가려내고 정치를 살핌에 단점을 버리고 장점을 취하여, 이로움을 다하는 방법을 미루어 행해서 오래도록 다스려지고 평안해지는 기술을 만들고, 중국과 외국이 서로 조화로워져서 함께 화락(和樂)하고 화목함이 극성해지기를 바란다. 그렇게 된다면 정말로 더할 수 없이 훌륭할 것이다. 의학은 작은 분야다.

때는 청나라 광서(光緒) 연간 18년(1892) 임진년(壬辰年) 가을 9

월에 촉(蜀)의 천팽(天彭)[7] 사람 용천(容川) 당종해가 황헐포(黃歇浦)[8]의 수해산방(袖海山房)에서 쓰다.

7 현재 중국 사천성 성도시(成都市) 북부 팽주시다.

8 중국 상해시를 흐르는 황포강(黃浦江)의 별칭이다.

범례[例言]

1. 당 · 송 이후의 의학은 거짓이 많다. 서양의 방법은 근래에 나와서 형태[形迹]에는 자세하지만 기화(氣化)에는 소략하여서 거친 것만을 얻고 정미함을 놓쳤으니, 모두 잘못이다. 그리하여 『영추(靈樞)』, 『소문(素問)』 등의 여러 경전을 모아서 중요한 말을 채택하여 편을 나누고 자세히 설명한다. 잘못을 고치기 위함이지 분변하기를 좋아해서가 아니니, 식자들의 양해를 바란다.
2. 각 편에서 표제 네 글자로 장절을 구분하였는데, 저술체재가 아님을 알라. 학자로 하여금 먼저 강목(綱目)을 알아서 찾아보기 쉽도록 한 것이니, 전체 내용에 어그러짐이 있을 것으로 걱정하지는 않는다.
3. 이 책의 주석은 대부분 마음에서 얻은 것이지만, 실제로는 전부 경전의 구절로 경전을 해석한 것이므로 조금이라도 근거 없이 말한 것은 없다.[1] 간혹 서양의 방법을 채택하기도 하고 옛 학설

1 원문의 두찬(杜撰)은 근거나 출처가 확실치 못한 저술을 했음을 말한다.

을 이용하기도 했지만, 옳은 것만을 구하였을 뿐이다.

4. 이 책은 실용(實用)을 기대하였으므로, 각종 경전과 고전의 글귀와 같지 않다. 그러므로 뜻을 해석하고 훈고할 때 한(漢)과 송(宋) 시대 학파를 구분하지 않았으며, 또한 중국과 서양의 견해가 같고 다름을 구분하지 않았다. 경전의 뜻을 밝혀 실용에 도움이 되게 하여 세상에 유익하게 하고자 할 따름이다.
5. 중국의 장부도(臟腑圖)는 모두 송·원 이후의 사람들이 그린 것으로 인체와 장부의 실제 모습과 부합하지 않는 것이 많다.[2] 그런 까닭에 각 장부도는 모두 서양의학에서 그린 것을 참조하고 옛 그림과 비교하였으니, 진실로 완벽하다고 생각한다.
6. 중국의 『의림개착(醫林改錯)』에서 일찍이 장부를 해부하여 본 것이 서양의학에서 말한 것과 대체로 같으므로 중국의 장부도와 서양의 것이 원래 차이가 없음을 알 수 있다. 그러므로 그 그림을 채택하여 증거로 삼는다.
7. 서양인의 장부도를 채택한 이유는 단지 서양인의 학설에 근거하려는 것이 아니라 실제로는 『내경』과 형태가 조금도 어긋나지 않음을 증명하려 함이다. 그림으로 경전의 뜻을 구하면, 기화가 더욱 확실해진다.
8. 십이경맥과 기경(奇經)의 각 혈은 모두 서양의사들이 알 수 없는

2 중국의 장부도로 널리 알려진 것이 바로 「구희범오장도(歐希範五臟圖)」이다. 「구희범오장도」는 송나라 4대 왕 인종(仁宗) 때인 1041~1048년 사이에 안휘성(安徽省)에서 활동하던 도적 구희범이 관에 잡혀 처형을 당하고 난 이후 의원과 화공이 그 모습을 그린 것이다.

것이기 때문에 동인도(銅人圖)에서 가려 뽑아 그렸는데, 내 의도는 경전의 뜻을 밝히려는 데 있다. 혈을 전부 기록하지 못하였지만, 경기(經氣)[3]에 관련된 것은 채택하여 자세하게 주석하였다.

9. 위(胃)에 있는 다섯 구멍[五竅]과 삼초(三焦)는 중국과 서양 모두에 그림이 없다. 이제 특별히 『내경』의 뜻에 근거하여 적절하게 그렸는데, 살펴보니 서양의 해부도와 일치하지 않는 것이 없다. 서양인들이 비록 형태에는 자세하였지만, 여전히 『내경』의 정교함에는 미치지 못함을 알 수 있다.

10. 이 책에서 처방과 증상에 대해 자세하게 예를 들지 못했다. 그러나 증상을 살피고 처방하는 이치에 대해 이미 분명하다면 기준은 나에게 있으니, 중국 혹은 서양의 각 의서에 모두 구분됨이 있음에도 불구하고 길을 잃고 헤매는 지경에 이르지 않을 것이다. 이것이 의학의 정본(正本)이며, 맑은 근원이 되는 책이기 때문이다.

11. 이 책에 인용한 『내경』과 『난경』의 글은 절반도 되지 않는다. 그러나 대의(大義)와 은밀한 뜻은 주석을 선택하면서 이미 완비해 두었으니, 이후에 전서(全書)[4]를 다시 읽으면 저절로 얼음이 녹듯이 어려운 점이 풀릴 것이다.

---

3 경기는 경맥 사이를 운행하는 기를 말하며, 경맥의 주요 기능을 뜻하기도 한다.

4 여기서 말하는 '전서'를 당종해의 『중서회통의경정의』 혹은 『중서회통의서오종(中西匯通醫書五種)』으로 볼 수도 있지만, 『내경』, 『난경』의 전체 내용을 말하는 것으로 보인다.

1. 인체의 음양(人身陰陽)

서양의학에서는 조화주(造化主)가 만물을 기른다고 말하는데, 그들이 말하는 조화주가 바로 천지의 신(神)이다. 중국에서 사람은 천지 가운데에 근본을 두고서 태어난다고 한 뜻과 꾀하지 않았음에도 부합하는데, 다만 언어와 문자가 약간 같지 않을 뿐이다. 이에 천지가 사람을 낳는 이치를 들어서 우선 밝힌다. 천지란 다만 음양(陰陽)일 뿐이지만 오운육기(五運六氣)로 변화하며, 사람의 몸은 천지의 음양을 갖추고서야 오장육부(五臟六腑)가 생겨난다.

예부터 하늘의 이치에 통달한 사람은 삶의 근원을 음양의 이치에 두었다.[1]

사람이 생겨나기 전에 남녀가 성교[媾精]를 해서 잉태하게 되니,[2] 잉태는 곧 천지(天地) 수화(水火)의 기운에 근거하여 관계를 갖은 것이다.[3] 이미 생겨난 후에는 코로 호흡해서 하늘의 양기(陽氣)를 얻어

1 『黃帝內經素問』(이하 '素問') 「生氣通天論篇 第三」.

2 원문의 '구정(媾精)'은 성교를 통해 남녀의 정기(精氣)가 합쳐지는 것을 말한다.

기운을 기르고, 오미(五味)를 먹어서 하늘의 음기를 얻어 혈을 기른다. 생겨나기 전이나 생겨난 후에도 모두 하늘과 서로 통하지 않은 적이 없으며, 하늘과 서로 상통하는 까닭에 인체의 음양이 실제로 천지의 음양에 근본을 두게 된다. 서양의 화학에서는 사람이 공중의 산소[養氣]를 호흡하여 산다고 하는데, 그들이 말하는 산소가 바로 하늘의 양기다. (그러나) 오미를 먹는 것에 대해서는 이것이 땅의 음질(陰質)임을 알지 못한다. 비록 서양의서 가운데 앞서 『박물신편(博物新編)』도 있었지만, 음양 두 글자를 분석하지 않았으니 궁구하여도 그 주재를 알 수 없다.[4]

음은 정(精)을 저장하여 지극함[亟]을 일으키며, 양은 바깥을 지켜 단단하게 한다.[5]

인체의 음양은 서로 공용(功用)이 되어, 양은 음이 없으면 사라지고, 음은 양이 없으면 떨어져 나간다. 음은 몸 안에 정을 저장하는 것을 주로 하는데, 음 가운데의 기가 항상 지극함을 일으켜 밖으로 호응

---

3 '수화(水火)'는 '음양'에 해당하므로, 천지의 음양을 말한다. 한편 태어나면서 받은 선천(先天)의 정(精)을 저장하는 장부인 신장(腎臟)을 '수화지장(水火之臟)'이라고 하는데, 왼편에 있는 신(腎)은 음(陰)의 기운을 주관하면서 '水'에 속하고, 오른편에 있는 명문(命門)은 양의 기운을 주관하고 '화'에 속하기 때문이다.

4 『박물신편』에서는 양기를 생기(生氣)라고도 하였는데, 산소를 말한다. 그러면서 사람과 가축이 양기로 인하여 생명을 유지할 수 있으며, 특히 혈액이 양기를 얻으면 붉게 된다는 점을 강조하고 있다(『博物新編』 1集, 地氣論, 「養氣」, "又名生氣 養氣者 中有養物 人畜皆賴以活其命 無味無色 而性甚濃 火藉之而光 血得之而赤").

5 『素問』 「生氣通天論篇 第三」, "岐伯曰 陰者 藏精而起亟也 陽者 衛外而爲固也".

한다. 피부가 밖에 있어서 양에 속하지만 안에 있는 혈액이 반드시 피부에 미쳐야만 털이 되고 땀이 되며, 기가 입과 코에서 나와 양이 되지만 그 아래의 수(水)와 진(津)이 반드시 구멍으로 나와야 진액이 되는 것과 비슷하다. 이것이 바로 지극함을 일으켜 양에 호응하는 일면이다. 또한 극(亟)은 극(極)과 의미가 통하는데, 음정(陰精)[6]이 양기(陽氣)를 낳는 것이 태극이 움직여 양을 낳는 것과 같은 까닭에 지극함을 일으킨다고 한 것이다.[7] 양은 음을 호위하는데, 양이 밖에서 지키면 음은 안에서 단단해진다. 여자가 잉태하는 것으로 비유하면 안에 있는 혈의(血衣)가 음인데, 그 바깥에 먼저 수의(水衣)가 있어서 둘러싼다.[8] 수의가 혈의를 둘러싸는 것이 바로 양이 밖에서 호위하면 음이 단단해진다는 뜻이다. 또 상한(傷寒)에 사기(邪氣)가 피부와 체모[皮毛]로 들어가고, 이어서 경맥으로 전달되어 안으로 들어가는 것과 같다. 대개 양이 밖에서 호위하지 못하기 때문에 음이 안에서 단단해지지 못한 것인데, 여기서 음양이 서로 번갈아드

6 음정은 선천의 정기(精氣)로, 생식의 근원이 된다.

7 원문의 '極'의 구체적 의미는 분명하지 않다. 변화가 시작되는 지점으로 생명활동의 발생을 의미한다고 이해하거나(박찬국, 1998, 상, 49쪽), 명대의 의사 장개빈(張介賓)이 '亟卽氣也'라고 한 것을 근거로 양기의 근원이며 '起亟'은 양기를 기르는 의미로 이해하기도 한다(姚春鵬 譯註, 2010a, 40쪽). 인체 생리작용의 근거가 시작됨을 의미한다는 점에서 동일하다.

8 혈의(血衣)와 수의(水衣)는 수정란을 말하는 것으로 보이지만 구체적으로 어떻게 구분되는지 확실치 않다. 『전체신론』 60쪽을 보면 잉태한 지 40일이 지난 자궁의 그림이 있는데, 거기서 태아는 두 개의 막으로 둘러싸여 있으며, 「태론(胎論)」에서는 잉태한 지 12일이 되면 수정란에 쌍으로 된 막이 생겨서 안에는 맑은 물이 담겨 있다고 하였다. 아마도 이를 근거로 하였던 것으로 추정되지만, 어떠한 근거로 혈의와 수의로 나누었는지는 분명하지 않다.

는 이치를 볼 수 있다.

사람의 음양을 말하면, 바깥이 양이고 안쪽이 음이다. 사람의 몸으로 음양을 말하면 등이 양이고 배가 음이다. 사람의 장부 가운데서 음양을 말하면 장(臟)이 음이고 부(腑)가 양이다.[9]

사람 전체에 나아가 말하면, 밖에 있는 피육(皮肉)과 근골(筋骨)이 모두 양에 속하며 안에 있는 오장육부는 모두 음에 속한다. 가령 사람의 몸에 나아가 나누어서 말하면, 등은 하늘이 덮고 있는 것을 닮아서 양이 되는데 독맥(督脈)이 총괄하며 태양경(太陽經)이 모두 다스린다. 배는 땅이 싣고 있는 것을 닮아 음이 되는데, 임맥(任脈)이 총괄하며 태음경(太陰經)이 모두 다스린다. 다시 장부를 나누어 말하면, 오장은 저장하는 것을 주로 하여 음이 되며, 육부는 내보내는 것을 주로 하여 양이 된다. 겉은 양이지만, 배와 등에 음양이 있는 것은 양 가운데 음양이 있기 때문이다. 안은 음이지만 장부에 음양이 있는 것은 음 가운데 음양이 있기 때문이다. 사람이 반드시 천지와 음양의 이치에 먼저 밝은 후에야 몸의 기화(氣化)[10]를 알 수 있다. 서양의학에서 해부하여 살펴봄으로써 사람의 등 쪽과 앞쪽, 좌우와

9 『素問』「金匱眞言論篇 第四」, "夫言人之陰陽 則外爲陽 內爲陰 言人身之陰陽 則背爲陽 腹爲陰 言人身之藏府中陰陽 則藏者爲陰 府者爲陽".

10 기화(氣化)는 당종해의 의학론에서 가장 핵심적인 개념이다. 본래 자연과 인체 내에서 기운의 변화하는 양상을 설명하는 말로, 모든 사물은 기가 결합하여 생성되고 서로 영향을 주고받으며 또한 다른 사물로도 변화되는 양상을 총체적으로 표현한 말이다. 그런데 당종해는 서양의 화학적 개념, 즉 고체나 액체가 기체로 변화하는 현상을 일컫는 의미로서의 기화를 근거로 동아시아 전통에서 이해되던 기화 개념까지도 통합하여 이해하고 있다.

내외를 층층이 분석한 것이 상세하다. 그러나 층차마다 음양을 나누지 못하였기 때문에 다만 그 형태만을 알 뿐 그 기운은 알지 못하였다. 해부로는 다만 죽은 시체의 형태만을 살펴볼 수 있을 뿐이지, 어찌 살아 있는 사람의 기화를 알 수 있겠는가?

이 절에서 「생기통천론(生氣通天論)」과 「금궤진언론(金匱眞言論)」의 글을 합하여 하나의 장으로 만들어, 의학 이치의 큰 근원으로 삼았다.[11]

11 이상의 내용은 『소문』의 「생기통천론」과 「금궤진언론」을 바탕으로, 음양의 이치를 설명하고 아울러 인체에 음양의 이치가 어떻게 적용되는지를 말하였다. 특히 『전체신론』 및 『박물신편』의 내용을 인용하여 자신의 입론에 타당성이 있음을 강조하는데, 산소를 하늘의 양기로 이해한 점이 그에 해당한다.

2. 오장이 생성하는 것(五臟所生)

하늘에는 오기(五氣)[1]가 있고 땅에는 오행(五行)[2]이 있는데, 사람이 천지 가운데에 근본을 두고 살아가기에 오장(五臟)이 있다. 장(臟)은 저장한다는 의미다. 천지의 정기(精氣)를 저장함으로써, 형태를 이루어 사람이 된다. 그렇기 때문에 인체의 음양을 알려면 반드시 먼저 오장의 기화(氣化)를 알아야 한다.

동쪽에서 바람[風]이 생겨난다.[3]

동쪽은 괘로는 진괘(震卦)이며 계절로는 봄에 해당하는데, 양기(陽

1 오기(五氣)는 분야에 따라 다르게 정의되는데, 여기서는 풍(風)·열(熱)·습(濕)·조(燥)·한(寒)의 다섯 가지 기운을 말한다. 이 외에도 사람의 정서에 해당할 때에는 희(喜)·노(怒)·우(憂)·사(思)·공(恐)이며, 오행(五行)을 의미하기도 한다.

2 오행(五行)은 목(木)·화(火)·토(土)·금(金)·수(水)를 의미한다.

3 이하의 내용은 『소문』「음양응상대론편(陰陽應象大論篇)」 3장 2절에서부터 6절까지의 내용을 바탕으로 서술된 것이다. 「음양응상대론편」에서는 오행이 방위와 장부, 기미(氣味) 등에 구체적으로 어떻게 적용되는지 설명하고 있다. 한편 여기서 말하는 동쪽이란 기구로 측정한 구체적인 방위가 아니라, 사물을 인식하는 근거가 되는 주체에 의한 인식 방위라고 한다(박찬국, 1998, 상, 89쪽).

氣)가 발동하고 음기가 그것에 응하여 드디어 바람의 기운[風氣]이 생긴다. 바람의 기운은 하늘의 봄[天春]이 낳는 무형의 기운이다. 서양의 천문학에서는 공기(空氣)에 차고 뜨거운 것이 있어서 서로 움직여 바람이 되며, 여름에는 열대(熱帶)가 북쪽에 있어서 바람이 남쪽으로부터 불고 겨울에는 열대가 남쪽에 있어서 바람이 북쪽으로부터 분다고 한다.[4] 『내경』에서 말한 동방은 남북의 사이에 해당한다. 서양에서 바람이 왕래한다고 말하고, 『내경』은 바람이 남북으로부터 생겨나는 이유가 음양이 서로 다른 까닭에 바람이 그 차이에서 나온다고 하였다. 동쪽은 음양이 교차하여 반응하기 때문에 바람이 여기로부터 생겨나니, 『내경』에서 바람이 생겨나는 원인을 탐구한 것이 서양에 비해 더욱 정밀하다.

바람이 나무[木]를 생장시킨다.[5]

무형(無形)의 오기로부터 유형(有形)의 오행이 생겨나는데, 봄의 기운이 낳는 것은 갑을(甲乙)에 해당하는 목(木)이다. 서양의 학문에서는 초목에 뿌리, 싹, 씨앗이 있어서 자라난다고 한다. 그러나 천지개벽의 시기에 풍기(風氣)가 있고 난 이후에 초목을 화생(化生)시키니,

4 이것은 당종해가 『박물신편』의 내용을 잘못 이해하여 생겨난 오해이다. 『박물신편』에서는 바람이 일어나는 원인과 함께 바람의 방향에 대해서도 설명하고 있는데, 특히 중국처럼 북위 30도 이내에서는 계절에 따라 육지와 해수면이 가열속도가 다르고 이에 따라 바람의 방향이 바뀐다고 말하였다(『博物新編』 1集, 「風論」). 한편 『박물신편』 2집에는 천문학 및 지구과학에 대한 내용이 실려 있는데, 당종해가 서양의 학문으로 소개하는 것들은 대부분 여기서 가져온 것이다.

5 여기서 말하는 바람은 하늘의 작용에 의해서 일어난 변화가 땅에 미쳐서 목기(木氣)를 움직이는 것을 말한다(박찬국, 1998, 상, 89쪽).

싹과 씨앗으로 말하자면 단지 풍기가 기르는 바를 얻은 것이다. 대개 땅은 음질(陰質)로서 발동하는 양기를 얻으면 곧 풍기가 되는데, 소강절(邵康節)은 "지하에 뇌성(雷聲)이 있어서 봄볕[春光]이 우주에 퍼진다."라고 말하였다.[6] 이미 싹이 난 후에는 공중의 바람에 감화를 받고, 하늘에는 또한 풍성(風星)[7]이 있어서 그 기화를 주관한다. 비록 서양에서는 (나무가) 흙의 양분을 빨아들이고 탄기(炭氣)[8]를 호흡한다는 설명이 있지만, 역시 불이 나무에서 오고 물이 나무를 기르는 것으로, 목의 체(體)를 연구하면 모두가 풍기에 속한다. 하늘에 있어서 나무는 풍화(風化)에 근본을 두고, 사람에 있어서는 간장[肝]이 풍장(風臟)이 된다.

나무는 신맛을 낸다.

목의 형체가 있으니 곧 성미(性味)가 있는데, 목의 맛은 신맛이다. 그러므로 과실들은 모두 신맛을 갖고 있으며, 술이 변해서 식초가 되는 이유도 역시 풍기(風氣)가 빚기 때문이다.

신맛은 간장을 기른다.

오기와 오행 역시 조짐이 있으며, 성미를 갖는다. 그 후에 사람이 그것을 얻어서 오장을 기른다. 풍목(風木)의 기운이 기르는 것을 잡으

---

6 소강절(邵康節)은 송대의 학자인 소옹(邵雍, 1011~1077)을 말하는데, 인용된 부분의 전거가 구체적으로 무엇인지 확인하기 어렵다.

7 풍성(風星)은 이십팔수(二十八宿) 가운데 하나인 기성(箕星)으로, 바람을 좋아하는 별이라고 보통 알려져 있다.

8 탄기(炭氣)는 이산화탄소를 말한다.

면 간장이 된다. 사람은 날마다 먹는 오미(五味)를 빌려 오장(五臟)을 기르는데, 신맛이 배로 들어가서 간장을 기른다. 아이가 어머니 뱃속에 있을 때에는 또한 어머니가 먹은 오미에 의존하여 기혈(氣血)을 만들고 오장을 살린다.

남쪽에서 열(熱)이 생긴다.

남쪽은 바로 적도(赤道)에 해당하는데, 괘로는 이괘(離卦)다. 양기가 밖으로 퍼지면서 열기를 낳으니, 바로 서양에서 말하는 열대(熱帶)이며 해가 적도를 지나가면서 열을 낳는다. 그런 까닭에 해가 중양(衆陽)의 정(精)이 된다.

열이 불[火]을 낳는다.

열은 여름의 영(令)으로, 여름의 기운이 낳은 것이다.[9] 땅의 오행에서는 병정(丙丁)의 화(火)가 된다. 열은 무형의 천기(天氣)이며, 화는 유형의 지기(地氣)이다. 그런 까닭에 하도(河圖)에서 '지이생화(地二生火)'라고 하였다. 서양의 화학에서는 쇠붙이로 돌멩이를 치면 열이 생겨나는데, 쇠붙이로 돌가루를 문지르면 공중의 산소와 화합해서 연소하며, 나무에 구멍을 뚫어 서로 마찰시키면 역시 공중의 산소와 화합하여 연소한다고 말하니, 『내경』에서 말한 '열생화(熱生火)'의 증거다.

---

9 영(令)은 시령(時令)을 의미한다. 계절에 따른 명령이라는 의미도 되며, 계절에 맞춰서 행하여야 하는 치료의 방법을 말하기도 한다.

불이 쓴맛을 낸다.
모든 사물은 타고 나면 맛이 쓰지 않은 경우가 없으니, 불의 성질이 그렇게 만든다. 초목이 불의 성질을 갖게 되면 맛이 모두 쓰게 된다. 「성미편(性味篇)」[10]에서 따로 자세히 설명한다.

쓴맛이 심장(心臟)을 기른다.
살아 있는 사람이 불의 성미를 갖게 되면, 이에 심장을 살리게 된다. 신맛이 간장을 기른다는 것과 같은 의미다.

중앙은 습기[濕]를 낳는다.
중앙은 음양이 만나는 곳으로 음은 수(水)에 속하고 양은 화(火)에 속하는데, 수와 화가 만나니 습기를 만들어서 여름철이 되면 만물이 생장하고 변화하게 한다. (중앙의) '앙(央)'은 음양 두 글자의 음성을 합하여 하나의 음(音)으로 만든 것이다. 하늘은 양이고 땅은 음인데, 상하가 서로 만나면 남쪽에 열기가 있고 북쪽은 차가워진다. 수화가 서로 만나서 드디어 증발하여 습기가 된다. 서양에서 말하기를 질소[談氣], 산소[養氣], 탄소[炭氣], 수소[輕氣]의 네 가지 기가 지구를 가득 채우고 있다고 하는데, 옛 성인은 다만 중앙이라는 두 글자로 이미 그 의미를 밝혔다.

10 「3. 오장에 연결된 것」 97쪽 참조.

습기가 토(土)를 낳는다.

습기는 형체가 없으나 화생(化生)하여 형체가 있게 되면 무기(戊己)토가 된다. 토가 사물을 낳는 이유는 모두 중앙에 습기를 함유하고 있기 때문이다. 서양에서 말하는 토는 곧 땅으로, 옛 성인이 오히려 하늘은 양이어서 위에 있고 땅은 음이어서 아래에 있는데, 토는 음양이 서로 교차하는 중앙에 있음을 분별하였던 사실을 알지 못한다. 서양에서는 토가 물질이 썩어서 만들어진다고 말하지만, 썩게 되는 이치가 모두 습기를 가져오기 때문임을 알지 못한다.

토는 단맛을 낸다.

토의 맛은 본래 담담하기에 토가 기르는 오곡의 맛이 달게 되니, 단맛이 토의 성미다. 서양에서는 다만 오미가 드러나는 것만을 알고 무엇으로부터 만들어지는지 모르기 때문에 약을 말함에 오류가 많다.

단맛은 비장[脾]을 기른다.

사람이 토의 성미를 갖게 되면, 이로써 비장을 기르게 된다.

서쪽은 건조함[燥]을 낳는다.

서쪽은 '가을의 금 기운(秋金之氣)'이 수렴(收斂)하고 숙살(肅殺)[11]하는 것을 주관하여, 그 기운은 건조함이 된다. 하루 중에 해가 들어가는 신유시(申酉時)[12]가 되면 음양이 수렴하여 기운의 윤택함이 사라

11 숙살은 가을의 쌀쌀한 기운이 풀이나 나무를 말려 죽이는 것을 말한다.

12 오후 3시에서 7시 사이다.

지고 건조한 기운이 만들어진다. 한 해에 있어서는 가을철[秋令]이 되어 수렴숙살(收斂肅殺)하니, 사물이 완성되는 까닭은 이 마른 기운에 힘입어서다. 서양의 화학에서는 건조한 기운[燥氣]을 알지 못하는데, 물과 불의 소모되는 기운을 기구로써 파악할 수 없기 때문에 알지 못한다.

건조함은 금(金)을 낳는다.

무형(無形)의 건조한 기운이 있어야 유형의 금을 낳는데, 땅의 오행으로 경신(庚辛) 금이 된다. 가을의 건조한 기운이 힘을 쓰게 되면 초목이 누렇게 떨어지니, 이것이 금을 낳는다는 증거다. 토가 금을 낳는 이유 역시 습기가 사라지고 건조한 기운이 응결하여 금의 바탕을 만들기 때문이다.

금이 매운맛을 낸다.

건조한 금의 기운과 성미가 있은 연후에 매운맛이 만들어진다.

매운맛은 폐장[肺]을 기른다.

사람이 금의 성질과 맛을 갖게 되면, 이것으로 폐장을 기른다. (폐장이) 천지간 금의 기운을 저장하기 때문이다.

북쪽은 차가움[寒]을 낳는다.

북쪽은 겨울을 주관하여 한기(寒氣)를 낳는다. 열대는 남쪽에 있고, 냉대(冷帶)는 북쪽에 있는 까닭에 북빙해(北冰海)가 있다는 서양의 학설이 있게 되었다.

차가움은 수(水)를 낳는다.

기(氣)가 형체를 만들 때, 한기(寒氣)가 만드는 것이 임계(壬癸)의 수이다. 서양에서는 물이 수소와 산소가 화합한 것으로, 초[燭] 안에 수소가 있어서 차가운 유리(玻瓈)로 촛불을 덮으면 공기 중의 산소와 화합하여 물방울이 된다고 한다. 그런데 반드시 차가운 유리로 덮어야 하니, 이는 찬 기운을 따라서 변화하기 때문이다. 또 말하기를 산소와 수소를 수은(水銀) 그릇 안에서 태우면 다시 물로 변화된다고 하는데,[13] 수은은 매우 찬 것으로 『내경』에서 말한 '한생수(寒生水)'의 뜻과 또한 부합한다.

수는 짠맛을 낸다.

차가운 물[寒水]의 성질은 짠맛이다.

짠맛은 신장[腎]을 기른다.

사람이 차가운 물의 성미를 갖게 되면 신장을 기르고, 온몸에 있는 물을 관장하게 한다.

사람은 하늘에 근본을 두고 땅을 가까이 하면서 살아가는 까닭

13 이 부분은 『박물신편』에서 수은을 태워 산소를 발생시키는 설명을 가져다가 이해한 것이다(『博物新編』 1集, 「養氣」, "西人有數法以取之者 其一 用一玻璃長筩內 三仙丹于其中 以火炙之 卽有養氣升出 聚于筩內"). 삼선단은 산화제이수은으로, 그것을 산화시키면 산소가 발생하게 된다. 산화수은을 가열하여 산소를 얻는 실험은 라부아지에에 의해 이루어졌으며, 산소의 발견뿐만 아니라 이를 바탕으로 질량보존의 법칙을 수립할 수 있게 되었다.

에 오장(五臟)을 낳는 것도 천지의 음양에 상응하여 낳는다. 사람의 오장이 오행(五行)에 근본하고, 그 후에 그것을 넓혀 백해(百骸)가 되며 미루어서 만물이 되니, 오행에 근본하지 않는 것이 없음을 반드시 먼저 알아야 한다. 오행의 기운이 치우치면 병이 되는데, 초목이 각각 오행의 기운을 얻었으니, 그것을 가져다가 오장의 치우친 기운을 조화롭게 하면 약의 효능이 드러나게 된다. 만약 오행의 이치를 먼저 알지 못하였다면 의학을 말할 수 없다. 그런 까닭에 『소문』의 「음양응상론(陰陽應像論)」을 인용하여 밝혀 놓았다. 서양의 천문학과 화학이 비록 중국의 오행설(五行說)과 같지 않지만, 의미에서는 실제로 상통한다. 생각건대 서양의 의학은 인체의 형태에만 나아가 학설을 세워서 사람의 기화가 실제로 천지와 같음을 알지 못한다.

3. 오장에 연결된 것(五臟所屬)

오장(五臟)은 오행(五行)에 근거한다. 오행의 기운에 근거하여 생겨난 것들은 모두 유사한 것끼리 서로 연결된다. 유사한 것들을 미루어 추측하면 천지의 사물들을 전부 알 수 있다. 연결됨을 알아야 비로소 형기(形氣)가 돌아가는 곳이 분명해지며, 병의 원인과 약의 마땅함과 꺼림을 이어서 알 수 있다.

간장[肝]

옛 학설에는 7엽(七葉)이며, 왼쪽 겨드랑이 아래에 있다고 하였는데 잘못된 것이다. 서양의학에서는 "간장은 4엽이며, 뒤로는 척추에 닿아 있으며 앞으로는 격막(膈膜)에 연결되어 있다. 담(膽)이 간장의 짧은 엽(葉) 사이에 붙어 있으며, 격막은 척추에 붙어서 간장에 연결되고, 간장의 가운데로부터 돌출하여 앞쪽으로 가슴[胸膛]에 연결된다. 간장의 절반은 격막 위에 있고 절반은 격막 아래에 있다."[1]라고 말한다. 실제로 좌측에 치우쳐 있지 않은데, 간장이 왼쪽에 있다고 말한

것은 진목(震木)이라는 점에 상응하여 왼쪽에 배치한 데 불과하다.[2]

간장도[肝圖][3]

『의림개착(醫林改錯)』에서 "간계(肝系)는 뒤쪽으로 척추에 붙어 있고, 앞으로 위장[胃]에 연결되어 있어서 총제(總提)라고 한다.[4] 위에는 이자(胰子)가 있다. 총제 안에 물이 지나가는 관이 있는데 위행수(胃行水)다."[5]라고 하였다. 서양의학에서는 간장이 하는 일은 없고,

---

1 이 부분에 대한 설명을 당종해가 서양의학이라고 하였지만 실제로는 그렇지 않다. 『전체신론』에서는 당종해가 말한 것과는 전혀 다르게 설명하고 있다. 즉 간은 횡격막의 우측에 자리 잡고 있으며, 붉은색이고 무게는 48량이며, 작은 좌엽(左葉)과 약간 큰 우엽(右葉)으로 이루어져 있으며, 횡격막에 붙어서 이어져 있다. 오른쪽은 신장에 기대어 있으며, 왼쪽은 위에 연결된다고 하였다(『全體新論』「第十七 肝經」). 아마도 왕청임의 『의림개착』과 혼동한 듯 보이는데, 실제로 『의림개착』에서 간을 설명하는 것과 거의 동일하다.

2 즉 간은 목에 해당하며, 따라서 목의 방위인 왼쪽에 있다고 한 점을 설명한 것이다. 「2. 오장이 생성하는 것」에서 동쪽은 진괘이며, 봄의 기운으로 목(木)의 기운을 생성한다는 점과 차례로 오미와 오장과의 관계를 설명하였음을 참조하시오.

3 여기에 실린 「간도」의 전거를 알 수 없다. 『의림개착』이나 『전체신론』을 비롯한 홉슨의 저술에서도 보이지 않는다. 따라서 이들 외의 다른 해부서에서 가져왔음은 분명하지만, 「16. 인체의 총론」에서 말하는 『전체통고』에서도 보이지 않는다. 그 밖에 『전체천미』와 같이 중국에서 간행된 서양 해부학 서적인지 아니면 일본을 통해 전해진 것인지 확인하기 어렵다. 『전체통고』와 『전체천미』에 대한 개략적인 설명은 「16. 인체의 총론」 각주 1을 참조하시오.

4 『醫林改錯』「臟腑圖」. 여기서 총제라고 한 것은 췌장을 말하는데, 『의림개착』의 내용과 완전히 일치하지는 않는다. 아마도 당종해가 『의림개착』의 내용을 다소 조정하여 서술한 것으로 보이는데, 『의림개착』에서는 다음과 같이 말하였다. "간은 4엽으로 되어 있으며, 담은 간의 오른쪽 제2엽에 붙어 있다. 총제는 위의 상부에 있고, 간은 또 총제 위에 있어 큰 쪽이 위를 향하고 뒤로 척추에 이어진다. 간의 형체는 견실하여 장·위·방광과 비교할 수 없으며, 결코 혈을 저장할 수 없다(肝四葉 膽附於肝右邊第二葉 總提長於胃上 肝又長於總提之上 大面向上 後連於脊 肝體堅實 非腸·胃·膀胱可比 絶不能藏血)."

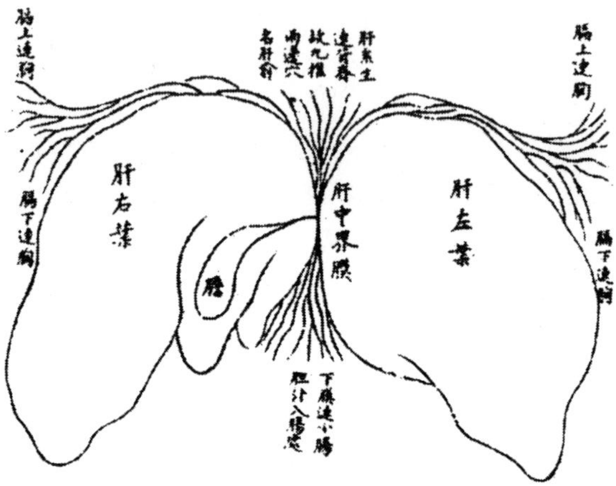

그림 1. 간도(肝圖)

다만 혈액을 돌아가게 하고 담즙(膽汁)을 내서 장으로 들어가 음식물을 소화시킨다고 말한다.[6] 두 가지 설에서 간장이 물을 흐르게 하고 음식물을 소화시킨다고 말한 것은 『내경』에서 간장이 소설(疏洩)[7]을 주관한다는 뜻에 불과하다. 간계의 이치에 대해서는 상세한 말이 없지만, 간계가 위쪽으로 심포락(心包絡)에 연결되기 때문에 궐음경(厥陰經)으로 같이 불린다는 것을 보면, 간계가 척추에 부착

5　『醫林改錯』「總提」. 그러나 위행수에 대한 설명은 보이지 않는다. 이와 함께 「장부도(臟腑圖)」에서는 "위 밖의 진문 왼쪽에 총제라는 것이 있는데, 간이 그 위로 이어져 있다. 위는 복부에서 평평하게 누워 있는데, 상구는 척추를 향하고 하구는 오른쪽을 향하며, 아래는 복부를 향해 있어서 수도와 접한다(胃外津門左 名總提 肝連於其上 胃在腹 是平鋪臥長 上口向脊 下口向右 底向腹 連出水道)."고 말하고 있다. 이 역시 당종해가 왕청임의 견해를 다시 정리하여 서술한 것이다.

6　『전체신론』에서는 "간은 별다른 기능 없이 주로 담즙을 생성할 뿐이다."라고 하였다(『全體新論』「第十七 肝經」, "肝之爲用無他 主生膽汁而已").

7　소설은 소통시켜 내보낸다는 뜻이다.

하는 곳이 곧 간수혈(肝兪穴)[8]이다. 간계가 몸속의 빈 곳을 돌다가 전부 막혀서 끝나는 곳이 격막이다. 간계가 아래로 가서 앞으로는 뱃속의 통막(統膜)에 연결되고, 뒤쪽은 신계(腎系)에 연결되어 간의 근본이 된다. 온몸의 막이 안으로 연결되고 밖으로 둘러싸서, 살덩어리를 포괄하고 근육을 낳는데, 모두 간계로부터 나온다. 옛말에 간장이 왼쪽에 있다고 하였고, 서양의학에서는 간장이 오른쪽에 있다고 하였지만, 간계는 실제로 척추 사이인 정중앙에 위치하고 있다. 진맥할 때에 좌우를 구분하는 것도 기화(氣化)를 따라 나누었지 형태로 나누지는 않았다.

하늘에 있으면 풍(風)이 된다.[9]

진괘(震卦)와 손괘(巽卦)가 기(氣)를 주관하는데, 하늘에 있으면 풍이 된다. 사람이 하늘의 풍기(風氣)를 갖게 되면 간장을 낳게 되고 몸을 둘러싸고 있는 풍을 관장한다. 그런 까닭에 풍병(風病)에는 간장을 위주로 한다.

---

8 간수혈(肝兪穴)에서 수(兪)는 수(腧)와 통용된다. 수혈은 팔·다리의 하단에 있는 혈(穴) 자리로, 오장 각각마다 속하는 정(井)·영(滎)·수(腧)·경(經)·합(合)의 총 25혈이 좌우에 있으며, 6부에는 원혈(原穴)을 더하여 좌우 36혈씩 72혈이 있다. 이 중에서 간수혈은 태충(太衝)에 해당한다.

9 이하 간에 대한 설명은『소문』「음양응상대론편」과「오상정대론편」의 조문을 조합하여 정리한 것이다. 해당 부분은 다음과 같다.『素問』「陰陽應象大論篇 第五」, "東方生風 風生木 木生酸 酸生肝 肝生筋…在天爲風 在地爲木 在體爲筋 在藏爲肝 在色爲蒼 在音爲角 在聲爲呼 在變動爲握 在竅爲目 在味爲酸 在志爲怒";「五常政大論篇 第七十」, "其令風 其藏肝 肝其畏淸 其主目 其穀麻 其果李 其實核 其應春 其蟲毛 其畜犬 其色蒼 其養筋 其病裏急支滿 其味酸 其音角 其物中堅 其數八".

땅에 있으면 목(木)이 된다.

하늘에 근본을 둔 무형의 풍기가 유형의 목을 낳는다. 간장이 실제로 풍목(風木)의 기운이 낳는 바를 갖고 있으니, 두 글자를 이해하면 간장의 기화를 알게 된다.

몸에 있으면 근육[筋]이 된다.

근육은 뼈에 연결되는데, 뼈는 신수(腎水)에 속하고 근육은 간목(肝木)에 속하므로, '수생목(水生木)'의 의미이며 하늘의 갑을(甲乙) 형상에 상응한다. 간이 근육을 낳는 자취를 살펴보면, 실제로 간격(肝膈)에서부터 온몸의 막에 미치며, 막으로 말미암아 근육에 이어진다. 서양의학에서 해부하여 백막(白膜)이 마른 살덩어리를 둘러싸고 있으며 양쪽 끝에서 근육을 생성하는 것을 보았다.[10] 그러나 그들은 단지 근육의 형체만을 말하였고, 근육의 근원은 말하지 않았다. 오직 『내경』에서 근육이 간에 속한다고 하였으니, 간격으로부터 시작해서 막망(膜網)을 낳은 연후에 근육을 낳는 것이다. 근육을 생성하는 근원을 살피지 않으면 근육의 병을 치료하는 방법을 알 수 없다.

색으로는 푸른색[蒼]이다.

약간 푸르면서 황색이다. 피부의 색이 윤기가 흐르면서, 푸른색이 정색(正色)[11]일 때 간에 병이 없다. 만약 푸른색이 황색보다 강하면

---

10 『전체신론』에서는 "근육마다 머리와 꼬리 부분이 있는데, 머리와 꼬리 부분 사이에 근육이 있다."라고 하면서, 근육에 대해 "단단하고 질기며 흰 빛깔이 있어서 신경과는 다르다."라고 주석하고 있다(『全體新論』「第七 肌肉功用論」).

간장에 한기(寒氣)가 있는 것이며, 황색이 푸른색보다 강하면 간장에 열(熱)이 있는 것이다. 서양인은 오행을 강구하지 않은 까닭에 기(氣)와 색(色)이 상응하는 이치를 모른다.

음(音)에서는 각(角)이다.

각은 목(木)의 음이다. (목소리가) 온화하면서 길면 간장에 병이 없음을 알 수 있다. 서양의 성학(聲學)에서 관현(管絃)에 대해 상세하게 이야기하였지만, 오음(五音)과 육률(六律)을 나누지 못하여서 이치를 살피는 데 정밀하지 못하다.[12]

소리[聲]로는 고함[呼]이 된다.

외치는 소리[叫]가 고함이다. 간장의 기운이 너무 왕성하면, 조화롭고 긴 소리가 변해서 고함이 된다. 미치광이의 헛소리가 이와 유사하니, 마땅히 간의 기운을 억제해야 한다.

변동(變動)[13]하면 움켜쥠[握]이 된다.

사지의 관절 운동은 모두 근육이 하는 일인데, 팔이 더욱 두드러진

---

11 정색은 적(赤)·황(黃)·백(白)·청(靑)·흑(黑)을 말하며, 동시에 다른 색이 섞이지 않은 순수한 색이다.

12 홉슨의 저술 가운데 성학을 설명하는 내용이 보이지 않는데, 그렇다면 당종해가 서양의 성학을 어디에서 보았는지는 알 수 없다. 오음은 궁상각치우(宮商角徵羽)의 음을 말하며, 육률은 십이율(十二律) 중 양성(陽聲)에 속하는 여섯 가지 소리, 즉 황종(黃鐘), 태주(太簇), 고선(姑洗), 유빈(蕤賓), 이칙(夷則), 무역(無射)이다.

13 여기서 변동이라고 함은 장부와 연결된 신체에 나타나는 변화로, 질병으로 인해서 변화가 나타나면 병변(病變)이라고 한다.

다. 그런 까닭에 근육이 움직여서 (기운이) 펴지면 주먹을 쥔다. 차가우면 (근육이) 구부러져서 긴장하며, 따뜻해지면 수축해서 오그라든다. 풍화(風火)로 말미암아 막혀서 맺히면 주먹을 쥐게 되니, 투조(透爪),[14] 축닉(搐搦),[15] 계종(瘈瘲)[16]은 모두 근육이 변동한 것이다.

규(竅)[17]로는 눈이다.

간맥(肝脈)이 정수리를 교차하여 뇌(腦)로 들어가고, 뇌를 경유해서 눈으로 통하기 때문에 간장이 눈으로 개규(開竅)[18]한다. 간은 혼(魂)을 저장하니 낮에는 혼이 눈에 있어서 볼 수 있고, 밤에 잠들면 눈이 감기고 혼이 간으로 돌아간다. 서양의학에서는 안구(眼球)를 해부하여 미세한 혈관[細絡]이 중첩된 기묘함과 빛을 받아들여 비추는 신묘함을 극찬하지만, 시험 삼아 깨어 있을 때는 눈뜨고 잘 때는 눈을 감는 이유와 눈의 검은자위와 동공이 생성된 이유를 물으면 알지 못한다. 또 신수(神水)를 없애고서 밖의 빛을 받아들이려 한다면 가능하겠는가? 심화(心火)와 신수(腎水)가 뇌에서 서로 만나 간맥과 합쳐져 눈 가운데로 가니, 간장은 심장의 어머니이며 신장의 자식이다. 때문에 이 두 장(臟)의 정(精)을 가지고 눈에 개규한다. 서양의학의 정교함은 눈이 기울어진 것을 깎아서 바르게 할 수 있으나 오래

14 투조(透爪)는 주먹을 쥐어서 손톱이 손바닥을 뚫는 것을 말한다.

15 축닉(搐搦)은 힘줄이 당겨서 오그라드는 것을 말한다.

16 계종(瘈瘲)은 놀라서 경기(驚氣)를 하는 것이다. 계(瘈)는 계(瘛) 자와 통용된다.

17 사람의 몸에 있는 구멍으로 통상 아홉 개가 있다고 하여 구규(九竅)라고 하는데, 귀, 눈, 코의 여섯 구멍과 입, 요도, 항문의 세 구멍을 통틀어 이르는 말이다.

18 개규(開竅)는 구멍을 열어 준다는 의미인데, 여기서는 통한다 정도로 이해할 수 있다.

되지 않아서 다시 기울어지니, 병의 근원을 알지 못한다면 해부를 한들 무엇이 유익하겠는가?[19]

맛[味]으로는 신맛[酸]이 된다.

목(木)의 본래 맛이다. 목이 차고 습한 기운을 받으면 변화하여 신맛이 되니, 가령 채소를 항아리에 넣어 절이면 신맛이 나는 것은 이 때문이다. 목이 습하고 더운 기운을 받으면 변하여 신맛이 되니, 밀가루에 누룩을 넣으면 신맛이 나는 것도 이 때문이다. 신물을 토하는 것 역시 한열(寒熱) 두 증상으로 나눌 수 있으니, 한산(寒酸)은 소화되지 않은 음식[20]을 토하며 열산(熱酸)은 썩은 냄새가 난다.

체액[液]으로는 눈물[淚]이다.

눈이 간장의 구멍이 되는 까닭에 눈물이 간장의 액체가 된다.

영화[華][21]는 손톱[爪]이다.

손톱은 근육의 일부다. 간장이 근육을 주관하는 까닭에, 손톱에서 드러난다.

---

19 사목(斜目)이 의미하는 바를 정확하게 파악하기 어려운 까닭에 우선 눈이 기울어졌다고 표현하였다. 아마도 근시나 원시로 인하여 시력이 떨어진 상태이거나 글자대로 사시를 의미하는 것으로 보인다.

20 원문의 청냉(淸冷)은 음식이 소화되지 않았음을 말한다.

21 영(榮)이나 화(華)는 빛깔 혹은 드러난 모양의 빛과 윤기, 혹은 혈색을 말하기도 한다. 장부의 상태는 신체 부위에 나타나는데, 여기서는 간장의 기운이 손톱에 드러난다는 의미다. 이하 번역에서는 '영화(榮華)'로 통일한다.

냄새로는 누린내[臊]다.

풀과 나무를 먹는 금수에게 모두 누린내가 있는 것은 목의 기운을 갖기 때문이다. (중의학에서) 다섯 가지 냄새를 변별함이 정교한데 서양인들은 알지 못한다.

곡식으로는 보리[麥]다.

보리는 까끄라기[22] 곡식이니, 동방의 새싹이 돋아나는 기운을 갖고 있기 때문에 간장의 기운을 소통시킬 수 있다. 장중경(張仲景)이 중병(中病)을 치료할 때 찐 떡으로써 치료한 것은 '목극토(木克土)'의 이치를 취한 것이다.

가축은 닭이다.

손괘(巽卦)는 닭이 되니, 목에 해당하는 가축이다. 그런 까닭에 장중경이 닭의 똥을 이용하여 근육이 돌아간 병을 치료하였으니, (닭의 똥이) 간장을 치료하고 풍을 제거하는 뜻을 취한 것이다. 「오상정론(五常政論)」에서 개가 간장에 속하여 목의 가축이라 한 것도 같은 뜻이다.[23]

벌레로는 털 난 생물[毛]이다.

크게는 호랑이와 표범, 작게는 곤충이 다 풍목(風木)의 기운이 생성

---

22 망(芒)은 우리말로 까끄라기라고 하는데, 벼나 보리 따위의 수염이다. 즉 식물의 줄기나 잎에 돋은 가늘고 뾰족한 부분을 말한다.

23 『소문』의 「오상정대론편」이다. 앞의 각주 9를 참조하시오.

한 것들이다. 그런 까닭에 간의 병인 전간(癲癎)[24]이 있으면, 간혹 호랑이와 표범의 모양을 하며 또 몸 전체에 털이 나는 경우도 있다. 서의오종(西醫五種)[25] 가운데 『박물신편』에서 사자와 코끼리, 작은 벌레들을 세세히 그리고 있지만, 풍과 목이 생성하는 것인 줄은 알지 못한다.[26] 그러한즉 의학의 이치와 사물의 이치를 미루어 조화의 근원에 도달할 수 없다.

수(數)로는 여덟[八]이다.

하도(河圖)에서 3은 목(木)의 생수(生數)가 되고 8은 목의 성수(成數)가 되니, 오행(五行)에서의 수(數)는 이치가 지극히 정교하여 서양인들이 알 수 있는 바가 아니다. 수(數)가 1에서 일어나니 처음이요 시작이다. 혼돈이 처음 열림에 오로지 수(水)가 먼저 있었다. 그런 까닭에 '하늘이 가장 먼저 수를 생성(天一生水)'한다고 말하였다. 그러나 수(水)의 기운이 처음에 생겨났으나 아직 완성되지 못하여서, 반드시 화(火)·목(木)·금(金)·토(土)의 기운이 다 생겨나기를 기다렸다가 수(水)가 그 기운을 빌린 이후에야 완성된다. 그런 까닭에 2, 3, 4, 5를 거쳐서 6에 이르러서야 수(水)가 완성된다. 화는 수(水)를 이어서 생성되는 까닭에 '땅이 두 번째로 화를 생성(地二生火)'하고, 또

---

24 전간(癲癎)은 간의 기운이 부조화하여 발작을 하고 사지에 경련이 일어나는 질병이다.

25 홉슨이 저술한 다섯 의서를 말한다. 즉 『전체신론』, 『박물신편』, 『서의약론』, 『내과신설』, 『부영신설』이다.

26 『박물신편』이 아니라 『전체신론』 「수골론(手骨論)」 10~乙쪽 동물의 골도(骨圖)와 32쪽 一 이관(耳官), 34쪽 一二 동물의 오관 그림을 말한다.

한 수(水) 이후에 완성된 까닭에 '하늘이 일곱째로 완성(天七成之)'하는 것이다. 수화(水火)의 기운이 이미 갖추어지고서야 목을 생성하니, 그런 까닭에 '하늘이 셋째로 목을 생성(天三生木)'하고 '땅이 여덟째로 완성'한다는 것이다. 사구금(四九金)과 오십토(五十土)도 그 이치는 동일하다. 양(陽)에서 생겨난 것이 완성되면 음(陰)이 되고 음에서 생겨난 것이 완성되면 양이 되니, 성인(聖人)이 생성(生成)의 순서를 매김에 숫자로서 요점을 취하고 또한 그 숫자의 음양으로서 사물에 징험하였다. 신묘하구나!

과실로는 자두[李]다.

장중경은 이근피(李根皮)[27]와 욱이인(郁李仁)[28]을 사용하여 전부 간장을 치료하였다. 하나의 행(行) 가운데서 다시 각각 오행으로 나뉘는 까닭에, 열매가 비록 나무와 같더라도 실제로는 또한 각각 오장에 속한다.

채소로는 부추[韭]다.

봄의 기운을 제일 먼저 얻는 까닭에 목(木)에 속하며, 부추의 뿌리가 지혈(止血)하고 간장의 기운을 운행시킬 수 있다. 부추의 씨는 유정(遺精)[29]을 치료하고 간장의 기운을 따뜻하게 하고 수렴한다.

---

27 자두나무 뿌리와 껍질이다. 이근피가 들어가는 장중경의 처방은 『금례오략』에 분돈탕(奔豚湯)이 있다.

28 산앵두 씨의 알맹이를 말한다. 장중경의 처방 가운데 욱이인이 들어가는 처방을 찾을 수가 없는데, 『상한론』 관련 후세의 처방으로 보인다.

29 유정(遺精)은 정액이 저절로 배출되는 것으로, 꿈을 꾸면서 나오는 것은 몽유(夢遺)라고 하며 낮에 저절로 나오는 것은 활정(滑精)이라고 한다.

심장[心]

형태는 둥글며 위는 넓고 아래는 뾰족하다. 주위의 협막(夾膜)이 곧 포락이다.[30] 위쪽은 폐장[肺]이 덮인 채로 흉중에 매달려 있고, 아래는 격막이 차단하고 있다.[31] 격막이 전(膻)[32]이 되고 포락이 전중(膻中)이 되며 심장이 군주가 된다. 서양의학에서는 "뇌기근(腦氣筋)[33]이 심장을 관통하는데, 좌우에 방이 있어서 피를 생성하고 돌아가게 한다."라고 한다. 다시 살펴보니 심장의 맥락은 포락 가운데로부터 나와 전신에 도달하는 까닭에 포락이 '신사의 기관(臣使之官)'[34]이 된다.

심장도[心圖][35]

서양의학에서는 "심장의 안에는 좌우 네 개의 방이 있으며, 각각에 모두 혈관[管竅]이 있어 혈액을 생성하고 순환케 한다. 피가 이산화탄소를 얻으면 자주색이 되어, 심장의 우상방으로 돌아간다. 하나의 총관(總管)[36]이 있어서 순환하는 혈액을 접하게 되면 심장의 가운

---

30 원문인 '週圍夾膜'을 협막을 두르고 있는 것이라고도 해석할 수 있다. 다만 여기서 말하는 막은 심막(心膜)을 의미하며, 『전체신론』에서는 심포(心胞)라고 하였다.

31 이상의 설명은 『전체신론』의 내용과 유사한데, 즉 "(심장은) 가슴 중간에 위치하여 있고, 좌우로 폐가 있으며 주위는 협막[심포라고 한다]이 둘러싸고 있다."라고 하였다(『全體新論』「第二十一 心經」, "位處胸中 左右有肺 周圍夾膜 裹之[名曰心胞]").

32 전중(膻中)을 의미한다.

33 신경(神經)을 말하는데, 『전체신론』에서 뇌기근이라고 하였다. 신경이라는 말은 일본의 『해체신서』에서 처음 만들어졌다.

34 「7. 오장육부의 기능」 159~160쪽을 참조하시오.

35 「심도」는 『전체신론』 하권, 「심경중관도(心經衆管圖)」와 유사하다.

데로 들여보내 우하방으로 떨어트린다.[37] 다시 하나의 총관[38]이 있어서 혈액을 운행하여 폐장을 지나면, 폐기(肺氣)[39]로 인하여 자색을 없어지게 해서 마침내 순수한 붉은색으로 변해, 심장의 좌상방으로 돌아 들어가게 해서는 좌하방으로 내려간다.[40] 또 하나의 총관[41]이 있어서 혈액을 운행시켜 전신에 두루 퍼지게 하고, 심장으로 되돌아가게 한다."고 말한다.[42] 이것은 곧 『내경』에서 영위(榮衛)가 수태음폐경(手太陰肺經)에서 만나며, 심장이 혈과 맥을 주관한다고 말한 것과 같다.[43]

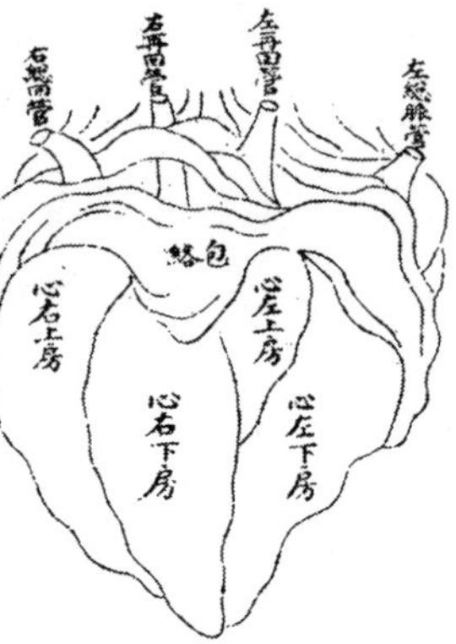

그림 2. 심도(心圖)

---

36 총관(總管)은 커다란 혈관이라고 할 수 있는데, 여기서는 대정맥인 상대정맥과 하대정맥을 말한다.

37 이는 정맥혈이 심장으로 들어가는 과정을 설명한 것이다.

38 이는 폐정맥과 폐동맥을 말한다.

39 폐기(肺氣)는 폐로 들어온 산소를 말하는 것이다.

40 이는 폐동맥과 폐정맥을 통해 혈액의 이산화탄소가 교환되는 과정을 의미한다. 이때 붉게 변한 혈액은 동맥혈이 되어서, 뒤에서 다시 나오는 총관 즉 대동맥을 통해 전신에 산소를 공급하게 된다.

41 대동맥으로, 상행대동맥과 하행대동맥을 말한다.

42 이상은 『전체신론』「심경(心經)」, 「혈맥관회혈관론(血脉管迴血管論)」, 「혈맥운행론(血脉運行論)」의 내용을 정리하여 서술한 것이다.

43 혈(血)은 혈액을 말하지만, 서양의학과 동아시아 전통의학의 차이를 분명히 하기 위하여 각각 혈액·혈로 구분하여 서술하였고, 이후에도 이 방식에 따라 기술한다.

하늘에 있어서는 열(熱)이다.

여름은 남방의 이화(離火)[44]가 기운을 주관하므로, 열(熱)이 된다.

땅에 있어서는 화(火)가 된다.

하늘에서는 무형의 열에 근본을 두고, 땅에서는 유형의 불을 낳는다. 비유하자면 나무를 비벼 열을 내서 불을 얻는 것과 같다.[45]

몸에 있어서는 맥(脈)이다.

심장이 혈(血)을 생성하는데, 화기(火氣)의 기화를 갖고 있기 때문에 혈의 색이 붉다. 맥은 혈의 도로로, 『맥경』에서 "맥은 혈의 부(府)"[46]라고 말했으며 서양의학에서는 "심방(心房)이 박동하여 멈추지 않는데, 전신의 맥이 모두 이에 응하여 박동한다."고 하였다. 『의림개착』에서는 맥을 기관(氣管)이라 하였는데, 잘못된 것이다. 장중경의 복맥탕(復脈湯)[47]이 심장의 혈을 온전히 하면서 보(補)하는 것을 보면 알 수 있다.

---

44 「2. 오장이 생성하는 것」(이 책 76쪽)을 참조하시오.

45 간장·비장 등 조문과 다르게 1905년판 『中西匯通醫書五種』에는 이 부분이 빠져 있다. 1935년판 『中西匯通醫書五種』 11쪽을 참조하여 삽입하였다.

46 『脈經』 卷1, 「遲疾短長雜脈法 第十三」, "夫脈者 血之府也".

47 일명 자감초탕(炙甘草湯)이라고 하며 감초(甘草), 맥문동(麥門冬), 계지(桂枝), 인삼(人蔘), 대조(大棗), 아교(阿膠), 생지황(生地黃), 생강(生薑), 마인(麻仁) 등이 들어간다. 『상한론』에서는 심기(心氣)가 허(虛)한 증상에 주로 사용하며, 심음(心陰) 심양(心陽)의 기운을 보태 준다고 하였다.

색으로는 붉은색이다.

화(火)의 색은 피부 안에서 드러나는데, 마치 명주로 주사(硃沙)를 싸고 있는 듯한 색이면 심장의 혈이 충분한 것이며, 만약 붉은 반진[赤斑]과 마진(痲疹)처럼 붉으면 심장의 화가 매우 심한 것이다. 서양의 화학에서는 "붉은색에는 산소가 많다."[48]라고 하였고 또한 "산소가 연소시킬 수 있다."라고 하였는데, 곧 『내경』에서 불의 색이 붉다고 한 의미와 같다.

음으로는 치[徵]이다.

음이 온화하고 아름다우며, 혀가 치아에 부딪혀 난다.

소리로는 웃음이다.

심장의 지(志)가 기쁨인 까닭에 소리에서는 웃음이 된다.

변동하면 근심[憂]이 된다.

(근심은) 기쁨이 변한 것이다. 심화(心火)가 펼쳐져 밝아지면 기쁨이 되고, 심화가 막히면 근심이 된다. 서양 사람들은 단지 근심·기쁨·웃음·화냄이 사람에게 있는 당연한 감정이라는 것만을 알았지 이러한 정서가 이루어지는 원인은 알지 못한다.

48 이는 금속이 산소와 결합하는 산화과정을 말하는 것으로 보인다.

오관(五官)에서는 혀가 된다.

심장의 맥관(脈管)이 폐계(肺系)에서 혀로 올라가 다섯 가지 맛을 구별한다.

맛으로는 쓴맛이다.

사물이 불로 구워지면 맛이 모두 쓰게 된다. 쓴맛은 비록 화(火)의 맛이지만, 실제로는 화의 남은 기운이다. 그런 까닭에 맛이 쓴 것은 대부분 사화(瀉火)[49]할 수 있다.

지(志)로는 기쁨이다.

심화가 펴지고 밝게 되므로 기쁘게 된다.

체액으로는 땀[汗]이다.

땀이란 방광에서 변화된 물의 기(氣)가 피모(皮毛)로 나온 것이기 때문에 땀은 모두 태양경(太陽經)에 귀속된다. 소장(小腸)은 심장의 부(腑)이기 때문에 방광과 같은 태양경이며 함께 연망(連網)[50]의 위에 부착하고 있다. 심장의 화기(火氣)가 펴지면 소장과 연망을 경유하여 방광과 합해지니, 이에 화(火)가 수(水)와 만나 기(氣)로 변화시켜 밖으로 도달하게 하여 땀이 된다. 그런 까닭에 장중경(張仲景)이 땀이 없을 때는 마황(麻黃)을 사용하였고 땀이 있으면 계지(桂枝)를 사

---

49 사화(瀉火)는 화를 가라앉히고 열을 제거하며 독을 없애고 체액을 보존시키는 것을 말한다.

50 장간막을 말한다.

용하였는데, 두 처방은 모두 계지를 주로 하여 심장의 양기[心陽]를 펴지게 한 것이다.[51] 이것은 땀이 심장의 액체이기 때문이니, 서양의 의학에서는 땀의 근원을 알지 못한다.

영화[榮]는 색(色)이다.
혈(血)이 풍족하기 때문이다.

냄새는 그을음 내이다.
사물이 불로 구워지면 모두 그을음 내가 된다.

수로는 7이다.
하도(河圖)에 따르면 2는 화(火)의 생수(生數)가 되고, 7은 화의 성수(成數)가 된다.

곡식으로는 기장[黍]이다.
색이 붉고 성질은 따뜻하므로 심장의 곡식이 된다.

가축으로는 말이다.
하늘의 화성[大火星]이 심장에 해당하는데, 또한 천사(天駟)나 방사(房駟)[52]의 정기라고도 한다. 이들이 내려와서 변하여 말이 되었으

---

51 상한의 태양병에 마황과 계지를 사용하는 방법을 설명한 것이다.

52 별자리의 이름으로, 천사나 방사는 마조(馬祖)라는 성수(星宿)의 별칭이며, 용마(龍馬)를 지칭한다.

니, 말은 화의 가축이 된다. 『황제내경소문』 「금궤진언(金匱眞言)」에서 그 가축은 양이라고 하였지만, 의미상 말이 더 옳다.

벌레로는 새다.

깃털이 난 종류는 '남방주작(南方朱鳥)'의 형상에 해당한다. 서양의 과학에서는 "새의 살에 틈이 많아 산소를 가득 채우고 있어서 가볍고 재빠르며 잘 난다."라고 하였다.[53] 산소로 불을 피울 수 있으니, 깃털이 난 종류는 불의 기운이 많음을 알 수 있다.

과일로는 살구[杏]다.

여름 과일이기 때문에 화에 속한다. 살구 씨는 맛이 쓰고 (기운을) 내리기 때문에, 비록 폐장의 약이지만 실제는 화로 금(金)을 제압한다는 의미다.

채소로는 염교[薤]다.

기운이 맵고 따뜻한데, 잎이 물에 젖지 않는 것은 화기(火氣)를 가지고 생겨났기 때문이다. 장중경이 흉비(胸痺)[54]를 치료하는 데 이용하였는데, 심장의 양기를 퍼지게 할 수 있기 때문이다.

---

53 원문의 봉극(縫隙)은 틈, 갈라진 곳을 의미한다. 경령(輕靈)은 날렵하고 민첩하며, 가볍고 재빠른 형상을 말한다.

54 가슴이 막히는 듯하면서 아픈 병증으로, 습담(濕痰) · 어혈 등 음사(陰邪)가 가슴에 몰려서 양기가 제대로 돌지 못하거나 맥락이 통하지 못해서 생긴다.

비장[脾]

비장은 중완(中脘)에 위치하며, 위장[胃]을 향해 둥글게 굽어 있다. 서양의학에서는 "위장 옆에 다시 첨육(甛肉)[55] 하나가 있어 첨액(甛液)을 만들어 내고, 연망(連網)을 따라서 소장(小腸)의 상구(上口)로 들어가서 위장 가운데의 물질을 소화시키며, 비장 안에는 혈관이 있어서 아래로 간장으로 통한다."라고 한다.[56] 내가 살펴보니, 비장은 유막(油膜) 위에 있으며 각 장(臟)과 서로 통하는데, 혈기가 왕래하는 길이 유막 가운데 있다. 중국 의서에는 첨육이라는 말이 없지만, 단맛은 비장에 속하니 이에 일정한 이치가 있다. 반면에 서양의학에서 첨육을 따로 말하였지만, 첨육이 곧 비장의 일부임을 알지 못하였다. 또 장중경을 살펴보면, 월비탕(越婢湯)은 기육(肌肉)을 발산시키고, 비약환(脾約丸)은 고유(膏油)를 촉촉하게 한다. 대개 비장은 (인체) 내부의 고유를 만드는데, 안으로부터 고유가 밖으로 통과하여 나온다. 이것이 기육을 기르기 때문에, 바깥의 기육과 안쪽의 고유는 모두 비장의 부분이다. 서양의학에서는 "비장 가운데의 혈액이 열기(熱氣)를 막아서 수곡(水穀)을 훈화(熏化)시킨다."라고 하는데,[57] 혈은 심화(心火)가 낳는 바이고, 혈이 막아서 열을 만들어 곡

55 이자를 말하는데, 첨육이라고 한 것은 여기서 분비되는 액체가 단맛이 난다고 했기 때문이다(『全體新論』「第十九 甛肉經」, "其味甛故 曰甛肉"). 당종해는 『전체신론』에서 말하는 첨육이 전통의학에서 말하는 비장의 일부라고 확신하고 있다.

56 이상은 『전체신론』의 「소장경(小腸經)」, 「담론(膽論)」, 「첨육경(甛肉經)」 등의 내용을 토대로 정리한 것이다.

57 이 부분은 당종해가 『전체신론』의 내용을 자신의 방식대로 이해한 것이다. 「위경」

식을 소화시키는 것은 '화생토(火生土)'의 의미다. 비장의 토(土) 기운이 물을 제어한다는 학설에 이르러서는 서양의학에서는 알지 못하였고, "물이 입으로 들어가서 위장에서 흩어져 연망 가운데로 이른다."라고 말하였다. 연망 위의 고(膏)가 곧 비장의 일부인 것을 알지 못한 것이다. 고는 미끄럽기 때문에 물이 분리된다.

비장도[脾圖]

『의림개착』에서 "비장 가운데 관이 있어서 영롱관(玲瓏管)이라고 하는데, 물이 위장으로부터 이 관으로 들어가서 계관유(鷄冠油) 가운데로 이른다."라고 하였다.[58] 내가 살펴보니, 비장과 위(胃)가 서로 연결된 곳에 막이 하나가 있고, 그 가운데 관이 있으니 당연히 의심할 바가 없다. 비장의 형질은 혈액이 응어리져 만들어진다. 서양의학에서는 "비장 가운데 혈관이 있고, 회혈(回血)[59]이 비장 가운데

을 보면 위장의 온도가 다른 장부와 같지만 음식물을 소화시킬 때는 열이 오르며, 소화를 주관하는 것은 위장의 진액으로, 맛이 시며 색은 침과 같다고 설명한다(『全體新論』「第十四 胃經」, "胃之本熱(俗曰胃火) 與他臟同 但消化食物之時 其熱較熱(以寒暑鍼論之 約多三四分) 胃津味酸 色如口沫 蓋主消化食物者").

58 『의림개착』을 보면, 비장 가운데 관의 모습이 영롱하여 '농관'이라고 하였다고 한다. 이어서 수액이 여기에서 양쪽으로 나뉘어 흘러 출수도(出水道)로 들어가는데, 그 형태가 어망(漁網) 같아서 망유(網油)라고 하며 수액이 방광으로 스며들어 소변으로 변한다고 설명한다(『醫林改錯』 卷上, 「醫林改錯臟腑記敍」, "脾中間有一管 體相玲瓏 名曰瓏管 水液由瓏管分流兩邊 入出水道 出水道形如魚網 俗名網油 水液由出水道滲出 泌入膀胱 化而爲尿"). 한편 기부(氣府)를 계관유라고 하면서, 소장을 감싸면서 원기(元氣)를 저장하고 있으며 가운데에 농관이 있어서 출수도를 거쳐 방광으로 간다고 설명하였다(『醫林改錯』 卷上, 「親見改正臟腑圖」, "氣府 俗名鷄冠油 下棱抱小腸 氣府內 小腸外 乃存元氣之所…中是瓏管 水由瓏管分流兩邊出水道 由出水道滲出 泌入膀胱爲尿").

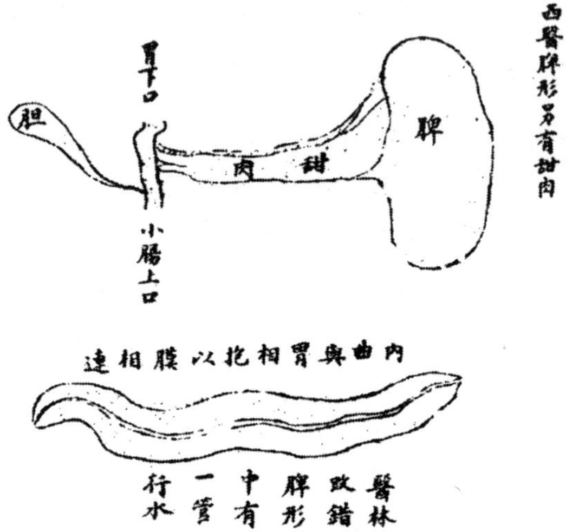

그림 3. 비도(脾圖)

로 많이 모인다."라고 하였다.[60] 내가 살펴보니 혈은 심화가 만들어 내고 '화가 토를 생성(火生土)'하는 까닭에 혈을 거느리는 것이 매우 많고, 음식이 들어가면 비장이 운동하여 열기로써 그것을 소화시킨다. 서양의학에서는 다시 "첨육즙이 곡식을 소화시킨다."라고 하는데,[61] 살펴보면 첨육이 곧 이자(胰子)이며 유상(油上)에서 생겨난다.

---

59 정맥혈을 의미한다.

60 『전체신론』에서는 회혈관이 있어서 간으로 들어가며, 여분의 혈액을 모아서 동맥이 퍼지는 곳이 된다고 하였다(『全體新論』「第二十 脾經」, "其內有廻血管 由胃後入肝 脾質甚軟 可大可小 其用大率聚集 往來餘剩之血 爲動脈寬閒之地也").

61 『전체신론』에서는 첨육에서 분비되는 액체의 용도가 분명하지 않지만 담즙을 보조하는 것으로 추측하고 있는데, 담즙이 소화를 돕는 역할을 한다고 하였으므로 결국 첨육즙 역시 같은 기능을 한다고 이해할 수 있다(『全體新論』「第十九 甛肉經」, "(甛肉) 正中有一汁液管 斜入小腸上口之旁 所生之汁 如口津水 未詳其用

고유(膏油)는 모두 비장이 만드는 물질로, 고(膏)가 물로 변화시키고 이자(胰子)가 기름으로 변화시킨다. 비장을 습토(濕土)라고 말한 것은 바로 이자와 고를 가리킨 것이다. 이처럼 매끄러운 물질이 있기 때문에 장(腸) 가운데가 통하고 물질이 소화된다. 이후에 비장을 오른쪽[그림 3의 위쪽]과 같이 그렸으며, 서양의학에서는 왼쪽[그림 3의 아래쪽]과 같이 그렸다. 『회남자(淮南子)』를 고찰하면 이미 비장은 왼쪽에 있고 간장이 오른쪽에 있다는 학설이 있다.[62] 다만 비장이 호응하는 맥은 실제로 오른손에 있으니, 그 작용이 진실로 오른쪽으로 돌아간다.

하늘에서는 습기[濕]가 된다.

한여름[63]에는 음양이 모여서 습기를 만들어 낸다.

땅에서는 토(土)가 된다.

습기가 변화하여 오행에서는 토가 된다. 물질이 습기에 젖으면 모두 변하여 토로 되기 때문에, 토 가운데는 항상 습기를 포함하게 된다.

意乃膽之將伯歟" 및 「膽論」, "其汁乃下部廻血入肝所化 主榨食物之精液者 凡人食後 小腸飽滿 腸頭上逼膽囊 使其汁流入小腸之內 以榨化食物 而利傳渣滓 若無膽汁 或汁不足用 則小腸之物 精粗不分").

62 봄은 동쪽에 해당하는데 비장으로 제사를 지내고, 가을은 서쪽에 해당하는데 간으로 제사를 지낸다고 하는 구절이 있다. 아마도 이를 바탕으로 비장은 왼쪽, 간은 오른쪽이라고 설명하는 듯 보이는데, 다만 왼쪽과 오른쪽을 판단하는 것은 현재의 동서남북의 방위를 적용한 것이 아니라 주체가 남면(南面)한 상태에서 파악하는 좌우이다(『淮南子』「時則訓」).

63 원문의 장하(長夏)는 해가 긴 여름날로, 여름의 한중간을 말한다.

사람의 몸에서는 육(肉)이 된다.

육이라는 글자는 기(肌)를 함께 말한 것이다. 기는 비육(肥肉)이고, 육은 수육(瘦肉)이다.[64] 사람의 몸은 비육이 수육을 싸고 있으며, 바깥의 비육은 또한 강내(腔內)의 유막(油膜)이 밖에 도달하여 만들어진 것이다. 비장은 유막의 상부에서 만들어지기 때문에 비장의 기운이 충분하면 유(油)가 많아서 기름지게 되니, 유막 위의 유가 곧 비장의 부분이다. 안에서는 고유가 되고 밖에서는 비육이 되지만 다른 두 개의 물질이 아니다. 유막 중에는 적맥(赤脈)이 있어서 비장의 혈분(血分)에 속하는데, 비장의 혈이 충분하면 적맥이 안에서부터 밖으로 미치고 수육을 만든다. 대개 토가 천지의 육이기에 비장 역시 그에 상응해서 기육을 만든다.

색으로는 황색이다.

황색은 중앙의 토색(土色)이다. 사람의 얼굴이 황색이면서 밝고 윤기가 있으면 병이 없다. 황색이 드러나면 습병(濕病)이 되고, 병이 비장에 있다.

음(音)으로는 궁(宮)이다.

소리가 크고 조화로운데, 혀가 가운데 위치한다.

소리로는 노래[歌]가 된다.

비장은 생각[思]을 주관한다. 생각한 바를 이루게 되면 저절로 노래

64 지방이 있는 부분이 비육(肥肉)이고, 그렇지 않은 부분이 수육(瘦肉)이다.

가 나온다. 전광(癲狂)의 병에 저절로 노래하는 것은 비장의 기운이 끊어져도 노래가 되기 때문이다.

변동하면 새소리[噦]가 된다.

비장의 기운이 역류해서 가득해지면 뱉어 내는 소리가 있지만 토사물은 없다. 트림[噫]이나 딸꾹질[呃]과 유사하지만, 담(痰)이 아니라 혈이 불러온 것이다.

규로는 입이 된다.

입은 오장(五臟)으로 통하고 곡식을 받아들이는 역할을 주로 한다. 먼저 위장에 통하는데, 위장은 실제로 비장의 부(府)이기 때문에 입 역시 비장의 규(竅)가 된다. 몸 전체에는 하나에만 이어진 것도 있고, 여럿에 이어진 것도 있다. 서양의학의 그림에서는 입이 뇌에 통하고 심장과 폐장에 통하며 위장에도 통하지만 비장에는 통하지 않는데, 위장이 비장의 부라는 것을 모르기 때문이다. 비장에 통하지 않으면서 도리어 비장의 규에 속한 이유는 귀속함에 있어서 진실로 주재하는 바가 있기 때문이다. 『내경』의 정확함이 이와 같아서, 진실로 중외(中外)가 능히 미칠 수 없는 바이다.

맛 중에서 단맛이 된다.

서양의학에서는 "첨육의 즙이 장으로 들어가 음식물을 소화시킨다."라고 말한다. 단맛은 토의 본래 맛이기 때문에 단맛은 비장을 보충하지만, 단맛이 너무 많으면 비장의 기운을 막아 병이 된다.

지(志) 중에서 생각[思]이 된다.

비장은 운화(運化)를 주관하는 까닭에 그 의지는 생각에 있으며, 생각이 많으면 비장을 상한다.

체액 중에서 침[涎]이 된다.

오액(五液)은 모두 신장이 주관하는 물이다. 비토(脾土)가 물을 제어하지 못하면 물이 흘러서 침이 된다. 비장이 차가우면 침이 맑고 차가우며, 비장에 열이 있으면 침이 빽빽하고 끈적거린다.

영화는 입술이다.

입은 비장의 구멍이고, 입술은 입의 문호(門戶)가 된다. 때문에 비장의 기혈이 조화로우면 입술이 밝고 윤택하며, 비장에 열이 있으면 입술이 마르고, 비장의 기운이 끊어지면 입술이 오그라든다. 입술이 비장과 연결되어 있지 않지만, 비장의 영화가 도리어 입술에 나타난다. 서양의학은 형태에 얽매여 결코 알 수 없다.

냄새는 향기다.

단맛이 내는 바로, 그 기운이 향기가 된다. 목향(木香)과 같은 것들이 비장으로 들어가는 이유이다.

수(數)로는 5다.

하도(河圖)에서 10은 토의 성수이고 5는 토의 생수다. 오행의 가운데 있는 까닭에, 유독 중간의 5를 들어서 말한 것이다.

곡식은 기장이다.

단맛은 비장으로 들어가는데, 북쪽 땅에서 나오는 좁쌀[小米] 가운데 크고 황색인 것이다.

동물은 소다.

누런 소는 울 때에 궁음(宮音)을 낸다. 본초(本草)에서 우유가 비장의 기운을 더하고 산미(酸味)는 꺼린다고 하였다. 소가 토에 속하고 산미는 목에 속하기 때문에 서로 맞지 않는 데서 그 의미를 유추할 수 있다.[65]

벌레로는 털이 없는 벌레다.

지렁이와 같은 것은 토의 정기를 갖고 있어서 독을 제거하고 이수(利水)[66]시킬 수 있다.

과실은 대추다.

맛이 매우 달기 때문에 토의 과일이며, 비장의 기운을 보충하는 데 많이 이용한다.

채소는 아욱이다.

즉 겨울 아욱인데, 토의 습기로 생기는 까닭에 매끄럽다. 토가 수(水)를 제어할 수 있기 때문에 겨울 아욱 역시 소변을 잘 나가게 한다.

65 이는 목극토(木克土)의 원칙 때문이다.

66 이수(利水)는 소변이 잘 나오게 하는 것을 말한다.

폐장[肺]

옛 설에는 폐장이 팔엽(八葉)이라고 하였는데, 틀린 것이다. 서양의학에서는 "오엽(五葉)으로 오른쪽의 3엽과 왼쪽의 2엽이 서로 분리되어 아래로 드리워져 있다. 뒤로는 척골(脊骨)에 붙어 있고 앞으로는 가슴[胸膛]에 연결된다. 폐장 가운데는 관과 구멍이 있어서 격막을 관통하여 아래로 기해(氣海)[67]에 연결된다. 폐장의 성질은 가볍고 느슨하며, 밖에는 막의 거품[膜沫]이 있어 (폐장을) 적셔서 호흡을 보조한다."라고 하였다.[68]

폐장도[肺圖][69]

서양의학에서는 "폐장이 덮고 있는 모양이 사발 같으며, 앞쪽은 (폐장의) 두 개 엽이 심장을 싸고 있으며, 뒤로는 협(峽)[70]과 폐근(肺根)[71]

---

67 기해는 진기(眞氣)가 모이는 곳으로, 위쪽의 전중(膻中)과 아래쪽의 단전(丹田)이 있다.

68 『전체신론』에서 "폐의 중앙에는 심관이 있어 사이를 나누고 있다. 폐는 가벼우면서 부드럽게 부풀어 있고 주위에는 협막이 싸고 있다. … 폐엽은 우측에 3개, 좌측에 2개가 갈라져서 아래로 드리워져 있다. 후면은 두툼하고 둥글며 척추에 붙어 있다. 앞쪽 가장자리는 뾰족하고 얇으며 흉당에 바짝 밀착하고 있다. … 협막에서 거품 같은 것이 나와 부드럽게 적셔서 반응을 돕는다."라고 하였다(『全體新論』「第二十五 肺經」, "中央有心管隔之 質輕而鬆 週圍有夾膜裹之… 葉右三左二 披離下垂 後面豐圓 粘附背骨 前邊利薄 逼近胸膛…膜沫濡潤 以助之").

69 「폐도」는 『전체신론』 하권, 「폐경기관도(肺經氣管圖)」와 유사하다.

70 이는 폐의 후면에 있는 종격을 말하는 것으로 보인다. 종격에 의해서 폐의 좌우가 나뉜다.

71 폐의 안쪽 측면 중앙부에는 폐문(肺門)이 있고, 여기에 기관지 · 혈관(폐동맥 · 폐정맥 · 기관지동맥 · 기관지정맥) · 림프관 · 신경 등이 출입하는데, 이들은 다발 모양으로 감싸여 있는 결합조직으로 폐근(肺根)이라고 한다. 따라서 기관만을 폐근

이 있는데 폐근이 곧 기관(氣管)이다. 폐맥(肺脈) 연망(連網) 등은 폐의(肺衣)를 둘러싸고서 만들어지며, 각각의 폐장 밖에는 얇고 투명한 폐의가 있어 폐장을 사면에서 둘러싸고 있다. 폐장에는 응축하는 힘이 있으며, 매 엽마다 기관을 담고 있는데, 기관의 끝이 기포(氣泡)가 된다. 폐맥이 기포에 이르러 흩어져 기포를 싸고 있는데, 기능은 호흡을 주로 한다."라고 하였다.[72] 폐의와 기포에 대해서 설명한 것이 자못 상세한데, 이후에는 폐장의 기능이 전부 폐의와 폐포에 있음을 알지 못하였다.

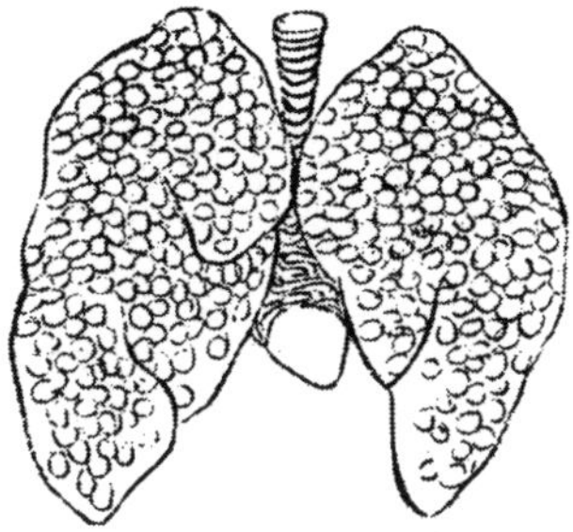

그림 4. 폐도(肺圖)

하늘에서는 건조함[燥]이다.

하늘에 있어서 수렴(收斂)·숙살(肅殺)하는 가을의 건조한 기운이 되는 까닭에 가을이 지나면 초목이 마르니, 건조한 기운에 감응한 까닭이다.

이라고 하기는 어렵다.

72 폐맥(肺脈)은 폐동맥·폐정맥, 연망(連網)은 장측흉막, 폐의(肺衣)는 폐흉막을 말하는 것으로 보인다. 폐 안에 있는 기관과 기포는 각각 폐포관과 폐포를 말하는데, 이상의 내용은 『전체신론』「폐경」의 내용을 근거로 설명한 것이다.

땅에서는 금(金)이 된다.

건조한 기운이 낳는 바로, 땅의 오행 중에서 경신(庚辛)의 금이 된다. 사람의 폐장은 건조한 금의 기운에 의거해서 생겨난다.

몸에서는 피부와 체모[皮毛]가 된다.

폐금(肺金)은 건괘(乾卦)의 형상으로, 그 본체는 하늘과 같다. 하늘이 땅을 밖에서 감싸듯이, 피모가 사람의 몸 밖을 감싸고 있는 까닭에 피모는 폐장에 속한다. 폐장에 구멍이 많아서 기(氣)를 운행시키며, 피모에는 전부 구멍이 있어서 폐기(肺氣)를 펴고 피모로 내보내어 몸의 밖을 보호한다. 서양의학에서는 피부를 가르고 살펴보아서 인체의 어느 곳의 피부가 두껍고 어느 곳이 얇은지 알지만, 피부는 폐장이 부리는 바임을 알지 못한다. 모공(毛孔)이 사람의 열을 밖으로 전달한다고 말하지만, 태양(太陽)이 밖을 호위하는 양(陽)의 기운이 된다는 점은 알지 못한다.

색으로는 백색이다.

금의 본래 색이다. 사람의 얼굴이 백색이면서 밝고 윤택하면 폐에 병이 없다. 백색이지만 마치 말라 버린 뼈와 같으면 죽으니, 창백한 것은 실혈(失血)의 증상이다. 폐가 기를 주관하는데, 다만 폐의 색만 나타나는 것은 기가 많고 혈이 적기 때문이다.

음(音)으로는 상(商)이다.

서쪽 금의 음으로, 입을 벌리면서 소리가 나온다.

소리로는 울음[哭]이다.

울음은 상성(商聲)이다. 가을 계절을 주관하여, 슬프고 비통한 소리를 내므로 울음이다.

변동하면 기침[欬]이 된다.

폐장이 기를 주관하는데, 기가 거슬러서 위에 부딪히는 까닭에 기침이 된다. 담화(痰火)가 거슬러서 기침이 되는 경우도 있으며, 찬 음식으로 막혀서 기침이 된 경우도 있다.

규로는 코[鼻]다.

기관(氣管)은 모두 폐장이 거느리는데, 위로는 코에 연결되어 호흡을 주관한다.

맛 가운데 매운맛이다.

금의 성질은 뜨겁기 때문에 맛이 맵다. 세신(細辛), 박하(薄荷)의 종류가 이에 해당한다. 매우 매운 것은 불의 빠른 성질을 수렴하는 금의 성질이 있어서 아래로 내려가 간장과 신장을 따뜻하게 하는데, 육계(肉桂)와 부자(附子)가 여기에 해당한다.

지(志) 가운데 근심[憂]이다.

폐장은 수렴하는 것을 주로 하므로, 근심하면 기운이 수렴된다.

체액 가운데 콧물[涕]이다.

콧물은 코에서 나오므로 폐장의 액체가 된다. 폐장에 한기(寒氣)가 있으면 콧물이 저절로 나오고, 폐장에 화기(火氣)가 있으면 콧물이 없다.

영화는 털[毛]이다.

폐장은 피모를 주관하기 때문에 폐장이 윤택하면 피모가 빛난다.

냄새 중에 누린내다.

물고기는 수(水)에 해당하는 부류이지만, 아울러 금의 기운을 갖고 있어서 누린내가 난다.

수(數)는 9다.

하도(河圖)에서 4는 금의 생수이며 9는 금의 성수다.

곡식으로는 벼[稻]다.

가을에 익으면 껍질이 노랗지만, 쌀은 하얗기 때문에 금에 속한다.

가축으로는 개(狗)다.

『설문해자(說文解字)』에서 "기(氣)를 두드려서 소리를 내는 까닭에 개라고 한다."라고 하였다.[73] 폐가 기를 주관하고, 개는 기를 두드려 소리를 내는 까닭에 폐금(肺金)에 속하는 가축이다.

---

73 『說文解字』卷11, 「犬部」, "狗 孔子曰 狗 叩也 叩气吠以守".

벌레는 갑각류[介]다.

갑옷의 형상은 금에 속한다. 별갑(鱉甲),[74] 산갑(山甲)[75]은 모두 간장의 기운을 깨뜨리니, 금의 기운을 갖고 있어서 목을 공격하고 제어할 수 있기 때문이다.[76]

과실 중에 오얏[李]이다.

내가 보건대 오얏은 간장에 속하므로, 여기에서는 마땅히 배[梨]로 배당해야 한다. 「오상정론(五常政論)」에서는 복숭아라고 하였다.[77]

채소 중에 부추[韭]다.

부추는 흰색이므로 역시 폐장에 속한다. 그러나 봄기운을 얻은 경우가 많아서 총체적으로는 마땅히 간에 속하지만 아울러 금의 기운을 갖는데, 이 약만 그러한 것이 아니다.[78] 옛사람이 이것을 폐장에 속하게 함으로써, 사람들에게 실마리만을 보인 것이다. 이 외에 다시 그와 같은 사물이 없다고 말한 것이 아니므로, 또한 하나의 사물을 볼 때에 단지 하나의 뜻에 그쳐서는 안 된다.

---

74 별갑은 자라의 등껍질이다.

75 포유류에 속한 천산갑의 껍질이다.

76 금극목(金克木)의 원리다.

77 『소문』의 「오상정대론(五常政大論)」 편을 말하는데, 간에 오얏을 배속하고 폐에 복숭아(桃)를 배속했다. 당종해가 배를 넣은 것은 어떤 이유인지 분명하지 않다.

78 부추는 앞서 간에 속하는 채소로 나왔다. 그래서 이와 같은 설명이 더해졌다.

신장[腎]

형태는 콩과 같으며 또 돼지의 콩팥[腰子]과도 유사하다. 신장 가운데에는 유막(油膜) 한 가닥이 있어서 척골(脊骨)을 관통하고 있는데, 이것이 신계(腎系)다. 신계는 아래로 망막(網膜)에 이어지며, 또 기관(氣管)이 있어서 폐로부터 내려와 척골에 붙어 순행하다가 아래로 신계에 들어가서 망막을 통과하여 단전(丹田)에 도달한다.[79] 양쪽 신장이 수(水)에 속하고, 중간에 있는 신계는 화(火)에 속하니 곧 명문(命門)이다. 명문은 삼초(三焦)와 막유(膜油)가 발원하는 곳인 까닭에 명문 상화(相火)가 삼초에 퍼지니, 초(焦)란 유막이다. 옛 설에 오류가 많았음을 서양의사들이 분석해서 말했지만, 잘 알지는 못했다. 『내경』을 자세히 고찰하면 저절로 드러난다.

신장도[腎圖][80]

신장은 척추에 기대어 나오고, 고유(膏油)가 덮고 있다. 신장에 붙은 채로 얇은 막이 감싸고 있는데, 서양의학에서는 신의(腎衣)라고 한

---

79 『전체신론』에서는 요관·동맥·정맥·근막이 겹쳐서 신장을 이루고 있으며, 신계는 요관·동맥·정맥으로 구성된다고 보았다(『全體新論』「第二十八 內腎經」, "腎質頗實 乃溺管·脈管·迴管及筋膜 互相疊裹而成 以顯微鏡照驗 了了可辨 所謂腎系 卽溺水·血脈·迴血三總管也 溺管直透腎內 成一溺囊"). 여기서 당종해는 호흡이 단전에까지 이른다는 전통의학의 내용을 결합하여 함께 설명하고 있다. 그러나 서양의학에서 기관이 신장과 연결되어 있다고 말하지 않았다는 점에서, 당종해가 잘못 이해한 부분도 분명히 드러난다.

80 「신도」는 『전체신론』 상권, 「부할배복도(剖割背腹圖)」에서 신장에 해당하는 부분만 모사한 것으로 보인다.

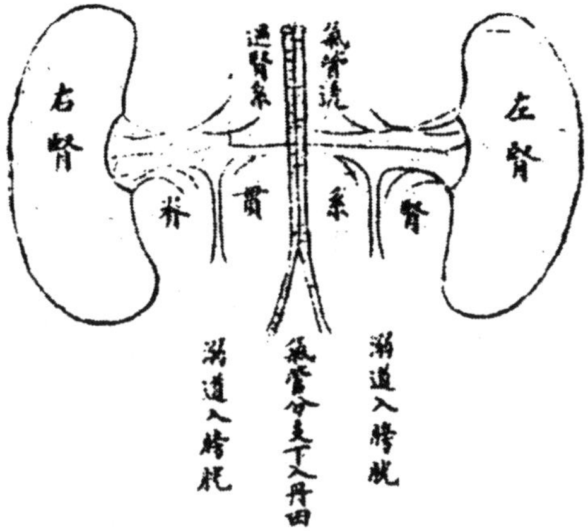

그림 5. 신도(腎圖)

다. 신의는 삼초의 근원인 신계에서 나온다. 신계는 백막(白膜)이 겹겹이 쌓이고 묶여서 만들어지며, 하나의 줄기로 척추를 관통한다. 신계 가운데 구멍이 척수(脊髓)에서 가장 깊은 구멍으로 관통한다. 그다음은 기관으로, 밖으로 코와 통하여 공기[天陽]를 호흡하여 아래로 단전에 들어가서 생기(生氣)의 근원이 된다. 다시 그다음은 요규(溺竅)가 되는데, 물이 위장으로 들어가 막(膜)과 격막 가운데로 흩어졌다가 신계로 들어가 합쳐져서 요규가 되고 하초를 통하여 방광에 도달한다. 서양의학에서는 다만 기관과 요관만을 말하였을 뿐, 정(精)을 변화시켜 골수로 통하는 하나의 관이 더 있음을 알지 못하였다.[81] 그것을 명문이라고 하는데, 수중(水中)의 양기가 밖으로

81 『전체신론』에서는 신의(腎衣)라고 한 대목을 발견할 수 없다. 아울러 신장이 척추의 열두 번째 마디에 위치한다고 하였지만, 관통한다고는 말하지 않았다. 또한 신계를 설명하는 부분 역시 차이가 있는데, 이에 대해서는 앞의 각주 79를 참조. 아울

천기(天氣)와 통해서 생명의 근원이 된다. 『내경』에서는 소변이 신장 가운데를 통과함을 말하지 않았지만, 삼초가 물이 나가는 길[水道]이 되고 방광이 수부(水府)가 된다고 하였다. 신장이 삼초와 방광의 주인이 되니, 신장이 소변을 주관함을 알 수 있다.

하늘에 있어서는 추위[寒]가 된다.
북쪽은 겨울의 계절이다. 양기(陽氣)가 안으로 수렴되고 음기(陰氣)가 번갈아 들어서 한기(寒氣)가 된다.

땅에서는 물[水]이 된다.
한기가 생성하는데, 괘로는 감(坎)이고 오행에서는 물이다.

몸에 있어서는 뼈[骨]가 된다.
신장은 한수(寒水)의 기운을 갖고 있으며 저장하는 것을 주로 하여, 오장의 정기(精氣)를 받아 저장하고 골수로 변화시키고 뼈를 자라게 한다.[82] 소아는 골수가 부족하기 때문에 머리뼈가 합쳐지지 않으며, 노인은 신장이 허약해서 뼈가 위축된다. 서양의학에서는 사람의 골격을 사진으로 찍어서 책에다 실었는데, 길고 짧음, 크고 작음, 둥글고 날카로움, 굽고 꺾어짐 등 형태를 모두 기록하였다. 그러나 뼈는

러 정(精)이 통하는 관이 있음을 말하고 있는데, 구체적으로 무엇인지 파악되지 않는다.

82 정(精)은 오곡의 진액이 결합하여 만들어지는 것으로 골공(骨空)으로 들어가 뇌와 골수를 보충한다(『靈樞』「五藏津液別論 第三十六」, "五穀之津液 和合而爲膏者 內滲入於骨空 補益腦髓").

신장이 만든 것임을 알지 못한다. 또한 뼈 가운데에 수(髓)가 있어서 뇌수(腦髓)가 뼈를 생성하는 것을 알지만, 뇌수는 모두 신장이 생성하는 것임을 알지 못한다. 내가 아는 서양의사 반(潘) 모씨는 중국인이지만 서양의사가 된 사람이었다. 그의 부인이 죽자 서양의 약을 이용해서는 시체의 살을 제거하여 뼈만을 남겨 약방에 두었는데, 고찰하기 위해 비치한 것이었다. 접골(接骨) 검사에는 유익하겠지만, 내증(內證)에는 조금도 도움되지 않는다. 뼈를 보존하여도 뼈가 생겨나는 바를 알지 못하면 가소로울 뿐이다.

색 가운데서 검은색이 된다.

수(水)의 색으로, (얼굴이) 검으면서 어둡고 희미한 것은 수가 넘쳐서 토(土)가 쇠퇴한 것이며, 연탄처럼 검으면 수가 마르고 신장의 기운이 다한 것이다. 오행의 이치에서 공(功)을 이루면 물러나는데, 오색(五色) 역시 그러하다. 흑색이 청색으로 변하면 흑색이 물러간 것이고, 청색이 홍색으로 변하면 청색이 물러간 것이다. 헌 천으로 양피지를 만들 때 천을 썩히면 전부 검은색을 띠는데, 만약 검은색을 없애려고 한다면 남색을 집어넣으면 된다. 그러나 종이가 완성된 후에도 안에는 남색이 남아서 오래 두면 변해서 청색이 나온다. 반드시 붉은 물을 더하여야 청색이 모두 사라져서 영원토록 남색으로 변하지 않는다. 여기서 오행의 물러가는 이치를 알 수 있다.

음(音)에서는 우(羽)이다.

음이 낮고 가늘다.

소리에서 신음[呻]이다.

신음의 신(呻) 자는 편다는 뜻이다. 신장의 기운이 아래에 있으므로, 소리를 낼 때 탄식하면 펴져서 나온다.

변동하면 떨림[慄]이 된다.

전율(戰慄)은 추워 하는 모양으로, 노인은 양기가 허약해서 종종 한기로 떤다.

규로는 귀[耳]다.

진수원(陳修園)[83]은 "신맥(腎脈)이 머리로 가지 않지만, 신장과 심장이 교차하므로 심장과 소장의 맥을 빌려 귀로 들어가 청궁(聽宮)이 된다."라고 하였다.[84] 이 학설은 왜곡되었으니, 어떻게 신장이 스스로 개규(開竅)하여 길이 없는데도 머리로 올라갈 이치가 있겠는가? 신장은 뇌수(腦髓)를 주관하고 귀는 뇌로 통하므로, 길이 매우 가까워서 신장이 귀에 개규한다. 서양의학에서는 귀의 깊은 곳에 있는 구멍을 이고상(耳鼓箱)이라고 하는데, 얇은 막이 덮고 있어서 기(氣)가 부딪치면 움직인다. 그 아래에는 방패처럼 생긴 가느다란 뼈가

83 진수원(陳修園)은 청대의 의학자인 진념조(陳念祖, 1753~1823)로, 수원은 그의 호이다. 그는 복고적인 학풍을 지닌 의학자로, 의학의 원류가 되는 『내경』, 『난경』, 『신농본초경』, 『상한론』 등을 중시하여 연구하였다. 그의 저작은 72종에 이를 정도로 방대하였는데, 『진수원의학전서』로 정리되었다. 진수원의 의학사상에 대해서는 崔台熙(2004) 참조.

84 당종해는 이와 유사한 글을 『혈증론』에서도 남겼는데, 실제로 진념조의 저작에서는 확인하기 어렵다(『血證論』, 卷6, 「癆瘵」, "陳脩園曰 腎開竅於耳 而腎脈卻不上頭 腎與心交 假道於心腑小腸之脈 以入耳中 名曰聽宮 爲司聽之神所居").

있어서 막의 운동을 구멍 아래로 전달한다. 귀의 얇은 막이 가느다란 뼈와 접한 모양이 거문고·비파에 현이 있는 것과 같다. 성글게 하거나 조밀하게 하고, 당기거나 풀어놓아서 바깥의 음(音)을 뇌로 전달하니, 귀 역시 거문고처럼 지극히 교묘하다. 서양인들의 이러한 설명은 정교하다. 그러나 귀가 신규(腎竅)라는 것은 알지 못하고, 들을 수 있게 하는 것이 무엇인지는 알지 못한다. 수(髓)는 정신(精神)이 모인 곳이며 구멍이 귀로 통한 까닭에 성음을 구분할 수가 있다. 소리와 기 두 가지는 모두 공허하며 형체가 없는데, 소리가 기보다 빠르다. 기가 이미 이르면 호흡해서 입으로 들이마실 수 있으며, 소리가 이미 도달하면 받아들이지 않아도 듣게 된다. 서양과학에서는 공기가 천지에 가득 퍼져 있으며, 성음은 공기를 진동시켜서 만들어진다고 한다. 이에 근거하면 귀에서 음을 구분하는 것은 귓구멍 안의 기가 바깥 공기로 진동하여 소리가 귀로 전달되기 때문이다. 신장은 생기(生氣)의 근원이며, 수는 신정(腎精)이 변화한 것이다. 수중(髓中)의 기는 영기(靈氣)이기 때문에, 밖의 공기가 소리를 전하면 진동하여서 그것에 호응한다. 또 소리에는 원근, 명암의 구분이 있으니 또한 수중의 기운에 우열이 있음을 알 수 있다. 서양과학에서는 아직 여기까지 말하지 못했다.

맛으로는 짠맛이다.

홍범(洪範)에서 "매끄럽게 하는 것은 짠맛을 낸다."라고 했는데, 물의 맛이다.[85] 종용(蓯蓉) 등과 같은 약은 모두 신장으로 들어간다.

지 중에 두려움[恐]이 된다.

신장은 지(志)를 보존하여 '작강지관(作強之官)'[86]이 된다. 신허(腎虛)로 인하여 (뜻을) 굳세게 하지 못하면 두려움이 된다.

체액 중에 침[唾][87]이 된다.

신락(腎絡)은 위로 격막을 관통하여 폐계(肺系)로 들어가서 설본(舌本)[88]에 이어진다. 혀 아래의 염천혈(廉泉穴)·옥영혈(玉英穴)은 신액(腎液)을 내보내는 길이다. 신액이 위로 넘치면 침이 된다.

영화는 머리카락[髮]이다.

머리카락은 혈(血)의 나머지이지만, 실제로는 혈이 기를 따라서 변화하여 밖으로 피모에까지 이르고, 위로 정수리[巓頂]에 이르러서 머리카락을 나게 한다. 기는 신수(腎水)가 내는 것이고, 양(陽)은 태양경(太陽經)을 경유해서 밖에 도달하며, 머리로 올라간다. 혈은 혈실(血室) 가운데 있으면서 신기(腎氣)의 기화작용을 얻으면, 밖으로 미쳐서는 피모가 되고 위로 올라가서는 두발을 생성한다. 혈실과 기해(氣海)는 둘이면서 하나다.[89] 피모와 두발은 다른 물질이 아니기

---

85 『書經』 周書, 「洪範」, "五行 一曰水 二曰火 三曰木 四曰金 五曰 水曰潤下 火曰炎上 木曰曲直 金曰從革 土爰稼穡 潤下作鹹 炎上作苦 曲直作酸 從革作辛 稼穡作甘".

86 이에 대한 설명은 「7. 오장육부의 기능」, 163쪽 참조.

87 여기서는 침이라기보다는 가래로 이해해야 한다.

88 설근을 말한다.

89 기해에 대해서는 앞의 각주 67을 참조하시오. 혈실은 여성의 자궁을 말한다.

때문에, 두발을 혈여(血餘)라고 하였으며 또한 신수의 영화가 된다. 검은색의 수염이나 털이 난 약은 모두 보신(補腎)한다.

냄새로는 썩은 냄새다.

물질이 물에 들어가면 반드시 썩기 때문에 물의 냄새는 썩은 내다.

수(數)로는 6이다.

하도(河圖)에서 1은 물의 생수이고 6은 물의 성수다.

곡식은 콩이다.

검은 콩이다. 성질이 무거우며, 색이 검기 때문에 신수(腎水)에 속한다.

가축으로는 돼지[豕][90]이다.

돼지는 색이 검어서 해(亥)에 속하고 수(水)의 가축이 된다.

벌레 중에서 비늘 있는 벌레[鱗]다.

어룡(魚龍)[91]은 모두 수중의 양물(陽物)이기 때문에 잉어탕[鯉魚湯]은 이수(利水)작용을 하고, 용골(龍骨)은 신기(腎氣)를 진정시키는데,

---

90 시(豕)는 갓 태어난 돼지새끼를 의미해서 해(亥)와는 약간 다르지만, 통상 같은 의미로 이용된다.

91 어룡은 물고기와 용이지만, 한편 물속에 사는 동물을 통칭하기도 한다. 용골은 큰 포유동물의 뼈 화석이다.

모두 같은 부류를 따르는 이치다.

과실 중에 밤이다.
색이 검고 뿌리는 근본까지 없어지지 않으므로 신수에 속한다.

채소 중에는 콩잎[藿]이다.
옛날의 곽(藿)은 콩의 싹과 잎이다.

천지가 크다지만 오행(五行)을 벗어나지 않으며, 사람은 천지의 기운을 받아서 오장(五臟)을 기른다. 미루어 보면 사물이 각각 오행을 받아서 사람의 오장과 서로 연결되니, 오행이 변화하는 이치를 알 수 있으면 질병에 약 쓰는 것을 저절로 알게 된다. 그런 까닭에 「금궤진언(金匱眞言)」과 「장상론(臟象論)」 등의 글을 적당히 줄여 적어서 하나의 장을 만들고 대강을 드러냈다.[92]

92 『소문』의 「금궤진언론편(金匱眞言論篇)」과 「육절장상론편(六節臟象論篇)」을 정리했다는 말이다. 그러나 실제로는 「금궤진언론편」과 함께 「음양응상대론편(陰陽應象大論篇)」의 내용이 주를 이루고 있다.

4. 오장이 저장하는 것(五臟所藏)

사람이 다른 사물보다 신령스러운 것은 오행의 빼어난 기운을 갖고 있기 때문이다. 신령하고 빼어난 기운은 빈 곳이 아니면 기댈 수가 없으니, 실제로 오장 가운데 저장되어 오장의 신(神)이 된다. 사람이 죽으면 신이 오장에서 떨어져 나가고, 사람이 아프면 오장의 신이 불안하니, 오신(五神)[1]이 하는 바를 알고 난 후에야 오병(五病)[2]의 상태를 알 수 있다.

심장은 신(神)을 저장한다.

사람이 지각(知覺)할 수 있는 것은 신이 주관하기 때문이다. 신이라는 것은 무엇인가? 그대로 말하자면 양정(兩精)이 서로 부딪히는 것을 신이라고 한다.[3] 공언(空言)으로 하면 변화를 예측할 수 없음을

---

1 정신 의식 활동을 신(神)·혼(魂)·백(魄)·의(意)·지(志) 등 5가지로 분별해서 표현한 말이다. 오신 이외에 7신을 말하기도 하며, 칠정이 있다.

2 오장에서 각각 나타나는 병을 말한다. 이에 대해서는 「19. 오장육부의 병증」을 참조하시오.

3 『영추』에서 황제가 오장이 저장하는 신(神)·혈(血)·기(氣) 등에 대해서 묻자, 기

신이라고 한다. 이것은 모두 함부로 하는 말이거나 수준이 높은 말로, 실제를 지칭할 수 없다. 내가 다시 이러한 이유로 실상을 들어 말하자면, 신은 신장 가운데의 정기(精氣)에서 생겨나 심장으로 올라가, 합쳐져 이괘(離卦)의 가운데에 감수(坎水)를 포함하는 형상이 된다. 생각해 보면 음정(陰精)이 안에 있고, 양정이 밖에서 감싸기 때문에 심장의 화(火)가 밝고 환해져서 사물을 비출 수 있다. 신이 곧 심화(心火)이니, 신음(腎陰)이 그것을 가지런히 하면 맑아지면서 신명(神明)이 나온다. 그런 까닭에 심장이 신을 저장한다고 말한다. 심혈(心血)이 부족하면 신이 번민하게 되고, 심화가 부족하면 신이 겁을 내며, 풍담(風痰)이 심장에 들어가면 신이 혼란스러워진다. 서양의학에서는 심장이 혈을 만들고 순환시키는 장기로만 알고, 심장이 지각을 주재하지 않으며 지각을 주재하는 것은 뇌수근(腦髓筋)이라고 말한다. 다시 뇌후근(腦後筋)이 운동을 주관하며 뇌전근(腦前筋)이 지각을 주관한다고 말한다. 또 뇌근(腦筋) 중에는 심장에 통하는 것이 있다고도 말하는데, 그들은 뇌수(腦髓)는 실제로 심장이 부리는 것이며, 뇌수가 지각할 수 있는 것이 아님을 알지 못한다. 뇌수는 수(水)의 정기로, 심화가 그것을 비춰줘서 밝게 드러나는 까닭에 지각이 생겨난다. 고문(古文)에서 사(思)라는 글자가 정수리[囟]와 심(心)으로부터 나왔다고 했는데, 심화가 뇌수를 밝힌다는 의미다. 뇌수가 달[月魄]과 같고 심장은 해[日光]와

백이 대답한 내용에 근거하여 설명하고 있다. 이하의 내용 역시 대체로 그러한데, 그에 따르면 "생명의 근원을 정(精)이라 이르고, 양정(兩精)이 상박하는 것을 신이라고 한다. 신을 따라 왕래하는 것을 혼(魂)이라고 하며, 정과 아울러 출입하는 것을 백(魄)이라고 한다"(『靈樞』「本神 第八」, "生之來謂之精 兩精相搏謂之神 隨神往來者謂之魂 并精而出入者謂之魄").

같으니,[4] 서로 비춰서 밝게 된다. 이것이 신이 작용할 수 있는 원인이다.

간장은 혼(魂)을 저장한다.

혼은 양(陽)의 정(精)이고, 기(氣)의 영(靈)이다. 인체에서 기는 양이고 혈은 음인데, 양은 음이 없으면 몸에 깃들지 못하고 기는 혈이 없으면 몸에 머무르지 못한다. 간장은 혈을 주관하여 안으로 양기를 포함하는데, 이것을 혼이라고 한다. 혼의 근원을 궁구하면 감수(坎水)의 일양(一陽)에서 생겨난다. 혼의 작용을 미루어 보면, 건금(乾金)의 원기(元氣)가 되지만, 폐에 저장되지 않고 간에 저장되는 이유는 양이 음에 잠겨 있기 때문이다. 신장에 저장되지 않고 간에 저장되는 이유는 음에서 나온 양이기 때문이다. 낮에는 혼이 눈에 돌아다녀서 보게 되고, 저녁에는 혼이 간으로 돌아가 잠을 자게 된다. 혼이 불안정한 사람은 꿈을 많이 꾸며, 혼이 강하지 못한 사람은 몸이 허약하여 겁을 내게 된다. 서양의학에서는 혼이 무엇인지 모르기 때문에 꿈에 대해서 말하지 못한다. 그러나 서양인의 지각이 중국인과 같으니, 시험 삼아 그들에게 밤에 잠을 자면서 황홀하여 마치 무언가를 본 것과 같은 경우에 그것이 무엇이며 무슨 이유 때문인지를 물어보면, 그들은 벙어리처럼 될 것이다. 혼은 해부해서 찾아낼 수 있는 것이 아니며, 꿈은 기구로 측량할 수 있는 것이 아니기 때문에 그들은 알지 못한다.

---

4 월백(月魄)은 달 표면의 검은 부분을 말하고, 일광(日光)은 햇빛을 말하는데, 문맥에 따라 달과 해로 번역한다.

폐장은 백(魄)을 저장한다.

사람의 몸은 혈육 덩어리로, 음(陰)의 물질이다. 이 물질이 있으면 이것을 주재하는 것도 있는데, 음정(陰精)의 지극히 신령함을 갖고 있는 것을 백이라고 한다. 간장은 혈을 주관하므로, 음에 근본을 두고 양혼(陽魂)을 저장한다. 폐장은 기를 주관하므로, 양에 근본을 두고 음백(陰魄)을 저장한다. 음은 양에서 생겨나는데, 실제로 사물에서 지적하면 폐장 가운데에 깨끗하고 윤택한 기운이다. 서양의학에서 말하는 폐장 가운데에 막말(膜沫)이 있다는 것이다. 생각해 보면 폐장에는 막말이 있으니 흩어져서 고액(膏液)이 되고 내려가서 정혈(精血)이 되며, 음질(陰質)이 이로부터 만들어진다. 혼은 움직임을 주관하며, 백은 고요함을 주관한다. 백합병(百合病)[5]에 정신이 황홀하여 편안하지 않은 것은 백이 어지러워졌기 때문이다. 마염(魔魘)[6]과 중오(中惡)[7]는 백기(魄氣)가 가려진 것이다. 사람이 죽으면 귀신이 되는데, 백기가 변한 것이다. 혼백은 모두 형상(形象)이 없으므로 변화를 예측할 수 없는데, 서양의학에서는 해부해도 보이지 않기 때문에 결국에는 방치하고 말하지 않았다. 의학을 말하면서 혼백에까지 미치지 않는다면, 어찌 생사(生死)의 설을 안다고 할 수 있겠는가?

---

5 백합병은 심폐(心肺)의 음(陰)이 허한 병증으로, 모든 맥이 한 맥으로 옮아 가져서 온몸이 아프고 다시 다음 경락으로 차례로 전해진다. 주로 정신이 안정되지 않으며, 이 외에도 오한과 발열 증상이 있다 없다 하고, 소변이 붉고 맥이 빠른 등의 증상을 수반한다.

6 마염(魔魘)은 귀신이 들린 것처럼 헛것이 보이거나 가위눌리는 증상을 말한다.

7 중오(中惡)는 나쁜 기운에 감촉되어 갑자기 손발이 차게 되고, 안색이 창백해지며, 아찔하여 현기증이 있고, 헛소리를 하며 심하면 이를 악물고 정신을 잃는다.

비장은 의(意)를 저장한다.

옛 주에 "심장이 기억하는 것을 의라고 한다."라고 하였으니,[8] 심화(心火)가 비토(脾土)를 낳기 때문에 의가 비장에 저장된다. 내가 살펴보니, 비장은 '중앙을 지키는 것(守中)'을 주로 하기 때문에 기억할 수 있다. 또한 운용(運用)을 주로 하여 생각[思慮]도 할 수 있다. 비장이 이와 같이 의를 저장하는데, 비장의 양(陽)이 부족하면 사려가 짧아지고, 비장의 음(陰)이 부족하면 기억 중에 많은 것을 잊는다.

신장은 지(志)를 저장한다.

옛 주에 "심장이 주관하는 바를 지라고 한다."라고 했는데,[9] 신(神)이 정(精)에서 생기고 지는 심장에서 생겨나니, 역시 심장과 신장이 교제(交濟)한다는 의미다. '지'의 의미를 살펴보면, 뜻을 오로지하여 옮기지 않는 것이다. 지가 심장의 작용에 근본을 두면서 신장 가운데 저장되는 이유는 양이 음 가운데 저장되기 때문이다. 신장이 정을 낳아 오장의 근본이 되고 정이 수(髓)를 낳아서 백해(百骸)의 주인이 되니, 정수(精髓)가 충족되면 기교가 나온다. 바로 지의 작용이다. 또 살펴보니, 지는 옛날의 지(誌)로, 기억함이다. 사물을 잊지 않는 이유는 기억함에 의뢰하기 때문인데, 기억이 어디에 있는가 하면 신경(腎經)에 있다. 신장이 정을 낳고, 수(髓)로 변화하여 뇌 가운데에 저장된다. 사물(의 영상)이 눈을 거쳐 뇌로 들어가고, (소리는) 귀를 거쳐 뇌로 들어가지만, 심장을 거쳐서도 뇌로 들어가는데 뇌

8 『영추』「본신(本神)」 편에 있는 말이다.

9 이 역시 『영추』「본신」 편에 있는 말이다.

안의 수가 곧 사물을 기억하여 놓치지 않는다. 시간이 오래 지나서도 그 사물을 생각하려고 하면, 심장이 한 번 생각해서 뇌 가운데에 기억된 사물이 바로 드러난다. 심화(心火)의 양광(陽光)은 상대를 비추는 거울과 같으며, 뇌수의 음즙(陰汁)은 그림자를 드리우는 약물과 같다. 빛이 양에서 비추고 형태가 음에 부착한다는 것은, 심신(心神)이 한 번 비추어 사물이 뇌수 가운데 기억됨과 같은 의미다. 서양학문 중에서 사진술은 매우 신묘하지만, 서양의학에서는 사람의 몸에 스스로 빛과 그림자를 비추고 소리를 머무르게 하며 일을 기억하게 하는 신묘함을 갖고 있음을 알지 못한다. 비록 천만 명을 해부한다고 해도 이와 같은 이치를 알겠는가? 옛날에 사(思)라는 글자는 정수리[囟]와 심(心)으로부터 왔는데, 신(囟) 자는 뇌의 앞부분으로, 심신이 창문으로 이어져 있어서 사물을 알 수 있다.

『내경』에는 또한 오장(五臟)이 칠신(七神)을 저장한다는 말이 있고, 비장이 의(意)와 지(志)를 저장하며 신장이 정(精)과 기(氣)를 저장한다고 하여 이것과 같지 않다.[10] 그러나 지는 반드시 신장에 속하고, 정·기·혈(精氣血) 세 가지는 신(神)이 아니다. 별도로 자세하게 주석한 이유는 이와 같은 예에 해당하지 않기 때문이니, 오신(五神)의 설을 따르는 것이 옳다.

---

10 『내경』에서 "심은 신을 저장하고, 폐는 백을 저장하고, 간은 혼을 저장하고, 비는 의를 저장하고, 신은 지를 저장한다."라고 하였다(『素問』「宣明五氣篇 第二十三」, "心藏神 肺藏魄 肝藏魂 脾藏意 腎藏志"). 한편 『난경』에서는 여기에 더하여 "비가 의(意)와 지(智)를 저장하고, 신이 정(精)과 지(志)를 저장한다."라고 하였다(『難經』「第三十四難」, "脾藏意與智 腎藏精與志").

5. 오장이 주관하는 것(五臟所主)

이번 조문에서는 먼저 결합을 말하여, 오장[1]이 안과 밖으로 서로 결합함을 말하였다. 주관하는 바를 뒤에 말하여, 상제(相制)와 상성(相成)을 밝혔다.[2]

심장은 맥(脈)과 결합한다.

서양의학에서는 "심장에 동맥[運血管]과 정맥[回血管]이 있어서, 밖으로 흩어져서 온몸에 이르렀다가 안으로는 심장 가운데로 들어온다. 심장 안에는 상하로 네 개의 방이 있어서 혈액을 보존하며, 심장

---

1 원문인 '言本臟之內外相合也'에서 '本臟'을 '본래의 오장' 혹은 '오장의 본원을 탐구'한다는 의미로 번역할 수 있는데, 여기서는 문맥상 '오장'으로만 해석하였다.

2 이 편은 『소문』 「오장생성편」 제1장의 내용을 설명한 것이다(『素問』 「五藏生成篇 第十」, "心之合脈也 其榮色也 其主腎也 肺之合皮也 其榮毛也 其主心也 肝之合筋也 其榮爪也 其主肺也 脾之合肉也 其榮唇也 其主肝也 腎之合骨也 其榮髮也 其主脾也"). 아울러 편명은 장개빈(張介賓)의 『유경(類經)』에서 온 듯하다. 『유경』 권3, 「장상류(藏象類)」 8편의 제목이 '오장소합·소영·소주, 오미소의·소상지병(五藏所合所榮所主 五味所宜所傷之病)'으로 되어 있는데, 이를 근거로 해서 여기서는 '오장소주'로 편명을 정한 듯하다. 이하의 편명도 여기에서 근원하는 것으로 보인다.

이 박동하여 쉬지 않으며 온몸의 혈관이 이에 응해서 움직이는데 이것을 동맥(動脈)이라고 한다."라고 하였다.[3] 이 설명은 매우 옳다. 『맥경』에서 맥은 혈부(血府)라고 하였으니, 바로 이를 말한 것이다. 『의림개착』에서는 맥을 기관(氣管)이며 혈관은 아니라고 하였는데, 기는 움직일 수 있지만 혈액은 움직일 수 없기 때문이라고 하였다.[4] 진실로 이것이 기관이라고 한다면, 기의 호흡에 따라 한 번 숨을 내뱉으면 당연히 움직임이 한 번 이르고 한 번 들이마시면 당연히 움직임이 한 번 와야 하는데, 어찌 한 번의 내뱉음에 두 번 오고 한 번의 들이마심에 두 번 와서, 분명히 숨 쉬는 것과 서로 어긋나겠는가? 맥은 기관이 아니며 심장에 반응해서 움직이는 것은 의심할 여지가 없다. 그런 까닭에 심장이 맥과 결합한다고 말하였다. 서양의학에서는 맥으로 진단하기에는 부족하다고 말하는데, 서양의학이 거칠고 천박함을 볼 수 있다. 양손을 진맥하는 것은 『내경』에서 시작해서 『난경』에서 상세해졌는데, 확실하고 올바른 이치이지만 서양인들의 기구로 측량할 수 있는 것은 아니다. 「영위생회(榮衛生會)」와 「진맥정요(診脈精要)」에서 자세하게 설명한다.[5]

---

3 이것은 『전체신론』에서 언급된 동맥과 정맥의 설명을 간단하게 정리한 것으로, 『전체신론』에서는 동맥을 혈맥관(血脈管), 정맥을 회혈관(廻血管)이라고 하였다(『全體新論』「第二十二 血脈管·廻血管論」).

4 『의림개착』에서는 "기관은 기를 운행시키는데 기가 운행하면 움직이고, 혈관은 혈을 담고 있으므로 고요하며 움직이지 않는다. 얼굴과 사지를 눌렀을 때 뛰는 곳은 모두 기관이지 혈관이 아니다."라고 하였다. 따라서 당종해가 말한 맥이 바로 왕청임의 기관에 해당한다고 할 수 있다(『醫林改錯』卷上, 「氣血合脈說」, "氣管行氣 氣行則動 血管盛血 靜而不動 頭面四肢 接之跳動者 皆是氣管 並非血管").

5 「11. 영위의 생성과 교차」와 「26. 진맥에서 중요한 점」이다.

영화는 안색[色]이다.[6]

심장은 혈을 주관하여, 혈이 충족되면 안색이 빛나고 혈이 빠지면 안색이 마른다.

심장을 주관하는 것은 신장이다.

오행의 이치는 상생(相生)과 상제(相制)인데,[7] 제(制)가 있게 되면 생성·변화한다. 심장은 화(火)의 장기로 신수(腎水)의 제약을 받으니, 신장은 심장의 생성·변화하는 주인이 되는 까닭에 심장의 주인은 신장이다. 심장은 이괘(離卦)의 화로, 이괘 가운데에 있는 음효(陰爻) 즉 감수(坎水)를 포함한 형상이다. 심장이 혈을 낳는 원인 역시 수(水)가 화와 교제하여 혈로 변화하기 때문인데, 기혈(氣血)의 조문[8]에서 따로 자세히 하였다. 생각건대, 수로 화를 가지런히 하면 화의 공용이 이루어지는 까닭에, 심혈(心血)이 허약한 경우에는 반드시 함께 신수를 보충해 주어야 한다. 천왕보심단(天王補心丹)[9]과 중경복맥탕(仲景復脈湯)[10]을 보면 모두 지황(地黃)을 같이 사용하는데,

---

6 원문 '其榮色也'에서 '榮'은 오장의 상태가 밖으로 드러남을 의미하며, 장개빈은 발현(發現)이라고 설명하였다(張登本·武長春, 2007, 272쪽).

7 상생과 상극관계를 말한다. 즉 수생목·목생화·화생토·토생금·금생수가 상생관계이며, 수극화·화극금·금극목·목극토·토극수가 상극관계이다. 만물은 상생과 상극관계를 통해서 그 생성과 변화가 설명된다.

8 「10. 혈기의 생성」 186-187쪽을 참조하시오.

9 천왕보심단(天王補心丹)은 심혈(心血)이 부족하거나, 신지(神志)가 평안하지 않으며, 진액(津液)이 고갈되고, 건망증 등이 나타날 때 사용하는 처방이다. 인삼(人蔘)·산조인(酸棗仁)·당귀(當歸)·생지황(生地黃)·맥문동(麥門冬)·천문동(天門冬)·백자인(柏子仁)·원지(遠志)·오미자(五味子)·단삼(丹參)·원삼(元參)·백복령(白茯苓)·길경(桔梗) 등이 들어간다.

그 의미를 알 수 있다.

폐장은 피부[皮]와 결합한다.

폐장은 건금(乾金)이 되는데, 형체가 높고 큰 하늘이 덮지 않는 것이 없음과 같다. 기가 밖에까지 도달하여 온몸을 호위함은 하늘이 둘러싸지 않음이 없는 것과 같다. 그런 까닭에 피모(皮毛)에 결합하는데, 서양의학에서 "온몸의 기관이 밖으로는 흩어져서 모공[毛竅]이 되고, 안으로는 폐장에 모두 통한다."라고 말한다.[11] 그렇기 때문에 폐장은 피모와 결합하며, 외감(外感)의 병에 폐장을 치료하지 않는 경우가 없다. 서양에서 수백 배의 현미경을 이용하여 모발을 보았더니 나무와 같이 생겼는데 아래에 구덩이가 있고, 구덩이 안에는 많은 벌레들이 있어서 혹 앞으로 나아가기도 하고 혹은 밖으로 나가기도 하는데, 실제로는 모두 기의 출입이다. 폐장은 기의 운행을 주관하니, 폐장 가운데가 모두 기공(氣孔)이다. 코는 (기가) 곧장 밖으로 나가는 구멍이고 털은 횡으로 나가는 구멍이다. 코로 나오는 기는 크기 때문에 사람들이 알지만, 모공으로 나오는 기는 적어서 사람들이 알지 못한다. 실제로 코로 기가 한 번 나오면 모공에서 기가 함께 나오며, 코로 기가 한 번 들어가면 모공에서 기가 함께 들어간다. 중국인은 피모가 폐장과 서로 연결되어 있으며, 모두 모공을 따라서 서로 통한다는 사실을 알지 못하였다.

---

10 「3. 오장에 연결된 것」 각주 47을 참조하시오.

11 당종해가 서양의학의 내용이라고 소개하였지만, 반드시 그렇지는 않은 것 같다. 아울러 이 내용의 전거가 어디인지 확인하기 어렵다.

영화는 털[毛]이다.

털은 혈(血)의 나머지다. 그러나 실제로는 혈이 기로부터 변화해서 생겨난다. 기는 수(水)에서 생겨난 선천(先天)의 진기(眞氣)로, 천계수(天癸水)라고 한다. 여자는 혈이 위주이고, 기가 혈로부터 변화하는 까닭에 수가 변해서 혈이 된다. 안에서 운행하여 아래에 이르면, 월경[月信]이 된다. 남자는 기가 위주이고, 혈은 기로부터 변화한 까닭에 혈이 변해서 수가 된다. 위로 행하여 밖으로 도달하면, 수염과 털이 자란다. 기혈(氣血) 조문[12]에서 따로 자세하게 설명한다. 털이 무성한 것은 기화가 왕성하기 때문이다. 폐장이 기를 주관하므로, (폐장의 상태가) 드러나는 것은 털에 있다.

폐장을 주관하는 것은 심장이다.

하늘의 오행에서 화(火)가 서쪽으로 흐른 후에 가을이 되고, 땅의 오행에서 화가 금을 억제[火剋金]한 이후에 사물이 완성된다. 사람의 오행에서는 심장의 화가 폐장을 따뜻하게 한 이후에 흉중(胸中)의 양(陽)이 온화해져서, 한음(寒飮)[13]이나 해비(咳痺)[14]의 증상이 없다. 그런 까닭에 심화가 폐장의 주인이 된다. 심화가 너무 심하면 폐장이 마르고, 심화가 부족하면 폐장이 차가워진다.

---

12 「9. 남녀의 생식기능」 179쪽을 참조하시오.

13 한사(寒邪)로 인하여 몸 안의 기혈이 운행되지 못해, 마신 물이 정체되어 담음이 형성되는 질병이다.

14 해는 가래가 없는 기침이며, 비는 기혈이 막혀 관절과 근육에 통증이 있으면서 오그라드는 증상이다.

간장은 근(筋)과 결합한다.

근은 갑을목(甲乙木)의 형상인 까닭에 간장과 결합하는 바가 된다. 사람들은 단지 근이 골절 사이에 붙어 있는 것만을 알고 근이 사실 간장과 통함을 알지 못한다. 간장 가운데에는 커다란 격막(膈膜)이 있어서 안으로는 비망(肥網)에 연결되고 밖으로는 피부와 연결된다. 마른 살[瘦肉]이 있는 곳에서는 모두 망막(網膜)이 그것을 둘러싸고 있다. 기육의 망막 양 끝은 모두 근에 연결된다. 간장의 기(氣)가 안쪽의 격막으로부터 나와서 바깥의 망막이 되고, 망막으로부터 나와서 근이 되는 까닭에 근이 간장과 결합한다. 중국의학에서는 단지 의미만을 말하고 형태는 말하지 않았다. 지금 서양의 방법을 빌려다가 형상을 가리키니 더욱 확실하다. 결합은 서로 연결되어 있음을 말한다. 계종(瘈瘲)[15]이나 근추(筋抽)[16]는 모두 안쪽의 막이 펴지거나 수축하면서 근을 당기고 움직여서 그런 것이니, 만약 근이 생겨나는 근원을 알지 못하면 치료할 수 없다.

영화는 손톱[爪]이다.

손톱은 근의 나머지다. 근과 골절이 부드러운 까닭에 간장의 상태가 손톱에 나타난다.

---

15 소아 경풍의 증상으로, 계는 근육이 수축되어 당기는 것이고 종은 근육이 이완되어 늘어나는 것이다. 계종은 손발의 근육이 수시로 신축하여 경련이 그치지 않는 상태를 말한다.

16 근추는 근육이 당기는 것이다.

간장을 주관하는 것은 폐장이다.

간장은 혈을 주관하면서 맑은 양(陽)의 기를 주관하는데, 반드시 폐장 금 기운[肺金]의 제약을 받아야만 목(木)이 울창해져서 화가 됨을 방지하며, 맑은 기[淸氣]가 상승하여 혈맥(血脈)이 화창하게 된다. 만약 금이 목을 평정하지 못하면 간장의 화[肝火]가 상승하여 담해(痰欬),[17] 허로(虛癆), 실혈(失血) 등의 증상이 된다.

비장은 육(肉)과 결합한다.

살[肉]은 사람의 몸에서 음질(陰質)인데, 비장은 태음(太陰)이다. 수곡(水穀)을 소화시켜서 기육(肌肉)을 생성하는 것을 주로 한다. 기는 기름진 살[肥肉]이며, 육은 마른 살[瘦肉]이다. 기름진 살은 기(氣)가 만들고, 마른 살은 혈(血)이 만든다. 비장이 연망(連網) 위에서 생성되는데, 비장의 기[脾氣]가 충족되면 안에서 고유(膏油)를 만들어 밖으로 투과시켜 내보내서 기름진 살을 만든다. 비장의 혈[脾血]이 부족하면 다시 연망 가운데부터 응결되어서 마른 살을 만들어 내는데, 역시 안으로부터 밖으로 생겨서 나온다. 기름진 살이 마른 살을 감싸는 이유는 기가 혈을 감싸기 때문이다. 비장의 양기[脾陽]가 허약하면 살이 뜨고, 비장의 음기[脾陰]가 허약하면 살이 마른다. 비장이 고유를 만들고 고유로부터 기육이 만들어지는데, 형상이 서로 연결되었음이 가장 뚜렷하다. 서양의학에서는 해부하였지만 단지 외피를 얕게 해부하면 살의 형상이 어떠한지, 내피를 깊게 해부하

17 담으로 인해서 생긴 해수, 즉 기침이다.

면 살의 형태가 또한 어떠한지만을 보았을 뿐으로, 기육이 비장에 속한다는 것을 알지 못했기 때문에 치료법을 얻지 못했다.

영화는 입술이다.

비장은 입으로 개규(開竅)하고 입술은 입의 문호(門戶)가 되는 까닭에 (비장의 상태가) 드러나는 바는 입술에 있다. 병으로 입술이 오므라드는 것은 비장이 끊어졌기 때문이니 치료하지 못한다.

비장을 주관하는 것은 간장이다.

간장은 목에 속하여, 물과 음식을 소통시키고 내보낸다. 비장의 토 기운이 간장의 목 기운의 소통·배출하는 기능을 받아서 음식이 소화된다. 간장 목 기운의 양이 상승하지 못하면 설사가 되고, 간장이 차가우면 복통과 곽란(霍亂)[18]이 있다. 건중탕(建中湯)을 보면 계지(桂枝)를 이용하여 간장을 따뜻하게 하니, 그 의미를 알 수 있다. 간장의 화가 울창하면 이질이 되는 이유 역시 간장의 병이 비장에 영향을 주었기 때문이다. 그런 까닭에 간장이 비장을 주관한다고 말하는 것이다. 서양의학에서는 간장에서 담즙(膽汁)을 만들며, 담즙이 위로 들어가 곡식을 소화시킨다고 한다. 이는 『내경』에서 목이 토(土)를 소통시킨다는 의미다.

18 갑자기 크게 토하고 설사하는 증상이다.

신장은 뼈[骨]와 결합한다.

뼈 안에는 골수[髓]가 있는데, 뼈는 골수가 만든다. 온몸의 뼈 가운데 등의 척추(背脊)가 중심이다. 신계(腎系)가 척추를 관통하는데, 신장은 정(精)을 저장하고, 정은 골수를 만들고, 골수는 다시 뼈를 생성하는 까닭에 뼈는 신장과 결합한다. 서양의학에서는 사람을 해부해 보고서 뇌수(腦髓)와 뇌기근(腦氣筋)을 자세히 말하였지만, 수(髓)가 무엇인지 알지 못하였다. 이어서 신장이 뼈와 결합하는 것을 알지 못한 까닭에 치료에 장애가 많았다.

영화는 머리카락이다.

사람의 모발(毛髮)은 모두 혈이 기화를 좇아 만들어진 것으로, 그 의미는 「오장소속(五臟所屬)」 조문[19]과 본 조문의 '영화는 털(其榮毛)'이라는 항목에 자세하다. 다만 털이 기공(氣孔) 중에서 자라나 폐금(肺金)에 속하지만, 수염은 임맥(任脈)이 끝나는 곳인 입술에서 자라나 간장과 위의 경맥에 속한다. 머리카락은 머리에서 자라는데, 이는 독맥경(督脈經)이 태양경(太陽經)과 교차하는 곳이다. 태양경은 등을 따라 머리로 올라가고, 독맥경은 척추를 따라 머리를 관통한다. 태양방광[20]은 신장의 부(府)이며 독맥은 신장에 속해서 모두 머리에서 교차한다. 혈은 단전(丹田)의 안에 있으면서 기를 따라 변화하며, 경맥을 순환하여 올라가서 두발을 만든다. 그렇기 때문에 신정(腎精)이 충족되면 그 상태가 모발에서 드러나며, 노인은 신장이

19 「3. 오장에 연결된 것」 120-121쪽을 참조하시오.

20 족태양방광경을 말한다.

마르기 때문에 머리카락이 희어진다. 혈이 기를 따라 변화하는 이치는 「천계(天癸)」 조문[21]에 자세하다.

신장을 주관하는 것은 비장이다.

비토(脾土)가 수(水)를 제어할 수 있는 것은 신기(腎氣)를 봉장(封藏)하기 때문이다. 비장이 (신기를) 통섭하지 못하면 유정(遺精)이 되고, 비장이 수를 제어하지 못하면 신수(腎水)가 넘쳐서 담음(痰飮)이 된다.

장은암(張隱菴)은 "「육미지론(六微旨論)」에서 '토위(土位)의 아래에서 풍기(風氣)가 그것을 이어받고, 풍위(風位)의 아래에서 금기(金氣)가 이어받으며, 금위(金位)의 아래에서 화기(火氣)가 이어받고 군화(君火)의 아래에서 음정(陰精)이 이어받는다. 지나치면 해로우며, 이어받으면 제어하고, 제어하면 변화를 낳는다.'라고 하였으니, 오장이 결합하는 바는 상생(相生)을 말하는 것이고, 오장의 주관하는 바는 상성(相成)을 말하는 것이다. 심장과 폐장을 먼저하고 비장과 신장을 뒤로 하였으니, 상성의 의미를 중하게 여겼음이 아니겠는가?"라고 주석하였다.[22] 서양의학에서는 오행을 해석하지 않은 채

---

21 「9. 남녀의 생식기능」 176-178쪽을 참조하시오.

22 장은암은 청대의 의사인 장지총(張志聰)을 말하며, 「육미지론」은 『소문』의 제68편인 「육미지대론편(六微旨大論篇)」이다. 위의 내용은 장지총이 주석하여 편찬한 『황제내경소문집주』에 보인다(『黃帝內經素問集註』 卷2, 「五臟生成」, "五運行大論曰 北方生寒 寒生水 水生咸 咸生腎 腎生骨髓 髓生肝 肝生筋 筋生心 心生血 血生脾 脾生肉 肉生肺 肺生皮毛 皮毛生腎 此天乙生水 而五臟之相生也 六微旨論云 帝曰 地理之應 六節氣位何如 岐伯曰 相火之下 水氣承之 水位之下 土氣承之 土位之下 風氣承之 風位之下 金氣承之 金位之下 火氣承之 君火

로 장부(臟腑)를 분절하여 끊어서 각각 구분하였던 까닭에 서로 교통하는 이유와 생성의 이치를 알 수 없었다.

之下 陰精承之 亢則害 承乃制 制則生化 故曰心之合脈也 肺之合皮也 言五臟之相生也 其主腎也 其主心也 言五臟之相成也 朱濟公曰 先心而肺 肺而肝 肝而脾 脾而腎 乃歸重於成與 曰 然"). 장지총과의 문답에 참여한 주제공(朱濟公)은 문인인 주경한(朱景韓)이며, 그는 스승이 주석한 『상한론집주(傷寒論集注)』, 『황제내경소문집주』 등에 교정자로 참여하였다.

6. 오장과 육부의 결합(臟腑所合)

결합은 서로 합쳐져서 온전한 기능(功)을 이루는 것이다. 오장이 체(體)가 되고 육부가 용(用)이 되어, 오장의 기(氣)가 육부에서 유행하고 육부의 정(精)은 오장으로 옮겨진다.[1] 오장과 육부가 서로 결합한 이후에야 온전한 기능을 이루는 까닭에, 『영추』「본수(本輸)」 편의 글을 인용하여 그것을 밝힌다.[2]

폐장은 대장(大腸)과 결합하는데, 대장은 '(대변의) 배출을 이끄는 곳간(傳導之府)'이다.[3]

---

1 오장과 육부의 기능적 차이에 대해서는 「1. 인체의 음양」에서 "장부를 나누어 말하면, 오장은 저장하는 것을 주로 하여 음이 되며, 육부는 내보내는 것을 주로 하여 양이 된다."고 한 부분을 참조하시오.

2 원문에서는 '靈輸本樞'라고 하였는데, 『영추』의 두 번째 편인 「본수」를 말한다. 장부의 정기에서 근거한 경맥의 흐름과 함께 장부의 표리관계 등을 설명하고 있다.

3 府는 오장육부의 腑와 통용된다. 그러나 여기서는 원문의 본 뜻을 살려 곳간으로 번역한다. 이하 본문은 『영추』「본수」 편의 내용을 그대로 인용하면서 주석하고 있으며, 「본수」 편의 본 내용은 다음과 같다. 『靈樞』「本輸 第二」, "肺合大腸 大腸者 傳道之府 心合小腸 小腸者 受盛之府 肝合膽 膽者 中精之府 脾合胃 胃者 五穀之府 腎合膀胱 膀胱者 津液之府也 少陽屬腎 腎上連肺 故將兩藏 三焦者

폐장은 청금(淸金)이고 대장은 조금(燥金)이다. 폐장은 백(魄)을 저장하며, 대장과 항문이 곧 백의 문(魄門)이 된다. 폐장과 대장이 서로 통하는 길이 모두 폐계(肺系)의 막유(膜油) 가운데 있으며, 막유를 경유하여 아래로 대장에 도달한다. 대장 전체를 이 유막(油膜)이 둘러싸고 있다. 비록 대장과 폐장이 하나는 위에 있고 하나는 아래에 있어서 매우 멀리 떨어져 있지만, 그 기는 유막의 가운데로부터 서로 관통하여 통한다. 폐장은 (위치가) 매우 높고 대장은 매우 낮지만, 그 형세가 발로부터 보면 서로 가까이에 있다. 수태음폐경(手太陰肺經)과 수양명대장경(手陽明大腸經)이 또 서로 표리가 되는 까닭에 서로 통한다. '전도지부(傳導之府)'라는 것은 폐기(肺氣)를 전달하여 거꾸로 흐르지 않게 함을 말한다.[4] 대장의 병은 모두 폐장으로부터 오는 까닭에 대장에 조결(燥結)[5]이 있으면 반드시 폐장을 윤택하게 해야 한다. 대장의 이질 증상은 '가을인 금(秋金)'의 계절에 발생하니, 역시 이것도 폐금(肺金)이 대장에 열을 남겨 두었기 때문이다. 그러므로 대장의 병도 역시 위쪽으로 역류하여 도리어 폐장에 영향을 준다. 『상한론(傷寒論)』에서 "하리(下痢)[6]로 대변에 고름과 피가 있는 경우에는 목구멍이 마비되지 않으며, 대변에 고름과 피가 없는 경우에는 목구멍에 마비가 있다."라고 하였다.[7] 사열(邪熱)이 대변을 따라 나가지 않아서 위쪽으로

中瀆之府也 水道出焉 屬膀胱 是孤之府也 是六府之所與合者".

4 '전도지부'는 소화된 음식물 찌꺼기를 운반하고 대변을 만들어 내보낸다는 의미다.

5 조결(燥結)은 진액이 부족하여, 대변이 굳어져서 잘 나오지 않는 증상을 말한다.

6 설사와 이질을 통칭하는 말인데, 설사는 대변이 묽고 배변 횟수가 잦아진 병증이며, 이질은 혈액과 점액 등이 혼합된 대변을 보는 증상이다.

7 『傷寒論(條文版)』 卷6, 「辨厥陰病脈證並治 第十二」, "傷寒 先厥後發熱 下利

로 목구멍을 막은 것이니, 마땅히 대장을 사(瀉)해야 한다. 이것은 대장이 폐기(肺氣)를 전도하는 부이기 때문이다.

대장도(大腸圖)[8]

송·원 이후로는 대장을 꺾이고 겹쳐진 하나의 덩어리로 그려서, 상중하로 세 번 구부러짐을 구분해 내지 못하였다. 오직 서양의학에서는 "대장의 시작 부분이 소장 아래의 난문(闌門)과 접해 있고, 오른쪽 복부에서 상행하여 상회(上回)가 된다. 옆으로 돌아서 위(胃)의 아래에 이르러 왼쪽 편으로 지나면서 횡회(橫回)가 되며, 왼쪽 복부에서 아래로 행하여 하회(下回)가 된다. 사타구니 부위에 이르러서는 직장(直腸)으로 바뀐다."라고 하였다.[9] 사람이 설사 때문에 배에서 소리가 나는 것으로 (대장이) 회전하는 경로를 시험할 수 있으니, 장중경이 "뱃속에서 방귀[矢氣]가 돌면 반드시 마른똥[燥屎]이 있다."고 하였다.[10] 장중경은 전(轉)이라는 한 글자를 두어서 이미 대장

必自止 而反汗出 咽中痛者 其喉爲痹 發熱無汗 而利必自止 若不止 必便膿血 便膿血者 其喉不痹".

8 「대장도」는 『전체신론』, 「할전신견장부도(割前身見臟腑圖)」 일부와 「장부맥관도(腸部脈管圖)」를 참조한 것으로 보인다.

9 『전체신론』에서는 "대장은 이동시키는 기관으로 상회·중회·하회로 나뉜다. 우측 관골에서부터 거꾸로 상행하는 상회와 소장이 가로로 붙어 있는 곳을 난문이라고 한다. 중회는 간 아래쪽에 있으며 위의 기저를 횡단한다. 하회는 비장 아래에서 왼쪽 옆구리를 따라 비스듬하게 내려와 항문에 이르는데, 바로 직장이다."라고 하였다(『全體新論』「第十六 大腸經」, "大腸者 傳導之官 分上中下三廻 由右髈骨倒行而上 上廻與小腸橫接 名曰闌門 中廻在肝下 橫過胃底 下廻至脾下 從左軟脅斜落 至肛門 乃直腸也").

10 『傷寒論(條文版)』 卷5, 「辨陽明病脈證並治 第八」, "陽明病 潮熱 大便微鞕者 可與大承氣湯 不鞕者 不可與之 若不大便六七日 恐有燥屎 欲知之法 少與小承

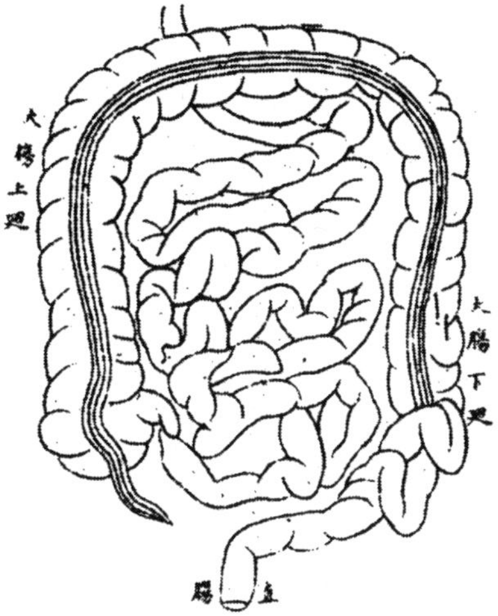

그림 6. 대장도(大腸圖)

의 형태를 묘사하였는데, 송·원 이후의 의사들은 그것을 살피지 못했으니 오히려 서양의학의 착실함만 못하다. 소장의 상부가 위와 접해서 유문(幽門)이 되고, 전체가 모두 유막과 서로 연결되어 있어서 이자액[甜肉汁], 담즙(膽汁)은 모두 유막을 통해 소장으로 들어간다.

심장은 소장과 결합한다. 소장은 '전달받아 채우는 곳간(受盛之府)'이다.

수소음심경(手少陰心經)과 수태양소장경(手太陽小腸經)은 맥락이 따라

氣湯 湯入腹中 轉矢氣者 此有燥屎也 乃可攻之". 이 부분에 대한 일반적인 해석은 "탕약이 뱃속에 들어가서 방귀가 나는 경우에는 단단해진 대변이 있는 것이다." 이지만, 당종해가 '轉'의 의미를 대장의 형상과 연관시켜 설명하였던 까닭에 이와 다르게 번역하였다.

가면서 서로 표리가 된다. 소장 전체는 유막으로 서로 연결되어 있고, 위쪽으로 간격(肝膈)을 따라 흉중(胸中)으로 들어가서 심포락(心包絡)이 된다. 심장과 소장의 서로 통하는 부분이 모두 포락(包絡)에서 나와 아래로 내려가 유막에 이르러 소장과 서로 통한다. 소장이 오곡(五穀)을 전달받아 채우고, 정즙(精汁)으로 변화시켜서 위쪽으로 심장에 보내어 혈로 변화시키기 때문에, 소장은 심장의 부가 된다. 심화(心火)가 펴지지 못하면 소장에 있는 찌꺼기가 소화되지 못해서 손설(飧泄)[11]이 되고, 심화가 너무 심하면 열이 소장으로 옮겨가서 막유 가운데가 열로 훈증되는데, 마신 물이 유막을 따라 지나가다가 훈증되어 황적색으로 변한다. 이질의 증상과 찌꺼기가 소화되지 못한 것, 몸에 때가 끼고 대변에 고름과 피가 있는 것은 모두 심장이 소장으로 열을 옮겨서 된 병이다. 다시 아래의 「수성지관(受盛之官)」[12]에서 자세히 말한다.

간장은 담(膽)과 합한다. 담은 '중초의 정기가 있는 곳간(中精之府)'이다.

『내경』에서 "비장은 위와 함께 막으로 서로 연결되어 있다."고 하였다.[13] 삼가 살펴보니, 각각의 장부는 멀고 가까움이 같지 않지만 실

11 손설은 소화되지 않은 음식물을 설사하고, 배가 아프며 소리가 나고, 맥이 팽팽하게 느껴지는 증상이다.

12 「7. 오장육부의 기능」, 161-162쪽을 참조하시오.

13 『소문』의 29편인 「태음양명론편」에서는 비위의 상관관계에 대해 설명하는데, 여기서 황제가 비와 위가 막으로 서로 이어져 있을 뿐인데 비가 어떻게 진액을 운행하는지 질문한 부분을 말한다. 이에 대해 기백은 족태음경이 위를 관통해서 비에 속하기 때문이라고 설명하였다(『素問』「太陰陽明論篇 第二十九」, "帝曰 脾與胃以膜相連耳 而能爲之行其津液 何也 岐伯曰 足太陰者三陰也 其脈貫胃屬脾

제로는 모두 막으로 연결되어 있다. 오직 담이 간장에 붙어 있어서 가장 가깝다. 서양의학에서는 간장이 하는 일이 없고 다만 담즙을 만들어 내며, 담즙이 유막을 따라 위로 들어가서 음식이 소화된다고 한다.[14] 중초(中焦)의 정기(精氣)는 전적으로 담에 의지하기 때문에 담은 '중정지부'가 된다. 담은 화에 속하고, 간장은 목에 속한다. 담즙은 간장에서 만들어지니, 이것이 '목생화(木生火)'다. 담즙이 음식물을 소화시키니, 이것이 '목은 토를 소통시킬 수 있다(木能疏土)'는 의미다. 그러므로 경전에서 "음식[食氣]이 위로 들어가면 간장에서 진액을 분산한다."라고 하였다.[15] 간장에 한기(寒氣)가 있으면 담즙이 음식물을 소화할 수 없고 간에 열이 있으면 담즙이 음식물을 소화시키는 것이 지나쳐서 중소(中消)[16] 등의 증상을 발생시킨다.

비장은 위(胃)와 결합한다. 위는 '오곡을 받아들이는 곳간(五穀之府)'이다.

비장은 위의 바깥에 있으며 막(膜)으로 서로 연결되어 있다. 서양의학에서는 "위 근처에 이자[甜肉]라는 것이 하나 있는데, 이자액[甜肉

絡嗌 故太陰爲之行氣於三陰").

14 『전체신론』에서 "간은 별다른 기능이 없으며 담즙을 생성할 뿐"이라고 하였다(『全體新論』「第十七 肝經」, "肝之爲用無他 主生膽汁而已").

15 『소문』에서는 위에서 간으로 보내는 것이 진액이 아니라 정(精)이라고 하였다(『素問』「經脈別論篇 第二十一」, "食氣入胃 散精於肝 淫氣於筋").

16 중소(中消)는 식욕이 좋고 목이 몹시 마르며 오줌의 양이 적고 붉은색을 띠는 당뇨병의 한 종류이다.

汁]이 위로 들어가면 음식물이 저절로 소화된다."라고 한다.[17] 내가 경문(經文)을 살펴보니 단맛이 비장을 생장한다고 하는데,[18] 이 이자액이 곧 비장의 물질이니 다른 조목을 만들 필요가 없다. 비장은 음식을 소화시키는 것을 주관하고 위는 음식을 받아들이는 것을 주관하므로, 위는 비장의 부이다. 위는 양이 되고 비장은 음이 되는데, 음식을 받아들이는 것이 적은 이유는 위양(胃陽)이 허약하기 때문이고 받아들이는 음식의 양이 많지만 소화시키지 못하는 것은 비음(脾陰)이 허약하기 때문이다. 만약 격식병(膈食病)[19]에 대변이 양(羊)의 대변과 같으면 비음이 허약하여 적시는 기운이 없기 때문에 대변이 말라 엉기고[20] 소화를 시키지 못한 것이다. 비음과 위양의 이치를 알아야 비로소 비위(脾胃)를 튼튼하게 하는 방법을 알게 된다. 이동원(李東垣)[21]은 비위를 중시하여 처방이 모두 온조(溫燥)시키는 것들이었는데, 이는 단지 위양만 알고 비음을 알지 못한 것이다. 서양의학에서는 위의 진액이 음식물을 소화시키고 이자액과 담즙이 음식물을 소화시킨다고 한다. 이는 다만 음즙(陰汁)을 위주로 하여 세운 이

---

17 『전체신론』에서는 이자액의 역할이 분명하지 않은데, 담을 보조하는 것으로 추측하고 있다.

18 『소문』의 「음양응상대론편(陰陽應象大論篇)」과 「오운행대론편(五運行大論篇)」에서 나온다.

19 흉복이 부어올라 통증이 있고 음식물을 삼키기 어려우며, 신물을 토하는 병이다.

20 원문의 조결(燥結)은 병사(病邪)가 열로 변하여 위장에 모여서 위장의 진액이 손상된 상태를 말한다. 증상으로 대변이 통하지 않고 소변이 붉게 된다.

21 이동원(李東垣)은 금원사대가 중의 한 사람인 이고(李杲)로, 인체의 원기가 생성되는 비위를 중심으로 하는 의학론을 전개한 것으로 유명하다. 저술로 『비위론(脾胃論)』을 비롯한 『동원십서(東垣十書)』를 남겼으며, 그의 대표적인 처방으로 보중익기탕(補中益氣湯)이 유명하다.

론으로 다시 위가 양이 되고 음식을 받아들이는 것을 주로 한다는 이치를 알지 못하니, 동원과 서양의학이 모두 치우친 견해다.

위도(胃圖)[22]

위의 상부를 분문(賁門)이라 하고, 아래를 유문(幽門)이라고 한다. 뒷면은 간장과 막으로 서로 연결되어 있으며, 앞면은 격막과 서로 연결되어 있고, 아래는 비장과 서로 구부러져 싸고 있다. 비장이 한 가지 물체를 만드는데 이자라고 한다. 『의림개착』에서는 총제(總提)라고 하였는데, 바로 이자이다. 이자는 기름을 제거할 수 있다. 서양의학에서는 다만 이자액이 음식물을 소화시킨다고만 말하여, 기름을 소화시키는 것은 알지 못했다. 비장은 또한 지방[脂膏]을 만들어서 소변을 잘 나가게 한다. 음식물이 위에 있으면 또한 비토(脾土)의 습기에 의지해 진액을 위쪽으로 펴서 적시고 난 뒤에 (음식물을) 썩게 한다. 그런 까닭에 위를 단지 '오곡지부(五穀之府)'라고 말하고 오곡을 소화한다고 말하지 않았으니, 위가 오곡을 받아들이는 것을 주관하고, 비장이 소화시키는 것을 주관함을 보여 준다. 하나는 건조하고 하나는 축축해서 서로 공용(工用)이 된다.

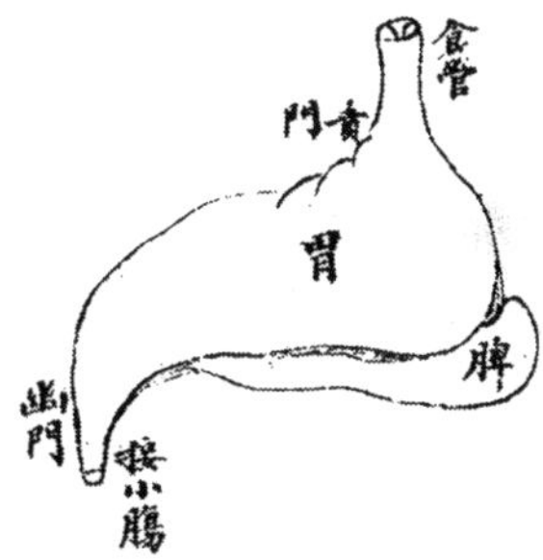

그림 7. 위도(胃圖)

22 「위도」는 『전체신론』, 「파변위경도(破邊胃經圖)」를 참조한 것으로 보이는데, 다만 『전체신론』에서는 비장을 그리지 않았다.

신장은 방광(膀胱)과 결합한다. 방광은 '진액을 만드는 곳간(津液之府)'이다.

신장은 수장(水臟)[23]이며 방광은 수부(水府)[24]이다. 사람이 물을 마시면 반드시 소변으로 바뀌어서 방광으로 나가지 않는 경우가 없다. 당(唐) 이후로 모두들 방광의 아래쪽에는 구멍이 있지만, 위쪽에는 구멍이 없어서 마신 물이 전부 기화(氣化)에 의해 나가게 된다고 생각했다. 또한 물이 소장으로 들어가 난문(闌門)에 이르러 비등하여 방광으로 들어간다고 생각했는데, 들어가는 길이 없기 때문에 기화라고 말하였다. 『의림개착』에서는 그것이 오류라고 심하게 꾸짖었다.[25] 서양의학에서는 "물이 위에 들어가면 격막으로 흩어져 가는데, 위의 사면(四面)에는 모두 실처럼 미세한 관이 있어서 물이 나가게 된다. 물이 격막으로 들어가서, 간격(肝膈)으로 가고 신계(腎系)로 들어간다. 신장은 소변 거르는 것을 주관하는데, 물이 신계로부터 나와 연망(連網)으로 내려간다. 방광은 연망에 붙어 있으니, 소변

23 신장은 오행에서 수(水)에 속하고, 몸에서 수분의 대사와 소변의 생성과 배설에 중요한 기능을 수행하기 때문에 수장이라고 한다.

24 방광은 소변이 나가기 전에 저장하는 역할을 하므로, 물을 저장하는 창고, 즉 수부라고 하였다.

25 왕청임은 『의림개착』에서 "소장에서 음식물이 소화되는 것을 보고 수분이 난문(闌門)으로 나온다고 한 단락은 참으로 천고의 웃음거리다."라고 비판하였다(『醫林改錯』「臟腑記序」, "看小腸化食 水自闌門出一節 眞是千古笑談"). 그러나 방광을 설명하는 그림에서는 방광에 아래쪽 구멍은 있지만 위쪽 구멍은 없다고 하였고(『醫林改錯』「親見改正臟腑圖」, "膀胱有下口 無上口"), 수액이 그물처럼 생긴 출수도(出水道)를 통해 삼투해서 방광으로 들어가 소변이 된다고 하였다(『醫林改錯』「津門·津·管·遮食·總提·瓏管·出水道記」, "水液由出水道滲出 泌入膀胱 化而爲尿"). 따라서 왕청임의 견해에서도 자신이 비판한 전대의 의견을 온전히 극복하지 못하였음을 알 수 있다.

이 들어가는 입구는 곧 연망의 유막 가운데 있다."라고 하였다.[26] 중국인들이 제사에 쓰이는 죽은 가축을 보고서 방광의 유막이 수축해서 구멍을 볼 수 없었기 때문에 방광에는 아래쪽 구멍만 있고 위쪽 구멍이 없다고 하였으니, 소루(疏漏)함이 너무 심하다. 서양의학의 학설로 지금의 의사들을 비난하는 것은 진실로 충분하지만, 다만 이것만으로 옛 성인들을 가벼이 여김은 결코 옳지 않다. 『내경』에서 하초(下焦)가 방광의 위쪽 구멍에 해당된다고 분명하게 말했으며,[27] 또 "삼초는 '물길이 지나가는 기관(決瀆之官)'으로 수도(水道)가 여기서 나온다."라고도 하였다.[28] 『내경』에서 말한 삼초가 바로 서양의학에서 말하는 연망의 유막이다. 옛날에 초(焦)라는 글자는 ⿰韋焦와 膲에서 만들어진 글자였는데, 후인들이 초焦로 고쳐서 무엇인지 알지 못하게 되었다. 소변이 방광으로 들어가는 것은 실제로 삼초가 주관하는 일이며, 방광이 주관하는 일은 진액을 만드는 데 있다. 신장 가운데의 양이 방광의 물을 증발시켜 움직이는데, 이에 수중의 기가 상승해서 진액이 된다. 기가 물건에 닿으면 다시 물로 변화하는데, 기가 피모(皮毛)로 나오면 땀이 되고 입과 코로 나오면 콧물과 침이 된다. 장부의 안팎에서 흘러넘치는 것을 진액이라고 통칭하는데, 실제로는 신양(腎陽)이 아래에서 증발함으로 인해서 방광

---

26 『전체신론』에는 보이지 않으며, 아마도 『전체통고』 등에서 말한 듯 보인다.

27 당종해는 전거를 『내경』이라고 하였는데, 유사한 대목을 『영추』에서 찾아볼 수 있다. 그러나 본문의 내용과 더 가까운 것은 『난경』이다(『靈樞』「營衛生會 第十八」, "下焦者 別回腸 注於膀胱而滲入焉"; 『難經』「三十一難」, "下焦者 當膀胱上口 主分別清濁 主出而不內 以傳導也").

28 『素問』「靈蘭秘典論篇 第八」, "三焦者 決瀆之官 水道出焉".

의 물이 변해서 위로 운행한 것이다. 그런 까닭에 신장이 방광과 결합하며, 방광은 신장이 진액을 만드는 곳간이 된다고 말하였다. 다시 아래의 조문에 자세하게 말한다.

방광도(膀胱圖)[29]

방광과 연망(連網)이 서로 접하는 부분이 곧 물이 들어가는 길이다. 자궁(子宮)은 방광의 뒤에 있고 남자에서는 단전(丹田)이라고 한다. 신양(腎陽)이 단전으로 들어가서 물을 증발시키면 기로 변화하여 상행한다. 방광은 솥에 물을 채우는 것과 같고 단전은 아궁이 속에 땔감을 넣는 것과 같다. 방광의 하구는 구부러져 비스듬하게 위쪽으로 올라가 음경(陰莖)으로 들어간다. 소변이 나오는 것은 폐기(肺氣)가 밀어내는 힘 때문이다.

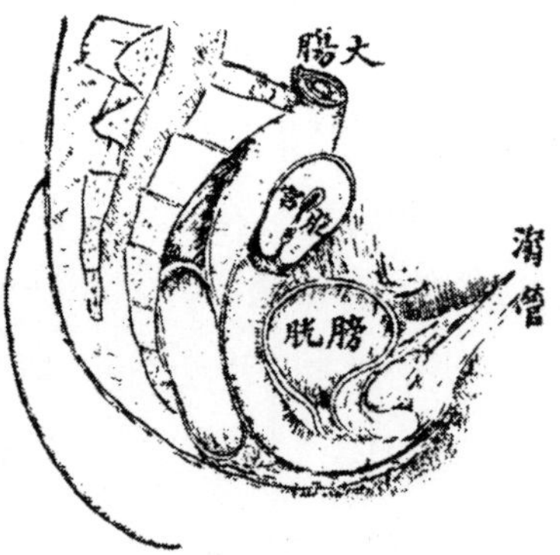

그림 8. 방광도(膀胱圖)

29 「방광도」는 『전체신론』, 「소복내장도(小腹內臟圖)」와, 「파변소복도(破邊小腹圖)」와 거의 일치한다.

삼초[少陽]는 신장에 속한다. 신장은 위쪽으로 폐장과 연결되는 까닭에 (삼초는 신장과 폐장) 두 개의 장부를 거느린다.[30] 삼초는 '물길이 지나가는 곳간(中瀆之府)'으로 수도(水道)가 나온다. 방광에 속하지만, 이것은 '홀로 있는 곳간(孤之府)'으로 육부가 결합하는 바이다.

앞에서 신장이 방광과 결합한다고 말하였는데, 여기에서는 신장이 다시 삼초와 결합한다고 말하였다. 삼초는 '수중의 양(水中之陽)'으로 상화(相火)가 된다. 신장에 속한다는 것은 신장 가운데 명문(命門)에 속한다는 말이다. 명문은 곧 신계인데, 신계 아래에서 연망의 유막을 생성하여 하초가 된다. 중간에서 판유(板油)[31]를 생성해서 중초가 된다. 위에서는 격막을 생성하여 상초가 된다. 그 근원은 진실로 신계에서 나오며, 신계는 곧 명문이다. 명문은 상화의 근원인데, 삼초가 명문에 뿌리를 두고 있기 때문에 상화를 다스리고 신장에 속한다. 신장은 수와 화를 모두 갖추고 있으니, 삼초와 결합한다는 것은 상화와 결합한 것이다. 또 신장이 위쪽으로 폐장에 연결된다고 말한 것은 금과 수가 상생관계로 수음(水陰)과 결합한다는 것이다. 그렇기 때문에 신장이 비록 하나의 장(臟)이지만, 두 개의 장을 거느린다. 신장은 수를 주관하지만, 물을 행하게 하는 기관은 실제로 삼초이다. 삼초는 사람의 몸에 있는 막유이며, 장위(腸胃)와 방광에 연결되어 있다. 음식이 위로 들어가 장을 거쳐 내려가지만, 마신 물은

30 원문 '腎上連肺 故將兩臟'에서, '將'은 '거느린다'로 해석한다. 아래의 「삼초도」의 설명에 따르면, 당종해는 장수의 의미로 읽어야 하며, 삼초가 신장과 폐장을 거느린다고 하였다.

31 판처럼 넓게 펴져 있는 지방을 뜻한다.

위로 들어가면 위의 사면에 있는 미세한 관이 물을 흡수하여 격막으로 흘어 보내는데, 이 막이 바로 삼초다. 물은 상초로부터 간격을 지나 신계로 투입되어서 하초의 유막으로 들어가고 방광에 도달하는 까닭에 삼초는 중독지부(中瀆之府)로 수도(水道)가 나온다. 방광에 속한다는 것은 삼초가 방광과 서로 연결되어 있음을 말한다. '이것은 홀로 있는 곳간'이라고 한 이유는 오장(五臟)이 각각 오부(五腑)와 짝이 되는데, 삼초는 신수(腎水)의 결독(決瀆)을 맡으면서 홀로 하나의 기관이 되기 때문이다. '육부가 결합하는 바'라는 구절을 다시 총괄해서 말하면 육부가 오장과 결합하여 완전한 기능을 이룬다는 의미다. 중국에서는 당·송 이래로 삼초가 무엇인지를 알지 못하였기 때문에 치료하는 방법에 오류가 많았다. 서양의학에서는 연망이라고 하여 물질은 알았지만 그것이 어디에서 발원하였으며, 어떤 기운을 부리는지 몰랐으니, 이러한 까닭에 알았다지만 모르는 것과 같았다.

삼초도(三焦圖)

그런 까닭에 "오장을 거느린다(將五臟)"에서의 장(將)은 당연히 장수의 의미로 읽어야 한다.[32] 소양삼초(少陽三焦)가 아래로 신장에 이어지고 위쪽으로는 폐장에 이어져 있는데, 신장이 폐장과 서로 떨

32 당종해가 '장오장(將五臟)'이라고 하였지만, 이러한 문구를 『내경』에서 찾아보기 어렵다. 본편의 각주 3에서 언급한 바와 같이 『영추』「본수 제이」 편에서는 "少陽屬腎 腎上連肺 故將兩藏"이라고 하였고, 바로 위의 구절에서는 "삼초가 신장과 폐장을 거느린다(少陽屬腎 腎上連肺 故將兩臟)"고 하였는데, 아마도 이때 사용된 '장(將)'의 의미를 설명하려는 것으로 보인다.

어져 있지만 소양삼초에 의지하여 연속됨을 말한 것이다. 그러므로 삼초는 일부(一腑)[33]이지만 이미 신장과 폐장을 통솔하였으니, 한 명의 장수가 두 진영을 다스리는 것과 같다. '홀로 있는 곳간(孤之府)'이라는 것은 소양삼초가 홀로 일부(一腑)를 이루었지만, 지극히 크고 광대한 까닭에 신장과 폐장을 통솔할 수 있음을 말한 것이다. 또한 방광에 이어진 곳이 삼초가 아래로 나오는 길이라고 말하였으니, 폐장에서 방광에 이르는 위에서부터 아래까지가 모두 삼초에 귀속됨을 알 수 있다.

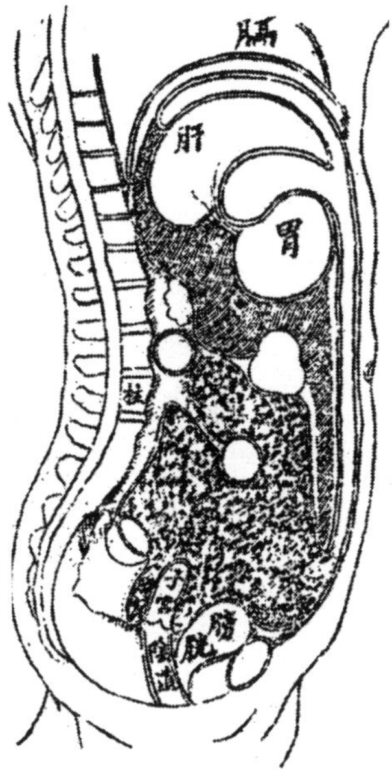

그림 9. 삼초도(三焦圖)

33 오장육부에서 삼초를 제외한 오장과 오부가 서로 결합하는 것과 다르게 삼초가 독립되어 있음을 의미한 구절이다.

7. 오장육부의 기능(臟腑之官)

관(官)은 담당하고 있는 일을 말한다.[1] 질병이 없을 때에는 각기 직임을 다하지만, 질병이 있으면 저절로 담당하는 바를 잃는다.

심장은 '군주의 역할(君主之官)'로 신명(神明)이 나온다.[2]

사람의 지각과 운동은 심장에 근본하지 않은 것이 하나도 없는 까닭에, 몸 전체가 모두 심장의 신하가 되며 심장은 군주가 된다. 서양의학에서는 심장이 그저 단순한 물체일 따름이어서 지각이나 운동을 담당할 수 없으며, 지각과 운동을 주관하는 것은 전적으로 뇌수(腦

1 당종해가 기술한 '장부지관(臟腑之官)'이라는 명칭의 근원은 아마도 『내경』에서 "心者 君主之官"이라고 표현하는 것에서 가져온 듯하며, 특별히 '장부지관'이라는 용례는 찾아보기 어렵다. 이하 '관'을 기능 혹은 역할로 번역한다.

2 이하의 본문에 해당하는 부분은 모두 『소문』「영란비전론편」에서 온 것이다(『素問』「靈蘭秘典論篇 第八」, "心者 君主之官也 神明出焉 肺者 相傅之官 治節出焉. 肝者 將軍之官 謀慮出焉 膽者 中正之官 決斷出焉 膻中者 臣使之官 喜樂出焉 脾胃者 倉廩之官 五味出焉 大腸者 傳道之官 變化出焉 小腸者 受盛之官 化物出焉 腎者 作強之官 伎巧出焉 三焦者 決瀆之官 水道出焉 膀胱者 州都之官 津液藏焉 氣化則能出矣").

髓)에 있다고 말한다. 일찍이 토끼의 뇌를 해부하였는데, 뇌후근(腦後筋)[3]을 도려내면 몸이 수축해서 운동을 주관하는 것이 뇌후근임을 알 수 있었다. 뇌전근(腦前筋)[4]을 도려내면 큰 소리를 내었기 때문에 지각을 주관하는 곳이 뇌전근임을 알 수 있었다. 이로써 사람도 역시 그렇지 않음이 없다고 추측한 것이다.[5] 나는 서양의학의 이 학설이 틀렸다고 생각한다. 사람의 몸에서 피부를 조금이라도 찢거나 머리털을 하나라도 뽑으면 통증으로 몸이 오그라들고 소리를 지르지 않는 경우가 없는데, 하필 뇌기근(腦氣筋)을 도려낸 이후에야 몸이 오그라들고 소리를 지르겠는가? 서양의학에서는 뇌수를 알았지만, 뇌수가 어떠한 것인지 알지 못하였다. 『내경』에서 "신장은 수(髓)를 주관한다."라고 하였으니, 수는 신정(腎精)이 생성하는 것이다. 신장과 심장은 원래 서로 공용(功用)이 되니, 수근(髓筋)이 심장에 통한다. 이어서 신장이 심장과 교차하여, 결합해서는 이괘(離卦) 가운데에 감수(坎水)를 포함한 형상을 이룬다. 신명을 다스리는 바

---

3 뇌후근(腦後筋)은 후두엽을 말한다.

4 뇌전근(腦前筋)은 전두엽이다.

5 『전체신론』의 「뇌위일신지주」에서 소개된 내용을 근거로 하고 있다. 거기서는 이외에도 비둘기의 대뇌를 잘랐을 때 여전히 생존하였지만 감각이 없었음을 예로 들고도 있다. 아울러 사람과 동물은 형질이 같지 않고, 같은 종류라도 타고난 자질이 다르기 때문에 잘 살펴야 한다고 말하였다(『全體新論』「第八 腦爲一身之主」, "凡人百體之能運動及有覺悟者 是皆腦氣筋所爲也 有人將一兎 割開脊骨 見腦柱之前後根 試觸其前根 兎必縮動 因前根司運動 若觸其後根 兎必呼叫 因後根司覺悟而知痛也 又有人將一鴿 割去其大腦 數月尙生 但無覺悟 飼之則食 拋之則飛 若不動之則 常如睡 推此可知大腦爲覺悟之主 又將一鴿 割其小腦 亦生數月 但不能飛動 反小腦當爲動作之主矣 人與物類 形質不同 其類之中 稟氣又不齊 宜有參酌").

는 '심장신(心藏神)'의 주석에 자세히 하였다.[6] 가령 서양의학에서 뇌후근을 도려내더라도 소리를 지르지 않는다고 말한 것은 반드시 뇌후근이 심장과 통하지 않기 때문이다. 서양의학에서 다시 뇌에 근(筋)[7]이 있어서 심장에 통한다고 말하는데, 바로 그들이 말한 뇌전근으로 지각을 주관한다는 곳이다. 그러나 그것이 심장과 통하기 때문에 지각을 주관하니, 지각을 주관하는 것은 바로 심장이다. 만약 지각이 뇌가 다스리는 바라고 한다면, 어째서 심장과 통하지 않는 뇌근(腦筋)을 도려내면 소리를 지르지 않는 것인가? 그들의 학설이 저들의 오류를 나무라고 있음은 분별하지 않아도 자명(自明)하다. 신장의 기운이 풍족하면 수(髓)가 충족되고, 수근이 심장으로 들어가서 수(水)로써 화(火)를 가지런히 하게 된다. 진정(眞精)이 안에 들어 있으면 진광(眞光)이 밖으로 드러나니, 신명이 심장에서 나온다. 심장은 화에 속해서 빛[光]이 있으며, 수(髓)는 신수(腎水)에 속해서 빛을 거두어들일 수 있다. 심신(心神)이 위로 뇌수에 흐르면, 광기(光氣)가 서로 비춰서 사물이 분명해진다. 위쪽의 '신장지(腎藏志)' 주석을 참고하면 더욱 명확하다.[8]

폐장은 '재상의 역할(相傅之官)'로 법도[制節]가 나온다.

심장은 군주가 되고 폐장은 심장 밖에 있으면서 돕는다. 심화(心火)는 크게 지나칠까 우려되는데, 스승이 군주를 보좌하는 것처럼 폐

6 「4. 오장이 저장하는 것」, 123-124쪽을 참조하시오.

7 여기서 근은 근육이 아니라 신경을 지칭한다.

8 「4. 오장이 저장하는 것」, 127-128쪽을 참조하시오.

장에 맑은 기운이 있어서 (심화가 지나치지 않도록) 보호하는 까닭에 상부지관(相傅之官)이라고 칭한다. 그 자취를 고찰해 보면 심혈(心血)[9]이 돌아서 폐장으로 들어가는데, 폐기(肺氣)를 얻어 혈액 가운데의 탁한 기운[濁氣]을 배출하여 다시 홍색으로 변하고 심장으로 되돌아 들어간다. 『내경』에 영혈(營血)과 위기(衛氣)가 폐장에 모인다는 설이 있으니,[10] '상부지관'이란 맡은 바의 직무다. 서양의학에서는 회혈(回血)[11]이 폐장으로 되돌아 들어가서 혈중의 이산화탄소[炭氣]를 배출하면 자색(紫色)이 사라지고 적혈(赤血)로 변하여서 다시 심장으로 들어간다고 말한다.[12] 폐장은 심장의 혈액을 도태(淘汰)시키는데, 이는 『내경』에서 말한 폐장이 '상부지관'이라는 말의 뜻이다. 다만 중국에서는 이산화탄소라고 말하지 않았고 탁기(濁氣)라고 이름 붙였을 뿐이다. 심화가 지나치면 기가 남아서 위쪽으로 역류하여 아래로 내려가며, 심화가 부족하면 아래로 새서 위로는 음해(飮咳)[13]가 되는데, 모두가 다스림[14]을 얻지 못한 까닭이다. 생각건대 폐장은 심

9 심혈은 심장과 혈액을 의미하는 것이 아니라, 심장에서 나온 혈액을 말한다.

10 이는 『영추』 「영위생회(營衛生會)」 편에 있는 내용을 언급한 것으로 보인다. 영혈과 위기가 교차하는 것에 대해서는 「11. 영위의 생성과 교차」에 상세하게 기술되어 있다.

11 인체를 순환한 혈액으로, 정맥혈이 된다.

12 『전체신론』 「혈맥운행론(血脈運行論)」에 상세하게 기술되어 있다.

13 수음(水飮)과 해수(咳嗽)를 말한다. 수음은 체내의 수액이 잘 순행하지 못하고 일정한 부위에 몰려서 나타나는 질병으로, 비위나 삼초의 기능에 장애가 있을 때 주로 발생한다. 한편 해수는 기침을 하는 증상으로, 가래가 없으면 해, 가래가 있으면 수이다.

14 즉 폐에 청기(淸氣)가 있어서 심화가 지나치지 않도록 조절하는데, 이러한 조절기능이 상실되었음을 의미한다.

화가 크게 지나치지 않도록 제어하고, 심화를 조절하여 미치지 않음이 없도록 해서 위로는 호흡[15]과 아래로는 대소변을 적당하게 한다.

간장은 '장군의 역할(將軍之官)'로 계략[謀慮]이 나온다.

인체의 음양(陰陽)에서 음(陰)이 고요함[靜]을 주관하는데, 고요하면 지키는 바가 있게 된다. 양(陽)은 움직임[動]을 주관하는데, 움직이면 행동하는 바가 있게 된다. 간장은 궐음경(厥陰經)이니 바로 음이 극진한 곳이다. 그런 까닭에 그 성정이 참고 견디면서 지키는 바가 있게 된다. 궐음(厥陰) 가운데서 소양(少陽)이 나타나는 이유는 음이 다하면서 양이 생겨나기 때문이다. 담화(膽火)가 간장 가운데 있음은 음 가운데에 양이 포함된 것으로, 양기가 발동하기 때문에 행위를 할 수 있다. 여기로부터 계략이 나오기 때문에 '장군지관(將軍之官)'이라고 말한다. 그러므로 간기(肝氣)가 제멋대로이거나 거스르는 사람은 간혹 광란(狂亂)하게 되며, 간기가 부족한 사람은 항상 두려움에 떨게 된다.

담은 '중정의 역할(中正之官)'로 결단(決斷)이 나온다.

서양의학에서 쓴맛의 담즙(膽汁)은 간혈(肝血)이 만든 것이라고 말하며, 중국의 옛 설에서는 담이 상화(相火)를 주관하며 간목(肝木)이 생성한 기(氣)로 여겼다. 고찰해 보면 기가 있으면 바로 즙(汁)이 있으니, 두 설명은 원래 서로 어긋나지 않았다. 생각건대 서양의학에

---

15 원문의 상기(上氣)는 상부의 기를 의미하는데, 인체(오장)의 상부에 있는 심장과 폐의 기를 말한다.

서는 사람이 두려워하거나 두려움이 없는 것은 담과 관련이 없다고 말하면서도 별도로 하나의 지점을 가리키지 못했던 것은 실제로 담이 중정[16]의 역할을 하는 기관임을 알지 못했기 때문이다. 담즙으로 말하면 담즙이 많은 사람은 두려워하지 않고, 기로 말하자면 담화가 왕성한 사람은 겁이 없다. (담즙이나 담화가) 매우 지나치면 중용을 얻지 못하여 정도를 잃게 되고, 이러한 이유로 간혹 횡포한 사람이 있게 된다. 충분하지 못하면 항상 두려움이 있으니, 역시 중정을 얻지 못했기 때문이다. 담기(膽氣)가 굳세지도 않고 약하지도 않으면, 중정의 기능을 이루게 되어서 일을 처리함에 저절로 결단이 있게 된다. 간장과 담을 함께 말하면, 간장의 양(陽)은 음(陰)에 저장되는 까닭에 계략을 주관하고, 담의 양은 음에서 나오기 때문에 결단함을 주관한다.

전중(膻中)은 '신하의 역할(臣使之官)'로 기쁨과 즐거움이 나온다.

전(膻)[17]은 흉부 전면의 격막(膈膜)으로, 옆구리와 척추를 둘러서 부착하고 있으면서 탁기를 차단한다. 격막을 전이라고 했으며, 전의 가운데에 있는 것이 곧 심포락(心包絡)이다. 옛날의 주석에서 격(膈)을 전중이라고 여긴 것은 격이 탁기를 차단하는 사실을 모르고 단지 상초의 거대한 막으로만 여겼기 때문이었다. 심장을 대신하여 소통·변화시키지 못하는데 어떻게 '신사지관(臣使之官)'이라는 이름을 얻었겠는가? 생각건대 심포락이 심장을 보좌하여 명령을 알리고

16 중정은 어느 쪽에 치우치지 않고 공정함을 의미한다.

17 횡격막(橫膈膜)을 말한다.

전격(膻膈)의 가운데에 있기 때문에 전중이라고 한 것이다. 상화에 속하고 또한 혈을 주관하는데, 혈로써 화를 고르게 하면 온화하고 지나치지 않게 되기 때문에 기쁨과 즐거움을 주관한다. 마음에 근심이 있으면 포락(包絡)의 화가 펴지지 않고, 마음에 지나치게 기뻐하면 포락의 화가 크게 치성한다. 서양의학에서 심장의 상부 절반은 협막(夾膜)이 싸고 있다고 하는데, 포락을 말한 것이다. 다만 서양의학에서는 포락이 어떠한 일을 주관하는지 알지 못하였다.

비장과 위(胃)는 '창고의 역할(倉廩之官)'로 오미(五味)가 나온다.

각 장부(臟腑)는 하나의 역할[官]로 불리는데, 오직 비장과 위만은 합하여 하나의 역할로 불리니 무엇 때문인가? 위는 곡식을 받아들이는 것을 주관하고 비장은 곡식을 소화하는 것을 주관하는데, 두 가지가 서로 결합한 후에야 완전한 기능을 이루는 까닭에 비장과 위를 함께 '창름지관(倉廩之官)'이라고 통칭한다. 비장과 위가 오곡(五穀)을 소화시키고 받아들인다고 말하면서 또한 오미(五味)가 나온다고 말한 것은 오곡이 오미를 갖추고 있어서 한 가지가 위 속으로 들어가 소화되어 즙액이 되고, 비장의 유막(油膜)을 따라 흩어져 오장에 도달하기 때문이다. '나온다[出]'고 한 것은 비장과 위에서 나와 모든 장부와 영위(營衛)에 도달한다는 의미다. 위가 곡식을 받아들이지 못하면 오미가 들어오지 못하는데, 위는 양(陽)에 속하기 때문에 마땅히 건조하게 해야 한다. 비장이 곡식을 소화하지 못하면 오미가 각 장(臟)에 도달하지 못하는데, 비장은 음에 속하니 마땅히 축축하게 해야 한다.

소장(小腸)은 '받아서 저장하는 역할(受盛之官)'로 소화된 음식물[化物]이 나온다.

성(盛)의 음은 승(承)인데, 저장한다는 의미다. 소장은 위쪽으로 위에 닿아 있으며, 위가 받아들인 음식은 모두 소장에 채워진다. 서양의학에서는 "소장 전체가 모두 유막(油膜)으로 서로 연결되어 있으며, 유막 가운데에 모두 미세한 혈관이 있어서 소장과 서로 통한다. 담즙이 미세한 혈관을 따라 소장 안으로 주입되어 음식물을 소화시킨다. 비장의 이자액[甜肉汁] 역시 소장으로 들어와 음식물을 소화시킨다. 음식물에서 소화된 정즙(精汁)은 곧 막 가운데로부터 소장으로 나와서 각 장에 도달하게 된다."라고 하였다.[18] 그러므로 화물(化物)이 나온다고 한 것이다. 왕청임(王淸任)은 『의림개착』에서 소장에 부착되어 있는 것이 계관유(雞冠油)이며 다시 기부(氣府)라고 이름하면서 원기(元氣)가 보존된 곳이며 음식물을 소화시키는 작용을 담당한다고 여겼다.[19] 그러나 『내경』에서 "소장은 수성지관으로 화물이 나온다."라고 분명히 말하여 이미 소장의 기화(氣化)를 지적했음을 알지 못하였다. 소장에 붙어 있는 유막이 바로 중초(中焦)이며, 비장에 속한다. 소장은 다시 심장에 연결된 부(腑)로, 서로 통하는 길인 유막 가운데 있는 미세한 관을 따라 위쪽으로 격막에 가고 포락에 도달하고서 심장에 이른다. 심장이 소장에 열(熱)을 보내면

18 이의 전거는 확인하기 어렵다.

19 『의림개착』의 서문에서 이와 같은 내용이 보인다(『醫林改錯』「醫林改錯臟腑記序」, "氣府 俗名鷄冠油", "小腸外有氣府 氣府抱小腸 小腸外氣府內 乃存元氣之所 元氣化食").

화물(化物)이 나오지 못하여 이질(痢疾)이 되고 임질(淋疾)이 된다. 비음(脾陰)이 부족하면 중초에서 받아서 저장하지 못하여 격식(膈食)[20]과 변결(便結)[21]이 있게 되며, 삼초의 상화가 부족하면 물과 곡식을 익히고 소화하지 못해서 설사하게 된다. 서양의학에는 또 소장에 염증이 발생하는 증상이 있으니, 즉 중국의학의 설리(洩痢), 장옹(腸癰)[22] 등의 증상이다. 중국의 최근 학설에 물이 소장으로 들어간 연후에 난문(闌門) 아래로부터 비등하여 방광으로 들어간다고 하였다. 서양의학에서는 그것이 틀렸다고 배척하면서 물이 위로부터 흩어져 나와 연망(連網) 가운데로 들어간다고 하였는데, 아래의 삼초에 대한 주석에서 자세히 하였다. 그런데 소장 가운데 채워진 것은 다만 식물(食物)로 음질(陰質)이다. 마신 물[飮]은 주로 기로 변화하고, 먹은 곡식[食]은 주로 혈로 변화한다. 식물이 소장에 있으면서 모두 액으로 변해 연망으로 나오며, 마침내 위쪽으로 가서는 심장을 받들어서 혈액을 생성한다. 소장이 심장의 부가 되는 이유는 바로 심장이 (혈이 되는) 재료를 취하는 곳이기 때문이다.

대장(大腸)은 '전달하는 역할(傳道之官)'로 변화(變化)가 나온다.

'변화가 나온다(變化出)'는 말은 소장 중의 음식물이 대장에 이르러

---

20 흉복이 부어올라 통증이 있고 음식물을 삼키기 어려우며, 신물을 토하는 병이다.

21 변결은 변비라고 할 수 있다.

22 소장(小腸)이나 대장(大腸)에 생기는 옹(癰)을 통틀어 이르는 말이다. 아랫배가 단단하게 뭉쳐 붓고 열과 오한이 나며, 오줌이 자주 마렵고 똥과 함께 피고름이 나온다. 어혈(瘀血)이 뭉쳐 기혈 순환이 막혀서 생기는데, 현대의 맹장염이나 충수염에 해당한다.

정즙(精汁)이 모두 변해서 찌꺼기가 되어 나오는 것을 의미한다. 찌꺼기가 배출될 수 있는 까닭은 대장의 전도(傳道)함에 의지하고 있기 때문이며, 대장이 전도할 수 있는 까닭은 폐장의 부(腑)가 되어 폐기가 아래에 전달되기 때문이다. 이러한 까닭에 대변의 병을 치료할 때에는 반드시 폐기(肺氣)를 조절해야 한다. 「오장소합(五臟所合)」의 조문에서 별도로 자세히 하였다.[23]

신장은 '단단하게 하는 역할(作强之官)'로 기교(伎巧)가 나온다.

서양의학에서는 사람의 재주와 지혜가 모두 뇌수에서 나오며 사람의 근력(筋力)은 모두 뇌신경[腦氣筋]에서 나온다고 말하는데, 뇌수가 어떤 것인지 물어보면 서양의사는 알지 못한다. 무릇 수(髓)는 신정(腎精)이 만드는 것으로, 정(精)이 충분하면 수가 충분하다. 수는 뼈 안에 있으니, 수가 충분하면 뼈가 굳건하여 단단하게 할 수 있어서 재주와 힘이 다른 사람보다 뛰어나다. 정이 신(神)을 낳는 것은 '심장신' 조문에 상세하게 보인다.[24] 정이 충분하면 신이 강하여 저절로 기교가 많아지고, 수가 부족한 사람은 힘이 강하지 못하며 정이 부족한 사람은 지혜가 많지 않다. 서양의학에서 수에 대해 말하는 방법은 많지만 수를 치료하는 방법은 적으니, 수가 신장에서 만들어짐을 알지 못하기 때문에 치료할 방법이 없다. 중국의 근래 의학도 신장은 알지만 수는 알지 못하여 도리어 서양의사의 비웃음을 산다. 옛 성인의 경전인 『내경』에 이미 「수해론(髓海論)」, 「골공론(骨

23 「6. 오장과 육부의 결합」, 140-142쪽을 참조하시오.

24 「4. 오장이 저장하는 것」, 123-124쪽을 참조하시오.

空論)」이 있고, 신장과 수를 함께 논한 것을 알지 못한다.[25] 심하구나! 옛 성인과 옛날에 미치지 못함이.

삼초(三焦)는 '도랑을 소통시키는 역할(決瀆之官)'로 물길[水道]이 나온다.

초(焦)는 예전에는 膲라고 했으니, 몸에 있는 격막(膜膈)이며 물[水]을 행하게 한다. 지금의 의사들은 모두 물이 소장의 하구(下口)에 이르러 방광으로 삼투(滲漏)해서 들어간다고 하는데, 틀린 것이다. 『의림개착』과 서양의학 모두 그것을 비웃는데, 당대 이후로 모두 삼초가 어떤 물체인지 알지 못하였기 때문이다. 서양의학에서는 "마신 물이 위에 들어가면, 위의 네 면에 모두 미세한 혈관이 있어서 빨아들인다. 마신 물은 격막으로 흩어 보내져 연망과 유막 가운데로 들어가고 방광으로 내려간다."라고 하였다. 서양의학에서 말한 연망이 곧 격막이며 일반적으로 말하는 망유(網油)인데, 온몸에 있는 막이 이것이다. 망유는 방광과 연결되어 있으며 물은 망유로부터 방광으로 스며드는데, 옛사람이 "삼초는 '결독지관'으로 수도가 나온다."라고 말한 것이 바로 이것이다. 삼초의 근원은 신장 가운데서 나오는데, 양쪽 신장의 중간에 한 줄기 유막이 있어서 척골을 관통하며 명문(命門)이라고 한다. 이것이 삼초의 근원이다. 삼초는 이 줄기를 따라 판유(板油)에서 발생하여, 흉부 앞의 격막에 이어지고 흉중위를 돌아 심포락으로 들어가서 폐장으로 이어지고 인후로 올라간

---

25 『영추』 제33편인 「해론(海論)」과 『소문』 제60편인 「골공론편(骨空論篇)」을 말한다.

다. 밖으로 나와서 손등과 흉부 앞의 주리(腠理)가 되는데, 이것이 상초(上焦)이다. 판유로부터 계관유(雞冠油)로 이어져서 소장에 부착되며, 밖으로 허리와 복부의 주리로 나오는 것이 중초(中焦)다. 판유로부터 망유에 미쳐서 뒤로는 대장, 앞으로는 방광에 연결되며 가운데는 포실(胞室)이 되는데, 밖으로 엉덩이와 정강이, 그리고 아랫배의 주리가 되는 것이 하초(下焦)다. 사람이 마신 물이 삼초를 거쳐 방광으로 내려가면 삼초가 잘 통한 것이며, 만약 삼초가 순조롭지 못하면 물길이 막혀서 밖으로 종창(腫脹)[26]이 된다. 서양의학에서 표현한 연망의 형상은 매우 상세하지만 삼초를 분명히 하지 않았고, 또 연망의 근원과 기화가 무엇인지는 모두 알지 못했다.

방광은 '물을 저장하는 역할(州都之官)'로 진액(津液)을 저장하여 기화(氣化)시키고 배출한다.

사람이 마신 물은 방광으로 들어가지 않는 것이 없다. 방광은 인체의 주저(洲渚)[27]와 같아서 '주도지관'이라고 한다. 사람들은 단지 방광이 소변을 주관하는 사실만 알고, 물이 방광으로 들어가면 기로 변하여 올라가서 진액이 되고 나머지 물질은 아래로 나와 소변이 된다는 것을 알지 못한다. 경문(經文)에서 말한 '기화시키고 배출한다.'라는 말은 진액이 나오는 것을 말하며, 소변이 나온다는 것은 아니다. 기화(氣化) 두 글자는 당대 이후로 그 뜻을 아는 사람이 없었

26 부종으로 인하여 복부가 팽창하는 증상이다.

27 주저(洲渚)는 물을 가두는 곳이며, 여기서는 인체에서 방광이 주저처럼 물을 가둔다는 의미다.

는데, 내가 여기에서 특별히 상세하게 말하자면 화(火)가 수(水)와 교류하여 바로 변해서 기(氣)가 되는 것이다. 서양과학을 보면 불로 물을 끓여 수증기[28]를 얻으니, 이것이 바로 화가 수와 교류하여 기로 변화하는 증거다. 인체의 수화는 어떻게 교류하는가? 심장은 화를 주관하며, 코로 흡입한 기는 바로 하늘의 양기[天陽]이며 또한 화에 속한다. 서양의학에서는 "공기가 코를 따라 들어오는데, 기관이 폐장으로 들어가 심계(心繫)를 거쳐 등과 척추를 따라 내려가서 신계(腎系)에 들어가며, 다시 신계로부터 연망에 도달하여 배꼽 아래(臍下)에 이르게 된다."라고 한다.[29] 서양의학에서 말하는 흡입의 통로를 살펴서 그 이치를 미루어 궁구해 보면 흡입한 것은 천양(天陽)이고 화에 속하는데, 심계를 거치면서 심화를 이끌고 배꼽 아래, 즉 기해(氣海)로 들어감을 알 수 있다. 여자는 포궁(胞宮)이라고 하는데, 경전에서 "방광은 포의 집이다(膀胱者, 胞之室)."라고 했다. 포는 바로 유막으로 된 하나의 큰 협실(夾室)로, 신축(伸縮)이 가능해서 실제로는 방광보다 훨씬 크다. 포와 방광 사이에 약간의 틈이 있지만, 또한 포 전체가 미세한 혈관으로 방광과 서로 통해 있다. 사람이 흡입한 천양은 심화와 결합하여 아래로 포(胞) 가운데 이르게 되면 방광에 있는 물을 훈증하고 움직여서 기로 변화시킨다. 서양과학에서 물을 끓여 기를 얻는 방법과 다르지 않다. 방광의 물이 기로 변화되

28 당종해는 '輕氣'라고 했는데, 원래는 수소다. 그러나 문맥상 수증기로 읽어야 한다.

29 이 부분은 폐에 의해서 산소가 공급되면 폐동맥을 통해 심장으로 전해져서 온몸으로 운행된다는 서양의학의 호흡론과 맞지 않는다. 폐의 호흡이 배꼽 아래의 단전으로 이어진다는 것은 중국의 전통의학에서 말하는 기의 운행방식이다.

면, 방광을 뚫고 나와서 포중(胞中)으로 들어간다. 위로는 배꼽 주위의 기충혈(氣衝穴)을 따라 격막으로 올라가 폐장으로 들어가서는 다시 입과 코로 나온다. 위로 나온 공기를 칠기(漆器)나 돌에 대어 보면 이슬이 맺히지만, 구설(口舌)이나 장부(臟腑)에서는 진액이 된다. 또한 공기가 구비(口鼻)에서 나오는 것은 분명하게 드러난 경우다. 다시 밖으로 피모(皮毛)로 나와 피부와 기육(肌肉)을 적시고 땀이 되는데, 이른바 기화하면 진액이 배출될 수 있다는 것은 이를 말한다. 노인에게 소변이 많은 이유는 기화가 적어서 물이 많기 때문이며, 장년에게 소변이 적은 이유는 기화가 많아서 물이 적기 때문이다. 서양의학에서는 단지 기가 폐장으로부터 심계를 지나 배꼽 아래에 이른다고 말했을 뿐 기가 다시 나오는 통로는 말하지 않았는데, 원래의 길을 따라서 나온다고 여겼기 때문이지만 그것이 틀렸음을 알지 못하였다. 기가 나오는 경로는 실제로 기충혈을 따라서 위쪽으로 격막에 도달하여 폐장으로 나온다. 서양의학에서 흉격(胸膈)은 폐장이 흔들려서 호흡하는 작용을 보조한다고 말하는데, 격막은 기가 나오는 길이며 기가 들어가는 길이 아니었음을 알지 못해 선동호흡(扇動呼吸)이라고 혼동해서 말하였다. 들이마시는 숨은 척추를 따라 들어가는데 독맥(督脈)이 주관하고, 내쉬는 숨은 격(膈)을 따라 나오는데 임맥(任脈)이 주관한다. 양기를 들이마시면 화(火)가 수(水)에서 교류하고, 음기를 내쉬면 기가 수로 되돌아간다. 호흡의 순환을 도가(道家)에서 비결(秘訣)로 삼았지만, 의가(醫家)에서는 그 뜻이 귀착하는 바를 알지 못하였다. 오직 『내경』에서 "기화시켜 배출한다."라는 한마디 말로 명백히 지적하였는데, 어찌하여 주석가들 대부분은 알지 못했는가? 불이 물을 증발시키기에 부족하면 진액이 올라가지 않아 기로 변화하지 못하고, 물이 불을 제어하기에 부족하면 진액이 말라서 소변이 나오지 않는다.[30]

앞서 「오장과 육부의 결합(臟腑所合)」 조문에서는 단지 오장육부가 있다고 말하였지만, 이 조문은 「난대비전론(蘭台秘典論)」에서 뽑아 다시금 전중(膻中)의 한 장부를 더하여서 육장육부(六臟六腑)가 되었고 논리가 갖추어졌다.[31] 또 신장은 수와 화를 갖추었는데, 두 개의 신장 중간에 있는 계(系)가 화에 속하고 명문(命門)이 된다. 그런 까닭에 앞의 조문에서 '소양(少陽)은 신장에 속해서 삼초상화

---

30 본문의 호흡과 방광에 의한 기화작용은 섭림(葉霖)이 1895년에 편찬한 『난경정의(難經正義)』에서도 설명을 찾아볼 수 있다(『難經正義』「三十五難」, "蓋人心主火 人鼻吸入之氣 乃天陽也 亦屬火 從鼻入肺 歷心系 引心火 循脊背之膂筋 下入腎系 又從腎系以達下焦氣海 氣海者何 卽三焦之根 位居臍下 經謂胞室 王淸任謂之氣府者是也 凡人吸入之天陽 合心火下至胞室 則蒸動膀胱之水 化氣上騰 其氣透出膀胱 入於胞室 上循臍旁 由衝任上膈入肺 而還出於口 隨呼而出 上出之氣 著漆石則爲露珠 在口舌臟腑之中 則爲津液 又外出於皮毛 以薰膚潤肌而爲汗 所謂氣化則津液能出者此也 老人溺多 化氣少而水質多 壯者溺少 化氣多而水質少也 吸入從脊 督脈主之 呼出從膈 任脈主之 吸入陽也 火交於水也 呼出陰也 氣卽是水也 火不足以蒸水 則津液不升 氣不得化 水不足以濟火 則津液干枯 小水不下 故曰膀胱者 津液之腑也"). 그런데 이상의 내용은 당종해가 호흡과 방광, 소장 등을 설명하는 내용과 매우 흡사하며, 많은 대목에서 일치하고 있다. 당종해의 『중서회통의경정의』가 섭림의 『난경정의』보다 일찍 편찬·간행되었으므로, 섭림이 당종해의 설명을 차용했다고 볼 수 있다. 그러나 선후관계와 상관없이, 당종해와 같은 인식이 당시 전통 중의학자들에게서 광범위하게 공유되고 있었다고 할 수 있다. 다만 구체적으로 당종해가 다른 의가들과 서로 어떠한 영향을 미쳤는지에 대해서는 추후의 연구가 필요하다.

31 『소문』「영란비전론편(靈蘭秘典論篇)」을 말한다. 황제(黃帝)의 도서관을 영대난실(靈台蘭室)이라고 하였는데, 통상 영란(靈蘭)으로 불렀고 당종해는 난대(蘭台)라고 호칭하였다.

(三焦相火)라고 하는데, 그 뿌리는 명문에 있다.'고 말한 것이다.[32] 신장이 위쪽 폐장으로 이어지니 금(金)과 수의 상생(相生)관계라고 하며, 방광이 신장의 부(府)가 된다. 또 "양장(兩臟)으로 하면 신장과 명문이다."라고 하였으니,[33] 두 개의 장(臟)으로 나누어서 삼초와 방광 양부(兩腑)에 배합할 수 있다. 『난경(難經)』에서 왼쪽은 신(腎)이고 오른쪽은 명문이라고 하였는데, 본래 의도한 뜻이 있었다.[34] 그렇기 때문에 오장육부라고 말하는 경우는 핵심을 든 것이며, 육장육부라고 말하는 경우는 사물을 전부 갖춘 것이다. 다시 명문을 더하여 칠장육부(七臟六腑)가 되면 또 나머지가 남는다. 천지와 음양, 기우(奇耦)[35]가 나머지가 없이 맞아떨어지지 않고 마구 뒤섞여서 변화를 다 하니, 사람의 장부도 그에 응하여서 경맥(經脈)에도 기경(奇經)이 있고 장부도 역시 짝이 맞지 않고 남는 것인가?

---

32 이것은 「6. 오장과 육부의 결합」, 152-153쪽에서 말한 내용이다. 즉 "삼초[少陽]는 신장에 속한다. 신장은 위쪽으로 폐장과 연결되는 까닭에 (삼초는 신장과 폐장) 두 개의 장부를 거느린다. 삼초는 '물길이 지나가는 곳간(中瀆之府)'으로 수도(水道)가 나온다. 방광에 속하지만, 이것은 '홀로 있는 곳간(孤之府)'으로 육부가 결합하는 바이다."의 조문과 이에 대한 당종해의 주석을 참조하시오.

33 위의 각주 32를 참조하시오.

34 『難經』「三十六難」, "三十六難曰 藏各有一耳 腎獨有兩者 何也 然 腎兩者 非皆腎也 其左者爲腎 右者爲命門".

35 기수(奇數)와 우수(偶數)를 말하는데, 홀수와 짝수, 즉 모든 수를 의미한다.

8. 오장과 구규(五藏九竅)

앞의 「오장에 연결된 것[五臟所屬]」에서는 칠규(七竅)만 있었다. 이 조목에서는 구규(九竅)를 갖춰 말하니, 이에 빠짐이 없게 되었다.[1]

간장은 눈으로 구멍을 연다.[2]

주석은 위의 「오장에 연결된 것」 조문에 보인다.[3]

심장은 귀로 구멍을 연다.

귀는 신장에 이어지는 구멍인데, 여기서 심장의 구멍이라고 말한

---

1 칠규는 인체의 머리 부분에 있는 일곱 개의 구멍을 말하는데 눈·귀·콧구멍·입으로, 오장의 정기는 각각 칠규로 통한다. 이에 전음(前陰)인 요도와 후음(後陰)인 항문을 더하면 구규가 된다. 한편 『난경』에서는 전음과 후음 대신에 혀와 목구멍을 말하기도 하였다(『難經』「三十七難」).

2 이하의 본문은 『소문』「금궤진언론편金匱眞言論篇)」에 설명된 내용이다. 원문의 '肝開竅於目'에서 개규(開竅)를 '구멍을 연다'로 번역한다. 이때 '규'는 칠규를 의미하며, 따라서 "간장은 눈으로 구멍을 연다."는 간장이 칠규 가운데 눈과 통하여 있음을 말한다.

3 「3. 오장에 연결된 것」, 88쪽을 참조하시오.

것은 심장과 신장이 서로 교차하기 때문이다. 소리를 듣게 하는 것은 신장의 정[腎精]이며, 언어를 분간하게 하는 것은 심장의 신[心神]이다. 심장과 소장의 맥이 청궁혈(聽宮穴)로 들어가기 때문에 진수원은 그것이 청각을 주관한다고 여겼지만, 귀가 뇌수(腦髓)로 통하며 뇌기근(腦氣筋)이 아래로 심장에 통한다는 것은 알지 못하였다. 서양의학에서 이것을 매우 자세하게 말하였던 까닭에, 귀가 신규(腎竅)이면서 또한 심규(心竅)가 되어 모두 뇌와 통함은 그것으로부터 알 수 있다.[4] 삼초는 신부(腎腑)이며 귀 안쪽은 신규(腎竅)이므로, 귀 바깥쪽은 삼초의 맥이 두르고 있다. 귀가 또한 심규이므로 귀 바깥쪽의 소장경맥 역시 청궁혈로 들어가니, 부(腑)가 장(臟)에 응하는 것을 알 수 있다. 이와 같은 것이 있음에도 소장의 맥은 귓구멍과 심장이 통하는 길이라는 사실을 지적하지 못하였으니, 진수원의 말이 약간 부족하였다.[5]

비장은 입으로 구멍을 연다.

주석은 「오장소속」의 조문에 보인다.[6]

폐장은 코로 구멍을 연다.

위와 같다.[7]

---

4 청각의 작용에 대해서는 『전체신론』 「이관묘용(耳官妙用)」에 자세하게 설명되어 있다.

5 진수원과 이상의 내용에 대해서는 118-119쪽을 참조하시오.

6 「3. 오장에 연결된 것」, 105쪽을 참조하시오.

7 「3. 오장에 연결된 것」, 111쪽을 참조하시오.

신장은 전음(前陰)과 후음(後陰)으로 구멍을 연다.

전음은 방광의 하구(下口)이며 소변의 배출을 주관한다. 방광은 신장의 부(腑)이다. 신장은 물[水]을 주관하여 기(氣)로 변화시키고 물로 변화시켜서 전음을 따라 나오는 까닭에, 전음은 신장에 연결된 구멍이 된다. 또 전음에는 정규(精竅)가 있어 요규(溺竅)와 서로 붙어 있지만 같지 않다. 요규는 안으로 방광과 통해 있고 정규는 안으로 포실(胞室)과 통해 있는데, 포실은 여자가 수태(受胎)하고 남자가 정(精)을 저장하는 곳으로 더욱 신장이 주관하는 바이다. 때문에 전음에는 요규의 병이 있고 정규의 병도 있으므로 상세하게 구분해야 한다. 후음은 대장의 하구로 마땅히 비위(脾胃)에 속해야 한다. 그러나 그것의 몸체가 아래에 있으므로 부위로 말한 것이다. 아래에 있는 것들은 모두 신장이 다스리는데, 신액(腎液)이 충분히 기름지면 항문이 막히지 않고, 신기(腎氣)가 충분히 단단하면 항문이 빠지지 않는다. 생각건대 전·후음이 모두 신규에 속하는 까닭에 경전에서 "신장은 위관(胃關)"이라고 했으니,[8] 음식물은 모두 전·후음을 따라 나온다. 서양의학에서 전·후음을 그린 것이 매우 자세하지만, 전·후음이 결국에는 어떤 장(臟)에 속하는지 알지 못했기 때문에 치료법이 정밀하지 못하다.

내가 살펴보니 신장은 전·후음으로 구멍을 열지만, 전음의 병은 심장과 간장에서 비롯하는 경우가 많고 후음의 병은 대부분 비장

8 『素問』「水熱穴論篇 第六十一」, "岐伯曰 腎者 胃之關也 關門不利 故聚水而從其類也".

과 위에서 연유하는 경우가 많다. 또한 귀가 심장의 구멍[心竅]이라는 것과 심장이 혀로 구멍을 연다는 의미는 같지 않지만, 오장이 얽힌 바를 전체적으로 보면 의미가 서로 통하니 학자는 상세히 참고해야 한다.

9. 남녀의 생식기능(男女天癸)

세간에서 여자의 월경을 천계(天癸)[1]라고 하는데 잘못된 말이다. 『내경』에서 남자도 역시 천계가 있다고 분명하게 말하였으나,[2] 『내경』에 주석을 단 사람들은 그것이 무엇인지 확실히 지적하지 못했다. 왕빙(王冰)의 옛 주석에서도 『내경』의 지극한 경지를 알았지만 천계에 대해서는 결국 분명하게 말하지 못하였다. 내가 일찍이 경문(經文)을 상세히 고찰하고 서양의 방법과 아울러 단경(丹經)의 별록(別錄)[3]을 참고하였기에 음양(陰陽) 수화(水火) 혈기(血氣)의 여러

1 천계는 보통 월경을 대신해서 사용되기도 하지만, 더 정확하게 말하면 남녀의 신정(腎精)을 말한다. 『소문』「상고천진론편(上古天眞論篇)」에서 여자는 7세에 신기(腎氣)가 왕성해지고, 14세에 천계가 이르게 되면 임맥(任脈)과 충맥(衝脈)이 충만해져서 월경이 시작되고 생식능력이 있게 된다고 말한다. 아울러 남자는 8세에 신기가 충만해지기 시작하고 16세가 되면 천계가 성숙해져서 정기가 왕성하여 생식능력이 갖춰진다고 하였다.

2 위의 각주 1을 참조하시오(『素問』「上古天眞論篇 第一」, "丈夫八歲 腎氣實 髮長齒更 二八 腎氣盛 天癸至 精氣溢寫 陰陽和 故能有子").

3 『단경별록』이라는 서명이 보이지 않는 까닭에, 여기서는 단경의 별록으로 번역하였다. '단경'은 특정한 도서의 명칭이라기보다는, 단(丹), 즉 도가 계열의 서적을 총칭해서 말한 것으로 보인다.

항목을 꽤 분석할 수 있었으므로, 상세하게 주석을 하였다. 또한 이 장(章)의 가장 미묘한 뜻은 서양의학의 방법으로 알 수 없는 까닭에, 서양 사람들은 여자의 경수(經水)와 남자의 정기(精氣)에 대해 전말을 통찰할 수 없다.

여자는 14세가 되면 천계가 이른다.[4]

7은 양수(陽數)가 되고 8은 음수(陰數)가 되며, 리(離)괘는 여자가 되고 감(坎)은 남자가 된다. 모든 것은 음양이 서로 바뀌는 도(道)에 따라서, 남자는 양이지만 음수를 얻고 여자는 음이지만 양수를 얻는다. 여자는 7세에 이빨을 갈고 14세에 천계가 이른다. 천계라는 것은 천일(天一)이 생성한 계수(癸水)로, 바로 신장 가운데 일양(一陽)의 기가 변화하여 액(液)이 된다. '이른다[至]'는 의미는 신기(腎氣)가 수(水)로 변화하여 포중(胞中)에 다다른다는 것이다.

임맥(任脈)이 통하고 태충맥(太衝脈)이 왕성하면 월경[月事]이 때에 맞춰 나온다.

인체에서 음양을 전체적으로 거느리는 것은 임맥과 독맥(督脈)이다. 임맥은 전면에 있어서 위(胃)와 심장에 속하고 후천(後天)을 주관한다. 독맥은 등과 척추[背脊]에 위치하여 신장에 속하고 선천(先

---

4 이 편의 본문은 『소문』의 「상고천진론편」에서 황제가 늙으면 아이를 갖기 어려운 이유에 대하여 기백이 대답한 내용의 일부를 전거로 논의를 전개하고 있다. 본래는 천계가 이르는 것 이외에도 천계가 끊어질 때까지의 남녀에서 나타나는 인체의 변화를 설명하고 있는데, 여성은 7의 배수로, 남성은 8의 배수로 변화하며 여성은 49세, 남성은 64세에 천계가 다한다고 말한다.

天)을 주관한다. 두 맥이 서로 만나는 곳은 포중에 있는데, 포(胞)는 대장의 앞과 방광의 뒤에 위치하며, 유막(油膜) 가운데 있는 하나의 작은 방[夾室]이다. 포의 막(膜)은 위로 망유(網油)에 연결되고 다시 올라가서는 등과 척추의 중간으로 귀결되는데, 이것이 신장 가운데의 계(系)가 되니 바로 명문(命門)이다. 독맥이 명문을 관통하여 선천양기(先天陽氣)의 근원이 되니 기(氣)는 곧 수(水)이다. 서양과학에서는 물에서 기[5]를 취한다. 사람의 구비(口鼻)에서 나온 기가 물건에 닿으면 모두 물로 변하고, 신장 가운데 천일양기(天一陽氣)가 생성한 수는 계수(癸水)가 된다. '이른다'는 의미는 계수가 신계(腎系) 가운데에서 발생하여 아래로 망유로 들어가 포중에 이른다는 뜻이다. 이것은 독맥이 주관하는 것으로, 선천인 신장 가운데의 양(陽)이 포중에서 교차한다. 이것은 수(水)이지 혈(血)이 아니며 선천의 기분(氣分)에 속한다. 후천의 혈분(血分)에 속하는 것은 충맥(衝脈), 임맥이 되는데, 충맥과 임맥은 양명경(陽明經)에 흩어져 후천에 속하고 심장을 받들어 혈로 변화시킴을 주로 한다. 양명경에서는 음식에서 변화한 정즙(精汁)이 위쪽 폐로 돌아가서, 심화(心火)의 변화를 받으면 (정즙의) 색이 붉어져서 혈액이 된다. (정즙이) 변해서 혈이 되면 충맥과 임맥의 유도함을 따라 하행하여 포궁(胞宮)으로 들어가 천계의 수와 결합하니, 이른바 임맥이 통(通)한다는 것이다. 임맥이 포중에서 일어나고 천일양기가 변화한 계수가 독맥을 따라 포중으로 들어오면, 후천의 임맥은 양기(陽氣)에 감응하여 잘 통하게 된다. 임맥

5 여기서 말하는 기는 기체로, 특히 수증기를 의미한다.

으로 흩어진 것이 태충맥이며, 역시 천계의 양을 얻어서 변화된 음혈(陰血)을 더욱 가득 차게 한다. 이에 음혈은 충맥과 임맥을 따라 다시 아래로 포중에 들어가서는 계수와 결합하여 경혈(經血)이 되고, 매월 한 번씩 행하여서 월사(月事)가 된다. 그런 까닭에 '월경이 때에 맞춰 나온다(月事以時下).'라고 한 것이다. 여자는 음에 속해서 혈을 위주로 하므로 천계의 수기(水氣)도 역시 혈을 따라 변하며 모두 적색이 되지만 실제로 가운데에는 수액이 있다. 독맥 계수의 양(陽)이 부족하면 월경이 지체(遲滯)되고, 충맥과 임맥의 음혈(陰血)이 부족하면 월경이 묽거나 마르게 된다.

남자는 16세가 되면 신기(腎氣)가 왕성해져서 천계가 이른다.

남녀가 비록 같지 않지만, 선천은 신장이 주관하고 후천은 위가 주관한다. 남자는 16세에 선천인 신장 가운데의 '생양지기(生陽之氣)'가 변한 계수가 역시 포중에 이른다. 여자의 포는 혈해(血海) 또는 자궁(子宮)이라고 하며, 월경을 행하게 하고 자식을 잉태하게 한다. 남자의 포는 단전(丹田), 기해(氣海), 정실(精室)이라고 하며, 호흡의 근원이며 정을 저장하는 곳이다. 포는 선후천이 서로 모이는 곳으로, 선천인 독맥과 신양(腎陽)에서 변화한 수(水)가 포중에 이르면, 후천인 충맥과 임맥이 심장에서 변한 혈을 받아 수[6]와 상응하여 충맥과 임맥이 잘 통하여서는 역시 포중으로 내려간다. (포중에서) 음이 양과 상응하고 기가 혈과 교차하게 된다. 여자는 혈이 위주여서,

6 윗구절의 '신양(腎陽)에서 변화한 수(水)'를 말한다.

수가 혈을 따라 변해 월경이 된다. 남자는 기가 위주여서, 혈이 수를 따라 변해 정액이 된다. 정액이 맑은 것은 혈이 부족해서이며, 사정(射精)하지 못하는 것은 기가 부족해서이고, 정액이 적은 것은 기혈이 모두 부족하기 때문이다.

정기(精氣)가 넘쳐 나온다.

혈은 수기(水氣)로부터 변하지만, 맑은 물이 아니라 반드시 진하면서 탁한 것은 수 가운데 혈질(血質)이 있기 때문이다. 생각건대 혈이 수와 화합한 후에야 정기가 충만해져서 사정할 수 있다. 서양의학에서는 정(精)이 외신(外腎)인 고환(睪丸)에서 만들어진다고 말하는데, 고환은 다만 정을 내보내는 기관일 뿐 정을 생성하는 곳이 아님을 알지 못하였다. 서양의학에서 해부를 하니 오로지 고환 안에만 정액이 있고 다른 곳에는 정액이 없는 것을 보았기 때문이다. 정이 생겨나면 운행하여 보이지 않음을 알지 못하니, 이미 죽은 사람에게서 화생(化生)하는 곳을 찾고자 하니 결코 얻을 수 없다. 고환 가운데의 정은 죽은 정일 뿐인데, 어떻게 이를 근거로 정을 만드는 곳이라고 여기겠는가? 「전체총론(全體總論)」에 자세하다.[7]

음양(陰陽)이 화합[和]하면 자식이 있게 된다.

여기서 다시 남녀를 함께 말하면, 천계수(天癸水)는 양이 되고, 충맥과 임맥의 혈은 음이 된다. '화합[和]'이라는 것은 포중에서 만나 합

7 「16. 인체의 총론」, 267-269쪽을 참조하시오.

쳐져 함께 변화함을 말한다. 여자에게서 화합하면 월경이 이르고 남자에게서 화합하면 정액이 넘치는 까닭에 생육(生育)하여 자식을 얻을 수 있다. 지금 사람들은 이러한 이치를 알지 못하고 망령되이 행동하고 약을 먹어서 자식 얻기를 구하니 잘못됨이 없을 수 있겠는가?

이 절에서는 혈기가 교차하여 월경으로 변하고 신정(腎精)으로 변하는 근원이 된다는 점이 가장 중요한 의미다. 정으로 변한 것이 상행하여 독맥을 따라 척추로 들어가 뇌로 올라가면 골수(骨髓)를 만들고, 임맥을 따라 뺨과 입술로 올라가서 수염을 만든다. 피부에서 털이 나는데, 또한 남자의 혈은 아래로 빠져나가지 않아서 정기로 변하여 상행하여 밖으로 이르기 때문에 여자에 비해서 수염이 많다. 혈은 음을 주관하고 하행하는데, 여자의 수는 혈을 따라 변해서 월경이 되니, 안에서 행하면서 아래로 내려가 매달 한 번씩 나머지를 쏟아낸다. 혈기가 이미 아래로 흘렀기 때문에, 위로는 수염이 없고 밖으로는 털이 적다. 또한 여자의 뼈가 비교적 약한 것 역시 경혈이 아래로 흘러서, 위쪽으로 골수를 만드는 것이 적기 때문이다. 서양의학에서는 수(髓)를 말하지만, 수가 무엇으로부터 만들어지는지 알지 못하는 것은 근본적으로 기혈이 변화하는 이치를 알지 못하기 때문이다. 뒤에서 따로 상세히 설명한다.[8]

8 「16. 인체의 총론」, 256-259쪽을 참조하시오.

10. 혈기의 생성(血氣所生)

인체는 단지 기(氣)와 혈(血) 두 가지뿐이다. 화(火)가 수(水)에 교차하면 기로 변화되는데, 그 의미는 방광(膀胱)과 삼초(三焦)의 조문[1]에서 이미 상세히 설명하였으므로 여기서는 다시 말하지 않는다. 오직 수가 화에 교차하면 혈로 변화되는 이치를 아직 밝히지 않았으니, 특별히 여기서 상세히 설명한다.

남방은 열(熱)을 낳고, 열은 화(火)를 낳고, 화는 쓴맛을 낳고, 쓴맛은 심장을 기르며, 심장은 혈(血)을 기른다.[2]

'열과 화가 쓴맛을 낳고, 쓴맛은 심장을 기른다.'는 이미 앞에서 상세히 설명하였으니,[3] '심장이 혈을 기른다.'는 구절만을 다시 주석하여 밝힌다. 심장은 이괘(離卦)에 속하는데, 안에 있는 음효(陰爻)는

1 「7. 오장육부의 기능」, 164-169쪽을 참조하시오.

2 『素問』「陰陽應象大論篇 第五」, "南方生熱 熱生火 火生苦 苦生心 心生血 血生脾 心主舌".

3 「2. 오장이 생성하는 것」, 76-77쪽을 참조하시오.

감(坎)의 수(水)이며, 밖의 양효(陽爻)는 이본괘(離本卦)의 화이다. 오직 '수로써 화를 구제(以水濟火)'해야 빛을 내고 이괘의 형상을 완성한다. 이런 까닭에 기름을 부으면 불이 활활 타오르고 땔나무를 빼내면 불이 꺼지는데, 땔나무와 기름에는 액체가 있어서 화가 이것을 얻은 이후에야 타는 것이니, 이것이 '이수제화'의 뚜렷한 증거다. 사람의 심장은 이괘를 본떠서 반드시 아래에 있는 포중과 신음(腎陰)의 수액이 충맥·임맥을 따라 위(胃)에 들어가고, 음식이 변화한 즙(汁)과 결합하여 폐부(肺部)에 올라가서 심장으로 들어간다. 이 즙을 심화(心火)가 변화시켜서 마침내 적색으로 변하니, 이에 혈이 된다. 서양의학에서는 음식의 즙이 기도[吸管]를 경유해서 차례로 운반되어 경동맥[頸會管]에 이르러서는 심혈(心血)과 섞여 적색이 된다고 하는데, 섞인다는 것은 잘못이다. 어떻게 날마다 섞여 들어오는데도 혈이 담백해지지 않겠는가? 즙이 경회관(頸會管)으로 들어가는 것이 바로 수가 화에 교차한다는 뜻이며, 변해서 적색이 되는 것은 심화의 변화를 받들어서 혈이 된다는 뜻임을 모른 것이다. 혈이 생겨나고 변화하는 것은 이와 같다. 서양의학에서는 혈액 안에 홍색과 백색의 이륜(二輪)[4]이 있으며 홍색은 많고 백색은 적다고 말하는데, 백색은 수액의 본래 형태이고 홍색은 심장이 변화시켜 적색임을 알지 못한 것이다.

4 적혈구와 백혈구를 말하는 것이다.

식기(食氣)가 위(胃)로 들어가면 탁기(濁氣)는 심장으로 돌아가고, 음정(淫精)은 맥으로 들어가 맥기(脈氣)가 경(經)으로 흐르게 된다. 음(飮)이 위로 들어가면 정기(精氣)가 넘쳐서 비장으로 전달되고, 비기(脾氣)는 산정(散精)하여 위에 있는 폐로 돌아간다. 수도(水道)를 통과하여 방광으로 내려가면 수정(水精)이 사방으로 퍼지고, 오경(五經)이 병행한다.[5]

음(飮)은 천양(天陽)에 근본을 두고 있으며, 기로 변화하는 물질이다. 식(食)은 지음(地陰)에 근본을 두고 있으며, 혈로 변화하는 물질이다. (그러나) 지금 사람들은 혈기의 근원이 음식에 있음을 알지 못한다. 오직 이 조문의 경문(經文)에서는 '음식이 기혈로 생화(生化)하는 근본'이라고 말하는데, 기는 바로 물이 변화한 것이다. 마신 물은 모두 기로 변화하는 사물에 속하는데, 이른바 '음은 위로 들어간다[飮入於胃].'라고 한 것을 바로 삼초방광(三焦膀胱) 조에서 수기(水氣)가 왕래하는 도로라고 주석한 적이 있다.[6] '수액과 진액이 사방으로 퍼지며, 오경이 병행한다(水津四布 五經並行).'는 물이 진액으로 변화하여 사방으로 퍼지면 오장의 경맥이 진액의 길러줌을 얻어서 병행하여 어그러지지 않는다는 뜻인데, 의미를 이미 십이관(十二官) 조[7]에서 상세히 설명했으므로 여기서 다시 설명하지 않는다. 오직

5 『소문』「경맥별론편」에서 가져와 설명한 것이다(『素問』「經脈別論篇 第二十一」, "食氣入胃 濁氣歸心 淫精於脈 脈氣流經 經氣歸於肺 肺朝百脈 輸精於皮毛 毛脈合精 行氣於府 府精神明 留於四藏 氣歸於權衡 權衡以平 氣口成寸 以決死生 飮入於胃 遊溢精氣 上輸於脾 脾氣散精 上歸於肺 通調水道 下輸膀胱 水精四布 五經並行").

6 「7. 오장육부의 기능」, 164-168쪽을 참조하시오.

'식기가 위에 들어가면 탁기가 심장으로 돌아가고 음정이 맥으로 들어가면 맥기가 경으로 흐른다.'는 혈로 변화하는 이치를 간단히 말한 것으로 상세하게 설명할 필요가 있다. 식이라는 것은 유형의 음질(陰質)인 까닭에 주로 즙과 혈로 변하는데, 비장의 굳건하게 하는 작용과 간·담의 소통시키는 작용을 얻으면 변화하여 즙액이 된다. 서양의학에서 이자액[甜肉汁]이 위로 들어가 곡식을 소화하고, 쓴맛의 담즙이 위로 들어가 곡식을 소화한다고 말하는 것과 같은 의미이다. 변해서 만들어진 즙이 위쪽으로 올라가 퍼져서 폐기(肺氣)가 변화시키면 백색이 되는데, 부인의 유즙(乳汁)이 이것이다. 부인이 아이에게 젖을 주면 이 즙이 아이에게 공급되어, 심장으로 들어가서 혈로 변화할 수 없게 되며, 혈의 여분이 없어져 월경이 멈추고 행하지 않는다. 젖을 뗀 후에는 이 즙이 상행하여 심장으로 들어가서는 변화하여 혈이 된다. 이미 혈로 변화하면, 다시 하행하여 매월 여분이 생겨서 월경을 한다. 남자의 혈이 생성되는 연유는 부인과 같지만, 다만 정(精)으로 변하고 월경으로 변한다는 점에서 서로 다를 뿐이다. '탁기는 심장으로 돌아간다.'에서 '탁(濁)'은 농도가 짙다는 의미이며, 찌꺼기를 말하는 것이 아니다. 음즙(陰汁)에서 조밀한 것은 상행하여 심장으로 돌아가 혈로 변화하는데, 이미 혈로 변화하면 정즙(精汁)을 넘치게 하여 맥관(脈管)으로 흩어져 가게 한다. 서양의학에서는 심장에는 대동맥[出血管]이 있어 혈액이 나가게 유도하고, 대정맥[回血管]이 있어서 혈액이 들어가게 유도한다고 말한다. 서양

7 「6. 오장과 육부의 결합」과 「7. 오장육부의 기능」을 참조하시오. 특히 위의 각주 6에서 언급한 부분의 설명이 가장 상세하다.

의학에서는 관(管)이라 말하였고 중의에서는 맥(脈)이라고 말하여, 다른 듯하지만 사실상은 동일하다. '맥기가 경에 흐른다.'는 각 경락으로 흐르고 다시 돌아오는 데에 항상됨이 있음을 말한다. 서양의학에서는 "심장의 좌방에 있는 혈액이 동맥을 통해서 온몸으로 운행되며, 심장의 박동은 쉬지 않는데 한 번 뛸 때마다 온몸의 맥도 그것에 응하여 뛴다. 혈액이 이미 온몸을 두루 운행하고서 다시 대정맥을 돌아 들어가는데, 탄기(炭氣)[8]를 받은 까닭에 자주색으로 변한다. 자주색의 혈액은 정맥[回管]을 거쳐서 차례차례 경회관(頸會管)으로 다시 돌아가, 폐기(肺氣)의 호출(呼出)을 얻으면 이산화탄소가 나가고 자주색이 사라져 다시 적색으로 변해서 심장의 우방으로 들어간다. 돌아서 (심장의) 좌방에 이르면 다시 나오게 된다."라고 하는데,[9] '맥기가 경에 흐른다.'라고 말한 것이다. 요즘 의사들에게 대락(大絡)이 중락(衆絡)으로 흩어지고 중락은 손락(孫絡)으로 흩어진다는 학설이 있지만, 나가는 것만 말하고 되돌아옴을 말하지 않아서 '경에 흐른다.'라는 의미에 적절하지 않은 까닭에 서양의학의 설명을 인용하여 증명하였다. 서양의학에서 그린 맥관이 상세하기는 하지만 십이경맥(十二經脈)을 분별할 수가 없으며, 또한 정맥을 말하였지만 언제 심장으로 돌아가는지 분별할 수 없다. 생각건대『내경』에서 "한 번 숨을 내쉬면 맥이 3촌을 가고, 한 번 숨을 들이마시면 맥이 3촌을 간다."라고 하였으므로, 혈이 운행하는 시간과 언제 나온 것이 언제 돌아오는지를 계산할 수 있다. 의미는「영위생회(營衛生

8 이산화탄소다.

9 이상 폐호흡에 대해서는『전체신론』「폐경호흡론(肺經呼吸論)」편에 자세하다.

會)」[10]에 자세하다. 심오하구나! 옛 성인의 정교함이여.

중초(中焦)가 기(氣)를 받고 즙(汁)을 취하면 변화해서 적색이 되는데, 이것이 혈이다.[11]

의미를 위의 조문에서 자세히 하였는데, 거듭 인용한 것은 혈이 생겨남을 총괄하여 보이기 위해서다.

곡(穀)이 위(胃)에 들어가서 맥도(脈道)가 행해지고, 수(水)가 경(經)에 들어가서 혈(血)이 완성된다.[12]

이 절은 혈맥(血脈)이 위 가운데서 나오고, 음식이 변화하여 생긴 즙이 상행하여 심관(心管)으로 들어가서는 혈로 변해 중맥(衆脈)으로 널리 퍼져서 맥도가 행해짐을 총괄하여 말한 것이다. 다음으로 '수가 경으로 들어가 혈이 완성된다.'라고 하였는데, 여기서 수(水)의 뜻이 더욱 정교하다. 즉 나는 "수가 화에서 교차하여 혈로 변화하고, 합쳐져서는 이괘가 가운데에 음(陰)을 품고 있는 형상"이라고 말하였다.[13] 수는 신장 가운데서 생겨나고 포실(胞室)로 들어가 천계

---

10 「11. 영위의 생성과 교차」, 190-192쪽을 참조하시오.

11 이것은 『영추』「결기」 편에서 황제가 혈이 무엇인지에 대해 묻자 기백이 대답한 내용을 가져온 것이다(『靈樞』「決氣 第三十」, "何謂血 歧伯曰 中焦受氣 取汁變化而赤 是謂血").

12 『영추』「경맥」 편에서 뇌공(雷公)이 황제에게 경맥의 근원이 되는 것을 묻자 황제가 인체의 생성과정을 통해 설명한 내용 가운데 일부를 가져온 것이다(『靈樞』「經脈 第十」, "雷公問於黃帝曰 禁脈之言 凡刺之理 經脈爲始 營其所行 制其度量 內次五藏 外別六府 願盡聞其道 黃帝曰 人始生 先成精 精成而腦髓生 骨爲幹 脈爲營 筋爲剛 肉爲牆 皮膚堅而毛髮長 穀入於胃 脈道以通 血氣乃行").

13 본 편의 181-182쪽을 참조하시오.

수(天癸水)가 된다. 충맥·임맥을 돌아 상행하여 위로 들어가면 진액이 충족되어 곡식을 부드럽게 한다. 곡식이 즙으로 되어도, 그 안에는 여전히 천계(天癸)의 수기(水氣)가 존재하고 있다. 이 즙이 상행하여 심장으로 들어가는데, 이것이 '수가 화에서 교차한다.'라는 것이다. 심화가 변화시키는 작용을 얻어서 적혈(赤血)로 변하는데, 이것이 이른바 '수가 경(經)에 들어가면 혈이 이에 완성된다.'라는 의미다. 혈액의 분지(分支)들이 인체의 안과 밖으로 흩어져 가서 순환하는 데 끝이 없지만, 총괄하는 것은 임맥에 있다. 이미 변화한 혈액이 임맥을 돌아서 포중(胞中)으로 들어가, 신기(腎氣)와 천계의 수가 결합한다. 남자에게서는 정수(精髓)로 변하고 여자에게서는 월경이 나오니, 모두 여기에서 말미암는다. 서양의학에서는 혈중에 양즙(養汁)과 명즙(明汁)이 있으면 백륜(白輪)이 되고 혈이 있으면 홍륜(紅輪)이 된다고 하였는데, 이것은 양즙과 명즙이 바로 수가 화에서 교차하여 혈로 변화한 것임을 알지 못한 것이다.[14] 『내경』에서는 임맥이 혈의 총사(總司)가 된다고 하였는데, 서양의학에서는 대동맥[總脈管]의 설이 있어서 심장의 좌방으로부터 나와 복중(腹中)과 복하(腹下)에 이르러 나누어진다고 하였다. 총관(總管)의 길을 상대해서 살펴보면 단지 임맥의 길임을 알 수 있다. 혈액의 분지들이 인체의 안과 밖으로 흩어져 가서 순환하는 데 끝이 없지만 총괄하는 것

14 명즙은 혈장으로 보이지만 양즙은 구체적으로 파악되지 않는다. 또한 백륜은 백혈구, 홍륜은 적혈구를 가리키는 것으로 보인다. 『전체신론』 「혈론(血論)」에서는 명즙과 홍륜만을 언급하고 있는데, 아마도 다른 내용은 『전체통고』 등에서 파악한 것으로 보인다.

은 임맥에 있으며, 이미 변화한 혈액이 임맥을 돌아서 포중으로 들어가 신기와 천계의 수와 결합한다. 남자에게서는 정수로 변하고 여자에게서는 월경이 나오니, 모두 여기에서 말미암는다.

이 조문에서는 혈을 상세히 하고 기는 간략히 하였으나, 사실 혈과 기는 서로 떨어질 수 없는 것이다. 기는 방광기화(膀胱氣化)[15] 조에서 상세히 말했고, 혈기가 서로 결합하는 것은 남녀천계(男女天癸)[16] 조에서 상세히 말하였으니 참고하면 저절로 분명해진다.

---

15 「6. 오장과 육부의 결합」, 148-149쪽과 「7. 오장육부의 기능」, 165-167쪽을 참조하시오.

16 「9. 남녀의 생식기능」, 175-177쪽을 참조하시오.

11. 영위의 생성과 교차(營衛生會)

영위(營衛)는 곧 기혈(氣血)인데 영위라고 이름 붙인 이유는 기혈은 본체[體]로 말한 것이고 영위는 작용[用]으로 말한 것이기 때문이다. 반드시 별도로 그 의미를 상세히 설명해야 한다. 기혈의 변화는 남자에 있어서는 정(精)이 되고 여자에 있어서는 월경이 된다. 기혈의 기능에 따르면 음영(陰營)이고 양위(陽衛)여서, 각각 구분이 있으므로 더욱 상세히 분별해야 마땅하다. 이 모두는 살아 있는 사람에게서 나타나는 작용으로, 만약 죽은 사람을 해부한다면 얻을 수 없다.

사람은 곡식(穀食)에서 기(氣)를 받는데, 맑은 것은 영(營)이 되고 혼탁한 것은 위(衛)가 된다. 영은 맥(脈) 가운데 있으며 위는 맥 바깥에 있다. 영은 두루 흘러서 쉬지 않는데, 50번을 돌아 다시 대회(大會)한다. 음양은 고리에 끊임이 없는 것처럼 서로 교차한다. 위기(衛氣)는 음분에서 25번, 양분에서 25번을 가는데 밤낮으로 구분된다. 태양(太陽)은 밖을 주관하고, 태음(太陰)은 안을 주관하여 각기 25번을 가고, 날이 밝으면 음이 다하고 양이 기를 받는다.[1]

영은 혈(血)이며, 위는 기(氣)다. 혈이 안에서 지키고 있는 양상이 마치 병가(兵家)가 군영을 편안히 하는 것과 같아 영이라고 한다. 기가 밖에서 지키는 것이 마치 병가가 호위하는 것과 같아서 위라고 한다. 상편[2]에서는 탁기(濁氣)가 심장으로 돌아가서 혈이 된다고 하였는데, 여기서 '맑은 것은 영이 되고 탁한 것은 위가 된다.'라고 말해서 잘못된 것은 아니다. 상편의 탁(濁)은 음즙(陰汁)을 가리켜 말한 것으로, 양(陽)이 맑으면 음은 탁하다. 이편의 청탁(淸濁)은 강함과 부드러움으로 말한 것으로, 음기(陰氣)는 부드럽고 온화해서 청(淸)이 되고, 양기는 단단하면서 사납기 때문에 탁이 된다. 그런 까닭에 맑은 것은 영이 되고 탁한 것은 위가 된다고 말하였다. '영이 맥 가운데 있음(營在脈中)'은 영혈(營血)이 심장의 맥관(脈管)으로부터 중관(衆管)으로 흩어져서 상하로 도달하였다가 다시 또한 정맥[回脈管]이 있어 심장으로 돌아오는데, 모두 피막과 기육의 안에 있으므로 양기(陽氣)의 지킴이가 됨을 말한 것이다. '위는 맥 바깥에 있음(衛在脈外)'은 위기가 위쪽으로 폐에 전달되어 장부로 달리고 밖으

---

1 『영추』「영위생회」편에서 가져온 말이다. 이 편에서는 영위의 생성과 분포, 작용을 설명하는데, 인용 부분은 영위의 전반에 대한 황제의 질문에 기백이 답한 내용이다. 기백은 사람이 곡식에서 기를 받는데, 위·폐를 통해서 오장육부가 기를 받으며, 맑은 것이 영이 되고 탁한 것은 위가 된다고 하였다. 그와 함께 인체에서 위기와 순행하는 것을 말하였는데, 당종해가 이를 근거로 정리한 것이다(『靈樞』「營衛生會 第十八」, "歧伯答曰 人受氣於穀 穀入於胃 以傳與肺 五藏六府 皆以受氣 其淸者爲營 濁者爲衛 營在脈中 衛在脈外 營周不休 五十而復大會 陰陽相貫 如環無端 衛氣行於陰二十五度 行於陽二十五度 分爲晝夜 故氣至陽而起 至陰而止 故曰 日中而陽隴爲重陽 夜半而陰隴爲重陰 故太陰主內 太陽主外 各行二十五度 分爲晝夜 夜半爲陰隴 夜半後而爲陰衰 平旦陰盡 而陽受氣矣 日中而陽隴 日西而陽衰 日入陽盡而陰受氣矣 夜半而大會 萬民皆臥 命曰合陰 平旦陰盡而陽受氣 如是無已 與天地同紀").

2 「10. 혈기의 생성」, 184쪽을 참조하시오.

로는 피모에 도달하여 영기를 호위하고 음의 바깥 호위가 됨을 말한 것이다. '영이 두루 흘러서 쉬지 않음(營周不休)'은 영이 맥 가운데서 온몸을 주행하여 도는데, 인체의 삼정(三停)[3]의 안팎을 나누어 50번이 되고, 하루 낮 하루 밤에 영혈이 50번을 주행하고서 폐로 돌아와 위기와 대회(大會)함을 말한다. 서양의학에서는 "심장의 좌우에 방이 있어서 생성된 혈이 좌방으로부터 나오고, 동맥[運血管]이 있어서 (혈이) 안으로부터 밖으로 도달한다. 그 후에 정맥[回血管]으로 들어가서 밖에서부터 안으로 되돌아가, 심장으로 다시 들어간다. 정맥혈[回血]은 자주색이지만 심장으로 돌아가서 폐관(肺管)을 거치면, 호기(呼氣)가 나가면서 자주색을 없애니, 자주색은 탄기(炭氣)다. 자주색이 없어지면 붉은 혈로 변해서 심장으로 들어가는데 우방으로 들어가서 다시 좌방으로 나오는 까닭에 끊임없이 순환한다."라고 말한다.[4] 서양의학의 이러한 설은 곧 『내경』의 "영은 두루 흘러서 쉬지 않는데, 50번을 돌아 다시 대회한다(營周不休 五十度而復大會)"는 실제 모습이다. 이른바 '음양은 고리가 끊임이 없는 것처럼 서로 교차한다(陰陽相貫 如環無端)'는 것은, 위기의 운행이 음양과 내외로 나뉘어 태양은 밖에 있어 양이 되고 태음은 안에 있어 음이 되며, 낮에는 위기가 양분을 25번 운행하고 밤에는 음분을 25도 운행하며, 날이 밝을 무렵에 음분을 운행함이 끝나면 양분의 기를 받

---

3 한의학에서는 이마의 머리털이 난 곳으로부터 양 눈썹까지를 상정(上停), 인당(印堂)에서부터 코끝까지를 중정(中停), 코밑에서 혀까지를 하정(下停)이라고 한다. 한편 인상학(人相學)의 용어로는 상체를 상정, 허리 부분을 중정, 다리 부분을 하정이라 하는데, 본 내용에서는 인상학의 용어로 이해하는 편이 적절하다.

4 『전체신론』「혈맥운행론(血脈運行論)」편에 혈액순환에 관한 자세한 설명이 있다.

아 위기가 폐로 돌아와서 영과 서로 만남을 말한다. 위(衛)가 양분을 운행하면 잠이 깨고 위가 음분을 운행하면 잠이 드는 까닭에, 『난경』에서 "위는 50번을 운행하는데 수태음(手太陰)에서 다시 만난다."라고 하였으니, 사람이 눕고 일어나는 것은 모두 위기가 출입(出入)하는 증거다.[5] 『영추』에서 "사람의 경맥(經脈)은 전후·상하·좌우로 온몸을 돌아 16장 2척이 1회가 되는데, 사람이 한 번 숨을 내쉬면 맥이 3촌을 운행하고 한 번 들이마시면 맥이 3촌을 운행하니, 주야로 1만 3,500번 숨 쉬는 것을 계산하면 맥은 50회를 운행한다."라고 하였다.[6] 서양의학에서는 맥관(脈管)을 해부하여 보고서는 스스로가 상세하다고 말하지만, 각각의 경맥을 구분해 내지 못하며 또 그 길고 짧음을 계산하지 못하고 회혈(回血)이 기와 합하는 수에 대해서도 계산할 바가 없다. 그러하니 서양의학이 어찌 중국의 옛 방법처럼 정교할 수 있겠는가?

---

5 『難經』「一難」, "榮衛行陽二十五度 行陰亦二十五度 爲一周也 故五十度復會於手太陰".

6 이에 대한 내용은 『영추』와 『난경』 모두에서 찾아볼 수 있으며, 본문에 인용된 내용은 『영추』를 짧게 줄인 것이다. 『靈樞』「五十榮 第十五」, "黃帝曰 余願聞五十營 奈何 歧伯答曰 天周二十八宿 宿三十六分 人氣行一周 千八分日行二十八宿 人經脈上下左右前後二十八脈 周身十六丈二尺 以應二十八宿漏水下百刻 以分晝夜 故人一呼 脈再動 氣行三寸 一吸 脈亦再動 氣行三寸 呼吸定息 氣行六寸 十息氣行六尺 日行二分 二百七十息 氣行十六丈二尺 氣行交通於中一周於身 下水二刻 日行二十五分 五百四十息 氣行再周於身 下水四刻 日行四十分 二千七百息 氣行十周於身 下水二十刻 日行五宿二十分 一萬三千五百息 氣行五十營於身 水下百刻 日行二十八宿 漏水皆盡脈終矣"; 『難經』「一難」, "人一呼脈行三寸 一吸脈行三寸 呼吸定息 脈行六寸 人一日一夜凡一萬三千五百息 脈行五十度周於身".

영은 중초(中焦)에서 나오고 위기는 하초(下焦)에서 나온다.[7]

위에서 "사람이 곡기(穀氣)를 받는데 맑은 것은 영이 되고 탁한 것은 위가 된다."라고 말하여 영위가 모두 중초에서 나올 것 같지만, 여기서 다시 구별하여 '위기는 하초에서 나온다.'고 하였으니 더욱 근원을 밝혀야 할 견해다. 인체에서 선후천(先後天)이 모두 생성과 변화의 근본이 되는데, 영혈이 비록 심장에서 생성되지만 즙을 취하는 것은 중초에 있으므로 영은 중초에서 나온다고 하였으니, 이것은 후천이 낳은 변화다. 위기가 비록 폐에 의해 통솔되지만, 태양경과 피모 사이를 주행하여서 기가 변화하는 근원은 배꼽 아래의 단전(丹田)·기해(氣海) 안에 있으니, 이것은 선천이 낳은 변화다. 위기는 선천에서 나오며 독맥이 주관하고, 영혈은 후천에서 나오며 임맥이 주관한다. 임맥과 독맥이 서로 통하고, 영위가 서로 따르는 것이 이처럼 정교하다. 옛 주석에서는 이를 알지 못하고 "위기가 하초에서 나온다고 할 때 하(下)는 상(上)으로 고쳐야 한다."라고 하였으니, 진실로 잘못된 말이다.[8]

---

7 『영추』「영위생회」편에서 황제가 영위의 출처를 묻자 기백이 대답한 말이다(『靈樞』「營衛生會 第十八」, "黃帝曰 願聞營衛之所行 皆何道從來 歧伯答曰 營出於中焦 衛出於下焦").

8 『太素』와 『千金方』 卷24, 『外臺秘要』 卷6, 『靈樞略』「六氣論」에는 '上'으로 되어 있다(洪元植 譯, 1994, 185쪽). 한편 장개빈은 하초라고 하였으며(姚春鵬 譯註, 2010b, 1033쪽), 청대의 학자인 장지총(張志聰)은 상초로 보았다(『古今圖書集成醫部彙考』 卷55, 『黃帝靈樞經』「營衛生會篇 第十八」, "張志聰曰…上焦者 受氣而營諸陽者也 衛者 陽明水穀之悍氣 從上焦而出 衛於表陽 故曰衛出上焦.").

심장은 혈이고 폐장은 기이며, 혈은 영이고 기는 위이다. 상하로 서로 따르는데 그것을 영위라고 한다.[9]
영위가 비록 중초와 하초에서 생기지만 영위의 운행은 심장과 폐장에 의해서 통솔되어 상하로 주행한다고 위에서 말하였다. 그러나 여기서 다시 『난경』을 인용한 것은 그 상세하고 분명함을 취한 것이니 중복됨을 번거롭게 여기지 말라.

이 편의 앞 두 구절은 『영추』에서 나왔고, 뒤의 한 구절은 『난경』에서 나왔다. 십이관(十二官) 남녀천계(男女天癸) 혈기(血氣) 등 조문[10]을 다시 참고하여 본다면 저절로 꿰뚫어서 통하게 될 것이다.

9 『難經』「三十二難」, "心者血 肺者氣 血爲榮 氣爲衛 相隨上下 謂之榮衛".
10 각각 「7. 오장육부의 기능」, 「9. 남녀의 생식기능」, 「10. 혈기의 생성」을 말한다.

12. 육경과 육기(六經六氣)

하늘에는 금·목·수·화·토(金木水火土)의 오행이 있어 쉬지 않고 운행하니 오운(五運)이라고 한다. 사람이 그것을 받아서 오장을 생성하니, 오운에 상응하기 때문이다. 그 뜻을 책의 앞쪽에서 상세히 하였으므로,[1] 여기서 다시 설명하지 않는다. 하늘에는 풍·한·습·조·화·열(風寒濕燥火熱)의 육기(六氣)가 있어 만물에 가득 차 있으며, 사람도 이를 받아서 육경(六經)[2]이 있다. 장부가 각기 하나의 경(經)을 갖고 있어서 합하면 육경이 되는데, 하늘의 육기에 상응하기 때문이다. 태양(太陽)이라고 한 것은 하늘에 태양의 기운이 있음을 따른 것이고, 태음(太陰)이라고 한 것은 하늘에 태음의 기운이 있음을 따른 것이다. 육경의 이름은 모두 하늘에 근본을 둔 것이지, 사람이 억지로 붙인 것이 아니다. 반드시 경기(經氣)[3]가 주관하는 바를 알고

---

1 이에 대해서는 「2. 오장이 생성하는 것」, 「3. 오장에 연결된 것」을 참조하시오.

2 육경은 태양경(太陽經), 양명경(陽明經), 소양경(少陽經)과 태음경(太陰經), 소음경(少陰經), 궐음경(厥陰經)의 합칭이다. 12경맥(經脈)이 흐르는 방향에 따라 수육경(手六經)과 족육경(足六經)으로 나뉜다.

3 경맥 사이를 운행하는 기를 말하며, 경맥의 주요 기능을 뜻한다.

난 이후에야 질병의 상태를 알 수 있다. 이런 것들의 기화(氣化)가 사람을 살게 하는 이치로, 질병을 살피는 본말이 모두 여기에 있다. 서양의학에서는 이것을 전혀 알지 못하기 때문에 병을 치료함에 오류가 많다.

소양지상(少陽之上)은 화기(火氣)가 다스리니 중견(中見)은 궐음(厥陰)이다. 양명지상(陽明之上)은 조기(燥氣)가 다스리니 중견은 태음(太陰)이다. 태양지상(太陽之上)은 한기(寒氣)가 다스리니 중견은 소음(少陰)이다. 궐음지상(厥陰之上)은 풍기(風氣)가 다스리니 중견은 소양(少陽)이다. 소음지상(少陰之上)은 열기(熱氣)가 다스리니 중견은 태양(太陽)이다. 태음지상(太陰之上)은 습기(濕氣)가 다스리니 중견은 양명(陽明)이다. 이것이 이른바 본(本)이다.[4] 본 아래가 중견이다. 중견의 아래는 기표(氣標)이다. 표본(本標)이 같지 않으면 기(氣)에 반응하여 상(象)을 달리한다.[5]

하늘에는 육기가 있고, 사람이 그것을 취해서 육경이 있다. 육경은 장부에서 나오며, 장부에는 각기 하나의 경맥(經脈)이 있다. 유행(遊行)하고 출입(出入)함으로써 그 변화를 펴는데, 경맥 중에서 락(絡)[6]

---

4 왕빙은 '본'을 원기(元氣)라고 했으며(『古今圖書集成醫部彙考』 卷33, 『黃帝素問』「六微旨大論篇第六十八」, "王冰曰… 本 謂元氣也"), 장지총은 육기의 근본으로 이해하였다(상동, "張志聰曰… 夫三陰三陽 有六氣之化 有上下之本標 有中見之標本也 風寒暑濕燥火 天之陰陽也 三陰三陽上奉之 故以天氣爲本而在上 以三陰三陽之氣標見於下也 然三陰三陽之六氣 雖上下相應 而各有不同").

5 이는 『소문』「육미지대론편(六微旨大論篇)」의 내용이다.

6 통상 경락이라고 한다. 직행하는 간선에 해당하는 부분을 경맥이라고 하며, 경맥에서 나와 신체의 각 부분으로 그물처럼 연결된 것을 낙맥이라고 한다. 경락은 기

이 되는 곳을 중견이라고 한다. 족소양담경(足少陽膽經)은 담으로부터 발로 가고, 중락(中絡)은 궐음간장(厥陰肝臟)이다. 수소양삼초경(手少陽三焦經)은 삼초로부터 손으로 가고, 중락은 궐음심포락[厥陰包絡]이다. 그러므로 소양경(少陽經)의 중견은 궐음이다. 수소양삼초와 족소양담은 같이 상화(相火)를 담당한다. 상화라는 것은 소양의 본기(本氣)이므로 '소양지상은 화기가 다스린다(少陽之上 火氣治之)'고 하였다. 두 경(經)의 장부는 화를 위주로 하므로 이것이 본기이다. 중견궐음(中見厥陰)에 풍기가 자리하고 있고 표(標)는 소양경이므로 양기(陽氣)의 처음 움직임을 주관한다. 족양명위경(足陽明胃經)은 '건조한 토(燥土)'에 속하고 수양명대장경(手陽明大腸經)도 '건조한 금(燥金)'에 속하므로, 이 두 경맥은 모두 '건조한 기운(燥氣)'이 다스린다. 수양명대장경맥은 순행하여 태음폐(太陰肺)에 이어진 이후에 손으로 가며, 족양명위경맥은 순행하여 태음비(太陰脾)에 연결된 다음에 발로 가기 때문에 양명경(陽明經)은 태음(太陰)에 중견한다. 족태양방광경(足太陽膀胱經)은 한수(寒水)에 속하고 수태양소장경(手太陽小腸經)은 군화(君火)에 속하는데, 손은 발을 따라 변화하여 한수가 주관이 되기 때문에 태양에서는 한수가 다스린다고 보통 말한다. 수태양경맥은 순행하여 소음심(少陰心)에 연결된 다음 손으로 가고, 족태양경맥은 순행하여 소음신(少陰腎)에 연결된 다음 발로 가므로, 이 두 경맥은 소음에 중견한다. 족궐음간경(足厥陰肝經)은 풍목(風木)에 속하고 수궐음포락경(手厥陰包絡經)은 상화(相火)에

혈을 운행하고, 장부와 지절(肢節)을 연결하여 신체의 각 부분을 조절하는 통로이다.

속하는데, 자(子)는 모(母)를 따라 변화하므로 풍이 위주가 되어 궐음에서는 풍기가 다스린다. 수궐음경에 소양삼초(少陽三焦)가 연결되고 족궐음경에 소양담(少陽膽)이 연결되므로, 이 두 경맥은 소양에 중견한다. 족소음신경(足少陰腎經)은 수음(水陰)에 속하고 수소음심경(手少陰心經)은 화열(火熱)에 속하는데, 심장은 군주가 되어 신장이 그를 따라 변화하므로, 소음인 두 경맥은 모두 열기가 주로 다스린다. 수소음심경은 태양소장(太陽小腸)에 연결되고 족소음신경은 태양방광(太陽膀胱)에 연결되므로 태양에 중견한다. 족태음비경(足太陰脾經)은 습토(濕土)에 속하고, 수태음폐경(手太陰肺經)은 청금(淸金)에 속하는데, 두 경맥은 자모관계의 같은 기(氣)이므로 태음에서는 습기가 주로 다스린다. 수태음폐경은 수양명대장(手陽明大腸)에 연결되고 족태음비경은 족양명위(足陽明胃)에 연결되므로 양명에 중견한다. '이른바 본이다.'라고 한 구절은 위의 문장을 총결한 것으로 육경[六經之上]에서는 주치(主治)하는 것이 모두 그 본기이다. 본기는 장부에서 근본하는데 본기는 경맥상에 있으며, 본기가 경맥을 따라 내려가다가 중락(中絡)한 것이 중견이다. 중견의 아래를 거쳐 경맥은 바깥의 수족(手足)으로 주행하여 육경을 이루고 다시 각각 태양·태음·소양·소음·양명·궐음의 같지 않음이 있다. 또한 육기의 끝에 연결되어 있으므로 기의 표(標)라 하는데, 혹 표가 본과 같다고도 하며 혹 표가 중(中)과 같다고 한다. 표본이 각기 같지 않아 기화의 상응함이 또한 다른 형상이 되는 까닭에 육경이 각기 병정(病情)의 호오(好惡)가 일치하지 않는다. 장중경의 『상한론』은 모두 여기에 근본하고 있으니 상세히 연구해야 한다.

육경의 명칭을 살펴보면 태(太)는 음양이 지극히 큰 것이고, 소(少)는 음양이 처음 생겨난 것이고, 명(明)은 양기가 지극히 왕성한 것이며, 궐(厥)은 음기가 다한 것이다. 먼저 오행이 체(體)가 됨을 알고 다시 육기가 용(用)이 됨을 알아야 『상한론』, 『금궤요략』을 읽을 수 있으며, 그 이후에 남녀의 온갖 병을 다스릴 수 있다. 서양의학에서는 육경의 명칭에 대해서 여태 알지 못했는데, 기화에 대해 어찌 꿈에서라도 이해하겠는가? 또 사람은 요오드,[7] 철분, 산소, 탄소 등 14가지 물질이 조합하여 이루어진다고 말하지만, 그들이 말한 14가지 물질은 모두 해부와 단련을 거친 이후에야 얻을 수 있으니, 사람이 아직 죽지 않았을 때에 어찌 이것들이 뭉친 덩어리에 불과하겠는가?

7 원문의 전(錪)은 철이나 혹은 솥이라고 하여 어떠한 성분을 의미하는지 알 수 없다. 아마도 요오드를 뜻하는 전(碘)의 오기로 보인다. 요오드는 인체를 구성하는 원소 가운데 하나로, 1% 미만 극소량이 포함되어 있다.

13. 육경과 육기의 주치(經氣主治)

육경(六經)과 육기(六氣)는 각각 따르는 바와 주관하는 것이 같지 않으므로, 반드시 이를 분명히 한 후에 기화(氣化)의 이치를 알 수 있다. 서양의사처럼 이것을 알지 못한다면 역시 함께 논변할 필요가 없다.

소양(少陽)과 태음(太陰)은 본을 따르고 소음(少陰)과 태양(太陽)은 본과 표를 따르며, 양명(陽明)과 궐음(厥陰)은 표본을 따르지 않고 중기를 따른다.[1]

여기서는 육경의 기화를 말하는데, 혹은 장부(臟腑) 본기(本氣)의 음양을 위주로 하거나 경맥(經脈) 표기(標氣)의 음양을 위주로 하거나 중견(中見)의 기화를 위주로 하여서, 각기 성격이 같지 않다. 진수원(陳修園)은 『상한론주(傷寒論注)』[2]에서 장경악(張景岳)의 논의를 인

1 『素問』「至眞要大論篇 第七十四」.

2 진념조가 지은 『상한론천주(傷寒論淺註)』를 말한다. 당종해는 이에 대한 주석으로 『상한론천주보정(傷寒論淺註補正)』(千項堂書局, 1905)을 저술하였다.

용하여 "소양과 태음이 본(本)을 따르는 이유는 소양의 본은 화(火)이고 표는 양이며, 태음의 본은 습(濕)이고 표는 음이므로, 표본이 동기(同氣)가 되기 때문에 당연히 본을 따르게 된다. 그러나 소양과 태음에 역시 중기(中氣)가 있음에도 중기를 따르지 않는 것은 소양의 중기는 궐음목(厥陰木)인데 목화(木火)는 동기여서 목이 화를 따라 변화하기 때문이다. 태음의 중기는 양명금(陽明金)인데 토(土)가 금(金)을 상생(相生)하여서, 조(燥)가 습을 따라 변화하므로 중기를 따르지 않는다. 소음과 태양이 본과 표를 모두 따르는 이유는 소음의 본은 열(熱)이고 표는 음이며, 태양의 본은 한(寒)이고 표는 양이므로 표본이 다른 기운[異氣]인 까닭에 혹은 본을 따르고 혹은 표를 따르니 주치(主治)를 잘 살펴야 한다. 소음과 태양에 중기가 있는데도 따르지 않는 것은 소음의 중기가 태양수(太陽水)이고 태양의 중기가 소음화(少陰火)여서 본이 같으면 표가 다르고 표가 같으면 본이 다르기 때문이다. 양명과 궐음에 이르러서는 표본을 따르지 않고 중기를 따른다. 양명의 중기가 태음습토(太陰濕土)여서, 역시 조가 습을 따라 변화하고, 궐음의 중기는 소양상화(少陽相火)인데 역시 목이 화를 따라 변화하는 까닭에 양명과 궐음은 표본을 따르지 않고 중기를 따른다. 결론적으로 오행의 기운은 목이 화를 만나면 화를 따라 변화하고, 금이 토를 만나면 습을 따라 변화한다. 전체적으로 수(水)가 습으로 흘러가고 화가 조로 나아가는 이치에서 벗어나지 않으니, 동기가 서로 구한다는 뜻이다."라고 하였다.[3] 이 주석

3 『상한론천주』에서 『소문』의 「지진요대론(至眞要大論)」을 인용하여 설명한 부분으로, 본문은 아래 인용문에서 중략된 부분에 해당한다. 이 뒤에 이어서 육경의 기

이 매우 분명하니, 이것을 안 이후에야 사정(邪正)의 성쇠와 표리(表裡)의 전변(傳變)을 알 수 있다.

태양은 개(開)가 되고 양명은 합(闔)이 되며 소양은 추(樞)가 된다. 태음은 개가 되며 궐음은 합이 되고 소음은 추가 된다.[4]

태양방광경(太陽膀胱經)은 기화 작용을 하고 상행하여 밖으로 피모(皮毛)에까지 도달해서 충만해지게 함으로써 밖을 단단하게 호위하기 때문에 태양은 개가 된다. 사기(邪氣)가 밖으로부터 들어오는 것은 모두 태양이 개를 주재하지 못하기 때문이다. 양명위경(陽明胃經)은 수곡(水穀)을 받아들여서, 정즙(精汁)으로 변화된 것은 오장육부로 흩어 보내고, 찌꺼기[糟粕]로 변화된 것은 대장(大腸)과 소장(小腸)으로 전입시키는 것을 주관한다. 그 기화작용은 '안으로 운행

가 때에 따라 성쇠가 있으며, 이에 따라 억제하기도 하고 북돋아서 치료해야 한다고 설명한다. 아울러 장개빈으로부터 깨달음을 얻었음을 밝히면서 직접 가르침을 받지 못하는 아쉬움을 토로하였다(『傷寒論淺註』「上中下本標中氣圖」, "按至眞要大論曰 少陽太陰從本 少陰太陽從本從標 陽明厥陰不從標本 從乎中也 何則 (중략) 然六氣從化 未必皆爲有餘 知有餘之爲病 亦當知其不及之難化也 夫六經之氣 時有盛衰 氣有餘則化生太過 氣不及則化生不前 從其化者化之常 得其常則化生不息 逆其化者化之變 值其變則強弱爲災 如木從火化也 火盛則木從其化 此化之太過也 陽衰則木失其化 此化之不前也 燥從濕化也 濕盛則燥從其化 此化之太過也 土衰則金失其化 亦化之不前也 五行之氣正對俱然 此標本生化之理所必然者 化而過者宜抑 化而不及者不宜培耶 此說本之張景嶽 誠覺穎悟 但彼時未得明師友以導之 致終身受高明之過 可惜也夫").

4 『素問』「陰陽離合篇 第六」. '太陽爲開 陽明爲闔 少陽爲樞'는 2장에 있으며, '太陰爲開 厥陰爲闔 少陰爲樞'는 3장에 있는데, 당종해가 논지를 위해 이 부분만 추려 내었다. 개(開)는 문이 열려서 기운이 통하는 외형(外形)이며, 합(闔)은 문이 닫혀서 내부와 외부의 소통이 없는 내기(內氣), 추(樞)는 개(開)와 합(闔)을 조정하는 근본을 말한다.

하고(內行)' '아래로 내려감(下達)'을 주관하기 때문에 양명은 합을 주재한다. 구역(嘔逆), 자한(自汗) 등은 대개 양명이 합을 주관하지 못하기 때문이다. 소양삼초경(少陽三焦經)는 안으로는 격막(膈膜)을 주관하고 밖으로는 주리(腠理)를 주재하는데, 내외로 출입하는 기(氣)가 모두 주리를 따라서 왕래하므로 사기(邪氣)가 주리에 있으면 한열(寒熱)이 왕래(往來)한다. 태양(太陽)의 기운이 밖으로 도달하지 못하여 여러 증상들이 나타나는데, 상하로 왕래하는 기가 모두 격막을 따라서 운행하므로 결흉(結胸), 함흉(陷胸)이 나타난다. 사기가 위(胃)로 들어가고자 하면 구역질(嘔)을 하며, 심하면 구토(嘔吐)가 멈추지 않는 증상 등이 나타난다. 이는 모두 소양이 전추(轉樞)하는 기능을 주관하지 못하기 때문이다. 태음이 개가 되는 이유는 수태음폐경(手太陰肺經)이 포산(布散)을 주관하고 족태음비경(足太陰脾經)이 운영을 주관하므로, 혈맥이 두루 흐르고 진액이 사방에 미치는 것은 태음이 주관하기 때문이다. 궐음이 합이 되는 이유는 족궐음간경(足厥陰肝經)이 하초의 음기(陰氣)를 저장함을 주관하는데 혈맥이 잠기게 하고 정(精)이 새지 않게 하며, 수궐음심포락(手厥陰心包絡)은 상초의 음기를 저장함을 주관하는데 음혈(陰血)을 수렴하여 화가 일어나지 않게 하기 때문이다. 소음이 추가 되는 이유는 수소음심경(手少陰心經)이 안으로 포락(包絡)과 합하고 아래로 비토(脾土)를 생육하는 까닭으로, 이경(二經)의 전추(轉樞)가 될 수 있다. 족소음신경(足少陰腎經)은 위로 폐금(肺金)을 가지런히 하고 아래로 간목(肝木)을 생성하므로 역시 이경의 전추가 될 수 있다. 이러한 몇 가지 것들은 증상을 살펴서 치료함에 커다란 관건이 되므로 자세히 연구해야만 한다.

『내경』의 이 몇 조문에서 인체의 기화를 말한 것이 가장 정교한데, 중국에서 『상한론』을 주석한 사람들 중에는 아는 사람이 여전히 있었다. 서양의학에서는 이것을 말하는 사람이 없었던 까닭에, 형태를 말하는 데에는 비록 정교하였지만 치료를 말함에서는 도리어 거칠었다. 장은암(張隱菴)[5]·진수원이 『상한론』을 주석하면서 모두 이것에 근본을 두었으니, 독자들은 그것을 상세히 해야 한다.

5 장은암은 장지총(張志聰, 1610~1674)을 말한다. 그는 절강성(浙江省) 전당(錢塘)에서 태어났으며, 장경자(張卿子)를 스승으로 모시고 의학을 연구하였다. 후에 고사종(高士宗)과 함께 여산당(侶山堂)에서 후학들을 가르쳤다. 『내경』과 『상한론』을 집중적으로 연구하여 『소문집주』, 『영추집주』, 『상한론종인(傷寒論宗印)』, 『상한론집주(傷寒論集註)』를 편찬했다.

14. 십이경맥(十二經脈)

경맥(經脈)은 장부(臟腑) 기화(氣化)의 도로이므로, 기화를 이미 분명히 했어도 다시 경맥이 가고 그치는 곳을 반드시 알아야 한다. 그 혈도(穴道)는 『영추』와 『침구동인도(鍼灸銅人圖)』에 자세하고, 각 의서에서는 침구와 창상(創傷)에 반드시 알아야 한다고 하였다. 여기서는 자세히 말하지 않고 다만 대강만을 인용하여 경맥이 지나는 곳을 밝히고 다시 기화의 자취를 설명하고자 한다. 서양의학에서는 사람을 해부하여 보았고, 해부도가 (실제의) 형상에서 나왔다고 하여 스스로를 정교하다고 말한다. 그러나 경락(經絡)과 혈도를 분별하지 못하니, 이러한 까닭에 정밀하다고 하지만 도리어 거칠다. 중국의 침구는 애석하게도 사람들에게 전수된 것이 적지만, 그 정교하고 신묘함을 어찌 해부의 경솔함으로 미칠 수 있겠는가?

수태음폐경맥(手太陰肺經脈)은 중초(中焦)에서 시작하여 위구(胃口)를 돌아 격막으로 올라가 폐계(肺系)에 이어지고, 액하(液下)[1]로 나와서 팔꿈치[肘臂]를 거쳐 촌구(寸口)[2]로 들어가고 엄지[大指]의 말단으로 나온다.[3]

중초는 중완(中腕)[4]에 있는데 즉 소장과 위(胃)의 유막(油膜)에 부착되어 있고 비장에 속한다. 오행으로 말하면 비토(脾土)가 폐금(肺金)을 낳는 까닭에 폐맥(肺脈)은 중초에서 시작하여 위중을 돌아서 격막[膈]으로 올라가 폐에 이어진다. 『내경』에서 "음기(飮氣)가 위로 들어가면 진액을 흩어지게 하여 폐로 돌아간다. 음(飮)이 위로 들어가면 상행하여 폐로 귀결하니 영위(營衛)는 위에서 나오고 모두 폐에 퍼진다."라고 하였는데, 바로 이것이다.[5] 폐계를 따라 겨드랑이 아래로부터 나와 팔꿈치에 이르니, 그중에 지나가는 곳을 말한다. 겨드랑이에 털이 나는 이유는 삼음(三陰)이 모두 겨드랑이 밑에서부터 나오므로, 궐음(厥陰)과 소음(少陰)의 혈이 태음(太陰)인 폐기(肺氣)를 따라 변화하여 옆구리에서 새어나오기 때문이다. 주(肘)는 (팔꿈치에서) 위쪽의 마디이고 비(臂)는 아래쪽의 마디이다. 촌구는 진맥하는 곳으로 길이가 1촌인데, 척택혈(尺澤穴)에서 시작하여 어제(魚際)까지 1촌이 된다. 촌구가 본래 폐맥이지만 각 장(臟)을 진단할 수 있는 이유는 폐가 화개(華蓋)[6]가 되어 백맥(百脈)을 거느리

---

1 겨드랑이 밑을 말한다. '液'은 겨드랑이를 말하는 '掖'의 오기(誤記)다.

2 촌구는 손목 부위의 요골(橈骨) 안쪽에 맥이 뛰는 지점을 말한다.

3 이하의 본문은 『靈樞』「經脈 第十」에서 당종해가 정리한 것이다. 해당 부분은 다음과 같다. "肺手太陰之脈 起於中焦 下絡大腸 還循胃口 上膈 屬肺 從肺系橫出腋下 下循臑內 行少陰心主之前 下肘中 循臂內上骨下廉 入寸口 上魚 循魚際 出大指之端".

4 본문에서는 손목을 의미하는 중완(中腕)이라고 하였지만, 중완(中脘)의 오기(誤記)이다. 중완은 위(胃) 내부의 텅 빈 곳인 위완(胃脘)의 가운데 부분이다. 입구를 상완(上脘), 출구를 하완(下脘)이라고 한다.

5 『素問』「經脈別論篇 第二十一」, "食氣入胃 散精於肝 淫氣於筋 食氣入胃 濁氣歸心 淫精於脈 脈氣流經 經氣歸於肺 肺朝百脈 輸精於皮毛". 이 조문을 말하는 것으로 보이며, 일치하는 항목을 『소문』이나 『영추』에서 발견할 수 없다. 「10. 혈기의 생성」 182-184쪽을 참조하시오.

고 영위가 매일 한 번 폐에서 대회(大會)하기 때문이니, 촌구의 폐맥으로 각 장을 진단하여 알 수 있다. 엄지의 끝에서 나와 어제혈(魚際穴)로 올라가는데, 합곡혈(合谷穴)을 거쳐 엄지의 안쪽 측면을 상행한다. 이것이 폐맥의 행지(行止)로 기화의 왕래인데, 침구로 병을 치료하는 것을 보면 모두 경맥을 취하여 장부를 치료하니 경맥에 매어 있는 바를 가볍게 여길 수 없음을 알 수 있다.

수태음도(手太陰圖)

폐맥이 중초에서 시작함은 하나의 맥에 그치지 않아서, 시작 부분이 마치 풀어놓은 실과 같다. 상행하여 위구(胃口)를 돌아서 폐에 들어가 합쳐져서 하나의 맥이 된다. 중부혈(中府穴)에서 나와 운문혈(雲門穴)로 올라가고 겨드랑이 밑을 지나 팔꿈치[肘]의 가로무늬[橫紋]에 이르러 척택혈(尺澤穴)이 되고, 동맥(動脈)이 있는 촌구(寸口)에 이르니 진맥하는 곳이 된다. 어제에 이르면 맥이 다시 풀어놓은 실처

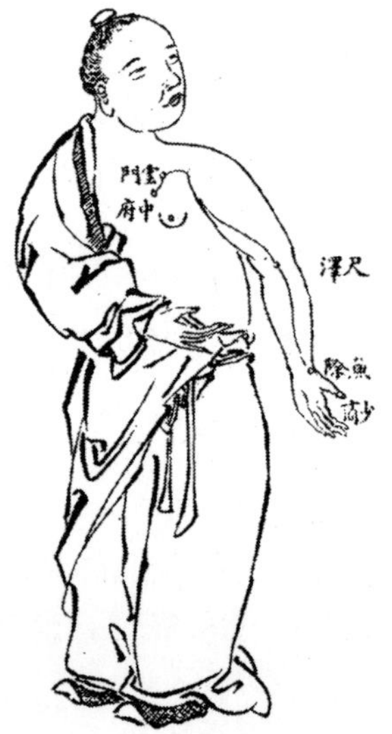

그림 10. 수태음도(手太陰圖)

---

6 화개는 임맥(任脈)에 속하는 혈자리이며, 자미원(紫微垣)에 속하는 별자리를 뜻하기도 하고, 어가(御駕) 위에 씌우던 일산(日傘)을 말하기도 한다. 폐장은 오장육부 가운데 가장 높은 곳에 위치하여 있으므로, 햇빛을 가리는 일산의 의미와도 통하여 화개는 통상 폐장을 일컫는다.

럼 되는 까닭에 어제에서는 맥을 볼 수 없고, 엄지 내측(內側)의 소상혈(少商穴)에 이르러 금기(金氣)가 흩어져 나간다. 폐맥이 흩어졌다가 뒤에 합쳐지고 어제에 이르러 다시 흩어지니, 무릇 각종의 맥이 감춰지고 나타남이 모두 이와 같지만, 맥도는 서양인들이 말하는 뇌근(腦筋)도 아니고 또 단지 혈관(血管)도 아님이 충분히 드러난다. 생각건대 서양의사들이 별도로 자화뇌경(自和腦經)[7]이 있어서 혹은 기관(氣管)이나 혈관과 만나며, 혹은 신경이나 장부와 연계되어 있다고 말하여서 『내경』의 경맥과 비슷하다. 다만 서양의사들은 구분할 수 없었고, 오직 『내경』에서 경맥과 혈도를 분별하였으니, 지극히 정밀하다.

수양명대장경맥(手陽明大腸經脈)은 엄지[大指]와 검지[次指]의 끝에서 시작하여 합곡혈을 거쳐 곡지혈(曲池穴)을 지나가고, 어깨로 올라가 뺨을 지나 콧구멍[鼻孔]을 끼고 이빨로 내려가서 폐로 들어가 연결되고 격막으로 내려가는데, 대장(大腸)에 이어진다.[8]

대장은 폐의 부(腑)이기 때문에 대장경(大腸經)은 폐경(肺經)과 서로 표리가 된다. 폐맥은 엄지의 안쪽에서 시작하고 대장경 역시 엄지의 끝에서 시작한다. 그 가지 역시 검지의 끝에서 시작하므로, 서로 '근원은 같지만 흐름이 달라짐(同源異流)'을 알 수 있다. 합곡(合谷)

---

7 이는 아마도 자율신경을 말하는 것으로 보인다.

8 『靈樞』「經脈 第十」, "大腸手陽明之脈 起於大指次指之端 循指上廉 出合谷兩骨之間 上入兩筋之中 循臂上廉 入肘外廉 上臑外前廉 上肩 出髃骨之前廉 上出於柱骨之會上 下入缺盆 絡肺 下膈 屬大腸".

의 속명은 부구(斧口)인데, 모두 폐맥과 교차하여 만나는 곳이다. 삼음경(三陰經)은 팔꿈치 안쪽을 지나고 삼양경(三陽經)은 팔꿈치 바깥[肘外]을 지나는데, 수양명경(手陽明經)은 합곡에서 상행하여 곡지(曲池)에 이르고, 어깨로 올라가 뺨[頰]을 관통하여 콧구멍을 끼고 있다. 콧구멍은 폐의 규(竅)이고 대장은 폐의 부인데, 폐장은 코에 개규(開竅)하고 그 부의 경맥(대장경맥, 필자)은 상행하여 코를 끼고 있으니, 장부가 서로 상응함이 얼마나 오묘한가! 이빨로 내려가고 폐로 들어가 연결되는데, 특히 기화를 이어받은 것이 폐로부터 격막으로 내려가 대장에 속한다. 대장경맥(大腸經脈)이 폐와 서로 통하는 것을 알면 대장이 폐의 기화를 주관하고 있음을 알 수 있다. 무릇 경맥은 모두 장부에서 나와 팔[手]의 삼음삼양(三陰三陽)이 되지만, 혈을 말할 때 팔에서 시작하는 것은 불과 몇 개의 혈에 지나지 않는다. 실로 장부가 먼저 있은 후에 경맥이 나오는 것이지, 손바닥의 경맥이 있은 후에 장부가 있는 것이 아니다.

수양명도(手陽明圖)

대장은 폐와 더불어 '가을 금의 기운(秋金)'을 주관하고 (오음 가운데) 상음(商音)으로 이어지는데, 폐태음(肺太陰)이 소상혈(少商穴)에서 시작하는 이유는 상(商)의 음(陰)이기 때문이다. 대장경은 검지 안쪽에서 시작하는데 상양혈(商陽穴)이라고 하며, '금의 기운인 상음[金商]'을 주관하고 양(陽)에 속한다. 이곳이 일장(一臟)과 일부(一腑)가 대응하는 혈이다. 합곡혈은 호구(虎口)에 있는데, 추금(秋金)인 백호(白虎)의 입구이며, 수양명이 폐와 서로 결합하는 곳이다. 곡지혈은 팔꿈치[屈肘]에서 가로무늬가 끝나는 자리에 있고, 견요혈

(肩髎穴)[9]은 어깨뼈[肩骨]의 끝에 있으며, 천정혈(天鼎穴)은 후두[喉] 옆 4촌에 있는데 식도[食管][10]에 해당하는 자리여서 정(鼎)이라고 하였다. 화료혈(禾髎穴)은 곧 협거(頰車)이고[11] 잇몸[齒齦]을 싸고 코를 끼고 있으면서 영향혈(迎香穴)이 되는데, 폐는 코에 개규하고 그 부의 경맥이 코 옆에서 끝나므로 서로 상응하는 신묘한 작용을 볼 수 있다.

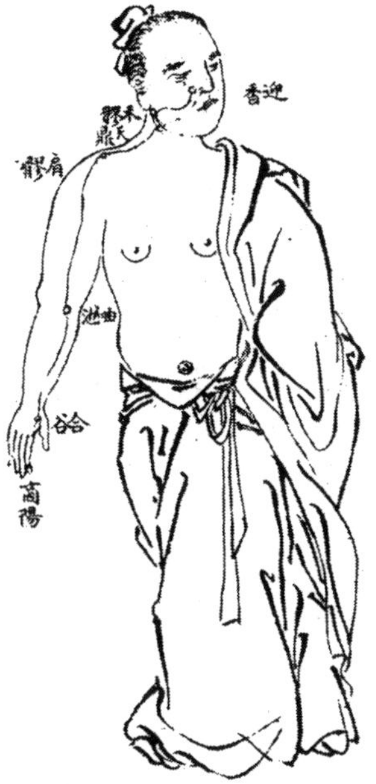

그림 11. 수양명도(手陽明圖)

족양명위경맥(足陽明胃經脈)은 눈 아래[眼下]에서 시작하여 이빨로 들어가고, 입술을 돌아 후두[喉嚨]를 따라 아래로 격막[膈]에서 위에 속하고 비(脾)에 연결되며, 배꼽을 끼고 내려가 무릎 아래[膝下]를 지나 발가락의 중지(中指)로 들어간다.[12]

---

9 견우혈(肩髃穴)이 맞다. 견요혈은 수소양상초맥에 속하는 혈이다.

10 식관은 위로는 인후부에 이어져 있고, 아래로는 위의 분문(賁門)에 연결된 식도(食道)를 말한다.

11 협거는 협거혈이 아닌 하악 부위를 말한다.

12 『靈樞』「經脈 第十」, "胃足陽明之脈 起於鼻之交頞中 旁納太陽之脈 下循鼻外 入上齒中 還出挾口 環脣 下交承漿 卻循頤後下廉 出大迎 循頰車 上耳前 過客主人 循髮際 至額顱 其支者 從大迎前下人迎 循喉嚨 入缺盆 下膈 屬胃 絡脾 其直者 從缺盆下乳內廉 下挾臍 入氣街中 其支者 起於胃口 下循腹裏 下至氣街中 而合以下髀關 抵伏兎 下膝臏中 下循脛外廉 下足跗 入中指內間 其支者 下廉三寸而別 下入中指外間".

위맥(胃脈)은 눈 아래에서 시작하여 얼굴을 휘감고 운행하기 때문에 사람의 정면은 양명경(陽明經)에 속한다. 이빨로 들어가므로 잇몸도 전부 양명경에 속한다. 입술을 도는 이유는 비장이 입으로 개규하기 때문인데 위부(胃腑)의 맥이 밖으로 입술을 돌아서 비장에 호응하니, 역시나 수양명경이 코를 끼는 것과 같다. 후두 양쪽을 순환하는 동맥이 인영혈(人迎穴)이고, 격막으로 하행하여 위에 속하고 비장으로 연결되는 것은 비장에서 기를 받았기 때문이다. 하행하여 배꼽을 끼고 무릎 아래의 삼리혈(三里穴)에 이르니 무릎과 정강이의 앞쪽은 양명경이 운행하는 곳이다. 또 발의 중지로 들어가는데 양명의 맥이 끝나는 곳이다.

족양명도(足陽明圖)

위맥(胃脈)은 위로 승읍혈(承泣穴)에서 시작하는데 눈 아래[眼下]에 있고, 얼굴을 따라서 윗니[上齒]로 들어가 입술을 돌아 나와 아래로 후두[喉] 옆 1촌5푼에 이르러 인영혈이 된다. 다시 횡골(橫骨)[13]의 안쪽으로 내려와 결분혈(缺盆穴)이 되고, 결분골(缺盆骨) 아래 오목한 곳이 기호혈(氣戶穴)이 되는데 폐기와 위맥이 서로 통하는 문호(門戶)가 된다. 위로 들어가 속하게 되며, 다시 배꼽 옆 2촌에 이르면 천추혈(天樞穴)이 되고, 슬외(膝外)[14]의 오목한 곳은 독비혈(犢鼻穴)이 되며, 무릎 아래 3촌은 삼리혈(三里穴)이 되니 위기(胃氣)가 크게 만

13 횡골(橫骨)은 통상 치골(恥骨)을 말하지만, 여기서는 쇄골(鎖骨) 혹은 결분골(缺盆骨)을 말한다.

14 종아리를 굽혔을 때 무릎의 가로무늬(橫紋) 끝자락이다.

나는 곳이다. 발등에 이르러 부양맥(趺陽脈)이 되고 중지로 들어가는데, 그 가지가 엄지발가락과 검지발가락 끝으로 들어가 여태혈(厲兌穴)이 된다. 위는 후천(後天)이 되고 (인체의) 앞면을 통괄하니 충맥과 임맥이 모두 위에 귀속된다.

족태음비경맥(足太陰脾經脈)은 엄지발가락[大指]의 끝에서 시작하여 무릎과 대퇴부로 상행하고 복부[腹]로 들어가 비장에 속하고 위에 연결된다. 상행하여 인두[咽]를 끼고 설본(舌本)에 연결되어 혀 밑[舌下]에서 흩어진다.[15]

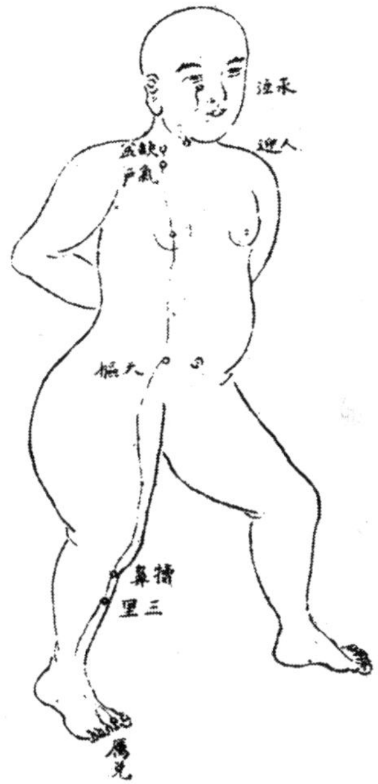

그림 12. 족양명도(足陽明圖)

엄지발가락[足大指]의 은백혈(隱白穴)에서 시작하여, 무릎으로 올라가서 대퇴부[股]로 들어가는데, 허벅지의 안쪽 면을 말한다. 복부로 들어가 비장에 속하고 다시 위에 연결된다. 위양명(胃陽明)이 태음의 가운데 있기 때문에 육기표본(六氣標本)에서 태음의 중견(中見)은 양명이라고 말한 것이다.[16] 격막으로 상행하여 인두를 끼는 길은

---

15 『靈樞』「經脈 第十」, "脾足太陰之脈 起於大指之端 循指內側白肉際 過核骨後 上內踝前廉 上踹內 循脛骨後 交出厥陰之前 上膝股內前廉 入腹 屬脾 絡胃 上膈 挾咽 連舌本 散舌下".

양명과 같지만, 양명은 얼굴에서 드러나고 태음은 설본(舌本)에서 끝나니 일음(一陰)과 일양(一陽)에 같지 않음이 있다. 양명은 양(陽)이 왕성한 것이기 때문에 얼굴로 상행하여 밖을 호위하지만, 태음은 음이 지극한 것이므로 설하(舌下)에서 끝나며 진액을 만들어 퍼트린다. 진액이 입으로부터 나오게 하여 양명(陽明)의 건조함을 구제하니, 이것이 음양이 서로 공용(功用)이 되는 연유다.

족태음도(足太陰圖)

비경(脾經)은 엄지발가락 안쪽의 은백혈에서 시작하여 내과(內踝)[17]의 오목한 곳인 상구혈(商邱穴)을 따라간다. 내과 위쪽 3촌은 삼음교혈(三陰交穴)인데 삼음(三陰)의 맥이 여기서 교회(交會)한다. 무릎의 안쪽을 따라 대퇴부로 상행하고 복부(腹中)로 들어가 비장에 이어지고 다시 식두혈(食竇穴)에서 드러난다. 식두혈은 위중(胃中)의 음식이 비장에 의해서 소화된다는 뜻으로, 여기는 음식을 소화시키는 규도(竅

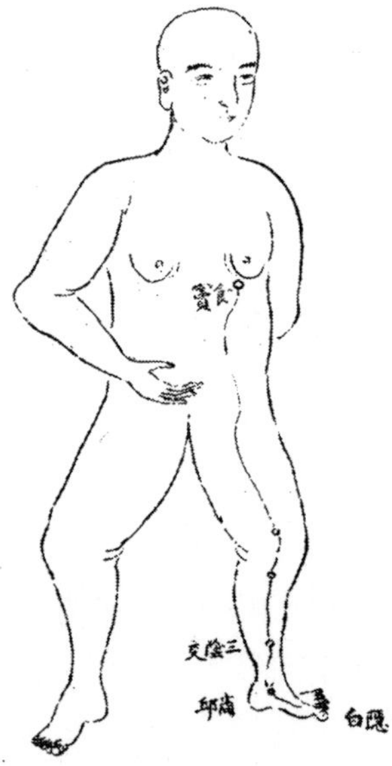

그림 13. 족태음도(足太陰圖)

16 「12. 육경과 육기」, 195쪽에서 “태음지상(太陰之上)은 습기가 다스리니 중견은 양명이다.”라고 하였다.

17 발목에 있는 복사뼈에서 안쪽 부분을 말한다.

道)[18]다. 이로부터 다시 위에 연결되어 상행하여 인두[咽]를 끼고 설본에 연결되고 설하에서 흩어지니, 심장의 싹이 되고 또한 비경(脾經)의 근원이 됨을 볼 수 있다. 혀는 오미(五味)를 변별하고 비장은 오미를 소화하기 때문에[19] 비경이 혀 밑에서 흩어지는 것이다. 밖에 있는 경혈은 그려서 알 수 있으나 위에서부터 혀에 이르기까지 흩어져 행하고, 두루 연결된 자취는 그려 낼 수 있는 흔적이 아니다.

수소음심경맥(手少陰心經脈)은 심중(心中)에서 시작하여 심계(心繫)로 나와 격막으로 내려가서 소장(小腸)에 연결되며, 다시 폐로 올라가 겨드랑이 아래로 나온다. 팔꿈치[肘]를 거쳐 손바닥 안[掌中]에 이르고, 새끼손가락의 안쪽으로 들어간다. 그 분지는 상행하여 인두[咽]를 끼고 있다.[20]

중국의 옛 학설에 "심장에는 사계(四系)가 있고 아래로 각 장부와 통한다."고 했는데 이는 잘못된 것이다. 서양의학에서 해부해 보니 없었으며, "심장에는 좌우방(左右房)이 있는데, 좌방에서는 혈을 생성하여 내보내 대동맥[總血管]이 된다. 여러 혈관[衆管]으로 나뉘어 장부(臟腑)에 퍼지고 온몸을 순환한다. 이에 (혈액이) 정맥[回血管]으로

---

18 규도의 의미는 밝혀져 있지 않은데, 혈(穴)로 보아도 무방해 보인다.

19 본문에서는 '脾卽食其味'라고 하였는데, 비장의 기능을 감안하여 '食'을 소화의 의미로 해석하였다.

20 『靈樞』「經脈 第十」, "心手少陰之脈 起於心中 出屬心系下膈 絡小腸 其支者 從心系上挾咽 繫目系 其直者 復從心系卻上肺 下出腋下 下循臑內後廉 行手太陰心主之後 下肘內 循臂內後廉 抵掌後銳骨之端 入掌內後廉 循小指之內 出其端".

들어가서 다시 순행하는데, 심장의 우측에 이르면 대정맥[總回血管]이 되어 점차 심장으로 들어간다. 혈액이 한 번 순환이 되는데, 심장이 네 개의 장부에 통하는 것은 혈관에 있다."고 말한다. 서양의학에서는 관(管)이라고 했으며, 『내경』에서는 맥(脈)이라고 했다. 『내경』에서 "영(營)이 맥 가운데를 흐르고, 영이 온몸에 퍼져 있으며, 심(心)과 합하는 것이 맥"[21]이라고 말한 것은 서양의학의 학설과 같다. 다만 서양의학에서는 각 장부에 각각의 경맥이 있음을 분별하지 못해서 다만 '많은 혈관(衆脈管)'을 심장에 귀속시켰지, 수소음심(手少陰心)맥이 있어서 전적으로 맥을 주관한다는 것을 알지 못했다. 심계(心繫)에서 나와서 아래로 격막을 지나 소장에 연결되니, 심장과 소장은 서로 표리가 된다. 다시 폐로 올라가는데, 심장은 혈을 주관하고 폐는 기를 주관하니 영위의 교차가 전적으로 여기에 있다. 서양의학에서는 "(심장으로) 되돌아가는 혈액[回血]이 이산화탄소[炭氣]를 받아서 모두 자색으로 바뀌고, 계속해서 대정맥에 이르면 폐가 기(氣)를 내보내는 작용으로 탄소를 내보내고 자색의 혈액이 다시 적색으로 바뀐다. 이에 심장으로 들어가 우방을 거쳐 좌방으로 계속해 보내지고 이후에 혈액을 (전신으로) 내보낸다."라고 말한다. 『내경』에서 "소음심맥(少陰心脈)이 다시 폐로 올라간다."라고 말한 것은 폐경(肺經)에서 크게 모인다는 것이다. 또 "겨드랑이로 나와 팔꿈치로 내려가 새끼손가락 안쪽으로 들어간다. 또 그 분지는

21 이는 『내경』에서 말한 영과 맥의 관계를 당종해 자신의 표현으로 재구성한 것으로 보인다. 실제로 여기서 들고 있는 세 가지 표현, 즉 '營行脈中', '營周於身', '心之合脈也' 가운데 "심이 맥과 결합한다."만이 『소문』「오장생성편(五藏生成篇)」에 보인다.

상행하여 인후를 끼고 있다."라고 하였으므로, 소음의 병에는 인후의 통증이 있다.

수소음도(手少陰圖)

심맥(心脈)의 작용은 아래로 소장에 연결되어 혈액을 만들고 운행하는 도로가 되는 데 있다. 분지는 인후를 끼고서 목계(目系)로 올라가는데, 기화를 가장 많이 주관하는 곳이다. 겨드랑이 아래에 이르면 극천혈(極泉穴)이 되고, 팔꿈치를 따라 손목뼈[掌後骨][22]의 끝에 이르면 신문혈(神門穴)이 된다. 새끼손가락 안쪽에서 끝나는데, 소충혈(少衝穴)이 된다. (나머지) 여러 혈(穴)이 모두 경맥의 지엽(枝葉)이 된다. 침구(針灸)만을 말하려면 단지 밖의 경혈(經穴)만을 설명해도 되지만, 기화를 말하려면 그 안의 길[路道]이 더욱 중요하다.

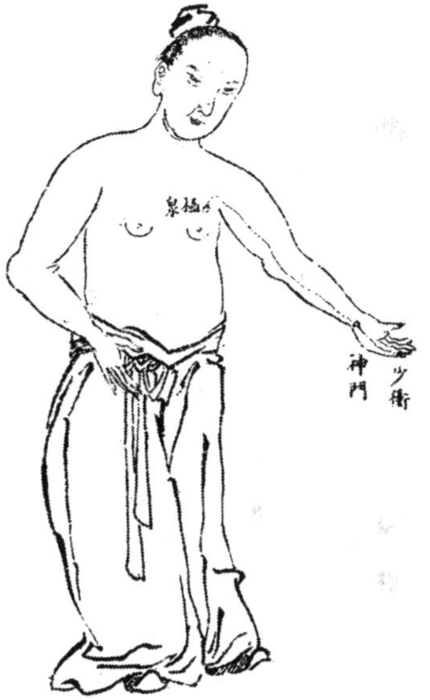

그림 14. 수소음도(手少陰圖)

수태양소장경맥(手太陽小腸經脈)은 새끼손가락 끝에서 시작해서 손

22 장후(掌後)는 엄밀한 의미에서 손목에 가까운 손바닥 뒤쪽의 부위, 즉 손등에서 손목 근처를 말하는데, 편의상 손목으로 해석한다.

의 바깥을 돌아 위로 팔꿈치를 거쳐 어깨를 두르고 심장으로 들어가 연결되고, 격막으로 내려가서 위에 이르러 소장으로 들어간다.[23]

소음은 손바닥 가운데에 이르고 태양은 손의 바깥을 도니, 여기서 음양과 내외가 같지 않음을 족히 볼 수 있다. 심장으로 들어가 연결되는 까닭에 태양경의 중견(中見)이 소음이다.[24] 격막으로 내려가 위에 이르므로, 소장과 위가 원래 서로 맞닿아서 그 일을 주관한다.

수태양도(手太陽圖)

소장의 맥은 위로 올라가 심장에 연결되며, 목에 이르러 나뉘어 상하로 돈다. 위로는 귀 아래 곡협(曲頰)[25]의 뒤에 이르면 천용혈(天容穴)이고, 얼굴의 광대뼈[頄銳骨] 끝에 이르면 권료혈(顴髎穴)이다. 청궁혈(聽宮穴)에서 끝나는데, 족소양경(足少陽經)과 서로 맞닿아 있다. 아래로는 목으로부터 시작해서 어

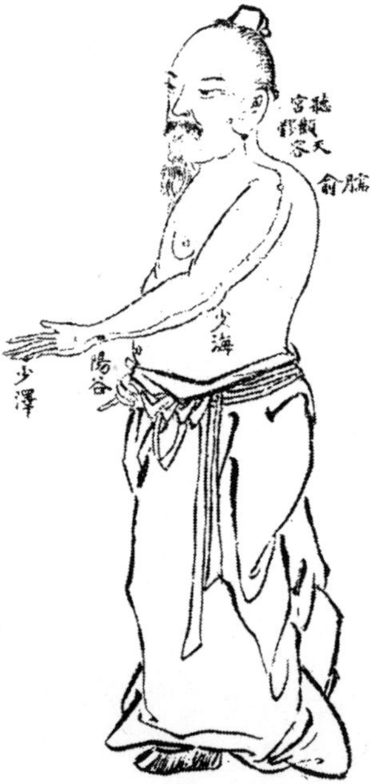

그림 15. 수태양도(手太陽圖)

23 『靈樞』「經脈 第十」, "小腸手太陽之脈 起於小指之端 循手外側 上腕 出踝中 直上循臂骨下廉 出肘內側兩筋之間 上循臑外後廉 出肩解 繞肩胛 交肩上 入缺盆 絡心 循咽 下膈 抵胃 屬小腸".

24 이에 대해서는 「12. 육경과 육기」, 195쪽을 참조하시오.

25 곡협은 아래턱 모서리에 해당하는 부위를 말한다.

깨 끝의 오목한 곳에 이르면 노유혈(臑兪穴)이고, 팔꿈치 끝에서 5푼인 지점에 이르러 양곡혈(陽谷穴)이 된다. 새끼손가락 바깥에 이르면 소택혈(少澤穴)이다. 수태양경은 방광과 기운을 함께하기 때문에, 역할은 족태양경과 같다.

족태양방광경맥(足太陽膀胱經脈)은 눈의 내자(內眥)[26]에서 일어나 이마로 올라가고 정수리[巓]를 지난다. 뇌후(腦後)로 내려와 척추를 끼고 허리까지 미친 후에 신장에 연결되고 아래로 방광에 이어진다. 넓적다리[髀]의 밖을 돌아 복사뼈[踝]로 내려가고 새끼발가락[足小指]에서 끝난다.[27]

삼양경(三陽經)이 모두 몸 전체를 둘러싸고 있는 것은 밖을 호위하여 단단하게 만들려는 이유 때문이다. 소양경은 눈의 예자[目銳][28]에서 끝나고, 양명경은 눈 아래의 승루혈(承淚穴)[29]에서 끝난다. 그리고 태양경이 눈의 내자(內眥)에서 시작하니, 삼양(三陽)이 서로 교차하여 온몸을 통솔하게 됨을 알 수 있다. '이마로 올라가고 정수리를 지난다.'는 정수리의 윗부분이 모두 태양에 속한다는 말이다. 머리털이 나는 까닭은 방광 가운데의 기(氣)가 포중(胞中)의 혈을 끼고 변화하여

26 내자는 내안각(內眼角) 혹은 대자(大眥), 눈초리(눈꼬리)라고도 부르는데, 아래위 눈꺼풀이 연결된 부위 중에서 코 쪽을 말한다. 귀 쪽은 외자(外眥)라고 한다.

27 『靈樞』「經脈 第十」, "膀胱足太陽之脈 起於目內眥 上額 交巓 其支者 從巓至耳上角 其直者 從巓入絡腦 還出別下項 循肩髆 內挾脊 抵腰中 入循膂 絡腎 屬膀胱 其支者 從腰中下挾脊 貫臀 入膕中 其支者 從髆內左右 別下貫胛 挾脊 內過髀樞循髀外 從後廉下合膕中 以下貫踹內 出外踝之後 循京骨 至小指外側".

28 외자(外眥)를 말한다. 위 각주 26을 참조하시오.

29 승루혈(承泣穴)이 맞다.

위로 상행하여 머리카락을 만들기 때문이니, 머리카락을 혈여(血餘)라고 한 것은 포혈(胞血)에 근거한다. 머리카락을 검게 하려면 반드시 수(水)의 기운을 북돋아야 한다. 상한(傷寒)의 병을 앓은 후에 머리가 반드시 빠지는데, 다시 방광의 기화작용으로 인하여 머리카락이 생긴다. 그러므로 머리카락은 신장과 방광의 수에 속한다. 머리는 양기(陽氣)가 모이는 곳이기 때문에 정수리는 전부 태양경에 속한다. 뇌후(腦後)로 내려가면 풍부혈(風府穴)[30]로, 태양경의 중요한 곳이다. 척추를 따라 허리에 이르기 때문에, 각궁반장(角弓反張)[31]이나 상한(傷寒)으로 인한 등[背脊]의 통증은 모두 태양경에 속한다. 신장(腎臟)에 연결되는데, 신장은 수장(水臟)이고 양기의 근원으로 방광이 그 부이다. 그렇기 때문에 그 맥은 아래로 신장에 연결되고 넓적다리 밖을 돌아서 복사뼈로 내려가고 새끼발가락에서 끝난다. 총괄하면 몸의 뒤쪽을 위에서부터 아래로 행하면서 온몸을 두루 다니며 밖을 호위하는 역할을 한다.

족태양도(足太陽圖)

지음혈(至陰穴)은 새끼발가락 바깥쪽에 있어서 음(陰)이 지극한 곳이 된다. 태양의 양(陽)은 수음(水陰) 가운데 근원을 두고 있으므로, 그 경맥 역시 지음(至陰)에서 일어난다. 정명혈(睛明穴)은 눈의 대각

---

30 풍문혈(風門穴)이다.

31 각궁반장(角弓反張)은 몸이 뒤로 젖혀지는 증상이다. 풍사(風邪)가 양경(陽經)에 침입하여 생기며, 등이 가슴 쪽으로 휘어들어 반듯이 누울 때 머리와 발꿈치만 바닥에 닿고 등이 들린다.

(大角)[32]에 있고 양명경과 서로 교차하므로 정명(睛明)이라고 한다. 이로써 태양의 기운이 머리와 얼굴에 이르러 지극히 왕성하게 됨을 알 수 있다. 방광과 포(胞)는 서로 이어지는데, 포막(胞膜)이 허리 아래의 19번째 척추[椎] 옆에서 드러나기 때문에 혈의 이름이 포황(胞肓)이다. 황(肓)의 근원은 신계(腎繫)에 있고, 위쪽으로 13번째 척추의 옆에서 간계(肝繫)를 생성하는데 황문(肓門)이라고 한다. 황이 있으면 고(膏)가 있고, 고는 비장으로부터 생겨나서 안으로 심장을 보호하며 밖으로는 척추와 만난다. 네 번째 척추 옆에서 황과 서로 교차하므로, 고황(膏肓)이라고 한다. 고황은 태양경(太陽經)과 심경(心經)이 서로 교차하는 혈자리다. 백호(魄戶)는 세 번째 척추의 옆에 있는데, 폐는 백(魄)을 저장하면서 태양과 결합하기 때문에 백호라고 한다. 이러한 경혈들을 보면 기가 서로 통하고 있음을 알 수 있다.

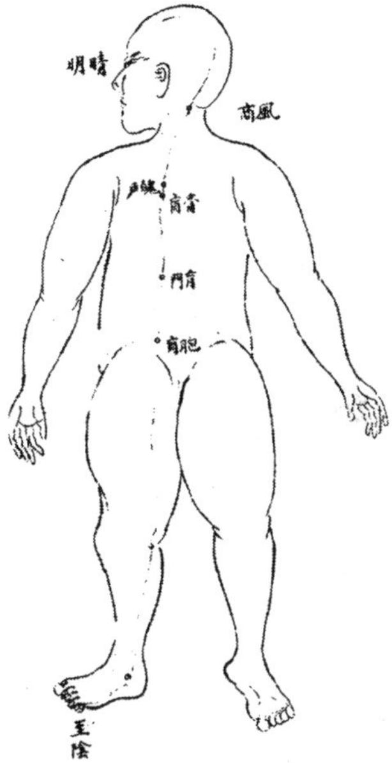

그림 16. 족태양도(足太陽圖)

족소음신경맥(足少陰腎經脈)은 새끼발가락의 아래에서 시작해 발바

32 눈의 내자를 말한다.

닥 가운데[足心]를 거쳐 안쪽 복사뼈[內踝]를 돌아 넓적다리로 올라가서는 척추를 관통하고 신장에 이어지고 방광에 연결된다. 후두[喉嚨]를 돌아 설본을 끼고 있으며, 분지가 나와서 심장에 연결된다.[33]
태양경이 새끼발가락의 끝에서 끝나고, 소음경이 다시 새끼발가락 아래에서 시작하는 데서, 일표일리(一表一里)가 서로 좇고 상응함을 볼 수 있다. 발바닥 가운데를 거쳐 안쪽 복사뼈를 따라가는데, 태양은 바깥 복사뼈[外踝]를 따라가고 소음은 안쪽 복사뼈를 따라간다. 위로는 넓적다리로 올라가 척추를 관통하여 신장에 이어지고 방광에 연결되어서 장(臟)과 부(腑)가 서로 통한다. 후두를 돈다는 것은 신장이 위쪽으로는 폐에 이어져 있어서, 음성[聲音]이 폐에서 나오지만 신장에서 생성되었음을 말한다. 설본을 끼고 있다는 것은 신장이 액(液)을 주관하는데, 그것이 입에서 나오기 때문이다. 가지가 나와서 심장으로 연결되는데, 이로써 심장과 신장이 서로 교차하는 감리호제(坎離互濟)[34]의 의미를 알 수 있다.

족소음도(足少陰圖)

족심(足心)은 용천혈(湧泉穴)로 신맥(腎脈)의 가장 아래인데, 창루(瘡漏)[35]로 기가 새는 것을 가장 꺼린다. 연골혈(然骨穴)[36]은 내과(內踝)

33 『靈樞』「經脈 第十」, “腎足少陰之脈 起於小指之下 邪走足心 出於然谷之下 循內踝之後 別入跟中 以上踹內 出膕內廉 上股內後廉 貫脊 屬腎 絡膀胱 其直者 從腎上貫肝膈 入肺中 循喉嚨 挾舌本 其支者 從肺出絡心 注胸中”.

34 감리호제(坎離互濟)에서 감은 수(水)·신장, 리는 화(火)·심장을 말하며, 신장과 심장이 서로 영향을 미치고 있음을 의미한다.

35 창루는 종창(腫瘡)이 오래도록 수렴되지 않으면서, 농수(膿水)가 흐르고 악취가

의 아래 앞쪽 1촌에 있고, 태계(太溪)[37]는 내과(內踝)의 뒤쪽, 발뒷꿈치뼈[足跟骨] 사이에 있다. 이곳에 동맥이 있는데 『내경』에서 무릇 병과 죽음을 진찰함에 이곳 맥이 끊어지지 않으면 치료할 수 있다고 했다. 음곡혈(陰谷穴)은 슬하(膝下)[38]와 무릎[曲膝] 사이에 있으며, 위쪽으로 넓적다리를 거쳐 아랫배[小腹]로 들어가서 방광에 연결된다. 배꼽[39]의 주위 1촌되는 곳을 황수(肓兪)라고 하는데, 황막(肓膜)의 중요한 곳이 여기에 있음을 의미한다. 신장으로 이어져 들어가고, 위로는 심장에 연결되어 후두를 순행하면서 설본을 끼고 있다. 비록 혈의 이름을 나열하지 않았던 이유는 신경(腎經)의 기화작용이 '심장에 연결되고 후두를 돌며 설본을 끼고 있는' 데서 더욱 많기 때문이다. 설하와 용천(湧泉)은

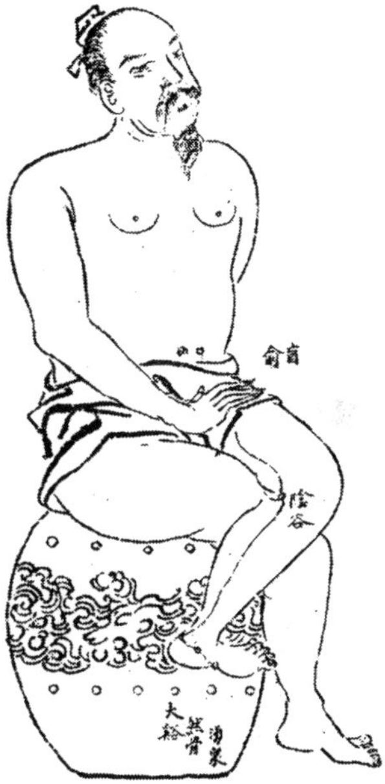

그림 17. 족소음도(足少陰圖)

나며 기육(肌肉)이 없는 증상이다.

36 연곡혈(然谷穴)이 맞다.

37 족소음경(足少陰經)의 수혈(輸穴)이다.

38 슬하는 무릎 끝의 아래가장자리, 무릎인대가 있는 부위 혹은 그곳에 있는 혈(穴)을 말한다.

39 원문에서는 '臍膀'이라고 하였는데, 의미상 '膀'은 '旁'으로 보아야 한다(王咪咪·李林 編, 1999, 34쪽).

신액이 나오는 곳이며 더욱이 '진액이 흐르는 길(津道)'의 핵심이다.

수궐음포락경맥(手厥陰包絡經脈)은 흉중(胸中)에서 시작해 심포락(心包絡)에 이어지고, 격막으로 내려가서 삼초(三焦)를 지나 겨드랑이[40]로 나와 팔꿈치로 들어가고, 손바닥 가운데에 이르고 가운뎃손가락 끝을 돈다.[41]

서양의학에서 심장의 위쪽 주위에 둘러싸고 있는 막이 있다고 하는데, 이것이 곧 포락이다. 포락은 위로는 폐계(肺系)에 이어지고, 폐계를 거쳐서 가슴 안쪽의 사면(四面)에 미치는데, 이것 모두는 유막(油膜)이다. 다시 아래로 격막(膈膜)이 되고, 그 아래는 망유막(網油膜)이 된다. 이른바 막이라고 하는 것은 모두 삼초다. 삼초와 포락이 상통하고 있는 자취가 이와 같다. 그러므로 포락의 맥은 격막으로 내려가서 삼초를 지나간다. 겨드랑이로 나와서 팔꿈치로 들어가고 손바닥 가운데에 이르고 가운뎃손가락의 끝을 돌고 있으니, 가운뎃손가락이 심장에 반응한다는 것 역시 이로부터 유래하였다.

수궐음도(手厥陰圖)

포락과 삼초는 단지 하나의 유막[42]으로 서로 이어지는 까닭에, 그 맥

---

40 원문에서는 液이라고 하였는데, 腋의 오기(誤記)다.

41 『靈樞』「經脈 第十」, "心主手厥陰心包絡之脈 起於胸中 出屬心包絡 下膈 歷絡三焦 其支者 循胸出脇 下腋三寸 上抵腋下 循臑內 行太陰少陰之間 入肘中 下臂 行兩筋之間 入掌中 循中指 出其端 其支者 別掌中 循小指次指 出其端".

42 원문에서는 膜油라고 하였는데, 상단의 예를 따르고 이해를 돕기 위해 유막(油膜)으로 수정하였다.

은 삼초로부터 가슴[胸中]에 이르러 심포로 들어간다. 젖가슴[乳] 뒤쪽 1촌과 겨드랑이 아래 3촌 사이에서 나오는데, 천지간(天地間)[43]이라고 한다. 맥은 겨드랑이 아래를 지나 팔꿈치에 이르는데, 팔꿈치가 구부러져 오목한 곳을 굴택혈(屈澤穴)[44]이라고 한다. 자사역(刺痧疫)[45]에 대체로 이 혈(穴)에서 출혈(出血)시키는데, 심포에 있는 사기(邪氣)를 빼기 위해서다. 대릉혈(大陵穴)은 손등[掌後]의 두 근육 사이에 있다. 또 가운뎃손가락 끝은 충량(衝良)[46]이라고 한다. 임신한 부인은 이 혈의 맥이 뛰어서 심포의 혈(血)이 왕성한 것을 알 수 있다.

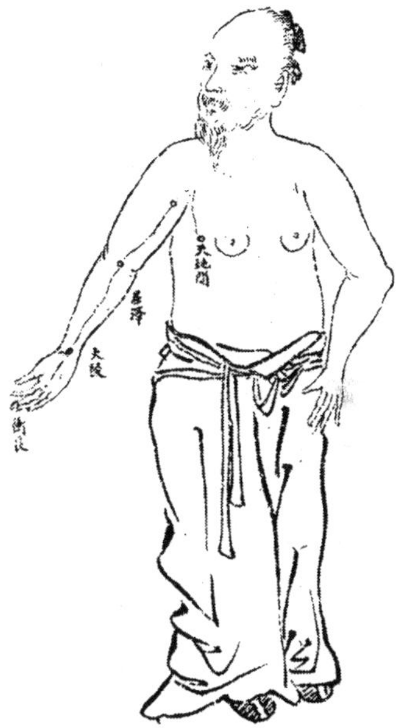

그림 18. 수궐음도(手厥陰圖)

수소양삼초경맥(手少陽三焦經脈)은 새끼손가락과 그다음 손가락 사이에서 시작해 손의 겉면을 따라 팔뚝을 관통하여 결분(缺盆)에 들어가며 전중(膻中)에 퍼진다. 심포락으로 연결되며 격막으로 내려가 삼

43 천지혈(天地穴)이다.

44 곡택혈(曲澤穴)이다.

45 구체적으로 어떠한 질병인지 확인하기 어렵다. 痧疫을 성홍열이라고 추정한다.

46 중충혈(中衝穴)이다.

초에 이어진다. 분지는 이상각(耳上角)[47]에서 나온다.[48]

삼초는 신계(腎系)에 뿌리를 두고 있고 아래로 포실(胞室)이 된다. 방광의 위쪽 입구에 해당하는 부분이 하초가 되고, 가운데는 연망(連網)이 되어 소장에 부착하여 중초가 된다. 위로 흉격(胸膈)이 되고 다시 가슴을 따라 위로 올라가는데, 통칭하여 전(膻)이라고 한다. 위로는 폐계와 이어지고 아래로는 심포락으로 들어간다. 그러므로 삼초와 명문(命門)은 함께 상화(相火)를 부리는데, 그 유막으로 서로 연결되어 있기 때문이다. 삼초와 심포락이 서로 표리(表裏)가 되는 것 역시 유막이 전격(膻膈)을 따라 위로 올라가 포락이 되기 때문이다. 삼초경맥이 팔뚝을 관통하는 까닭에 팔뚝 위의 소작혈(消灼穴)[49]과 청랭연혈(淸冷淵穴)에 우두를 접종하는데, 삼초의 근원이 신계에 뿌리를 두고 있기 때문에 신장 가운데의 독을 능히 빼낼 수 있다. 전중을 옛 책에서는 단(胆)이라고 했는데, 후인들은 전(膻)이 무엇인지 알지 못하고 약자를 사용한 까닭에 담(膽)을 전이라고 잘못 오인했다. 무릇 담은 격막(膈下) 아래에 있고, 여기서 '전중(胆中)에 퍼지고 심포락(心包絡)으로 연결되며, 그 뒤에 격막으로 내려간다.'라고 말하였으니, 단이 전의 약자(略字)이며 담이 아님을 알 수 있다. 이러한 글자들을 당·송 이후로 모두 분별하지 않았으니 어찌 『내경』을

47 이상각은 귀 위쪽의 뾰족한 부분이다.

48 『靈樞』「經脈 第十」, "三焦手少陽之脈 起於小指次指之端 上出兩指之間 循手表腕出臂外兩骨之間 上貫肘 循臑外 上肩而交出足少陽之後 入缺盆 布膻中 散落心包 下膈 循屬三焦 其支者 從膻中上出缺盆 上項 繫耳後 直上出耳上角 以屈下頰至䪼 其支者 從耳後入耳中 出走耳前 過客主人前 交頰 至目銳眥".

49 소락혈(消濼穴)이다.

주석할 수 있겠는가?

수소양도(手少陽圖)

소양은 충양(沖陽)[50]인 까닭에 첫 번째 혈을 충관혈(沖關穴)[51]이라고 하고, 새끼손가락과 그 다음 손가락 사이의 오목한 곳이 중저혈(中渚穴)이며, 장후고골(掌後高骨)[52]에 이른다. 무릇 삼초의 기가 왕성하면 이 뼈가 높이 융기한다. 위로는 팔뚝 바깥의 '큰 뼈들이 이어지는 곳(大骨縫中)'에 이르면 천정혈(天井穴)이 되고, 다시 위로 2촌 올라가 청랭연혈(淸冷淵穴)이 되는데, 여기에서 수태양경과 모여 한수지기(寒水之氣)에 합쳐진다. 다시 위로 팔뚝 밖, 겨드랑이를 향한 곳에 이르러 소작혈(消灼穴)이 된다. 상화(相火)를 주관한다고 말한 것은 위쪽으로 결분(缺盆), 천료혈(天髎穴)에 이르면 바로

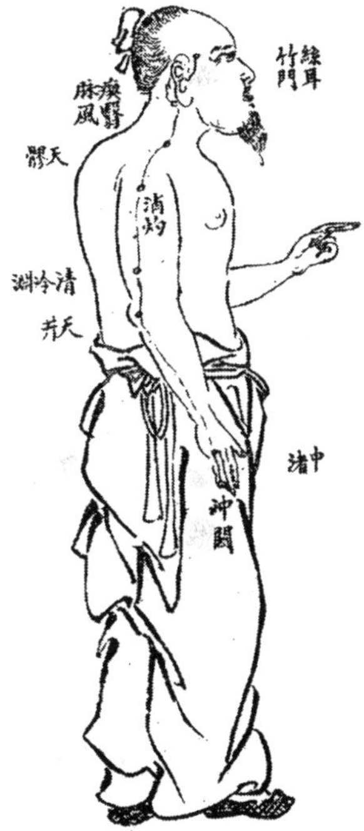

그림 19. 수소양도(手少陽圖)

50 '沖'은 상승한다는 의미로, 양의 기운이 처음 나타나 상승한다는 말이 된다.

51 관충혈(關衝穴)이다.

52 '고골'은 높이 융기한 뼈들을 말하는데, '장후고골'은 엄지손가락 쪽 손바닥 뒤의 도드라진 뼈, 즉 요골(橈骨)의 경상돌기를 말한다.

안쪽의 심포(心包)로 들어가 격막으로 흩어져 내려가서 삼초에 이어지기 때문이다. 서양의학에서는 "뱃속의 모든 막(膜)에는 자율신경[自和腦筋]이 그물처럼 이어져 있다."라는 뜻으로 말하는데, 삼초경맥이 퍼져 있다는 뜻과 같다. 결분(缺盆)에 이르면 합쳐져 하나의 맥이 되며, 가지가 다시 위로 올라가서 귀 뒤쪽과 첨골(尖骨) 사이 오목한 곳에 이르면 예풍혈(翳風穴)이고, 다시 위로 올라가 계맥혈(瘈脈穴)이 된다. 예풍혈과 계맥혈은 간근(肝筋)이 주관하는 바이며 삼초의 막[焦膜]은 근육을 생성하는 근원이다. 그런 까닭에 두 혈에는 두 가지 이름이 있다. 또 귀 앞쪽을 돌아 이문혈(耳門穴)이 되고 '눈썹의 끝에 있는 구멍(眉尾空竅)'에 이르러 사죽혈(絲竹穴)[53]이 된다. 신장은 귀로 개규함을 볼 수 있으며, 삼초가 신장을 위하기 때문에 수소양삼초경이 귀를 둘러싸서 그것에 상응하고 있다.

족소양담경맥(足少陽膽經脈)은 눈의 예자(銳眥)에서 시작해 귀의 앞뒤를 돌고 옆구리 안쪽[脅裡]'을 따라 간으로 연결되고 담으로 이어지며 다리[足]로 내려가서는 새끼발가락 사이로 들어간다.[54]

족소양맥(足少陽脈)과 수소양맥(手少陽脈)은 모두 귀에서 운행하고

---

53 사죽공혈(絲竹空穴)이다.

54 『靈樞』「經脈 第十」, "膽足少陽之脈 起於目銳眥 上抵頭角 下耳後 循頸 行手少陽之前 至肩上卻交出手少陽之後 入缺盆 其支者 從耳後入耳中 出走耳前 至目銳眥後 其支者 別銳眥 下大迎 合於手少陽 抵於䪼下 加頰車 下頸 合缺盆 以下胸中 貫膈 絡肝 屬膽 循脇裏 出氣街 繞毛際 橫入髀厭中 其直者 從缺盆下腋 循胸 過季脇 下合髀厭中以下 循髀陽 出膝外廉 下外輔骨之前 直下抵絶骨之端 下出外踝之前 循足跗上 入小指次指之間 其支者 別跗上 入大指之間 循大指歧骨內 出其端 還貫爪甲 出三毛".

상화를 부린다. 안으로 삼초의 막이 간과 이어지고 담에까지 미친다. 밖으로는 삼초의 경맥이 귀에 연결되어 담경(膽經)과 교차한다. 이로써 장부(臟腑)가 상통(相通)하는 신기함을 볼 수 있다.

족소양도(足少陽圖)

족소양은 눈의 예자에서 시작하는데 동자요혈(瞳子髎穴)이라고 하며, 귀 앞쪽의 오목한 곳을 돌아 청회혈(聽會穴)이 되고, 귀 뒤쪽의 오목한 곳을 돌아 풍지혈(風池穴)이 된다. 모두 소양(少陽)의 풍목(風木)에 해당하는 기운이 발설(發洩)되는 곳이다. 어깨 위의 오목한 곳으로 내려가 견정혈(肩井穴)이 되고, 옆을 따라 간경(肝經)의 기문혈(期門穴) 아래 5푼에 이르면 일월혈(日月穴)이다. 담맥은 실제로 간(肝)과 담(胆)을 좇으며, 이 혈로부터 나온 이후에 상하로 운행한다. 아래로 넓적다리 밖에 팔을 늘어뜨려 가운뎃손가락이 끝나는 곳이 풍시혈(風市穴)이며, 슬하 1촌은 양릉혈(陽陵穴)[55]이 된

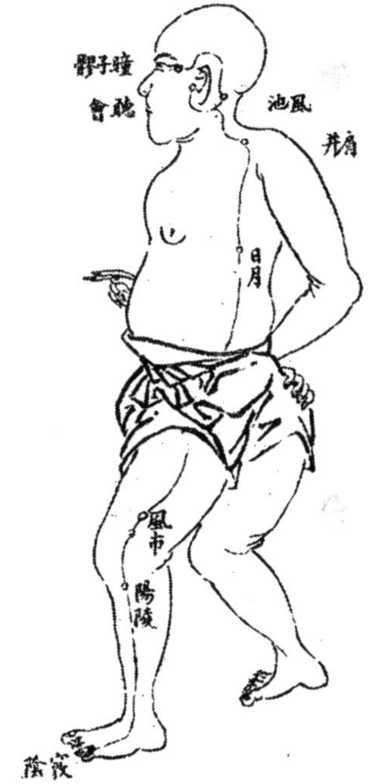

그림 20. 족소양도(足少陽圖)

55 양릉천혈(陽陵泉穴)이다.

다. 바깥 복사뼈를 따라 새끼발가락과 그 다음 발가락 사이의 규음혈(竅陰穴)에 이르러 끝난다. 양경(陽經)이 음혈(陰穴)에 뿌리를 두고 있는 데서 음이 양 가운데서 생성됨을 볼 수 있다.

족궐음간경맥(足厥陰肝經脈)은 엄지발가락에 있는 총모(叢毛)[56]의 끝에서 시작해서 발등으로 흘러 넓적다리 안쪽을 따라 생식기[陰器]를 거쳐 아랫배에 닿고, 간에 이어지고 담으로 연결되며 위를 끼고 격막을 관통하여 후두[喉嚨]를 돌아 눈의 주위[目系]를 지나고 정수리[巓頂]에서 독맥(督脈)과 만난다.[57]

모발(毛髮)은 혈(血)의 나머지이다. 간(肝)이 혈을 주관하기 때문에 간경(肝經)이 엄지발가락에서 시작할 때에, 그 가운데에서 총모가 생겨나므로 간이 혈을 주관함을 증험할 수 있다. 음기(陰器)는 종근(宗筋)을 말하는데, 종근은 온몸의 근육을 주관하고 간경에 이어지므로 간맥(肝脈)이 생식기를 둘러싸고 있다. 아랫배의 양쪽은 모두 간경에 속하므로 한산(寒疝)[58] 등의 증상이 나타난다. '담으로 연결됨'은 궐음맥(厥陰脈)의 중견(中見)이 소양(少陽)이며, 간과 담이 서로 표리(表裡)관계이기 때문이다. "위를 끼고 있음"은 간목(肝木)의

56 엄지발가락 발톱 뒤의 피부에 난 털이다.

57 『靈樞』「經脈 第十」, "肝足厥陰之脈 起於大指叢毛之際 上循足跗上廉 去內踝一寸 上踝八寸 交出太陰之後 上膕內廉 循股陰 入毛中 過陰器 抵小腹 挾胃屬肝 絡膽 上貫膈 布脇肋 循喉嚨之後 上入頏顙 連目系 上出額 與督脈會於巓 其支者 從目系下頰裏 環脣內 其支者 復從肝 別貫膈 上注肺".

58 음낭이 차고 아픈 것으로, 한사(寒邪)와 습사(濕邪)가 간경(肝經)에 침입하여 생기는 경우가 많다.

청양지기(淸陽之氣)가 상승하여 토(土)의 기운을 통하게 하고 음식물을 변화시킴을 말한다. 간경이 '격막을 관통하여 후두를 돌기' 때문에 간의 기운이 역류하면 구만(嘔滿)[59] 등의 여러 증상이 있게 된다. 위로는 눈 주위에 이어져서 간은 눈에 개규한다. '정수리에서 독맥과 만난다.' 함은 독맥이 신장으로 이어지므로 간의 모(母)가 되고, 정수리에서 만나므로 자(子)가 모와 모인다는 뜻이다. 눈 주위와 정수리의 안쪽은 뇌수(腦髓)가 되는데, 뇌에 풍이 있어서 눈이 흐릿한 증상은 모두 간이 관여하는 것으로 맥이 서로 통하기 때문이다. 서양의학에서 뇌수에 대해 상세히 설명하면서도 뇌수를 치료하는 약이 없는 이유는 뇌수가 독맥과 연결되어 생성된다는 사실을 알지 못하기 때문이고 또 뇌수가 간맥의 소관임을 알지 못하기 때문이니 어찌 치료법을 알 수 있겠는가?

족궐음도(足厥陰圖)

대돈혈(大敦穴)은 엄지발가락의 총모(叢毛) 중간에 있으며, 다리의 안쪽을 따라 위로 곡천혈(曲泉穴)에 이른다. 무릎 뒤 가로무늬가 끝나는 곳으로 모든 근육이 무릎의 이 혈자리로 모인다. 넓적다리 안쪽을 따라 생식기의 횡골(橫骨)의 끝에 이르면 서혜(鼠蹊)인데, 혈들이 생식기를 둘러싸고 있는 까닭에 털이 자라며 간혈(肝血)이 드러

59 구(嘔)는 위 속의 음식물이 솟구쳐 넘어오는 것으로, 소리도 나고 내용물도 토하는 것을 말한다. 만(滿)은 기가 몰리고 막혀 그득 차 있거나 그득한 감을 느끼는 증상인데, 외감(外感), 내상(內傷) 등으로 위기(胃氣)가 내려가지 못하고 비기(脾氣)가 오르지 못하여 생긴다.

난 바이다. 아랫배를 거쳐, 늑골(肋骨)에 팔꿈치가 닿는 곳이 장문혈(章門穴)이며, 다시 올라가서 기문혈(期門穴)이 된다. 기문혈은 간의 '기운이 모이는 혈(募穴)'이며 간막(肝膜)과 소통되는 곳을 말한다. 이로부터 안쪽으로 간장과 이어지는데, 간경 가운데 하행하는 맥이 된다. 격막을 관통하여 위에 이어지고 후두를 쫓아 올라가서 눈 주위에 이어지므로, 눈으로 개규하고 정수리에서 독맥과 만난다. 양경(陽經) 중에서 태양경이 가장 길고, 음경(陰經) 중에서는 궐음경이 가장 길어서,[60] (태양경과 궐음경을) 기혈(氣血)의 사령(司領)이라고 한다.

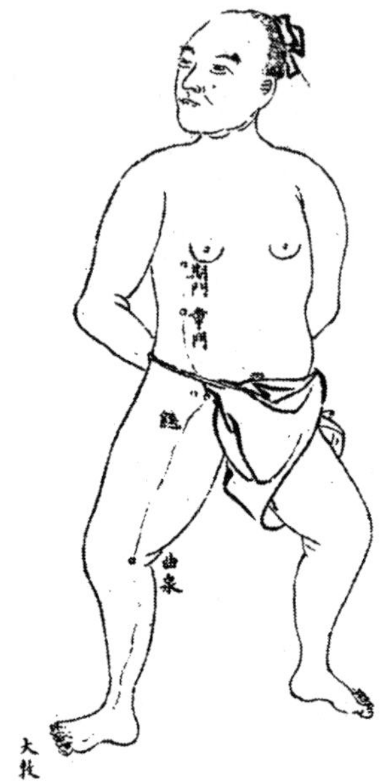

그림 21. 족궐음도(足厥陰圖)

60 원문에서는 '陽經惟太陽最長 陰經爲厥陽最長'이라고 하였는데, 대구가 되도록 惟를 爲로 해석한다.

15. 충맥 · 임맥 · 독맥 · 대맥(衝任督帶)

십이경맥(十二經脈)은 정경(正經)이다. 또 여덟 개의 맥이 있어서 기경(奇經)이라고 하는데, 여기서는 전부 말하지 않고 다만 네 가지 맥만을 설명한다. 양유맥(陽維脈)과 양교맥(陽蹻脈)은 태양경에 붙어 있어 등 쪽을 흐르기 때문에, 태양경으로 통치(統治)한다. 음유맥(陰維脈)과 음교맥(陰蹻脈)[1]은 몸의 앞쪽을 흐르며 태음경에 붙어 있어서 태음경으로 통치한다. 오직 이 네 가지 맥만이 주치(主治)하는 데 다름이 있어서 십이경맥에는 포함되지 않는 까닭에 별도로 상세히 설명한 것이다. 서양의학에서는 맥관(脈管)을 그리는 데 가지를 나누고 갈래를 구분하였으니 상세하다고 할 만하다. 그러나 낙맥(絡脈)이 경맥(經脈)으로 돌아가지 않으며 경맥이 장부로 돌아가지 않는다고 하니, 비유하자면 천 명의 군사는 있지만 한 명의 장수도 없으니 역시 거느릴 방법이 없다. 기경팔맥(奇經八脈)에 이르러서는 중국 또한 오랫동안 강구하지 않았으니 서양의학에서 모르는 것이

1 원문에서는 양교맥이라고 했지만, 음교맥으로 고쳤다.

어찌 이상하겠는가?

충맥(衝脈)은 아랫배[小腹]의 안쪽 포중(胞中)에서 시작하여 배꼽의 좌우를 끼고 상행하고, 족양명(足陽明)의 맥과 함께 흉중(胸中)에 이르러 흩어지며 위로 올라가 인후[咽]를 끼고 있다.[2]

포중을 기해(氣海)라고 하는데 호흡의 뿌리가 된다. 사람이 내뱉는 숨[呼氣]은 기해로부터 흉격(胸膈)으로 올라가 폐관(肺管)으로 들어가서 인후로 나온다. 그 경로가 모두 충맥을 따라서 올라가기 때문에 『내경』에서 말한 "충맥은 기가(氣街)"는 이를 지적한 것이다. 기역(氣逆)[3]의 원인은 모두 충맥에 있기 때문에 장중경은 충역(衝逆)[4]을 내리는 방법을 이용하였다. 포중을 또한 혈해(血海)라고도 한다. 위(胃) 안에 있는 음식의 즙(汁)이 심장의 작용으로 혈(血)로 변화되고, 내려가서 포중으로 들어가는데 충맥이 이를 인도하여 내려가게 한다. 그러므로 『내경』에서 "여자가 14세가 되면 천계(天癸)가 이르는데, 태충맥(太衝脈)이 왕성하게 되어서 월경을 때에 맞춰 하게 된다."라고 하였다.[5] 이를 종합하면 포중은 선천(先天)의 신기(腎氣)와

2 충맥에 대한 설명으로 『영추』와 『소문』에 다음과 같은 구절이 있다. 『靈樞』「五音五味 第六十五」, "歧伯曰 衝脈任脈 皆起於胞中 上循背裏 爲經絡之海 其浮而外者 循腹右 上行會於咽喉"; 『素問』「骨空論篇 第六十」, "衝脈者 起於氣街 並少陰之經 俠齊上行 至胸中而散"; 『素問』「痿論篇 第四十四」, "衝脈者經脈之海也 主滲灌谿谷 與陽明合於宗筋".

3 장부의 기(氣)가 병적으로 위로 치밀어 오르는 상태를 말한다. 위기상역(胃氣上逆)·간기상역(肝氣上逆)·폐기상역(肺氣上逆) 등이 있다.

4 정상적인 기운(氣運)의 흐름과 반대되어 인체 상부로 기운이 치받아 올라오는 상태를 말한다.

5 『素問』「上古天眞論篇 第一」, "歧伯曰 女子七歲 腎氣盛 齒更髮長 二七而天癸

후천(後天)의 위혈(胃血)이 모이는 곳을 말한다. 충맥은 포중에서 시작해서 선천의 신기를 이끌어 상행하여 위에서 교차하고, 후천의 음혈을 이끌고 하행하여 포중으로 들어가 신장에서 교차한다. 기를 이끌어 올라가고 혈을 이끌어 내려가서 신장에 통하고 양명(陽明)[6]에 퍼지니, 충맥의 역할을 알 수 있다.

충맥도(衝脈圖)

충맥은 기(氣)를 내보내는 중요한 길[衝衢]이다. 기는 단전(丹田)에서 생기는데, 나오는 길은 배꼽 아래 3촌 지점에서 양옆으로 5푼 떨어진 곳에 있으며 기가혈(氣街穴)[7]이다. 기가 나가는 길이기 때문에 기가라고 이름 붙인 것이다. 근래의 의가들이 『영추』에서 "흉기(胸氣)에 길이 있고, 복기(腹氣)에 길이 있으며, 두기(頭氣)에 길이 있고, 족기(足氣)에 길이 있다."[8]라고 말한 것 때문에 기가혈이 어디에 있는지 결국에는 지적하지 못했다. 그러나 『내경』에서는 "기가에서 시작하여 배꼽을 끼고 상행한다."[9]라고 분명하게 말하여, 기가혈이 배꼽의 아래에 있음을 명확히 알려 주었다. 지금의 사람들이 '기가'를 기혈(氣穴)로 고쳐서 경(經)의 뜻을 크게 잃어버렸다. 기가혈

至 任脈通 太衝脈盛 月事以時下 故有子".

6 양명경(陽明經)을 말하며, 수양명대장경(水陽明大腸經)과 족양명위경(足陽明胃經)이 있다.

7 기가혈은 기충혈(氣衝穴)이라고도 한다.

8 『靈樞』「衛氣 第五十二」, "請言氣街 胸氣有街 腹氣有街 頭氣有街 脛氣有街". 당종해는 경기(脛氣) 대신에 족기(足氣)라고 하였다.

9 『素問』「骨空論篇 第六十」, "衝脈者 起於氣街 並少陰之經 俠齊上行".

을 경유하여 배꼽 옆에 이르면 황수(肓兪)가 되는데 황은 곧 막(膜)이다. 단전의 막이 배꼽으로 올라와 모이기 때문에 이 혈의 이름이 황수다. 다시 가슴으로 올라가 통곡혈(通谷穴)에 이르러서 퍼져 나간다. 대개 막이 가슴으로 올라오면 퍼져서 폐의(肺衣)가 되고 폐를 둘러싸고 있는 까닭에, 충맥도 여기에 이르러서 흩어진다. 폐의가 인두에서 모이기 때문에, 충맥 또한 인두를 끼고 끝난다. 총괄하면 기가 단전에서 나와 배꼽 옆을 따라 가슴으로 올라가고, 폐의에 퍼졌다가 다시 목구멍으로 올라와 모이면, 기가 이것을 따라 나온다. 막 가운데서 기가 다니는 길을 충맥이라 하고, 충맥은 기를 주관하므로 임맥(任脈)이 혈을 주관하는 것과 다르다. 십이정경(十二正經)과 기경팔맥(奇經八脈) 각각의 기능이 다르고, 각 장부의 기혈이 왕래하는 길에도 흩어지고 합쳐짐이 있으니, 단지 혈관만 가리켜 경맥이라고 할 수 없음을 알 수 있다.

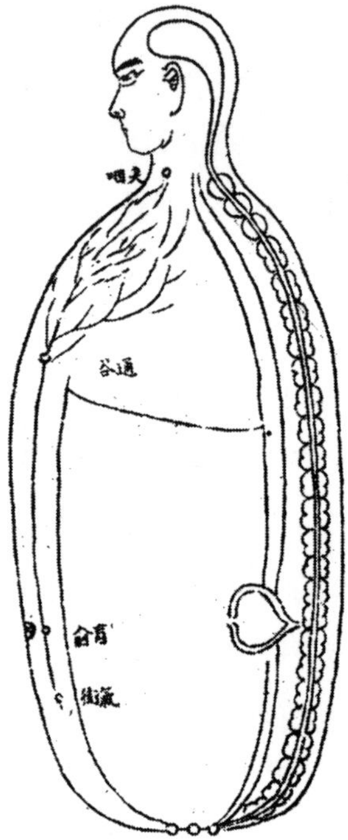

그림 22. 충맥도(衝脈圖)

임맥은 아랫배 안쪽의 포실(胞室) 아래에서 시작하여 회음혈(會陰穴) 부분으로 나와, 음모의 가장자리[毛際]로 올라가 배꼽 중앙을 따라 전중(膻中)에 이르고, 후두[喉嚨]로 상행하여 입술을 돌아 입술 아래의

승장혈(承漿穴)에서 끝나면서 독맥과 교차한다.[10]

독맥은 등에 있고 제양(諸陽)을 두루 제어하므로 독(督)이라고 하며, 임맥은 배에 있고 제음(諸陰)을 두루 통괄하므로 임(任)이라고 한다. 음양이 서로 관통하고 있으므로 임맥과 독맥은 반드시 서로 교차하는데, 아래에서는 전음(前陰)과 후음(後陰) 사이에서 교차하고, 위에서는 입술의 위아래에서 교차한다. 선후천(先後天)으로 말하면 독맥은 척추에 있어서 신장과 선천에 속하며, 임맥은 배에 있어서 위(胃)와 후천에 속한다. 선천은 기를 주관하면서 아래로 포중과 교차하며, 후천은 혈을 주관하면서 아래로 포중과 교차하는데, 모두 이 두 맥에 있다. 수화(水火)로써 말하면 독맥은 기(氣)와 수에 속하고, 임맥은 혈(血)과 화에 속하며, 따라서 임맥은 당연히 심장에 속한다. 심장과 신장이 서로 교차하여 '수화가 제자리를 찾음(水火旣濟)'[11]은 모두 여기에서 말미암기 때문에 임맥이 음맥(陰脈)의 바다[海]이다.

임맥도(任脈圖)

임맥은 포중에서 시작하여 아래로 전음과 후음 사이에 이르면 회음혈이다.[12] 독맥과 서로 만나는 곳이 전음과 후음 사이에 해당하기 때문에 회음이라고 하였다. 위쪽으로 아랫배의 털이 난 곳에 이르면

---

10 각주 2의 내용과 함께 『소문』의 다음 구절이 참고가 된다. 『素問』「骨空論篇 第六十」, "任脈者 起於中極之下 以上毛際循腹裏上關元至咽喉 上頤循面入目".

11 수화기제(水火旣濟)는 『주역』의 64괘 가운데 63번째의 괘로, 모든 사물이 제자리를 찾아서 안정적인 상태에 있는 형상을 의미한다.

12 전음은 남자나 여자의 외생식기와 요도(尿道)를 통틀어서 말하며, 후음은 항문을 말한다.

중극혈(中極穴)이다. 다시 위쪽으로 배꼽 아래 3촌이 관원혈(關元穴)이며, 원양(元陽)과 원음(元陰)이 서로 왕래하는 곳이다.[13] 배꼽에서 나와 상행하여 구미혈(鳩尾穴) 위쪽 2촌 6푼이 전중혈(膻中穴)인데, 전중혈은 심포락이 혈을 생성하여 나오는 곳이다. 임맥을 따라 상하로 운행하므로 임맥의 혈(穴)이면서 아울러 포락(包絡)의 이름도 갖고 있으니, 임맥은 심포락이 혈을 운행하는 곳임을 알 수 있다. 전중으로부터 상행하여 3촌 2푼 지점의 오목한 곳을 자궁혈(紫宮穴)이라고 한다. 자궁은 심장을 가리키는 말이다. 심장은 『낙서(洛書)』에서 구자(九紫) 이괘(離卦)에 해당하기 때문에 자궁이라고 하였다. 임맥이 이곳에 이르면 안쪽으로 심장과 결합하는 까닭에 심장의 자리로써 이름 붙였으니, 임맥은 심장이 혈을 운행하는 주요 맥임을 바로 알 수 있다. 또한 위쪽으로 입술 아래에 이르면 승장혈(承漿穴)인데, 독맥과 교차하며 임맥이 끝난다. 그 가지는 얼굴을 돌아 눈 아래까지 이른다.

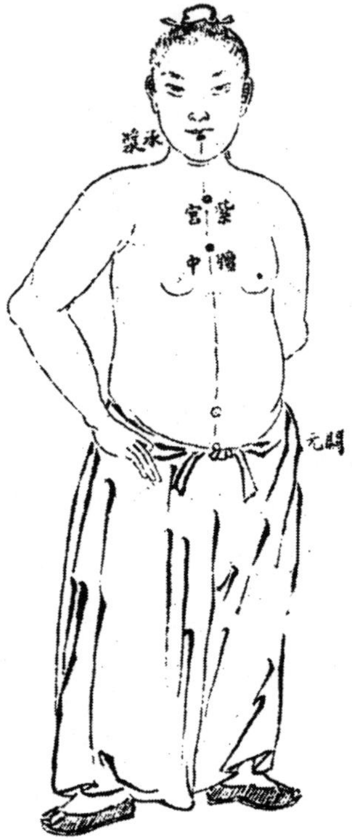

그림 23. 임맥도(任脈圖)

---

13 원양과 원음 모두 신장의 원기(元氣)를 말한다. 원기는 선천적으로 타고난 기운으로, 생명활동의 근본이 된다.

자세히 보면 임맥과 독맥이 시작과 끝에서 서로 만나는데, 독맥이 양(陽)과 기(氣)를 주관하고 임맥이 음(陰)과 혈(血)을 주관하면서, 서로 관통하여 인체를 생장시키는 중요한 역할을 하고 있음을 알 수 있다.

독맥(督脈)은 신중(腎中)에서 시작해 아래로 포실(胞室)에 이르고, 하행하여 생식기에 연결되며 전음과 후음 사이를 따라 꼬리뼈에 이르러서 척추를 관통하여 요수혈(腰兪穴)을 지난다. 뇌후(腦後)로 올라가 정수리를 교차하고 신회혈(顖會穴)에 이르러 콧마루[鼻柱]로 들어가며, 인중(人中)에서 끝나면서 임맥과 교차한다.[14]

독맥이 신중에서 시작해서 아래로 포실에 이르는데, 신중의 천일(天一)이 생성한 계수(癸水)가 포중에 들어가는 것은 전부 독맥이 이끌어 내려가게 하기 때문이다. 신기(腎氣)가 포에 이르러 임맥이 호응하면 심장과 위(胃)의 혈이 내려와 포중에서 만나니, 여기서 임맥과 독맥이 서로 교차한다. 심장과 신장이 서로 교제하므로, 도가(道家)에서는 감수(坎水)와 이화(離火)가 합쳐지는 장소가 바로 여기에 있다고 하였다. 독맥은 생식기에 연결되고 전음과 후음의 사이를 순행하면서 임맥과 아래쪽에서 만난다. 척추를 관통하여 정수리로 올라가 인중을 교차하면서 임맥과 위쪽에서 만난다. 이제 그 맥을

---

14 독맥에 대해서는 『소문』의 다음 내용이 참고가 된다. 『素問』「骨空論篇 第六十」, "督脈者 起於少腹以下骨中央 女子入繫廷孔 其孔 溺孔之端也 其絡循陰器合簒間繞簒後 別繞臀至少陰 與巨陽中絡者合 少陰上股內後廉 貫脊屬腎 與太陽起於目內眥 上額交巓 上入絡腦 還出別下項循肩髆內 俠脊抵腰中入循膂絡腎".

자세히 보면 콧마루를 거쳐 뇌로 올라가 척추를 관통하고 아래로 신장에 이르고, 신장을 경유해 포중으로 들어간다. 이 길에 근거하여 보면, 독맥이 양을 주관하여 신기를 생성함을 알 수 있다. 기는 천양(天陽)에서 생겨나, 콧구멍으로 흡입되어 정수리[腦門]에 이르고 폐관(肺管)으로 내려가 척추를 따라 하행하여 신장으로 들어간다. 다시 신장을 거쳐서 포중으로 들어가기 때문에 공기를 흡입하면 포중이 가득 찬다. 흡인한 기가 실제로 코와 뇌 그리고 척추를 거쳐서 내려가기 때문에, 코를 막고 입을 벌리면 기를 내보낼 수는 있으나 들이마실 수는 없다. 흡입한 기는 척추를 경유해서 내려가지만, 코와 뇌가 아니면 들어갈 수 없다. 숨을 내쉬는 것은 격막을 경유하여 내보내기 때문에 입을 벌려도 기를 내보낼 수 있다. 들이마신 기는 척추를 경유해서 내려가므로 독맥이 주관한다. 독맥의 주관하는 바를 알아야 기화의 작용을 알 수 있는데, 천계(天癸)와 방광(膀胱) 조문에서 다시 자세히 설명하였다.[15]

독맥도(督脈圖)

독맥은 포중에서 시작해 회음혈로 나와 미려골(尾閭骨)의 끝에 이르면 장강혈(長强穴)이다. 상행하여 21번째 척추에 이르면 요수혈(腰兪穴)이며, 허리와 신장 사이에 근막(筋膜)이 연결된 곳이다. 다시 상행하여 14번째 척추에 이르면 신장의 한가운데에 해당하는 명문혈(命門穴)이다. 명문혈은 신계가 척추를 관통하는 곳으로 독맥이

15 각각 「9. 남녀의 생식기능」과 「6. 오장과 육부의 결합」, 「7. 오장육부의 기능」의 방광 조문이다.

주관한다. 임맥은 심혈(心血)이 다스리고, 독맥은 신기가 다스리기 때문에 명문이 독맥의 주혈(主穴)이 된다. 다시 상행하여 세 번째 척추에 이르면 신주혈(身柱穴)인데, 폐와 신장이 서로 교차하여 인체 원기(元氣)의 주재가 되기 때문에 주(柱)라고 한다. 다시 척추[大椎]를 상행하여 발제(髮際)[16] 1촌에 이르러 가운데 굽은 곳이 풍부혈(風府穴)이다. 발제에서 2촌 5푼 올라가면 뇌호혈(腦戶穴)이며, 서양의학으로는 뇌후엽(腦後葉)의 중봉(中縫)이다.[17] 정수리에 이르면 백회혈(百會穴)이고, 여기서 간맥(肝脈)과 교차하여 만난다. 전방으로 진행하여 신문(顖門)에 이르면 신회혈(顖會穴)이다. 심장의 신(神)이 수(髓)에 비쳐 지각을 일으킨다고 하는데, 신회혈이 신과 수가 만나는 곳이다. 다시 이마 위의 발제에 이르면 신정혈(神庭穴)인데, 마찬가지로

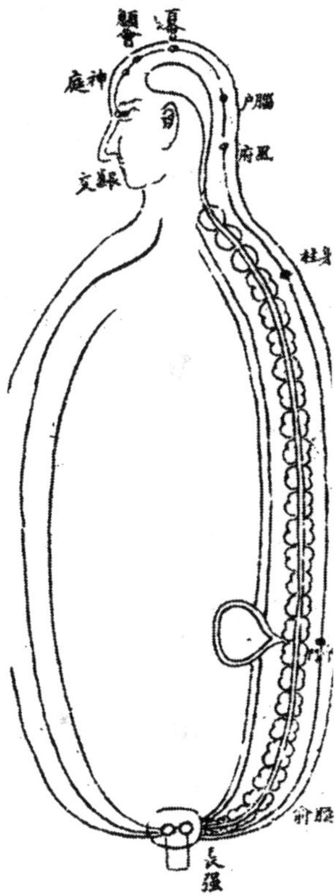

그림 24. 독맥도(督脈圖)

16 발제는 머리털이 난 곳과 나지 않는 곳 사이의 경계를 말한다.

17 뇌후엽은 대뇌 후두엽을 의미하는 것으로 보이지만, 중봉은 무엇인지 분명하지 않다. 좌뇌·우뇌로 구분되어 있어서 후두엽 후방에 갈라진 틈이 있는데, 이를 말하는 것 같다.

심신(心神)이 여기서 나온다는 뜻이다. 코끝[鼻準]으로 하행하다가 치봉(齒縫)[18]에 이르러 은교혈(齦交穴)이 되어서 끝난다. 사람이 천양을 들이마시면, 코로 들어가 척추를 따라 신계로 내려가서 단전(丹田)으로 들어간다. 결국에는 독맥의 작용으로 기(氣)와 정(精)으로 변화되어 인체와 생명의 근원이 된다. 온몸과 장부를 모두 감독하므로 독(督)이라고 말한다.

대맥(帶脈)은 신장이 있는 14번째 척추에서 나오며, 사람의 몸을 한 바퀴 돌려 감싸며 앞쪽으로 내려가 포중에 이른다.[19]

대맥은 여러 맥(脈)을 전부 단속하여 망행(妄行)하지 못하도록 하는데, 사람이 매는 허리띠와 같기 때문에 대맥이라고 한다. 대맥이 나오는 곳을 보면 신계를 관통하므로, 대맥은 신장에 이어진다. 여자의 포(胞)는 대맥의 작용에 의지하는데, 그 뿌리가 명문에 묶여 있기 때문이다. 허리를 돌며 배꼽을 관통하는데, 몸의 중앙에 위치하므로 마땅히 비장에 연결된다. 그러므로 비장에 병이 있으면 여자에게는 대하(帶下)의 병이 있게 된다. 비장에 연결되어 있고 포중으로 드리운 까닭에 대맥을 따라 대하를 하는 것이다.

대맥도(帶脈圖)

대맥은 뒤쪽으로 14번째 척추의 자리에 있어서 신장의 가운데에 해

---

18 이와 잇몸이 맞닿은 곳이다.

19 대맥의 설명은 『영추』의 다음 설명에서 가져온 것으로 보인다. 『靈樞』「經別 第十一」, "足少陰之正 至膕中 別走太陽 而合上至腎 當十四傾 出屬帶脈".

당하고, 앞으로는 배꼽의 자리에 있으면서 허리를 한 바퀴 둘러싸고 있다. 대맥의 혈(穴)은 한 개로, 계협(季脅)[20] 즉 소양(少陽) 부위에 있다. 근래에 대맥을 세 개의 혈로 그리기도 하는데, 첫 번째는 대맥혈(帶脈穴)로 족소양담경(足少陽膽經)에 있으며 계협의 아래 1촌 8푼이다. 다시 그 아래 3촌이 오추혈(五樞穴)이고 또 아래로 내려와 유도혈(維道穴)이 된다. 흡사 대맥이 세 겹으로 둘러싸고 운행하며, 상중하에 세 혈이 있는 듯하다. 그러나 『난경』에서 "대맥은 계협에서 시작해서 몸을 돌아 일주한다."[21]라고 하였고, 세 겹이라는 설명은 없다. 또 『영추』에서 "족소음경(足少陰經)의 별맥(別脈)이 태양경(太陽經)으로 가서 14번 척추에 이르면 대맥에 이어진다."[22]라고 하였으나, 마침내는 후세 사람들이 대맥을 신장의 별맥(別脈)이라고 여겼으니 잘못이다. 대맥에 이어진다는

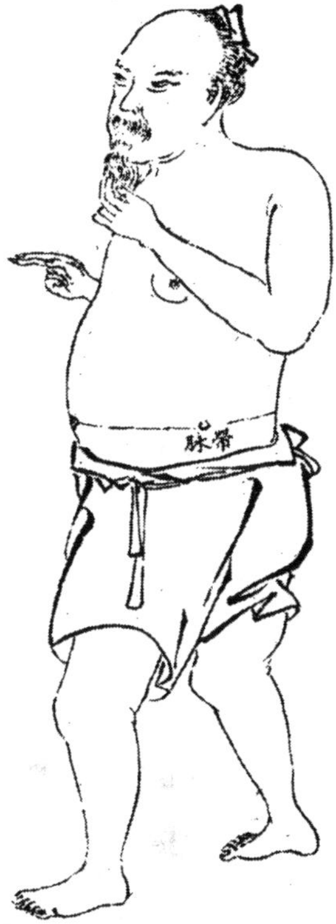

그림 25. 대맥도(帶脈圖)

20 늑골 최하단인 계륵을 말한다.

21 『難經』「二十八難」, "帶脈者 起於季脇 迴身一周".

22 『靈樞』「經別 第十一」, "足少陰之正 至膕中 別走太陽 而合上至腎 當十四顀 出屬帶脈".

것은 대맥에 단속됨을 말한 것이지, 대맥이 신장의 맥이라고 말한 것이 아니다. 그 혈이 소양의 부위에 있다고 하여 소양맥(少陽脈)이라고 여기는 것도 역시 잘못이다. 간과 담이 대맥의 병을 일으킬 수 있지만, 대맥은 결코 간과 담의 맥이 아니다. 대맥은 (인체의) 앞뒤를 단속하는 역할을 하는데, 앞쪽으로는 임맥을 묶고 심장과 소장의 맥을 경유해서 배꼽으로 가며, 뒤쪽으로는 독맥을 묶고 신계의 가운데를 지나간다. 인체에서 오직 비장이 중주(中州)의 역할로 수화(水火)를 화합하게 하는데, 대맥이 허리와 배의 가운데 부분에 해당하므로 당연히 비장의 맥으로 귀결된다. 그 혈은 옆구리에 있어서, 앞으로 임맥의 위치에 있지 않고 뒤로 독맥의 위치에 있지도 않으니, 대맥이 인체의 앞과 뒤를 단속함을 바로 알 수 있다. 간혹 대맥이 비장과 연결되지 않는다고 의심하지만, 어떻게 뱃속의 막유(膜油)가 모두 비장의 물질임을 알지 못하는가? 신저탕(腎著湯)[23]이 대맥을 치료할 때 비장을 위주로 하였고, 부인과에서 부인의 대하(帶下)를 모두 비장에 귀속시키는 것은 진실로 까닭이 있다.

이 네 가지 맥을 살펴보면 독맥은 등에 있어 제양(諸陽)을 총괄해서 다스리면서 선천에 속하고, 임맥은 배에 있어 제음(諸陰)을 총괄해서 다스리면서 후천에 속한다. 충맥은 양명에 퍼지고 포궁으로 통하는데, 후천이 선천의 신장에서 교차하기 때문이다. 대맥은 신중(腎中)에서 나와 비장의 자리를 주행하는데, 선천이 후천의 비장

23 통상 신착탕(腎着湯)이라고 하는데, 여기에는 신저탕으로 기록되어 있다. 건강(乾薑) 4냥, 백출(白朮) 2냥, 복령(茯苓) 4냥, 감초(甘草) 2냥이 들어간다.

에서 교차하기 때문이다. 네 가지가 서로 공용이 되는 것은 자세히 궁구하지 않으면 안 된다.

하권

16. 인체의 총론(全體總論)

이상의 설명에서 장부의 형체가 대략 갖추어졌는데, 미진한 것이 있어 여기에 주석을 추가한다. 이 편 안에서 중복해 나온 것은 상세함을 추구하려는 의도이므로 말을 낭비하는 것을 꺼리지 않겠다. 서양의학에 『전체도고(全體圖考)』, 『천미(闡微)』[1] 등의 책이 있어서, 골육(骨脈) 피륙(皮肉) 장부(臟腑)를 층층이 해부 분석하여 정밀하고 자세하게 보여 주었다. 그러나 결국에 음양(陰陽) 기화(氣化)에 대해서는 전혀 알지 못하였으니, 정밀한 것 같지만 실제로는 거칠다. 독자들이 참고하면 저절로 드러난다.

---

1 『전체도고(全體圖考)』, 『천미(闡微)』는 『전체통고(全體通考)』(1886)와 『전체천미(全體闡微)』(1877)를 말하는 것으로 보인다. 『전체통고』는 영국인 선교의사인 존 헵번 더전(John Hepburn Dudgeon, 중국명 德貞, 1837-1901)이 지은 해부학 서적이다. 해부학을 서술하고 있는 18권과 해부도 353개를 수록한 『전체통고도(全體通考圖)』 2권을 더하여 총 16책으로, 당시 해부학 관련 서적 가운데 가장 상세하였다고 한다. 『전체천미』는 미국인 선교의사인 더핀 윌리엄 오스굿(Dauphin William Osgood, 중국명 柯爲良, 1845-1880)이 편찬한 6권의 해부학 책으로, 당시 대표적 해부학 교과서였던 그레이(Henry Gray)의 『해부학(*Anatomy of the Human Body*)』을 번역한 것이었다. 1898년에 휘트니(Henry T. Whitney, 중국명 惠亨通)가 1904년 3권의 『체학신편(體學新編)』으로 간략하게 편집·출판하였다.

오장(五臟)은 정신(精神) 혈기(血氣) 혼백(魂魄)을 저장하고, 육부(六腑)는 수곡(水穀)을 소화하여 진액(津液)을 운행한다.[2]

정신·혈기·혼백은 이미 「오장소장(五臟所藏)」 조에서 상세히 설명했으므로 여기서 다시 주석을 달지 않는다.[3] 육부가 수곡을 소화하고 진액을 운행하는 것도 모두 육부 편에 나온다.[4] 다만 장위(腸胃)와 방광이 수곡을 소화시키는 것을 사람들이 알지만, 삼초와 담이 수곡을 소화시킬 수 있음을 알지 못한다. 이것은 삼초가 어떤 물건인지 알지 못하고 삼초가 결독지관(決瀆之官)이 됨을 알지 못하기 때문인데, 내가 주석한 삼초 편을 읽으면 저절로 드러난다.[5] 담이 결독지관이 되는 까닭을 『경지(經旨)』에서 "담은 청양지기(淸陽之氣)를 주관하여 상승시켜서 위(胃)로 들어가게 하니 목이 토를 소설(疎泄)하는 것"이라고 했다.[6] 서양의학에서는 다만 담즙이 위로 들어가서 수곡을 소화시킨다고 했는데, 확실한 증거가 있다. (내가) 기를 말하고 즙을 말해서, (다른 듯하지만) 의미는 저절로 부합된다. 십이관(十二官) 및 비장, 위, 담, 삼초 조문에 자세하니 참고하면 분명하다.[7] 육부가 모두 수곡의 소화를 주관하는데, 곡이 소화되면 액(液)

---

2 『靈樞』 「本藏 第四十七」, "五藏者 所以藏精神血氣魂魄者也 六府者 所以化水穀而行津液者也". 이 외에 「衛氣 第 五十二」에서도 보인다.

3 「4. 오장이 저장하는 것」, 123-128쪽을 참조하시오.

4 「6. 오장과 육부의 결합」과 「7. 오장육부의 기능」에 해당 설명이 있다.

5 「6. 오장과 육부의 결합」, 151-153쪽과 「7. 오장육부의 기능」, 164-165쪽을 참조하시오.

6 『경지』를 '『내경』의 요지'로 파악할 수도 있지만, 구체적인 의서일 수도 있다. 청대의 의사인 설설(薛雪)이 지은 『의경원지(醫經原旨)』로 추정되지만, 일치하는 내용을 확인하기 어렵다.

이 되어 심장으로 보내져서 혈(血)을 만들고, 수가 소화되면 진(津)이 되어 폐에 도달하여서는 기가 되므로 '진액을 운행한다(行津液)'고 말한 것이다. 서양의학에서는 장과 위, 그리고 흡관(吸管) 가운데 우유 같은 양즙(養汁)과 물처럼 투명한 즙이 있다고 말하면서도, 투명한 즙이 '진'이고 양즙이 '액'임을 알지 못한다. 서양의학에서는 즙을 알지만, 무엇이 즙을 생성시키는지 알지 못한다. 그러나 『내경』에서는 "진이 물에서 생성되니, 수가 기로 변해 진이 된다. 액(液)은 곡에서 생겨나고, 곡이 즙으로 변해서 액이 되니, 양은 진이고 음은 액이다."라고 하였다.[8] 사물의 이름과 상태[名物]를 안다면 어째서 치료법을 얻지 못하겠는가?[9] 또한 「영위생회(營衛生會)」 조문에서 자세하게 하였다.

뇌(腦), 수(水), 골(骨), 맥(脈), 담(膽), 여자포(女子胞) 여섯 가지는 음(陰)을 보존하면서 땅을 본받았다. 그러므로 보존하되 내보내지 않는다고 하여 기항지부(奇恒之腑)라고 부른다.[10]

서양의학에서는 뇌수근(腦髓筋)[11]이 장부로 나뉘어 주행하며, 온몸

---

7 「7. 오장육부의 기능」을 참조하시오.

8 이 구절은 『소문』이나 『영추』 등에서 보이지 않으며, 당종해가 자신의 언어로 표현한 내용으로 이해된다.

9 즉 서양의학에서는 명물(名物), 즉 기화를 중심으로 진행되는 인체의 상태에 대해서 온전히 파악하지 못하였음을 다시 말하고 있다.

10 『素問』「五藏別論篇 第十一」, "黃帝問曰 余聞方士 或以腦髓爲藏 或以腸胃爲藏 或以爲府 敢問更相反 皆自謂是 不知其道 願聞其說 歧伯對曰 腦·髓·骨·脈·膽·女子胞 此六者 地氣之所生也 皆藏於陰而象於地 故藏而不寫 名曰奇恒之府".

의 지각과 운동이 모두 뇌수근에서 나온다고 말하였다. 그것에 대해 말한 것이 매우 자세하지만, 결국에는 어떤 물질이 뇌수를 만들어 내는지 알지 못하기 때문에, 그 설명이 정교한 것 같지만 실제로는 거칠다. 신장이 뼈를 주관하고, 신계(腎系)가 척추를 관통하여 척수와 통한다. 신정(腎精)이 충족되면 척추로 들어가서 척수가 되고, 위로 올라가 뇌에 들어가서는 뇌수가 된다. 수(髓)는 정기가 모인 것이다. 수가 충족되면 정기가 오장육부의 부림을 받을 수 있으므로 지각과 운동이 건장하고 좋아진다. 수가 각각 장부를 부리는 것이 아니라, 실제로는 각 장부가 수를 부리는 것이다. 서양의학에서는 또한 모든 뼛속에 있는 수와 뇌 속에 있는 수가 다르다고 하여, 뼈는 수가 낳은 것임을 알지 못한다. 『내경』에서는 "수가 골을 생성"한다고 하였으므로,[12] 모든 뼛속의 수와 뇌수가 다르지 않다. 다만 뼛속에는 유막(油膜)과 '실 같은 핏덩이(血絲)'가 섞여 있을 뿐이다. 대개 뇌수가 모든 뼈로 흩어져 주행하여 막을 뚫고 근(筋)에 붙어서 뼛속에 들어가기 때문에, 안으로 유막과 혈사가 섞여 있게 된다. 어찌 수에 다름이 있다고 말할 수 있겠는가? 맥은 혈(血)의 통로로, 심신(心腎) 조항에 자세하다.[13] 담은 간에 붙어 있는데, 이미 담(膽) 조문에서 자세하게 하였다.[14] 여자의 포(胞)는 남자에서는 정실(精室)이라고

11 뇌척수신경을 말한다.

12 이와 유사한 내용은 『영추』에서 보이는데, "오곡의 진액이 화합하여 고(膏)가 되어 골공(骨空)으로 삼투해 들어가서 뇌수(腦髓)를 보익(補益)한다."라고 하였다(『靈樞』「五癃津液別 第三十六」, "五穀之津液 和合而爲膏者 內滲入於骨空 補益腦髓").

13 「5. 오장이 주관하는 것」, 129-131쪽을 참조하시오.

하는데, 혈기가 모여서 정으로 변화하고 태(胎)를 형성하는 곳이므로 가장 중요하다. 서양의학의 해부학이 정밀하지만, 방광의 뒤와 대장의 앞에 여자의 포궁(胞宮)이 있음만 겨우 알았지, 남자 역시 포궁이 있음을 알지 못하였다. 여자의 포는 매우 두껍고 크며 가운데가 비어서 검사할 수 있었지만, 남자의 포는 단지 한 층의 좁은 막으로 편평하고 얇아서 드러나지 않기 때문이다. 그러므로 남자가 정관(精管)을 가지고 있음만을 알고, 남자의 정관이 포중(胞中)으로부터 나옴을 알지 못하였다. 다만 사람이 죽으면 포가 오그라들고 정이 거두어지면서 편평하고 얇아지게 되는데, 서양의학에서 소홀히 하여 관찰할 수 없었던 것이다. 포는 또한 기해(氣海)라고 하는데, 기가 들어가면 배꼽 아래가 부풀어 오르니 이것이 그 증거다. 또한 단전(丹田)이라고도 하는데, 천계(天癸) 조문[15]에 자세하다. 이 여섯 가지는 보존하되 내보내지 않는다. 비록 담즙에는 출입이 있지만 결국 육부가 전송하고 배설하는 것과는 같지 않아서 보통의 부(腑)와는 다르므로 기항지부라고 한다.

뇌수도(腦髓圖)[16]

서양의학에서는 "뇌근(腦筋)이 지각과 운동을 주관하는데, 대뇌(大腦)는 앞에 있고 소뇌(小腦)는 뒤에 있으며 가운데는 중뇌(中腦)가 된다. 균열이 있고 회전이 있어서 나뉘고 포개져 있다. 이목구비는

---

14 「6. 오장과 육부의 결합」, 144-145쪽을 참조하시오.

15 「9. 남녀의 생식기능」, 177쪽을 참조하시오.

16 「뇌수도」는 『전체신론』 상권, 「반전뇌저지형도(反轉腦底之形圖)」와 유사하다.

모두 뇌와 통한다. 뇌신경[腦經]이 나뉘고 퍼져서 다시 장부와 지체에 흩어져 주행하니, 지각 운동은 모두 뇌가 주관한다."라고 말한다.[17] 이것은 반은 맞고 반은 틀린데, 이미 「4. 오장이 저장하는 것(五臟所藏)」에 상세히 분별하였다.[18] 뇌즙(腦汁)에 대해서도 결국 어떤 물질에 의해 생겨난 것인지 서양의학에서는 알지 못한다. 신정이 수(髓)를 생성하고 척추를 따라 위로 올라가서 뇌에 들어가는데, 이곳이 뇌해(腦海)다.[19] 머리에 있는 것을 뇌라 하고 모든 뼛속에 있는 것을 수라고 한다. 『내경』에서는 대개 둘로 나누었던 까닭에 "수회(髓會)는 절골(絶骨)"이라고 말하였다.[20] 이것과 골·맥·

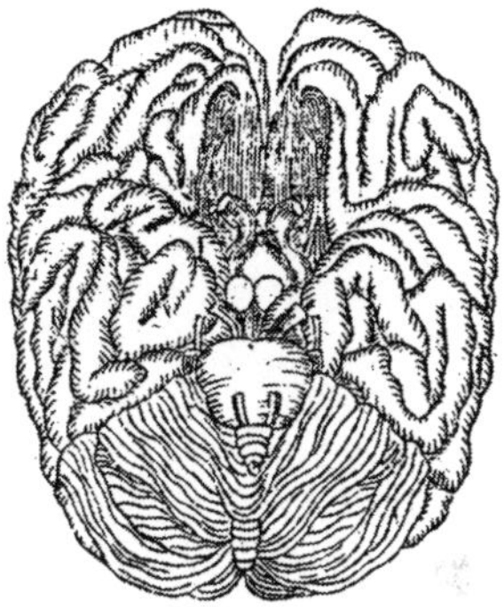

그림 26. 뇌수도(腦髓圖)

17 이의 전거는 정확하게 찾을 수가 없다.

18 「4. 오장이 저장하는 것」, 123-124쪽을 참조하시오.

19 정으로 인해서 뇌수가 생겨난다는 것은 『영추』에서 보인다. 아울러 『영추』에서는 인체에 수해(髓海)·혈해(血海)·기해(氣海)·수곡지해(水穀之海)의 사해(四海)가 있다고 하였는데, 뇌해란 결국 수해를 말하는 것이다(『靈樞』「經脈 第十」, "黃帝曰 人始生 先成精 精成而腦髓生 骨爲幹 脈爲營 筋爲剛 肉爲牆 皮膚堅而毛髮長"; 『靈樞』「海論 第三十三」, "歧伯曰 人有髓海 有血海 有氣海 有水穀之海 凡此四者 以應四海也…腦爲髓之海").

20 이는 『난경(難經)』의 「45난(難)」에 있는 말이다. 전신의 생리기능에 중요한 혈을 8개로 정하였는데, 기회(氣會)·혈회(血會)·골회(骨會)·근회(筋會)·수회·맥회(脈會)·장회(臟會)·부회(腑會)였다(『難經』「四十五難」, "腑會大倉 藏會季脇 筋會陽陵泉 髓會絶骨 血會鬲兪 骨會大杼 脈會太淵 氣會三焦"). 이들에는 각각 전중혈(膻中穴)·격수혈(膈兪穴)·대무혈(大杼穴)·양릉천혈(陽陵泉穴)·절골혈·태연혈(太淵穴)·장문혈(章門穴)·태창혈(太倉穴)이 해당한다.

담·포를 합해 여섯 가지가 되니, 즉 둘로 나누어 말한 것이다. 또 서양의학에 뇌를 치료하는 약이 없으니, 장부와 경맥이 모두 뇌에서 교차하는 원류(源流)와 출입(出入)을 알지 못했기 때문이다. 어찌 그 방법이 없다고 하겠는가?

골도(骨圖)[21]

서양의학에서는 뼈의 형태[骨式]를 자세하게 그렸는데, 서로 연결됨에 오목한 것도 있고 볼록한 것도 있다. 칼날처럼 뾰족한 것도 있고, 철퇴처럼 뭉툭한 것도 있으며, 뼈가 찢어진 것이나 감싼 것도 있다. 뼈는 모두 밖이 단단하고 안은 비어 있으며, 근육으로 서로 연결되기도 하고, 맥관·회관·뇌근이 뼈 안으로 들어가기도 한다. 인체의 모든 뼈를 궁구해 보면 상제(上帝)가 창조한 공이 매우 큼을 알 수 있다고 한다.[22] 그러나 서양의학에서는 어느 것이 주골(主骨)이고 어느 것이 보골(輔骨)인지,[23] 어떤 곳의 뼈는 크지만 중요하지 않으며, 또 어떤 곳의 뼈는 작아도 생사와 관련되는지 알지 못한다. 가령 중국의 『세원록(洗冤錄)』[24]에서 상처를 검증하고 수명이 다했는

21 「골도」는 『전체신론』 상권, 「정면인골도(正面人骨圖)」를 참조한 것으로 보인다.

22 인체의 골도를 상제에 의한 공으로 이해한 것은 아담 샬이 지은 『주제군징(主制群徵)』에서 잘 드러난다. 『주제군징』이라는 제목에서 알 수 있듯이 아담 샬은 하느님의 존재하심을 여러 측면에서 증명하고자 하였으며, 의학도 그가 다룬 하나의 분야였다. 김성수(2008), 325-326쪽.

23 주골(主骨)은 1회, 보골(輔骨)은 여러 차례 『영추』에서 명칭이 나타나지만, 구체적으로 어느 뼈를 지칭하는지는 밝히고 있지 않다. 당종해는 골수의 여부에 따라 주골과 보골을 나누며, 주골은 척추이고 보골은 사지의 뼈로 이해한다. 이는 뒤에서 상세히 나온다.

24 『세원록』은 송대 의사인 송자(宋慈)가 1247년 지은 법의학 서적으로, 이를 이어서

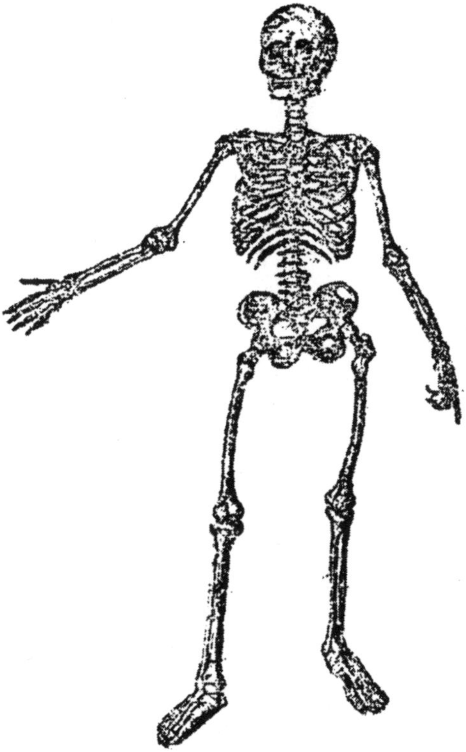

그림 27. 골도(骨圖)

지의 여부를 분별하였는데, 뼈를 말한 것이 비교적 정밀하였다. 『내경』에서 뼈를 말한 부분에 이르면 뼈의 근원을 찾을 수 있는데, "신(腎)이 수(髓)를 생성하고 수가 뼈를 만든다."라고 말하였으니 요척(腰脊)이 주골이 되고 사지가 보골이 됨을 알 수 있다. 뼈는 신수(腎水)에 속하고 근육은 간목(肝木)에 속하니, 근육이 뼈에 있는 것은

원나라의 왕여(王與)가 1308년 『무원록(無寃錄)』을 편찬하기도 하였다.

'수생목(水生木)'이기 때문이다. 뼈가 근육에 의지하여 연결되는 것은 어미가 자식을 이용하기 때문이다. 뼈 가운데의 수는 다시 절골(絶骨)[25]로 모인다. 치아 또한 뼈의 나머지다. 치아가 나고 빠지는 것을 보면, 남녀노소가 각기 그때에 맞추어 아래로 신기(腎氣)에 상응하지 않음이 없음을 알 수 있다. 그러므로 수가 뼈를 낳는 이치를 알려면 단지 형태만 알아서는 안 된다.

뇌기근도(腦氣筋圖)[26]

이것은 후면뇌근도(後面腦筋圖)이며, 서양의학에는 다시 전면뇌근도(前面腦筋圖)가 있다. 여기서 모두 싣지 않은 것은 뇌수가 신장에서 생겨나 척추를 따라 뇌를 관통하여 독맥(督脈)이 주관하는 바가 되며, 전면뇌근 역시 결국에는 후면뇌근을 근본으로 삼기 때문이다.

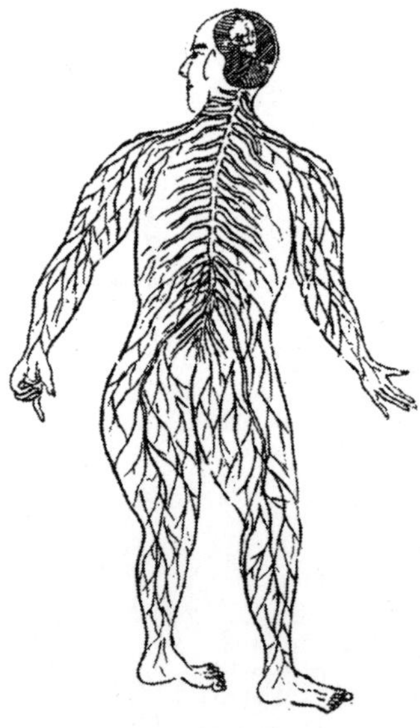

그림 28. 뇌기근도(腦氣筋圖)

25 절골은 바깥 복사뼈에서 위쪽으로 3촌에 위치한 절골혈 주변을 말한다.

26 「뇌기근도」는 『전체신론』, 「주신뇌기근도(週身腦氣筋圖)」와 일치한다.

맥관도(脈管圖)[27]

이것이 전체의 맥관(脈管)이다. 『내경』을 근거로 고찰하면 바로 임맥(任脈)이다. 몸의 뒷면에도 맥이 있지만 그리지 않은 것은, 혈(血)이 주관하는 바가 임맥에 있기 때문이다. 동맥에 이르러서는 혹 숨어 있기도 하고 드러나기도 하며, 혹 흩어져 있기도 하고 합쳐 있기도 해서 깊고 얕음과 나뉘고 합치는 것에 다름이 있다. 또한 서양의학에서 미처 말하지 못한 것이다.

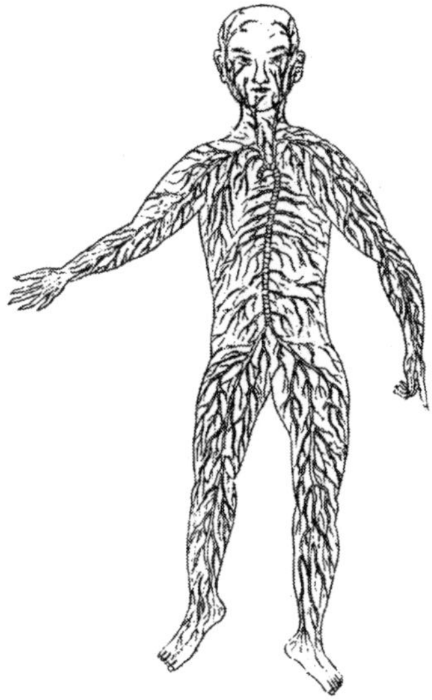

그림 29. 맥관도(脈管圖)

포궁도(胞宮圖)

포궁의 근원은 신계에서 나온다. 아래는 하나의 큰 막이며, 앞으로는 방광과 연결되고 뒤로는 대장과 연결되며, 중간은 하나의 좁은 방이다. 남자는 단전, 기해, 또는 정실이라고 하고 여자는 자궁, 혈해라고 한다. 음도(陰道)[28]의 안쪽 '묶인 부분[結束]'이 자궁의 아래 입구가 되는데, 수축할 수 있으며 자장(子臟)이라고 한다. 장중경이 말한 "부인이 장조(臟燥)로 장(臟)이 막혀서 아프고 음근(陰筋)이 당

27 「맥관도」는 『전체신론』, 「전체맥관도(全體脈管圖)」와 유사하다.

28 여기서는 여성의 생식기인 질(膣)을 말한다.

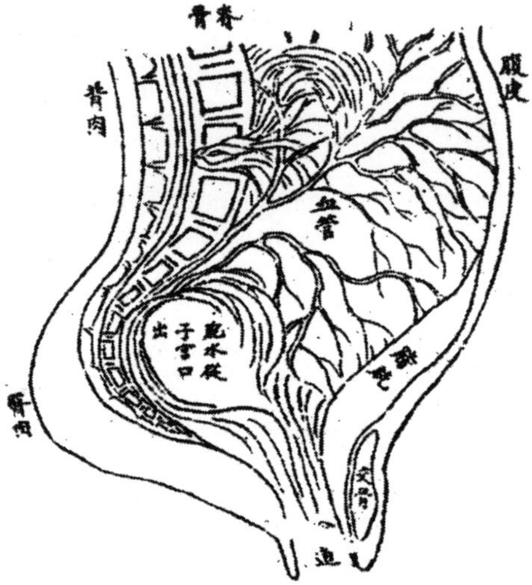

그림 30. 포궁도(胞宮圖)

기는 것"은 이를 가리킨 것이다.[29] 혈관이 전체를 돌고 망막이 전체를 감싸고 있다. 한편으로 기를 주관하고 한편으로 혈을 주관하면서 여기에 모이니, 생화(生化)의 큰 근원이 된다.

위·대장·소장·삼초·방광, 이 다섯 가지는 천기(天氣)가 낳는 것이다. 배설만 하고 보존하지 않아 오장의 탁기를 받으므로 '전화지부(傳化之府)'라고 하는데, 전송하고 배설한다.[30]

---

29 장조는 장이 건조하다는 말로, 그 증상은 발작성 정신질환과 유사하다. 일종의 히스테리라고 할 수 있으며, 원인은 심장과 간의 혈이 허(虛)하기 때문이다(『傷寒雜病論』 卷16, 「辨婦人各病脈證並治」, "婦人臟燥 悲傷欲哭 數欠伸 象如神靈所作者").

30 『素問』 「五藏別論篇 第十一」, "夫胃·大腸·小腸·三焦·膀胱 此五者 天氣之所

쓸모없는 형질의 사물을 모두 탁기(濁氣)라고 하는데, 이 다섯 기관에 의해 '전송 배설(傳化)'된다. 오부는 전하여 배설하는 것을 주관하므로 머무르지 않기 때문에 '전화지부'라고 한다. 삼초와 장위를 함께 말한 것은 삼초가 분명히 실체를 가지고 있기 때문이다. 후세 사람들이 헛된 것이라고 여겼으니 어찌 잘못된 것이지 않겠는가? 삼초 조에 자세하며 각각의 그림이 위에 보인다.[31]

백문(魄門)은 위로 오장의 사신[使]이 되므로, 수곡이 오랫동안 보존될 수 없다.[32]

백문은 항문(肛門)이다. 폐는 백(魄)을 저장하고 항문은 위로 폐에 결합하므로 백문이라고 한다. 폐는 위에 있으면서 오장을 총괄하고, 백문은 아래에 있으면서 오장의 탁물(濁物)이 나가도록 하기 때문에 오장의 사신이 된다. 이미 백문이라고 했으므로 또한 폐가 주관함을 알 수 있다. 이미 오장의 사(使)가 되므로 폐가 또한 오장을 거느릴 수 있음을 알 수 있다. 남자의 항문 머리는 서양인이 가장 자세하게 그렸는데, 그들이 칼로 잘라서 치료하니 형태를 자세하게 하지 않을 수 없다. 그러나 마음을 씀에 노력하였지만 사용한 기술은 실제로 조잡하다. 중국에서는 치루(痔漏) 등의 증상에 능통한 자가 많았지만 누가 일찍이 칼로 자르는 것을 능사로 여겼는가?

生也 其氣象天 故寫而不藏 此受五藏濁氣 名曰傳化之府 此不能久留輸寫者也".

31 「6. 오장과 육부의 결합」, 151-153쪽을 참조하시오.

32 『素問』「五藏別論篇 第十一」, "魄門亦爲五藏使 水穀不得久藏".

사람에게는 수해(髓海), 혈해(血海), 기해(氣海), 수곡지해(水穀之海)가 있어서 사해(四海)에 응한다. 뇌는 수해가 되고, 포(胞)는 혈해가 되며, 전중(膻中)은 기해가 되고, 위(胃)는 수곡지해가 된다.[33]

서양의학에서는 수(髓)가 지각과 운동의 중심이라고 말하면서, 뇌수근이 장부와 지체에 도달한 후에야 지각과 운동을 할 수 있게 된다고 여긴다. 서양의학에서는 뇌수의 작용은 알지만 뇌수의 내력은 알지 못한다. 이른바 뇌근[34]은 단지 그것이 뻗어 나가는 길이라고 말하고, 수에 돌아오는 길이 있음을 알지 못하므로, 서양의학의 치료법에 뇌수를 치료하는 약이 없는 이유다. 등에 있는 한 가닥의 수근(髓筋)이 바로 수가 뇌로 들어가는 통로임을 알지 못한다. 『내경』에서 "신(腎)이 정(精)을 저장하며 정이 수를 생성함"을 명백히 말하였고, 그 통로를 자세히 살피면 신계가 척추를 관통하여 척수를 생성하고, 다시 척수를 따라 위쪽으로 뇌에 들어가서야 뇌수가 된다. 뇌는 뇌수를 생성하는 곳이 아니라 뇌수가 모이는 곳이니, 비유하면 바다가 물을 생성하는 곳이 아니라 물이 모이는 곳인 점과 같다. 그러므로 수해라고 하는데, 이미 여기에 모인 후에는 다시 장부와 지체로 흩어져서 사용된다. 비유하자면 돈을 모아 두는 곳은 창고이며 돈을 쓰는 것은 사람인 것과 같다. 사람이 돈을 사용할 수 있지만, 돈이 사람을 사용할 수 없다. 장부와 지체가 뇌수를 사용할 수

---

33 『靈樞』「海論 第三十三」, "歧伯曰 人有髓海 有血海 有氣海 有水穀之海 凡此四者 以應四海也"; "歧伯曰 胃者水穀之海 其輸上在氣街 下至三里 衝脈者 爲十二經之海 其輸上在於大杼 下出於巨虛之上下廉 膻中者 爲氣之海 其輸上在柱骨之上下 前在於人迎 腦爲髓之海 其輸上在於其蓋 下在風府".

34 뇌근은 뇌신경을 말한다.

있지, 뇌수가 각각의 부분을 사용하는 것이 아니다. 더군다나 '수'가 신장에서 생겨나므로, 수를 보충하고자 하면 신장을 좇아 치료해야 한다. 간맥(肝脈)은 뇌로 들어가 정수리에서 교차하며, 목계(目系)가 수를 관통한다. 신혼(神魂)이 혼미하고 풍광(風狂)[35]이 있으면 모두 간을 좇아 치료하는데, 이것은 수를 치료하는 것이다. 뇌는 또한 코와 통하므로 폐를 좇아서 치료할 수 있다. 수근(髓筋)은 심장에 들어가므로 심장을 좇아 치료할 수 있다. 또한 수근은 위(胃)에 모이므로 다시 위를 좇아 치료할 수도 있다. 서양의학에서 수를 말한 것이 매우 상세함에도 치료법이 없으니, 그렇다면 잘못된 것이지 않겠는가? 포(胞)가 혈해임은 이미 천계(天癸) 조에서 자세히 설명하였다.[36] 혈(血)은 위의 수곡에서 생성되어 액(液)으로 변해 폐로 올라가서 심장을 받들어 혈로 변하고, 충맥과 임맥을 따라 아래로 포중(胞中)에 들어간다. 포중에 모인 뒤에는 정(精)과 혈로 변해서 전신에 도달한다. 여기에 있는 것들은 모두 천계(天癸) 조를 참고하면 저절로 분명해진다. 전중은 기해가 되는데, 여기에는 두 가지 설이 있다.[37] 하나는 단전(丹田)이 기해가 된다는 것이니 바로 포궁이다. 호흡이 근본

35 광증은 정신에 이상이 생긴 병으로, 칠정(七情)의 장애나 기혈 부족, 담화(痰火) 등이 심(心)에 작용하여 생긴다. 사람을 가려 보지 못하고 흥분하여 옷을 벗어던지면서 고함을 지르거나 노래 부르고 춤추며 잠을 이루지 못하고 돌아다닌다. 이러한 광증의 원인이 풍사(風邪)일 때, 풍광(風狂)이라고 한다.

36 「9. 남녀의 생식기능」, 177쪽을 참조하시오.

37 당종해는 기해를 단전과 전중 두 가지로 이해할 수 있음을 말하고 있다. 이러한 견해는 다른 의서들에서도 보이는데, 가령 청대의 의사 설설(薛雪)은 상기해(上氣海)·하기해(下氣海)로 구분하여 상기해는 전중에 있고 하기해는 단전에 있다고 말하기도 한다(『醫經原旨』「臟象下 第三」, "上氣海在膻中 下氣海在丹田").

으로 돌아가는 곳을 기해라고 하는 것 역시 마땅하니, 방광·삼초·천계·영위 조에 자세하게 설명하였다.[38] 여기서 전중이 기해가 된다고 말한 것은 기(氣)의 출납(出納)이 폐에 있음을 지적한 것이다. 전은 가슴 앞의 큰 막으로, 격막이다. 전의 가운데가 곧 가슴의 가운데로 단지 심포락(心胞絡)과 폐만 있기 때문에, 앞에서 '전중은 군주지관(君主之官)'이라고 말하였다.[39] 이는 포락을 가리켜 말한 것이지만, 여기서 '전중은 기해'라고 말한 것은 폐를 가리켜 말한 것이다. 포락과 폐가 모두 격막 안에 있으므로 전부 전중이라고 말할 수 있다. 전중과 격막이 포락과 서로 통하는 것은 이미 십이관(十二官) 조에서 자세히 하였다.[40] 여기서 폐와 서로 통한다고 말하였으니, 그 통로 또한 반드시 자세하게 말해야 할 것이다. 기의 근원은 배꼽 아래의 단전 즉 망유(網油) 가운데 하나의 협실(夾室)에 있다. 망유를 거쳐 배꼽의 옆으로 달리고 위로는 격막을 생성하는데, 이것이 전(膻)이다. 전은 흉격을 경유하여 가슴의 빈 곳[41]을 따라 위로 폐계(肺系)에 연결되는데, 기가 나가는 길로서 이를 경유해 폐관과 통한다. 그런 이유로 기침을 하면 가슴 앞이 가렵고 답답한데, 모두 전과 격막 사이의 기가 순조롭지 못하기 때문이다. 전을 치료하는 방법을 알고자 하면 마땅히 폐·신·삼초·포락 조를 참조해야 한다. 위는 수곡지해인데, 수

38 「6. 오장과 육부의 결합」, 「9. 남녀의 생식기능」, 「11. 영위의 생성과 교차」로, 각기 150, 177, 192쪽을 참조하시오.

39 「7. 오장육부의 기능」, 159쪽을 참조하시오. 그러나 당종해는 전중을 '신사지관'이라고 하였고, '군주지관'은 심장이다. 이 부분은 당종해가 착각한 것으로 보인다.

40 「7. 오장육부의 기능」, 159-160쪽을 참조하시오.

41 흉강(胸腔)을 말한다.

(水)는 기로 변화하여 진(津)을 만들고 곡(穀)은 액으로 변화하여 혈을 생성한다. 한편에서 찌꺼기가 대장으로 들어가고, 한편으로 나머지 물질이 방광으로 들어간다. 장위·방광 조에서 따로 자세히 설명하였다.[42] 비장과 위는 서로 함께 기능하므로, 반드시 비장의 작용을 살펴야 한다.

흉복(胸腹)은 장부(臟腑)의 성곽이다.[43]

가슴 안쪽 가장 위가 폐이고, 폐 아래가 심장이며 포락이다. 포락은 위쪽으로 폐계에 연결되고, 폐계는 흉강 내부의 얇은 막과 연결된다. 그 막이 흉강을 따라 아래로 내려가서 전격(膻膈)의 커다란 막이 되는데, 근골(筋骨)을 한 바퀴 돌아 간에 연결되고 척추에 부착해 있다. 간의 몸통은 절반이 격막 위에 있고 절반은 격막 아래에 있다. 횡격막은 척추에 부착되어 있으며, 아래로 주행하여 판유(板油)가 되고 신계에 연결된다. 다시 아래로 내려가서는 망유(網油)가 되는데, 망유는 상행하여 위(胃)에 연결된다. 소장은 하행하여 대장과 방광에 연결되니, 이것들로 복중(腹中)이 된다. 비장은 위의 뒤쪽에 있으면서 척추에 붙어 있고 망유의 위에 위치하는데, 망유가 곧 삼초다. 위쪽의 흉부와 아래쪽 복부는 모두 망유를 따라 서로 연결되며, 장부의 통로가 되기 때문에 "흉복은 장부의 궁성(宮城)"이라고 말한다. 부위로 말하면 흉부의 상부는 폐에 속하고, 흉응(胸膺)[44] 사이는 심장에 속하

42 「6. 오장과 육부의 결합」, 140-150쪽을 참조하시오.

43 『靈樞』「脹論 第三十五」, "再問岐伯曰 夫胸腹 藏府之郭也".

44 흉응(胸膺)은 가슴을 말한다. 특히 응(膺)은 흉부의 양쪽에 근육이 융기한 부위로,

고, 흉응 아래는 위에 속한다. 윗배[大腹]와 배꼽은 비장에 속하고, 배꼽은 다시 소장에 속하며, 배꼽 아래는 신장에 속한다. 방광 역시 배꼽 아래에 있기 때문에 배꼽 아래는 방광에도 속하고, 대장은 방광 뒤에 있으므로 배꼽 아래는 다시 대장에 속한다. 마땅히 그 층차(層次)를 자세히 해야 한다. 혈실(血室)은 곧 간이 담당하는 곳이며, 혈실이 방광보다 크다. 그런 까닭에 아랫배[小腹]의 양쪽을 소복(少腹)이라고 하는데, 바로 혈실의 가장자리여서 간에 속한다. 소복은 위로 옆구리와 연결되므로 역시 간에 속하고, 옆구리는 위쪽으로 늑골과 연결되므로 담에 속한다. 그 부위와 거처를 나눌 때에는 각각의 위치를 따른다.

흉복도(胸腹圖)

복부와 흉부를 세 부분[三停][45]으로 나누면 맨 위 부분[上停]을 흉(胸)이라 하여 격막 위에 있으며, 심장·폐·포락이 위치한다. 심장과 포락은 척추에 붙은 곳으로부터 유막 가운데서 아래로 위치하며, 아래로 간과 신장에 통한다. 폐에는 얇은 막이 있어서 흉부 안쪽으로 연결되며, 전면의 막은 폐가 중초·하초와 통하는 통로가 된다. 폐계는 위로 포락과 연결되고, 뒤로 척추에 부착되며, 앞으로 흉격과 연결된다. 간의 몸통[肝體]의 반은 격막 위에 있고 반은 격막 아래에 있다. 위(胃)는 폐계에 부착하고서 아래로 격막을 통과하는

대흉근이 있는 위치를 말한다.

45 관상학에서 사용하는 용어로, 상체를 상정(上停), 허리 부분을 중정(中停), 다리 부분을 하정(下停)이라고 한다.

데, 자루처럼 옆으로 굽어 있다. 위 아래가 소장·대장·간·담이 되는데, 여기가 중간 부분[中停]이다. 모두 유막의 위쪽에서 생겨나 연결되는데, 바로 중초이다. 배꼽 아래가 하부[下停]인데, 방광·포궁·직장이 있다. 모두 유막의 위쪽에서 생겨 나와 연결되는데, 바로 하초이다. 후세 사람들은 초(焦)가 초(膲)에서 나왔음을 알지 못하였다. 그래서 온몸의 막이 모두 삼초(三膲)임을 알지 못하였던 까닭에 경문을 읽은 사람 중에서도 정미(精微)로운 뜻을 아는 이가 드물었다. 서양의학에서는 "복부 안의 모든 막이 한편으로 복부 안쪽에 부착하고 한편으로 장부를 감싸고 또 한편으로 근(筋)을 형성하여 장부를 결속한다. 간·위·비장, 대장·소장이 횡으로 굽은 곳, 직장의 상부, 자궁의 난핵 등, 이것들은 전체가 감싸져 있다. 대장의 머리, 소장의 머리, 대장이 상하로 굽은 곳, 직장의 중간, 음도와 방광, 이것들은 전체가 감싸져 있지는 않다. 좌우의 신장은 서로 차단되어 있다. 오직 하나의 장(臟)만을 감싸는 것을 포막(包膜)이라고 하며, 두 개의 장을 함께 감싸는 것을 연막(連膜)이라 하고, 꺾이고 겹쳐 근을 이루어서 장부를 묶는 것을 근막(筋膜)이라고 한다."라고

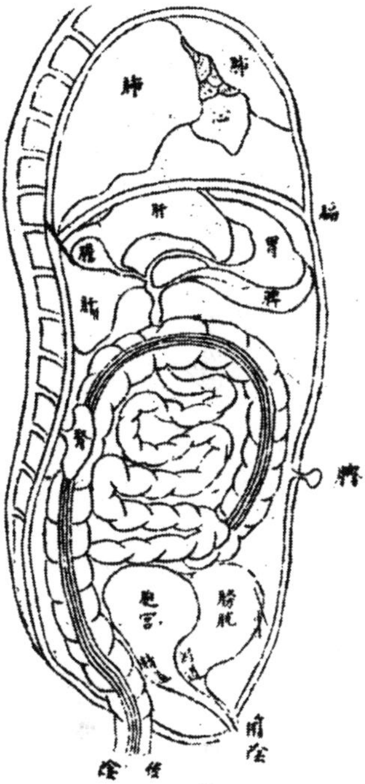

그림 31. 흉복도(胸腹圖)

하였다. 서양의학에서는 막(膜)에 대해 이처럼 자세하게 말하였으니, 삼초의 설을 증명하는 정미로운 뜻이 비로소 나오게 되었다.

전중(膻中)은 심주(心主)의 궁성(宮城)이다.[46]

앞에서 전중이 기해라고 한 것은 폐를 가리켜 말한 것이고, 여기서 전중이 심주의 궁성이 된다고 한 것은 포락을 가리켜 말한 것이다. 전(膻)은 격막이고 포락은 격막의 가운데 위치하고 있기 때문에 '전중은 심주의 궁성'이라고 말한 것이다. 심장의 작용[宣化]을 보좌하는 것은 십이관(十二官) 조에 자세하다.[47]

전중도(膻中圖)

이것은 흉부 아래에 있는 한 층의 격막이다. 뒤쪽으로는 척추에 붙어 있고 좌우로는 근골이 끝난 부위와 이어져 있으며 중간은 가슴의 구미(鳩尾)[48]와 이어져 있으니, 바로 격막이다. 전(膻)의 하층(下層)은 복중과 통하며, 상층은 흉부 안쪽의 얇은 막이 되어 심계(心系)와 이어지는데 포락이라고 하며 또는 심주(心主)라고도 한다. 포락은 심장의 바깥을 보호하며, 전중은 바로 포락의 바깥을 보호한다. 포락의 형태는 그리기가 어려운 까닭에 다만 전을 그려서 밝힌다. 전의 근본을 밝히면 척추에 부착한 채로 간계(肝系)와 서로 이어지고

46 『靈樞』「脹論 第三十五」, "再問歧伯曰…膻中者 心主之宮城也".

47 「7. 오장육부의 기능」을 보면, 심장이 하는 신명(神明)의 작용이 '선화'라고 할 수 있다.

48 구미는 검상돌기로 통상 명치를 말한다.

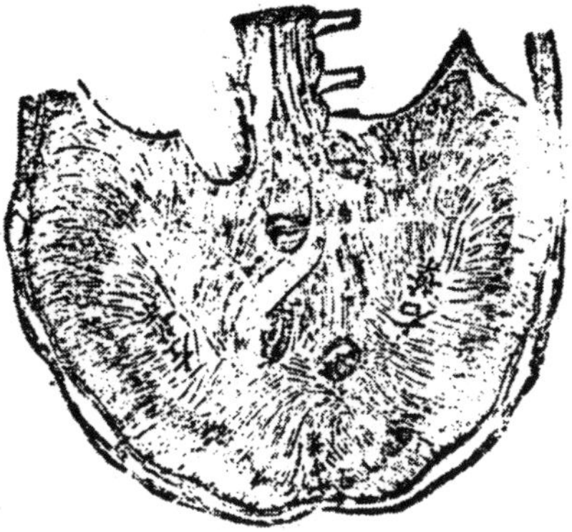

그림 32. 전중도(膻中圖)

아래로 신계에까지 이어지는데, 이는 삼초소양(三焦少陽)이 발생시킨 것으로 격막에 퍼져 있다.

위(胃)는 큰 창고[太倉]다.[49]

위는 곡식을 받아들이는 것을 주로 하는 까닭에, 태창(太倉)이라고 한다. 위가 납곡(納穀)할 수 있는 것에 대해서는 십이관 조에 자세하다.[50]

인후(咽喉)와 소장(小腸)은 전송(傳送)한다.[51]

인후는 위의 위쪽에 있어서 전송하여 들여보내고, 소장은 위의 아래에 있어서 전송하여 내보낸다. 이 둘은 모두 위의 부림이 되기 때

49 『靈樞』「脹論 第三十五」, "再問歧伯曰…胃者 太倉也".

50 「6. 오장과 육부의 결합」, 145-147쪽을 참조하시오.

51 『靈樞』「脹論 第三十五」, "再問歧伯曰…咽喉小腸者 傳送也".

문에 인후와 소장을 치료하려면 마땅히 위를 위주로 해야 한다.

위의 오규(五竅)는 여문(閭門)이다.[52]

『의림개착』에서 “위에는 세 개의 구멍이 있는데, 위와 아래의 구멍은 곡식을 받아들여서 소장으로 보내고, 다른 구멍이 하나 있어서 물을 내보내 유막으로 들어가게 한다.”라고 하였다.[53] 서양의학에서는 “위 전체에 고르게 미세한 구멍이 있어서, 물이 연망(連網)으로 들어가게 한다.”라고 하였다. 내가 위·삼초 조에서 이미 자세하게 말했으나,[54] 여기서 다섯 개의 구멍을 말하였으니 그 뜻이 더욱 자세하다. 위쪽의 구멍은 수곡(水穀)을 받아들이기를 주관하고, 아래의 구멍은 소장으로 들여보내 곡식을 찌꺼기로 변화시키는 것을 주관한다. 옆쪽의 구멍은 삼초와 유막의 중앙으로 들여보내 수(水)의 나머지 남은 방울이 운행하도록 주관한다. 중앙은 비장으로 통하여 하나의 구멍이 되는데 수곡을 변화시킨다. 위쪽은 폐에 연결되어 하나의 구멍이 되는데, 정즙(精汁)을 퍼트린다. 그런 까닭에 ‘위의 오규는 여문’이라고 말한 것이다.[55] 당·송 이후로 아는 사람이 없었

---

52 『靈樞』「脹論 第三十五」, “再問岐伯曰… 胃之五竅者 閭里門戶也”.

53 왕청임은 예전부터 알려진 음식이 들어오는 위의 상구(上口)에 해당하는 분문(賁門)과 소장으로 나가는 하구(下口)인 유문(幽門) 이외에, 별도로 진문(津門)과 그곳에서 나온 진관(津管)이 있어서 정즙(精汁)과 수액이 나온다고 이해하였다(『醫林改錯』「津門·津管·遮食·總提·瓏管·出水道記」, “古人畫胃圖 上口在胃上 名曰賁門 下口在胃下 名曰幽門 言胃上下兩門 不知胃是三門…另有一門 名曰津門 津門上有一管 名曰津管 是由胃出精汁水液之道路”).

54 「6. 오장과 육부의 결합 臟腑所合」, 147쪽을 참조하시오.

55 당종해의 이러한 견해는 왕청임의 의견을 그대로 따르면서, 보충 설명하는 것으로 보인다. 왕청임은 분문·유문·진문이 있다고 하면서, 진관이 다시 세 개로 나뉜다

으며, 서양의학에서 해부하여 보았다지만 누가 일찍이 이처럼 정밀하고 상세하게 했겠는가?

위오규도(胃五竅圖)[56]

서양의학에서는 위(胃)에 간격대근(肝膈大筋)[57]과 흉격대근(胸膈大筋)[58]이 있어 서로 당겨서 움직이지 못하게 한다고 말하지만, 흉격근(胸膈筋)이 삼초의 구멍과 통하고 간격근(肝膈筋)이 척추를 따라 폐로 올라가서 심장의 구멍과 통함을 알지 못하였다. 『내경』에서 말한 "위에 대락(大絡)이 있어서 위로는 심장과 통한다."라는 것이며,[59] 또 비장과 위

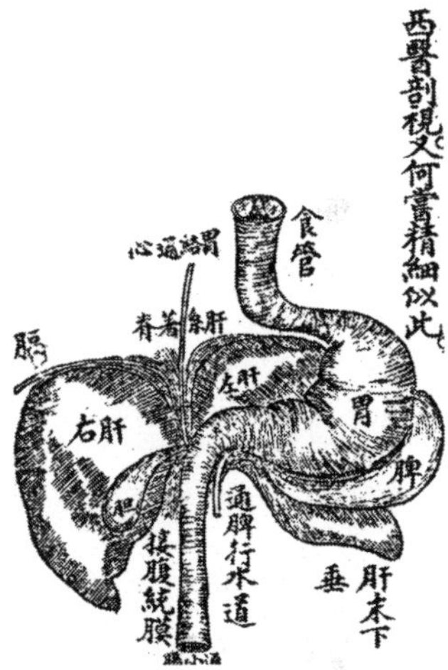

그림 33. 위오규도(胃五竅圖)

고 설명한다. 즉 정즙 가운데 맑은 것이 수부(髓府)로, 탁한 것은 혈부(血府), 수액은 비장으로 들어가며, 각각 수(髓)·혈·소변으로 변한다고 설명한다(『醫林改錯』「津門·津管·遮食·總提·瓏管·出水道記」, "津管寸許 外分三杈 精汁淸者 入髓府化髓 精汁濁者 由上杈臥則入血府 隨血化血 其水液 由下杈從肝之中間 穿過入脾 脾中間有一管 體相玲瓏 名曰瓏管 水液由瓏管分流兩邊 入出水道 出水道形如魚網 俗名網油 水液由出水道滲出 沁入膀胱 化而爲尿"). 당종해는 이러한 견해를 받아들여서 아예 다섯 개의 구멍이 있다고 말한다.

56 「위오규도」는 『전체신론』 하권, 「비위간장맥관도(脾胃肝腸脈管圖)」를 참조한 것으로 보인다.

57 전거근으로 보이는데, 전거근은 가슴의 외측벽을 덮고 있는 근육으로 견갑골을 움직이거나 고정시켜서 흡기운동(吸氣運動)을 돕는다.

58 대흉근으로 보이는데, 가슴에 있는 삼각형 근육이다.

59 『소문』에서는 심장이 아니라 폐와 통한다고 설명하고 있는데, 당종해가 어떤 근거

가 막으로 서로 연결되어 있는 까닭에 다시 비장과 통한다고 말하였다.[60] 서양의학에서는 형태는 알았지만 이치에는 밝지 못했다.

염천(廉泉)과 옥영(玉英)은 진액의 도로다.[61]

이 두 혈은 혀 밑에 있다. 족소음신경은 기(氣)로 변화시켜 상행하는 것을 주관하는데, 기는 곧 수(水)이기 때문에 기가 이르는 곳에는 항상 진액이 있다. 신장의 진액은 반드시 입으로 상행한 이후에 기의 윤택함이 아래로 퍼질 수 있다. 장중경의 『상한론』에서 진액의 보존을 위주로 하였던 것은 역시 기화가 존재함으로써 사람이 의존하여 살 수 있기 때문이었다. 어찌 중요시하지 않겠는가? 이 두 혈은 혀를 들어보면 바로 가까이서 볼 수 있으니, 다시 그림으로 그릴 필요가 없다.

허리와 척추[腰脊]는 신체의 중대한 관절이다.[62]

허리는 신계가 관통하고 척추는 수근(髓筋)이 관통한다. 신체의 골절은 모두 신장에서 주관하고 수(髓)에서 생성된다. 허리와 척추는 신장과 골수가 있는 곳이기 때문에 신체의 대관절(大關節)이라고 한다. 골절을 치료하려면 당연히 주관하는 바를 알아야 한다. 서양의학에서 척추를 해부하여 매우 자세히 하였으나, 척추에서 중요하게

로 말하였는지 확인하기 어렵다(『素問』「平人氣象論篇 第十八」, "胃之大絡 名曰虛里 貫鬲絡肺 出於左乳下 其動應衣 脈宗氣也").

60 『素問』「太陰陽明論篇 第二十九」, "帝曰 脾與胃 以膜相連耳".

61 『靈樞』「脹論 第三十五」, "再問岐伯曰…廉泉玉英者 津液之道也".

62 『靈樞』「刺節眞邪 第七十五」, "岐伯曰 腰脊者 身之大關節也". '골도(骨圖)' 항목에서 말한 주골이다.

여기는 바가 모두 허리에 있음을 알지 못하였다. 또한 전신의 큰 뼈는 모두 허리에서부터 발원(發原)하는데, 신장이 뼈를 주관하는 이치를 알지 못하여 뼈를 변별하는 데 도움이 되지 않았다.

팔과 다리 관절[肢脛]은 신체의 관(管)으로 걷고 움직이게 한다.[63]

지(肢)는 팔 관절이고 경(脛)은 다리 관절이다. 뼈가 가장 크지만 가운데가 비어 있기 때문에 '관'이라고 이름 붙였다. 관의 중앙에는 골수와 지방[脂油]이 있어서 운동을 주관하기 때문에 걷고 달릴 수 있다. 서양의학에서는 팔과 다리뼈 가운데의 골수는 뇌수·척수와는 달라서, 가운데는 여러 가지 지방과 기름이 섞여 있다고 하였는데, 뇌와 척추로 흩어져 이르렀음을 모른 것이다. 모두 근육으로 서로 연결되어 있으며 근육 안에는 지방이 있는데, 근육에 붙어서 뼈로 들어가기 때문에 팔과 다리뼈 가운데에 모두 지방과 기름이 있는 것이다. 지방은 비장이 담당하고, 골수는 신장이 담당한다. 지방을 겸한 것은 비장과 신장이 그 공을 함께 이룬 것이기 때문에, 비장이 사지(四肢)를 주관하고 신장이 팔과 다리 관절을 주관한다. 서양의학에서는 사지의 뼈에 대해 자세하게 그렸지만, 아쉽게도 뼈를 통괄하는 것에 대해 알지 못하여 치료법이 분명하지 않다.

경위(莖委)는 신체의 기틀[機]이고 음정(陰精)의 징후이며 진액(津液)의 도로다.[64]

63 『靈樞』「刺節眞邪 第七十五」, "歧伯曰…肢脛者 人之管以趨翔也". '골도' 항목에서 말한 보골이다.

경(莖)은 음경(陰莖)이고 위(委)는 수란(垂卵)[65]이다. 기(機)는 서양에서 기기(機器)라고 할 때의 기와 같다. 정(精)을 내보내고 소변을 나가게 하는 것은 정규(精竅)[66]가 신장에 통하기 때문이다. 서양의학에서는 고환(睪丸)이 정액을 생성한다고 하는데, 옳지 않다. 내궁(內宮)의 태감(太監)은 고환이 없는데, 친구인 왕동초(王東樵)가 태감에게 물어보니 역시 정액이 나왔다고 한다. 고환은 정액을 생성하는 곳이 아니라 정액을 내보내는 곳임을 알 수 있다. 『내경』에서 "음정의 징후"라고 분명하게 말하였던 것은 바로 이를 지칭한 것이다. 요규(溺竅)는 방광으로 통하는데, 방광은 진액을 담당하는 기관이기 때문에 요규의 이름을 진액의 도로라고 하였다. 경과 위를 살펴보면 간의 종근(宗筋)이면서 간맥이 둘러싸고 있기 때문에, 이들 모두는 간을 치료하는 것으로 중심을 삼는다. 종근이 뼈들의 결속을 주관하고, 기관을 순조롭게 하는 까닭에 신체의 기관은 모두 여기에서 치료를 판단해야 한다. 서양의학에서 생식기[陰器]를 매우 자세하게 그렸지만, 이것들은 사람마다 저절로 갖추고 있는데 어째서 자세한 그림이 필요하겠는가? 단지 서양의학에서는 잘라내는 것으로 치료를 삼는데, 이곳은 수술할 수 있는 여지가 많지 않아서 상세하지 않으면 수술할 수 없기 때문이다. 『내경』과 장중경의 치료법에서는 침과 약이 영묘(靈妙)하여 칼로 자르는 거친 방법을 취하지

64 『靈樞』「刺節眞邪 第七十五」, "歧伯曰…莖垂者 身中之機 陰精之候 津液之道也".

65 수란의 뜻은 찾아보기 어렵지만, 아마도 고환을 말하는 것으로 보인다.

66 정규는 요도구(尿道口)를 말한다.

않았기 때문에 그릴 필요가 없었다. 또한 서양의학에서 그것을 그렸지만, 결국에 생식기가 주관하는 오묘한 이치를 알지 못했다.

인후(咽喉)는 수곡(水穀)의 도로다.[67]

인후는 위(胃)의 상구(上口)이고 후두[喉嚨]의 뒤에 있다. 수곡을 나아가게 하는 것을 주관하기 때문에 인후를 치료할 때에는 위를 위주로 하고, 병이 인후에 있으면 수곡이 내려가지 않는다.

후두는 기(氣)가 올라가고 내려가는 곳이다.[68]

폐의 상관(上管)이 후롱이며, 인후의 앞에 있다. 기의 호흡을 주관하기 때문에 호흡이 원활하지 못하고 음성이 조화롭지 못하면 병이 후두에 있다.

후롱도(喉嚨圖)

서양의학에서는 총기관(總氣管)이라고 한다. 폐로부터 아래로 분지해서 신장으로 들어가고 단전으로 스며드는데, 천양(天陽)을 흡입하여 방광의 수(水)를 훈증하는 것을 주관한다. 기로 변화시켜 위쪽으로 내보내고, 복부를 따라서 흉부에 이르는데 폐계를 따라 총기관으로 다시 복귀한다. 기는 전면

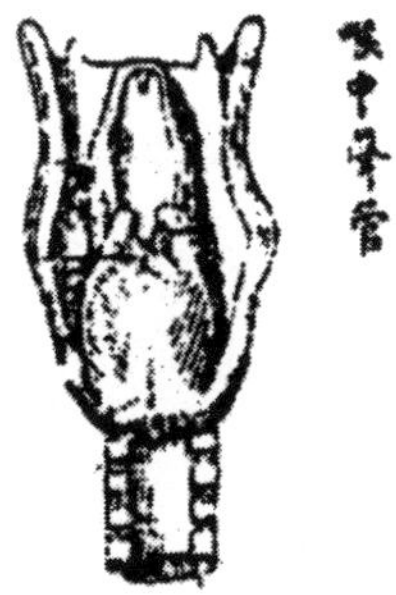

그림 34. 후롱도(喉嚨圖)

67 『靈樞』「憂恚無言 第六十九」, "少師答曰 咽喉者 水穀之道也".

68 『靈樞』「憂恚無言 第六十九」, "少師答曰…喉嚨者 氣之所以上下者也".

을 따라서 나가고 후면을 따라서 들어가는데, 모두 총기관으로 말미암는 까닭에 올라가고 내려가는 곳이라고 말한다.

회염(會厭)[69]은 음성(音聲)의 문호[戶][70]다.[71]

회염은 인후의 양쪽에 있으며 늘어나거나 줄어들 수 있다. 음식이 들어가면 수축해서 기도를 가리고, 소리가 나오면 확장해서 열리기 때문에 음성의 문호라고 하는데 후두의 문(門)이다. 마땅히 폐에 속한다.

회염도(會厭圖)

서양의학에서 성관(聲管)이라고 하는데, 앞쪽은 회염이고 뒤쪽은 표인골(瓢韌骨)[72]이다. 양 옆에 모두 내피(內皮)가 있고 가운데 근막(筋膜)이 덧붙어 있어서 소리를 거두고 내보낸다. 사방에 수십 개의 작은 핵이 있어서, 액을 내보내어 성관을 매끄럽게 한다. 또 상하에 두 개의 근육이 있어서, 아래의 근육이 이완되고 위의 근육이 긴장하여 소리를 거두고 내

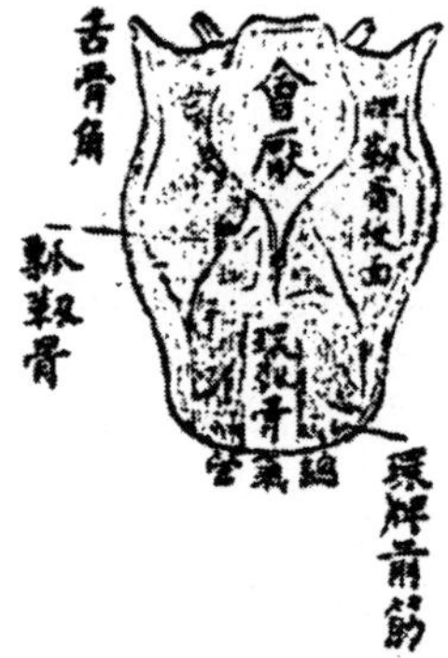

그림 35. 회염도(會厭圖)

69 회염은 인두에서 후두로 들어가는 입구에 돌출하여 구멍을 막는 덮개 역할을 하는 후두개이다.

70 문이 한 짝으로 된 것은 '戶'라 하고 두 짝으로 된 것은 '門'이라고 한다.

71 『靈樞』「憂恚無言 第六十九」, "少師答曰…會厭者 音聲之戶也".

72 표인골은 형태·위치상 갑상연골을 말하는 것으로 보인다. 그 중앙에서 전방으로 돌출한 것을 후두융기(Adam's Apple)라고 한다.

보낸다고 한다. 『내경』에서 풍한(風寒)이 회염에 머물면 갑자기 벙어리가 된다고 하였으니,[73] 바로 이 근육이 (소리를) 거두거나 내보내지 못한 것이다.

구순(口唇)은 성음(聲音)의 부채[扇]다.[74]

입술이 열리고 닫힌 뒤에야 말이 청명해지는 까닭에 성음을 내는 부채라고 한다. 입과 입술은 비장에 속하기 때문에 비장의 중풍[脾中風]에 입술이 이완되고 발성에 문제가 생기는 증상이 있다.

설(舌)은 성음의 기틀이다.[75]

혀는 심장의 싹이고 언어는 심장의 소리[76]이기 때문에, 혀가 능히 소리를 구분할 수 있다. 소리가 생겨나는 연유를 살펴보면 신기(腎氣)에 근원하는데, 신맥(腎脈)이 설본(舌本)을 끼고 상행하는 까닭에 혀가 움직인 이후에 소리를 낼 수 있다.

설도(舌圖)

기틀이라고 한 것은 펴지고 줄어들고 회전하고 움직인다는 것을 말한다. 성(聲)은 단지 목구멍에서 울려 나오는 것이며, 음(音)은 궁상

73 『靈樞』「憂恚無言 第六十九」, "人卒然無音者 寒氣客於厭 則厭不能發 發不能下至 其開闔不致 故無音".

74 『靈樞』「憂恚無言 第六十九」, "少師答曰⋯口脣者 音聲之扇也".

75 『靈樞』「憂恚無言 第六十九」, "少師答曰⋯舌者 音聲之機也".

76 심성은 통상 마음속에서 우러나오는 소리를 말하는데, 말이란 결국 화자가 생각하고 있는 바가 드러나는 것이기에 이렇게 표현한 것이다.

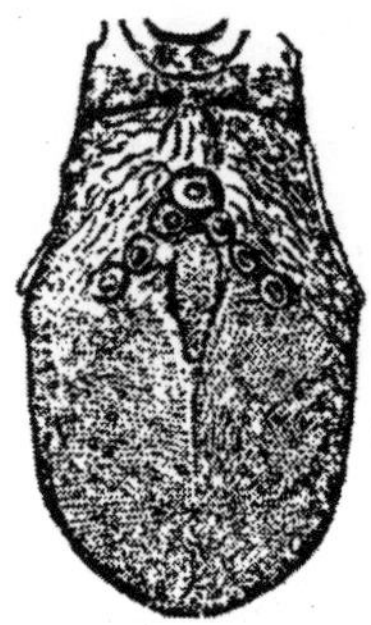

그림 36. 설도(舌圖)

각치우(宮商角徵羽)로 구분된다. 그 구분은 혀에 있는데, 신장의 진(津)이 염천(廉泉)[77]으로 올라가 영혈(英穴)[78]에까지 이르러서 혀로 나오면 매끄러워져서 소리가 깨끗하다. 혀는 심화(心火)에 속하고 신수(腎水)에 의지하여 가지런해지는데, 신맥(腎脈)이 혀에 퍼져 있기 때문에 혀를 움직일 수 있다.

현옹수(懸雍垂)는 음성의 관문[關]이다.[79]

목구멍 중간 상악(上顎)에 현옹(懸雍)처럼 아래로 늘어져 있는데, 속명으로 제정(帝丁)이라고 한다. 음(音)이 이것을 따라 나오기 때문에 음성의 관문이라고 말하였으며, 폐에 속한다.

현옹수도(懸雍垂圖)[80]

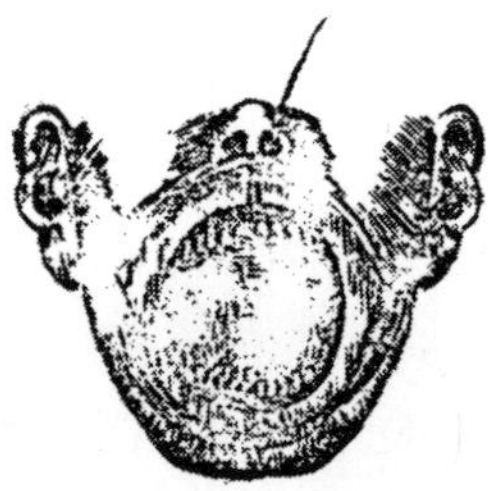

그림 37. 현옹수도(懸雍垂圖)

내가 벙어리를 보니 모두 상악에 제정이 없었다. 회염이 크게 늘어나도 빗장이 없어서 기가 수렴되지 못하고 퍼져서 음을 낼 수 없었다. (현옹수의) 속명은 연설(嚥舌)이다. 음식이 들어가면 목구멍을 가

77 염천은 임맥(任脈)에 속하는 혈자리로, 설골(舌骨)의 끝부분에 있다.

78 앞서 나온 혀 밑에 있는 옥영혈(玉英穴)로 보인다.

79 『靈樞』「憂恚無言 第六十九」, "少師答曰…懸雍垂者 音聲之關也".

80 「현옹수도」는 『전체신론』 하권, 「장구도(張口圖)」와 유사하다.

려서 수곡(水穀)이 안으로 들어가지 못하게 한다고 말한다. 그렇다면 벙어리는 제정이 없어서 수곡 역시 기관 안으로 들어갈 수 없어야 하니, 제정은 실제로 음성을 주관하는 관건이다. 기관의 입구에 위치하므로 당연히 폐에 속한다.

완상(頏顙)은 기의 흐름을 나누는 곳이다.[81]
완상은 바로 상악이다. 기(氣)가 여기에서부터 나누어져, 입으로 나오면 침이 되고 코로 나오면 콧물이 되는 까닭에 '기의 흐름을 나누는 곳'이라고 하였다.

횡골(橫骨)은 신기(神氣)가 부리며, 혀를 드러내는 것을 주관한다.[82]
횡골은 설본에 있다. 심장은 신(神)을 보존하고 혀에서 개규(開竅)하기 때문에, 횡골은 신이 부리며 혀를 내보내는 기틀이 된다. 이상 몇 구절에서 인후(咽喉)와 구설(口舌)이 소리를 내는 길임을 자세히 설명하였으니, 치료법을 얻을 수 있을 것이다.

횡골도(橫骨圖)
이것을 서양의학의 그림에서 환인골(環軔骨)이라고 하였다.[83] 회염의 아래에 있으니, 회염에 해당한다. 또한 반변인골(半邊軔骨)이 있

81 『靈樞』「憂恚無言 第六十九」, "少師答曰…頏顙者 分氣之所泄也".
82 『靈樞』「憂恚無言 第六十九」, "少師答曰…橫骨者 神氣所使 主發舌者也".
83 환인골이 구체적으로 어떤 기관을 말하는지 분명하지 않지만, 후두의 하부에 해당하는 윤상연골로 보인다.

어서 회염인골(會厭靭骨)이라고 하는데, 설근(舌根)과 서로 이어져서 발설(發舌)을 주관한다.[84] 인골(靭骨)은 막으로 연결되어 있고 또한 근(筋)이 당기고 있어서 가장 민감하게 움직인다. 심신(心神)과 폐기(肺氣)의 부림을 받으니, 마땅히 신(神)과 기(氣)를 나누어서 말해야 한다.

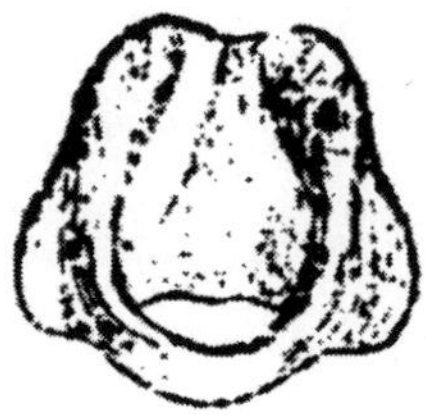

그림 38. 횡골도(橫骨圖)

오장육부의 정(精)은 모두 눈으로 상주(上注)한다.[85]

앞서 간이 눈에 개규한다고 말하였는데, 대요(大要)를 말한 것이다. 여기서 오장육부의 정이 모두 눈으로 모인다[上注]는 것을 다시 자세하게 분석하였다. 간맥이 뇌로 들어가서 목계(目系)로 통하기 때문에 눈에 개규하며, 오장육부에 이르러서도 눈에 통한다. 서양의학에서는 뇌기근(腦氣筋)이 각 장부에 통한다고 말하는데, 이에 따르면 각 장부의 정은 뇌근을 따라서 눈으로 모인다.

뼈의 정은 동자(瞳子)가 된다.[86]

동신(瞳神)[87]은 신장에 속하기 때문에 색이 매우 검다. 신장이 뼈를 주관하기 때문에 '뼈의 정은 동자가 된다.'라고 말한다. 동자에 병이

---

84 회염인골은 회염연골 혹은 후두개연골로, 음식물이 기도로 들어가는 것을 막는다.

85 『靈樞』「大惑論 第八十」, "岐伯對曰 五藏六府之精氣 皆上於目".

86 『靈樞』「大惑論 第八十」, "岐伯對曰…骨之精瞳子" "精之窠爲眼".

87 동신은 동공 부위에 해당한다.

있으면 신허(腎虛)인 경우가 많다.

근(筋)의 정은 흑안(黑眼)이 된다.[88]

간은 근(筋)을 주관하고, 간의 정즙(精汁)이 상주하여 눈의 흑주(黑珠)[89]가 된다. 안과서(眼科書)에서 풍륜(風輪)이라고 말한 것 역시 간이 풍(風)을 주관하기 때문이다. 흑주를 치료하려면 마땅히 간을 위주로 해야 한다.

혈(血)의 정은 낙(絡)이 된다.[90]

(눈의) 백주(白珠)[91] 밖을 붉은 살이 감싸고 있으면서 대안각(大眼角)[92] 안에 맺혀 있는 것이 바로 낙이다. 혈의 정으로 심장에 속한다. 혈예(血翳)[93]가 일어나면 모두 심혈(心血)을 치료함이 마땅하다.

기(氣)의 정은 백안(白眼)이 된다.[94]

기는 폐에 속하는데, 백안에 병이 생기면 폐가 습열(濕熱)을 받은 경우가 많다.

---

88 『靈樞』「大惑論 第八十」, "歧伯對曰…筋之精爲黑眼".

89 검은 눈동자 부위로, 각막과 홍채에 해당한다.

90 『靈樞』「大惑論 第八十」, "歧伯對曰…血之精爲絡".

91 검은 눈동자 주위의 흰자위로, 백안이라고도 한다.

92 대안각(大眼角)은 상하 눈꺼풀이 교차하는 지점 중 코 쪽을 향한 곳이다. 반대로 귀 쪽을 향한 곳을 소안각이라고 하는데, 우리말로 눈초리라고도 한다.

93 혈예(血翳)는 혈맥이 눈에 퍼져 앞이 제대로 보이지 않는 증상이다.

94 『靈樞』「大惑論 第八十」, "歧伯對曰…其窠氣之精爲白眼".

기육(肌肉)의 정은 약속(約束)이 된다.[95]

약속은 곧 눈꺼풀이다. 양명위맥(陽明胃脈)이 둘러싸고 있으며, 비경(脾經)과 기육의 정이 모여 있는 곳이다. 이곳에 종기가 생겨 곪거나 껄끄럽고 가려운 것은 모두 비경에 풍·습·열이 있기 때문이다.

안쪽으로 근골(筋骨)과 기혈(氣血)의 정이 맺혀 있으면서 맥과 더불어 목계(目系)가 된다. 위쪽은 뇌후(腦後)에 속하며 뒷목 가운데[項中]로 나온다.[96]

여기서 다시 목계가 뇌 가운데로 들어가서 뇌후를 통과하기 때문에 오장의 정이 모두 뇌를 거쳐 눈으로 들어가는 것을 알 수 있음을 총괄해서 말하였으니, 눈을 치료하는 지름길을 알 수 있다. 큰 요지는 기륜(氣輪)·혈륜(血輪)·육륜(肉輪)을 치료하려면, 약의 기운이 후롱(喉嚨)과 완상(頏顙)을 거쳐서 위쪽으로 뇌에 통하는 것이 좋은데, 이 경로가 가장 빠르고 쉬운 치료다. 흑주를 치료하려면 반드시 간맥을 따라 위쪽으로 뇌에 들어가야 하는데, 경로가 약간 깊다. 동자를 치료하려면 반드시 신장과 독맥을 경유하여 위쪽으로 뇌에 들어가야 하는데, 경로가 깊어서 쉽게 치료할 수 없다.

목도(目圖)[97]

서양의학에서 표피와 근육, 기육을 분석하여 나눈 것 역시 자세하

95 『靈樞』「大惑論 第八十」, "歧伯對曰…肌肉之精爲約束".

96 『靈樞』「大惑論 第八十」, "歧伯對曰…裹擷筋骨血氣之精而與脈并爲系 上屬於腦 後出於項中".

97 「목도」는 『전체신론』, 「직할안구도(直割眼球圖)」와 「측면파변안구도(側面破邊眼球圖)」 등을 참조한 것으로 보인다.

다고 말한다. 그러나 장부에 속하는 바를 나눌 수 없었으므로 치료법을 얻지 못하였다. 오직 『내경』에서 다섯 층이 있으니, 눈꺼풀은 육륜이 되고, 홍근락(紅筋絡)은 혈륜이 되고, 백주(白珠)는 기륜이 되고, 흑주(黑珠)는 풍륜(風輪)이 되고 동자(瞳子)는 수륜(水輪)이 된다고 하였다.[98] 이처럼 오장으로 구분하면 돌아갈 바가 있다. 다시

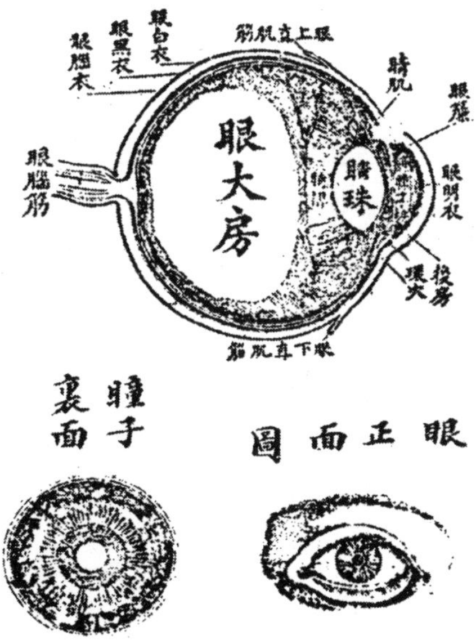

그림 39. 목도(目圖)

98 당종해는 눈을 설명하면서 육륜(肉輪)·혈륜(血輪)·기륜(氣輪)·풍륜(風輪)·수륜(水輪)의 오륜설이 『내경』에서부터 나왔다고 하는데, 이는 잘못된 설명이다. 오륜설이 처음 제기된 것은 송대에 편찬된 『안과용목론(眼科龍木論)』부터이다(杨鸿, 2010). 앞서 당종해가 안과서라고 말한 것은 『안과용목론』이나 명청 시기에 나온 것으로 이해되는 『은해정미(銀海精微)』를 말하는 것으로 보인다.

목계가 뇌로 들어가서 뒷목을 관통하기 때문에 동인반배(瞳人反背)[99]의 증상에는 뇌후(腦後)에 침을 놓을 수 있으니, 서양의학에서는 결코 이에 이를 수가 없다.

대부분의 맥이 모두 눈으로 이어진다.[100]

태양맥(太陽脈)은 눈의 내자(內眥)에서 끝나고, 소양맥(少陽脈)은 외자(外眥)에서 끝나며, 양명맥(陽明脈)은 눈을 둘러싸면서 눈 아래의 승루혈(承淚穴)에서 끝난다. 궐음맥(厥陰脈)은 뇌로 들어가 목계에서 교차하고, 신장(경맥)과 독맥은 뇌로 들어가 목계와 통한다. 수소음심맥(手少陰心脈)은 분지가 위쪽으로 인후를 끼고 목계와 연결된다. 오직 태음맥(太陰脈)만이 눈으로 올라가지 않기 때문에 '대부분의 맥이 모두 눈에 이어진다.'라고 말하였다.

대부분의 수(髓)가 모두 뇌로 이어진다.[101]

서양의학에서는 팔과 다리뼈 안에 있는 수와 뇌수가 같지 않다고 말하였지만, 실제로 수가 뇌수에서 발원하여 모든 뼈로 흩어져 가는

99 동인반배(瞳人反背)는 동신반배(瞳神返背)를 말하는 것으로, 눈동자가 돌아가서 검은자위가 안으로 들어가는 증상이다. 풍과 열로 인한 근육의 마비가 원인인 것으로 이해한다(盧石善, 2003, 257쪽).

100 『素問』「五藏生成篇 第十」, "諸脈者皆屬於目 諸髓者皆屬於腦 諸筋者皆屬於節 諸血者皆屬於心 諸氣者皆屬於肺 此四支八谿之朝夕也". 여기서는 '諸'를 '대부분'으로 번역한다. 바로 아래의 주석을 보면 맥이 전부 눈에 속하는 것이 아니라 태음맥은 제외된다고 하였기 때문에, 전부라는 의미보다는 대부분이라는 표현이 적절하다고 생각한다.

101 『素問』「五藏生成篇 第十」, "諸髓者皆屬於腦".

것임을 알지 못하였다. 각각의 골절은 근맥(筋脈)과 유막으로 서로 연결되어 있기 때문에 대부분의 골 가운데 있는 수에는 유막과 혈사(血絲)가 섞여 있다. 실제 대부분의 수가 모두 뇌에 이어지고, 뇌수는 또한 신장에서 생성된다.

대부분의 근(筋)은 모두 절(節)로 이어진다.[102]

절은 골절(骨節)이다. 뼈는 신수(腎水)에 속하고 근은 간목(肝木)에 속한다. '수가 목을 낳기(水生木)' 때문에 골절의 사이에서 또한 근을 만들고, 근은 다시 골절의 부림을 받는다. 골절의 병은 원인이 모두 근에 있다. 서양의학에서는 골과 골수에 대해 자세하지만 근에 대해서는 매우 소략하다. 따라서 인체의 운동은 단지 뇌기(腦氣)에 속한다고 여기고 근이 주관하는 것은 아니라고 생각한다. 그러나 만약 근이 없으면 뼈가 연결이 되지 않으니, 어떻게 운동을 할 수 있겠는가?

대부분의 혈은 모두 심장으로 이어진다.[103]

혈액은 간이 저장하고 비장이 통괄한다는 설이 있다.[104] 그러나 운행함은 비장에 있고 거두어들임은 간에 있으며, 생성하고 순환하는 것은 심장에 있다. 서양의학의 혈관도(血管圖)를 보면 대부분의 혈

---

102 『素問』「五藏生成篇 第十」, "諸筋者皆屬於節".

103 『素問』「五藏生成篇 第十」, "諸血者皆屬於心".

104 『영추』에는 간이 혈액을 저장한다는 언급이 있지만, 비장이 통괄한다는 설명은 보이지 않는다. 이 외에 『소문』이나 『난경』 등에서도 보이지 않는데, 당종해가 어떠한 근거로 설명하는지 알 수 없다(『靈樞』「本神 第八」, "肝藏血…脾藏榮").

이 심장으로 이어지는 것을 알 수 있는데, 심생혈(心生血) 조문에서 설명했다.[105]

대부분의 기(氣)는 모두 폐로 이어진다.[106]

기의 근원이 신장에 있음은 방광(膀胱) 천계(天癸) 영위(營衛) 조문에서 설명했다.[107] 여기서 '폐로 이어진다.'라고 말한 것은 기의 총괄이 폐에 있기 때문으로, 폐가 신기(腎氣)의 출납(出納)을 제어한다. 또한 간기(肝氣)를 조절하여 역류하지 않게 하고, 비기(脾氣)를 조절하여 새지 않게 하며, 심기(心氣)를 조절하여 넘치지 않도록 한다. 폐의 기가 다스려지면 각 장부의 기가 모두 다스려진다.

사람의 혈기(血氣)와 정신(精神)은 생명을 받들고 성명(性命)을 지탱하게 하는 근원이다.[108]

사람의 지각이 성(性)이고, 생사는 명(命)이다. 성은 심장에 있기 때문에 성이라는 글자가 심(心)에서 왔으며, 명은 신장에 있기 때문에 신계를 명문(命門)이라 한다. 성명이 있어서 사람이 살 수 있는데, 생명을 부지하고 성과 명의 사이에서 두루 하도록 하는 근원은 다시

---

105 「10. 혈기의 생성」, 180-181쪽을 참조하시오.

106 『素問』「五藏生成篇 第十」, "諸氣者皆屬於肺". 『소문』에서는 이어서 맥·수·근·혈·기가 사지 팔계의 조석(此四支八谿之朝夕也)이라고 표현하였다. 사지의 팔계는 곧 좌우의 팔(肘)·겨드랑이(腋)·정강이(股)·오금(膕)을 말한다.

107 「7. 오장육부의 기능」, 「9. 남녀의 생식기능」, 「11. 영위의 생성과 교차」에서 찾아볼 수 있다. 이 외에 「3. 오장에 연결된 것」, 114-116쪽을 참조하시오.

108 『靈樞』「本藏 第四十七」, "黃帝問於岐伯曰 人之血氣精神者 所以奉生而周於性命者也".

정신에 의지한다. 신(神)은 심장에 저장되어 있는데, 성이 있는 곳이다. 정은 신장에 저장되어 있는데, 명이 있는 곳이다. 정이 생겨나는 연유를 고찰하면 기의 변화이며, 신이 생겨나는 연유를 살펴보면 혈의 공용이다. 그런 까닭에 혈기를 먼저 말하고 정신을 뒤에서 말하였고, 성명까지 확장해서 이르렀다. 중국의 주석가들은 아직 우물쭈물한 경우가 많더라도, 하물며 서양의학은 형태에 빠졌음에야! 심(心)과 신(腎) 각 조문에서 설명했다.[109]

경맥(經脈)은 혈기(血氣)를 운행하여 음양(陰陽)을 영화롭게 하고, 근골(筋骨)을 부드럽게 하며 관절(關節)을 순조롭게 한다.[110]

『내경』에서 말한 맥과 서양의학에서 말한 관(管)은 사실상 같은 것이다. 서양의학에서는 관규(管竅)를 자세하게 그렸지만 경락의 명칭을 도출하지 못했다. 십이경맥(十二經脈)과 기경팔맥(奇經八脈)이 전신으로 퍼져 혈기를 운행하여서 내외의 음양과 근골 및 관절에 미치지 않는 곳이 없게 하므로, 병이 났을 때 경맥을 살펴서 치료하면 자연스레 효과가 있음을 알지 못하였다. 경맥이 기혈을 운행한다고 해서 단지 혈관만을 가리켜서 말하는 것이 아니다. 서양의학을 보면 맥초(脈鞘)가 있지만, 막이나 근막에 연결되고 맥관(脈管), 회관(回管), 뇌근을 감싸고 있는 것과는 다르다. 『내경』에서 말한 경맥은 다시 서양의학으로 전부 이해할 수 있는 것이 아니다. 가령 독맥은

---

109 「4. 오장이 저장하는 것」, 123-125, 127-128쪽을 참조하시오.

110 『靈樞』「本藏 第四十七」, "黃帝問於岐伯曰…經脈者 所以行血氣而榮陰陽 濡筋骨 利關節者也".

기를 운행하고 임맥은 혈을 운행하는 것처럼 두 맥은 뚜렷이 다른데, 어찌 서양의학의 사법(死法)을 갖고서 판단할 수 있겠는가?

위기(衛氣)는 분육(分肉)을 따뜻하게 하고 피부(皮膚)를 충실히 하며 주리(腠理)를 살찌우고 개합(開闔)을 담당한다.[111]

위기는 이미 영위(營衛) 조에서 설명했다.[112] 분육은 곧 안쪽의 적육(赤肉)으로 바깥쪽의 백육(白肉)과는 구분된다. 위기는 안에서부터 밖으로 나오는데, 먼저 분육을 따라 나오면서 분육을 따뜻하게 한다. 백육[113]은 피부로 가장 바깥의 층이다. 양기(陽氣)는 안에서부터 밖으로 채워져서 피모를 보호하는데, 이것이 위기의 기능이다. 방광과 영위 조에서 설명하였다.[114] 주리는 분육의 밖과 피부 안쪽으로, 유막이 그것이다. 주름이 있기 때문에 주리라고 한다. 안으로 삼초에서 시작하여 위기가 지나가는 길에까지 미치기 때문에 기가 충분하면 주리는 기름지게 된다. 위기는 낮에 양(陽)의 부분을 주행하므로 눈을 뜨고 잠에서 깨어나며, 기가 밖에 도달하면 풍한(風寒)을 두려워하지 않는다. 밤에는 음(陰)의 부분을 주행하므로 눈이 감기고 잠을 자며, 기가 안으로 수렴되기 때문에 반드시 이불을 둘둘 감싼다.

---

111 『靈樞』「本藏 第四十七」, “黃帝問於岐伯曰…衛氣者 所以溫分肉 充皮膚 肥腠理 司關闔者也”.

112 「11. 영위의 생성과 교차」를 참조하시오.

113 원문에서는 ‘後肉’이라고 하였는데, 후육이라는 명칭은 따로 존재하지 않는다. 여기서는 전자인 적육에 대칭해서 후자에 해당하는 백육으로 해석하였다.

114 「7. 오장육부의 기능」과 「11. 영위의 생성과 교차」, 165-167, 188-190쪽을 참조하시오.

위양(衛陽)이 안으로 들어가 바깥의 한기를 두려워하기 때문이다. 이것은 모두 위기가 개합을 주관하는 증거로, 영위와 태양(太陽)의 각 조문에서 설명했다.[115] 서양의학에서는 알지 못한다.

위분육도(衛分肉圖)[116]

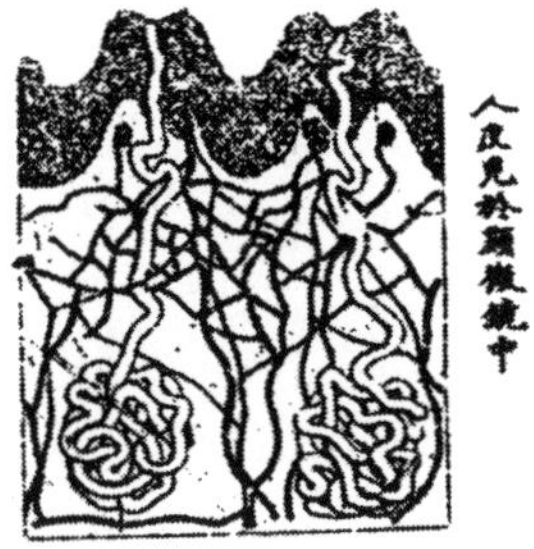

그림 41. 위분육도(衛分肉圖)

이것은 서양의학의 한관(汗管)과 한핵(汗核)[117] 그림이다. 한관은 주리 가운데나 주리 아래에 숨어 있는데, 나사처럼 둘둘 말려 있으며 피부의 외층을 투과하여 땀이 나온다고 말한다. 그러나 서양의학에서는 땀이 생기는 근원이 사실 방광의 기화에 있으며, 삼초와 연망(連網)을 경유하여 피모에 도달한다는 것을 알지 못한다. 사람들이 여름에 물을 많이 마시면 땀 역시 많지만 소변은 도리어 줄어든다. 이는 수분이 피모를 따라 배출되어서 방광으로 내려가지 않기 때문인데, 땀의 근원이 방광에서 생겨나서 위기(衛氣)가 내보내는 것임을 충분히 알 수 있다.

---

115 「11. 영위의 생성과 교차」와 「14. 십이경맥」, 190-191, 215-219쪽을 참조하시오.

116 「위분육도」는 『전체신론』, 「피내지형도(皮內之形圖)」와 유사하다. 『전체신론』에서 현미경으로 관찰하면 그림과 같다는 설명을 덧붙인 것과 마찬가지로, 당종해도 「위분육도」 옆에 현미경으로 직접 본 것이라고 기록하고 있다.

117 땀샘을 말한다.

피모도(皮毛圖)[118]

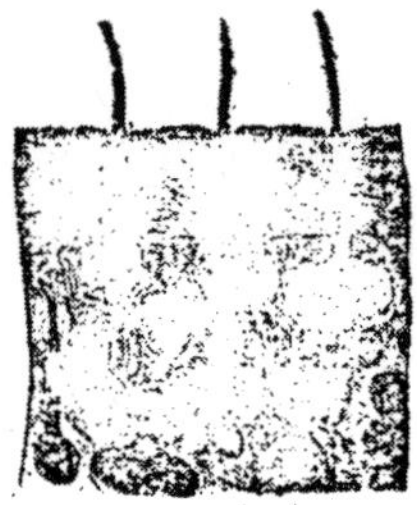

그림 42.
피모도(皮毛圖)

이것은 서양인이 현미경을 이용하여 피모의 형태를 확대한 것이다. 모근(毛根) 부근에 유핵(油核)이 있는데, 혈맥(血脈)이 막(膜) 가운데 흩어져서 만들어진 것이다. 또 한핵과 한관이 털에 붙어서 생긴다. 털은 모두 혈의 나머지이지만 혈이 만드는 것은 아니다. 혈은 기를 따라 변화해서 위기를 따라 주리에 도달하고, 그 후에 밖으로 배출되기 때문에 모근을 보면 기름과 물만 보이고 혈은 보이지 않는다.

지의(志意)가 정신(精神)을 제어하고 혼백(魂魄)을 수렴하며 한온(寒溫)을 적절히 하고 희노(喜怒)를 조화롭게 한다.[119]

여기에서 다시 비장과 신장 두 가지를 중요시하는데, 하나는 선천(先天)을 주관하고 하나는 후천(後天)을 주관하여 인신의 근본이 되기 때문이다. 신장은 지(志)를 저장하므로, 지가 안정되면 신정(腎精)과 심신(心神)을 제어하여 멋대로 할 수 없도록 한다. 지가 안정되면 간혼(肝魂)과 폐백(肺魄)을 수렴하여 망령되게 정도(正度)를 넘는 것을 방지할 수 있다. 비장은 의(意)를 저장하며 사려를 주관하기 때문에, 한온에 맞게 (신체를) 적절히 할 수 있고 기쁘고 화내는 감정

118 「피모도」는 「위분육도」와 유사하게 참고한 것으로 보인다.

119 『靈樞』「本藏 第四十七」, "黃帝問於岐伯曰…志意者 所以御精神 收魂魄 適寒溫 和喜怒者也".

을 절제하여 조화롭게 할 수 있다. 지와 의가 매우 중요하지 않겠는가? 서양의학에서는 다만 지각을 전부 뇌에 귀속시키기 때문에 칠정(七情)이 구분되지 않고 성명(性命)이 분별되지 않는다. 그들의 지의가 중국과 같더라도 지의가 하는 역할을 어떻게 알겠는가?

이러한 까닭으로 혈(血)이 조화로우면 경맥이 유행(流行)하여 음양(陰陽)을 기르고 보호하니, 근골(筋骨)이 단단해지고 관절이 부드러워진다.[120]

여자의 경맥이 유행하지 못하면 월경이 어지러워지고 온몸에 통증이 일어난다. 남자에게는 비록 월경이 없지만 역시나 경맥이 유행하지 못하는 증상이 있다. 내외와 음양, 십이경맥은 모두 혈이 두루 기르고 보호하는 바이고, 근골과 관절은 모두 혈이 연결하는 바이다. 반드시 혈이 조화롭게 된 이후에 유행하여 기르고 보호할 수 있으며, 반드시 혈이 조화롭게 된 이후에 (근골과 관절이) 단단해지고 부드러워진다. 이와 반대인 경우에는 모두 혈을 다스려야 하므로, 여기서 영혈(營血)을 말하였다. 서양의학에 혈맥도가 있지만, 단지 혈이 나가는 길만 그렸고, 혈이 돌아오는 관은 그리지 않았다. 또한 십이경맥을 구분해 낼 수 없어서 치료하는 데 적당하지 않기 때문에 여기에 싣지 않았다. 그들이 정맥[回血管]을 그리지 않은 까닭은 한 번 가고 한 번 돌아오는 것이 어지러워 구분하기 어려웠기 때문이다. 저들에게 이미 구분하기 어려운 곳이 있으니, 경맥의 학설을 알지 못할 것은 당연하다.

---

120 『靈樞』「本藏 第四十七」, "黃帝問於岐伯曰…是故血和則經脈流行 榮覆陰陽 筋骨勁強 關節淸利矣".

혈맥도(血脈圖)[121]

이것은 서양의학의 맥관도(脈管圖)이다. 단지 혈액이 운행하여 나가는 관(管)이지 정맥[回血管]은 아니다. 서양인이 이를 고집하여 중국의 십이경맥과 기경팔맥을 논란하여 의미 없는 것이라 여긴다. 『의림개착』에서도 역시 경맥은 증거가 없다고 말하지만,[122] 그들은 모두 죽은 사람만을 해부하였으므로 어떻게 경혈(經穴)을 다시 분변할 수 있는지 알지 못했다. 또한 경맥[經道]은 혈관이 아니다. 그러므로 『내경』에서 "어떤 경(經)은 혈이 많고 기가 적으며, 어떤 경은 기가 많고 혈이 적다."[123]라고 말하였으니, 경도는 혈기를 통괄하여 말한 것으로 혈관·기관(氣管)에 해당할 수 없음을 충분히 알 수 있다. 서양의학에서는 사람

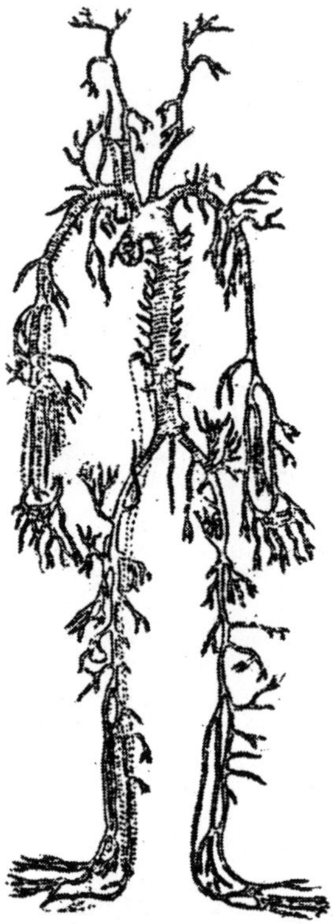

그림 42. 혈맥도(血脈圖)

---

121 「혈맥도」는 『전체신론』, 「주신혈맥관도(週身血脈管圖)」와 정확히 일치한다.

122 『醫林改錯』「醫林改錯臟腑記序」, "古人言經絡是血管". 왕청임은 경락, 즉 경맥이란 혈관일 뿐이라고 말하였다.

123 『素問』「血氣形志篇 第二十四」, "夫人之常數 太陽常多血少氣 少陽常少血多氣 陽明常多氣多血 少陰常少血多氣 厥陰常多血少氣 太陰常多氣少血 此天之常數".

에게 별도로 자화뇌근(自和腦筋)[124]이 있어서 각 장부에 따라 다르게 작용하는데, 근육을 싸기도 하고 뼈나 혈관·기관을 싸기도 하며, 분산시키기도 하고 결합시키기도 한다고 말하였다. 서양의학의 이 학설은 『내경』에서 말한 경도(經道)와 유사하지만, 아쉽게도 서양인들은 한문을 알지 못하여 『내경』을 깊이 고찰하지 못하였다. 더구나 임맥은 혈(血)만을 주관하고 독맥은 기(氣)만을 주관하는데, 어떻게 혈관을 경맥에 해당시켜 말할 수 있겠는가?

위기(衛氣)가 조화로우면 분육(分肉)[125]이 매끄럽고 피부가 윤택하며 주리(腠理)가 치밀해진다.[126]

여기에서 말하는 위기는 위쪽과 방광 조문에서 이미 설명하였다.[127]

지의가 조화로우면 정신이 올바르고 혼백이 흩어지지 않으며 노여움이 일어나지 않으므로 오장이 사기를 받지 않는다.[128]

지(志)가 조화로우면 선천(先天)인 신장에 병이 없고, 의(意)가 조화로우면 후천(後天)인 비장에 병이 없기 때문에 이러한 효과가 있는데, 위에서 설명하였다.

---

124 자율신경을 말하는 것으로 보인다.

125 피하지방과 근육조직을 통칭한다.

126 『靈樞』「本藏 第四十七」, "黃帝問於歧伯曰…衛氣和則分肉解利 皮膚調柔 腠理緻密矣".

127 본편 282-284쪽과 「7. 오장육부의 기능」, 165-167쪽을 참조하시오.

128 『靈樞』「本藏 第四十七」, "黃帝問於歧伯曰…志意和則精神專直 魂魄不散 悔怒不起 五藏不受邪矣".

한온(寒溫)이 조화로우면 육부(六腑)가 곡식을 소화하여 풍비(風痺)가 일어나지 않으며 경맥이 순조로워지고 사지와 관절이 편안해진다.[129] 이 문장은 위쪽과 서로 연결되는데, 비장이 의를 저장하여 한온을 적절히 한다는 뜻을 분명하게 하였다. 한온이 조화로우면 비기(脾氣)가 부드럽고 온화해지기 때문에 육부가 수곡을 소화할 수 있다. 비장이 기육(肌肉)을 주관하므로 풍비 등의 증상이 일어나지 않으며, 비장이 혈을 통괄하고 사지와 관절을 주관하므로 비장이 조화로우면 모두 순조로워지고 편안해질 수 있다.

권두에서 장부를 자세하게 말했는데, 미처 언급하지 못한 것들이 있어 여기에서 모두 보충하였으니, 인체의 기화와 형질이 지극히 갖추어졌다. 서양의학은 비록 해부를 하였지만 역시나 『내경』의 정밀함에는 미치지 못하였다.

129 『靈樞』「本藏 第四十七」, "黃帝問於岐伯曰…寒溫和則六府化穀 風痺不作 經脈通利 肢節得安矣".

17. 오장을 상하게 하는 원인(五臟所傷)

사람은 반드시 장부의 혈기가 먼저 손상된 후에 병이 생긴다. 그러므로 병기(病機)[1]를 말하기에 앞서 먼저 오장을 상하게 하는 원인에 대해 말한다.

근심[憂愁]과 걱정[思慮]이 심장을 상하게 한다.[2]

심장은 화의 장기[火臟]로 화기(火氣)가 밝게 퍼지면 혈액(血液)을 화생(化生)하고 근맥(筋脈)을 물 흐르듯 매끈하게 할 수 있다. 혈맥이 유행하면 지(志)는 항상 즐겁다. 만약 즐거움과 반대로 근심과 걱정을 하면 심장의 기운이 억눌려서 화가 맺히고 혈이 막히므로 심장을 상하게 한다. 치료는 심장의 양기를 소통시켜 혈맥을 막힘없이 통하게 함이 마땅하고, 또한 항상 즐거움으로 근심과 걱정을 억제하

---

1 병기는 질병의 원인과 병의 부위 및 질병과정·변화의 중요한 이치를 말한다.

2 『難經』「四十九難」, "憂愁思慮則傷心". 이와 유사한 구절이 『영추』에도 있다. 『靈樞』「邪氣藏府病形 第四」, "岐伯曰 愁憂恐懼則傷心"; 『靈樞』「百病始生 第六十六」, "岐伯曰 憂思傷心".

면 낫는다.

몸이 차가운데 찬 것을 마시면 폐장을 상하게 한다.[3]

폐금(肺金)은 화(火)를 두려워하므로 자연스럽게 열(熱)도 두려워한다. 여기서 한냉(寒冷)을 두려워한다고 말한 것은 무엇 때문인가? 폐장의 체(體)는 비록 음금(陰金)이지만, 폐장의 용(用)은 실제로 양기를 주관하고 있다. 기가 밖으로 널리 퍼지면 양(陽)인 위기(衛氣)가 되어 피부와 모발을 충실하게 한다. 만약 의복이 마땅함을 잃어 몸 바깥[外形]이 한기를 받으면 피모가 싸늘해지고 점차 주리(腠理)[4]로 들어가서, 열이 나고 마신 것을 움직여 해수(咳嗽)[5]와 천식(喘息)[6] 등의 증상이 된다. 따뜻한 약물로 (한기를) 흩어지게 하여 치료하는 것이 마땅하다. 기가 내부로 퍼지면 종기(宗氣)[7]가 되어 호흡을 주관하며, 비장으로 진(津)을 흩뿌리고 방광으로 내려보낸다. 만약 음료나 과실, 오이 종류를 먹어 냉기(冷氣)를 많이 받으면 양기가 퍼지지 못

3 『難經』「四十九難」, "形寒飮冷則傷肺". 같은 구절이 『영추』에도 있다. 『靈樞』「邪氣藏府病形 第四」, "歧伯曰…形寒寒飮則傷肺"; 『靈樞』「百病始生 第六十六」, "歧伯曰…重寒傷肺".

4 주리(腠理)는 피부와 근육이 만나는 곳이다.

5 본래 기침 소리만 나는 것을 해(咳), 가래만 나오는 것을 수(嗽), 기침 소리와 가래가 다 있는 것을 해수라고 하였다. 지금은 해와 수를 구별하지 않고 해수로 쓰는데, 바깥의 사기(邪氣)가 폐장을 침범하거나 내상(內傷)으로 다른 장부의 병변이 폐장에 영향을 주어 생긴다.

6 식(息)은 호흡으로, 천식(喘息)은 숨쉴 때 숨이 가쁜 것이다.

7 종기(宗氣)는 기의 조상이라는 뜻으로, 음식물에서 온 곡기(穀氣)와 숨 쉴 때 들어온 청기(淸氣)가 결합되어 생긴 기를 말한다. 생명 활동의 기본이 되며, 기와 혈액의 순환과 체온 조절, 호흡 기능, 목소리의 강약, 팔다리의 활동 등과 밀접한 관계가 있다.

하여 수음(水飮)[8]이 정체되어 쌓여서 해수·천식·적취(積聚)[9] 등의 증상이 된다. 따뜻한 약물을 이용하여 (정체된 것을) 내려서 치료하는 것이 마땅하다.

슬픔과 분노로 기(氣)가 역류하면 간장을 상하게 한다.[10]

슬픔은 폐장이 주관하는데, 지나치게 슬퍼하면 '금극목(金克木)'하므로 목이 펴지지 못한다. 분노는 간장이 주관하는데, 지나치게 화를 내면 간목(肝木)이 횡행하여 혈이 고요할 수 없다. 두 가지 모두 기를 역류하게 한다. 간장은 혈(血)을 주관하는 장기로, 혈이 유행하여 정체하지 않으면서도 잠복한 채로 움직이지 않는 것은 모두 기가 화평하게 의지하여 혈을 배양하기 때문이다. 이제 기가 역류하면 혈이 역류해서 간목이 아래에서 맺히고, 간화(肝火)가 위를 범하므로 간장이 손상을 받는다. 슬퍼하면 간목이 아래에 맺히니 마땅히 매운맛으로 상승시켜 흩어지게 해야 하며, 노하면 간화가 위를 범하므로 마땅히 쓴맛으로 내려서 풀어 주어야 한다. 그러나 총괄하면 신(神)을 배양하고 조화롭게 하는 데 있어서 평온함을 얻는 것이 핵심이다.

---

8 수음(水飮)은 비장이 허약하여 수습(水濕)이 운화(運化)되지 못해 명치 밑에 몰려 생긴다.

9 원문의 벽(癖)은 적취 증상을 말한다. 적취는 뱃속에 덩어리가 생겨서 배가 더부룩하거나 아픈 증상이다.

10 『難經』「四十九難」, "恚怒氣逆上而不下則傷肝". 유사한 구절이 『영추』에도 있다. 『靈樞』「邪氣藏府病形 第四」, "若有所大怒 氣上而不下 積於脇下 則傷肝"; 『靈樞』「百病始生 第六十六」, "歧伯曰…忿怒傷肝".

음식(飮食)과 피로함[勞倦][11]은 비장을 상하게 한다.[12]

음(飮)은 비장을 윤택하게 하지만 지나치게 많으면 마신 것이 정체되어 습(濕)이 만들어지고 창만(脹滿)[13]·설사(泄瀉)·담음(痰飮)[14]·해수(咳嗽)의 증상을 일으킨다. 토(土)가 수(水)를 다스릴 수 있지만, 도리어 수로 인해서 곤란함을 받게 되니 마땅히 흘려보내서 순조롭게 해야 한다. 식(食)은 비장을 기르지만, 지나치게 많으면 먹은 것이 정체되어 설하(洩下)가 되고 창만이 된다. 비장이 식을 소화할 수 있지만, 오히려 식으로 인해서 곤란함을 받으니 마땅히 소화시켜 이끌어내야 한다. 비장은 기육(肌肉)을 주관하고, 노(勞)는 기육을 움직이는 것이다. 기육을 활발하게 할수록 비장은 더욱 평안해진다. (그러나) 노가 지나쳐 피로함에 이르면 반드시 마르고 열이 나게 된다. 움직이면 양(陽)을 생성하여 비장의 음(陰)을 상하게 하는 까닭에 기육이 도리어 병을 얻으니, 치료에는 마땅히 (부족한 것을) 보충하고 조용히 보양해야 한다.

---

11 노권은 내상(內傷)으로 인해서 항상 피곤해하는 증상이다. 흔히 정신적, 또는 육체적 피로로 비기(脾氣)가 상하거나 원기와 혈액이 부족해서 생기며, 피곤해서 말하는 것조차 싫어하고 움직이면 숨이 차며 땀이 나고 가슴이 답답하면서 불안해하는 등 증상이 나타난다.

12 『難經』「四十九難」, "飮食勞倦則傷脾".

13 창만은 비위(脾胃)의 손상으로 기(氣)가 막혀서 배가 부르며 속이 그득한 느낌을 주는 증상을 말한다.

14 담음은 주로 비위와 삼초의 운화·기화의 기능에 장애가 생겨서 체내에 있는 수액이 순행하지 못하여 일정한 부위에 몰려 나타나는 질병인데, 배에서 물이 움직이는 소리가 들리고 현기증이 나고 가슴이 두근거리며 호흡이 가쁘기도 한다.

습지에 오래 앉아 있거나 억지로 성교를 하면 신장을 상하게 한다.[15] 신장 가운데의 양기가 습기를 변화시킬 수 있어서, 수(水)가 방광에 이르고 기가 사지와 척추로 주행한다. 만약 습지에 오래 앉아 있으면 습기가 너무 지나쳐서 신장의 양기가 손상을 받아 반드시 사지와 척추에 동통(疼痛)과 종창(腫脹) 등의 증상을 생기게 하므로, 치료함에 마땅히 건조하게 한다. 신장 가운데의 음정(陰精)이 충족한 데다 손상되지 않았다면 자식을 가질 수 있으니, 성교를 하는 것은 당연한 일이다. 만약 기력이 이미 다하였음에도 오히려 억지로 성교를 한다면 신장의 정기가 고갈되니, 치료에는 보양함이 마땅하다.

15 『難經』「四十九難」, "久坐濕地 强力入水則傷腎"; 『靈樞』「邪氣藏府病形 第四」, "有所用力擧重 若入房過度 汗出浴水 則傷腎"; 『靈樞』「百病始生 第六十六」, "用力過度 若入房汗出浴 則傷腎".

18. 오장이 싫어하는 것(五臟所惡)

오장은 각각의 기화(氣化)가 있으므로 각각의 성정(性情)이 있다. 성정이 있으면 호오(好惡)가 있으니, 싫어하는 바를 알면 치료하는 방법을 알 수 있다.

심장은 열(熱)을 싫어한다.[1]

세상에 전해지는 오장의 변법(辨法)에서 "간장에 열이 있으면 근(筋)이 마르고, 경간(驚癎)[2]과 계종(瘈瘲)[3]이 있다. 폐장에 열이 있으면 해수(咳嗽)를 하고, 상기[氣上][4]와 구갈(口渴)이 있다. 비장에 열이

---

1 이하 본문은 『영추』의 「구침론」 편에서 가져온 것이다(『靈樞』「九鍼論 第七十八」, "五惡 肝惡風 心惡熱 肺惡寒 腎惡燥 脾惡濕 此五藏氣所惡也"). 이외에도 「구침론」에서는 앞에서 거론된 오장이 저장하는 인체의 기운이나 주관하는 기능, 나타나는 병증 등에 대해 총괄적으로 설명하고 있다.

2 놀라서 생기는 간질을 말하는데, 주로 소아가 풍으로 인해서 놀란 경우를 의미한다.

3 소아 경풍의 증상으로, 계는 근육이 수축되어 당기는 증상이고, 종은 근육이 이완되어 늘어난 것이다. 따라서 손발의 근육이 수시로 신축하여 경련이 그치지 않는 상태를 의미한다.

4 상기(上氣)는 내쉬는 숨이 많고 들이쉬는 숨이 적어서 호흡이 촉박한 것을 말하는데, 주로 폐경(肺經)에 사기(邪氣)를 받아서 기도가 순조롭지 않기 때문에 생긴다.

있으면 살이 마르고, 변비(便秘)와 조열(潮熱)[5]이 있다. 신장에 열이 있으면 골증(骨蒸)[6]이 있고, 정(精)이 마르고 수(髓)가 소모된다. 또한 상초(上焦)에 열이 있으면 가슴이 답답하고,[7] 입이 마르며 머리와 목구멍·눈에 통증이 있다. 중초(中焦)에 열이 있으면 음식이 줄어들고 종창(腫脹)[8]과 이질(痢疾), 학질(瘧疾)[9]이 있다. 하초(下焦)에 열이 있으면 소변이 순조롭지 않고 대변을 조절하지 못한다."라고 한다.[10] 열이 나타나는 증상이 비록 같지 않지만 결국에는 심경(心經)으로 귀결된다. 심장은 화장(火臟)이므로, 이러한 화열(火熱)은 모두 심장이 부리는 바이다. 심장이 혈을 변화시켜 화(火)를 부양하면 화가 지나치지 않고 열이 사라지는데, 만약 화가 지나치면 심장의 혈이 손상을 받게 되는 까닭에 심장은 열을 싫어한다. 열증(熱證)을 치료할 때에 반드시 쓴맛의 약물을 사용하는데, 심장의 화를 다스리기 위해서다. 서양의학에서는 열병이 있으면 얼음을 흉부에 두는데, 열이 가벼운 경우에는 곧바로 열을 내리게 하지만, 열이 심한 경우 밖에서 얼음의 저항을 받아 열이 도리어 안을 공격하여 열독(熱

---

5 열이 나는 증상이 조수처럼 일정한 시간마다 나타나는 것으로, 매일 일정한 시간이 되면 열이 오르는데 주로 오후에 나타난다. 원인에 따라 세 가지로 구분하는데, 음허(陰虛), 습온(濕溫), 일포(日晡)로 나뉜다.

6 여기서 골(骨)은 뼈를 직접적으로 말하기보다는 인체의 깊은 곳이라는 의미인데, 음(陰)이 허(虛)해서 열기가 속에서부터 빠져나오는 증상을 말한다.

7 원문의 심번(心煩)은 가슴이 답답하고 초조한 증상인데, 대체로 내부에 열이 있어서 발생한다.

8 종은 온몸이 붓는 것이고, 창은 복부가 더부룩하게 불러 오는 것이다.

9 학질은 오한으로 몸을 떨면서 열이 높은데, 고열이 주기적으로 발작하는 특징이 있다.

10 당종해가 여기서 언급한 '오장변법'이 어디에 근거하고 있는지는 확인하기 어렵다.

毒)이 되고 심장에 잠복하면 죽는다. 지금 홍콩에서 발생한 역병을 서양의사가 치료하면 열 명 가운데 아홉 명이 죽게 되는 이유는 모두 이 때문이다. 홍콩 사람들이 도망가는 까닭이니, 서양의학에서도 역시 변화에 대처하는 방법을 알아야 마땅하다.

폐장은 한(寒)을 싫어한다.

폐기(肺氣)는 하늘처럼 가장 높은 위치에서 양기(陽氣)를 퍼뜨린다. 그렇기 때문에 밖으로는 피모가 한기를 싫어하는데, 인체의 밖을 보호하는 양기를 상하게 할까 두려워하기 때문이다. 안으로는 흉격(胸膈)이 한기를 싫어하는데, 널리 퍼뜨려 보호하는 양기를 상하게 할까 두려워하기 때문이다. 한기가 피모를 상하면 발열과 해수가 있으며, 한기가 흉격을 상하면 정음(停飮)[11]과 비통(痺痛)[12]이 있다.

간장은 풍(風)을 싫어한다.

간목(肝木)은 풍을 주관하므로 풍을 싫어한다. 대개 혈(血)이 화기(和氣)를 얻으면 막힘이 없지만, 사기(邪氣)를 얻으면 마르고 응결된다. 노인의 중풍이나 소아의 경풍(驚風), 모든 풍습(風濕), 마목(痲木),[13] 소양(瘙癢),[14] 경간(痙癎)에 하나라도 반드시 간장을 치료하지 않는 경우가 없으며, 만에 하나라도 반드시 양혈(養血)하지 않는 경

---

11 음식물이 정체되어 위에 생기는 병인데, 주로 궤양이나 위염을 일컫는다.

12 마비되는 증상으로, 통증과 함께 마비가 오는 류머티즘 종류로 볼 수 있다.

13 전신이나 사지에 오는데, 감각이 둔해지면서 기능이 떨어지는 증상이다.

14 피부가 가려운 증상을 말한다.

우가 없다. 진실로 풍은 음(陰) 가운데의 양(陽)이며 혈(血) 가운데의 기(氣)인 까닭에, 오직 풍만이 혈을 고취하여 움직일 수 있으며 또한 혈만이 풍을 고르게 하여 기를 수 있다.

비장은 습(濕)을 싫어한다.

손설(飧泄)[15] · 통설(洞泄) · 비만(痞滿)[16] · 종창(腫脹) · 수음(水飮)[17] 등의 증상은 모두 습기가 남아서, 비토(脾土)가 감당할 수 없기 때문이다. 오행 가운데 오직 토(土)만이 수(水)를 제어할 수 있으므로 토가 이기면 수는 제약을 받는다. 수가 이기면 토는 힘이 없는 까닭에 비장이 습을 다스릴 수 있는데도 오히려 습을 싫어하게 된다. 비장은 유막(油膜)의 위에 있고, 막은 삼초 즉 '물을 행하는 길(行水之道)'로 이어진다. 기름은 비장에 속하는데, 물이 기름을 만나면 미끄러워서 머무르지 않는다. 이것이 바로 비장이 수를 억제할 수 있는 이유이다. 수가 너무 많으면 기름이 오히려 젖으니, 당연히 한습(寒濕)과 열습(熱濕)을 구분하여 건조하게 해서 부드럽게 해야 한다.

신장은 조(燥)를 싫어한다.

신장은 정(精)의 저장을 주관하여 아래로는 수도(水道)로 통하고 위로는 진액을 내므로, 음정(陰精)이 운행하고 변화하는 것에 항상 관

---

15 간이 울체(鬱滯)되고 비장이 허(虛)해서 청기(淸氣)가 상승하지 못하기 때문에 발생하는데, 소화가 되지 않고 음식물을 설사하며 배가 아프다.

16 명치끝이 더부룩하거나 그득한 감을 느끼는 증상이다.

17 장부의 병증으로 인하여 생긴 액체로 수는 묽으면서 맑은 것이고, 음은 묽지만 점성이 있는 것이다.

련된다. 건조하게 되면 음정을 상하게 해서, 골수(骨髓)가 마르며 진액이 적어지며 수도가 건조해지고 껄끄러워진다. 반드시 촉촉하게 하는 약재를 사용해야만 대체로 신수(腎水)가 길러질 수 있다.

이상 두 조문[18]의 경문(經文)이 가장 간략하지만 포괄하고 있는 병은 매우 많다. 단지 비슷한 것끼리 묶어서 생각을 넓힐 수 있어야,[19] 하나에 통달하여 만사에 완결할 수 있다.[20]

18 「17. 오장을 상하게 하는 원인」과 「18. 오장이 싫어하는 것」을 말한다.

19 원문의 촉류(觸類)는 촉류방통(觸類旁通)의 줄임말로, 비슷한 것끼리 묶어서 생각함으로써 사고의 영역을 확장하는 방법을 말한다. 한편 인신(引伸)은 물체를 펴고 늘리는 것을 말한다.

20 원문의 통일필만(通一畢萬)은 『도덕진경주(道德眞經註)』 권2에 나오는 말이다.

19. 오장육부의 병증(臟腑爲病)

오장육부의 질병 형태는 각양각색이지만, 각각의 장부에 저절로 만들어지는 질병의 형태가 있다. 증거를 들자면 "심장은 트림이 된다."와 같은데, 심장에 단지 트림이라는 한 가지 증상만이 있는 것은 아니다. 어떤 증상인지 관계없이 다만 트림이 있으면 (병이) 심장에 속한 것임을 알 수 있음을 말한다. 나머지도 이와 같다.

심장은 트림[噫]이 된다.[1]

트림은 흉중(胸中)에 맺힌 기[結氣]가 목을 메이게 해서 이를 내보내려는 것으로, 속설(俗說)에 딸꾹질[打格頓]이라고 말하지만 그렇지 않다. 딸꾹질과 트림은 소리와 뜻이 서로 부합하지 않으니, 딸꾹질은 기가 가슴에 맺혀 있다가 입으로 나오는 까닭에 액(呃)이라 한다. 두 가지는 모두 병이 흉부 앞에 있어 심장의 부위에 속하기 때문에 모두 심경(心經)에 속한다. 감의 형상이 심장과 비슷하고 감꼭지는

1 『素問』「宣明五氣篇 第二十三」, "五氣所病 心爲噫".

맛이 쓰고 떫어서 트림을 치료하고 심기(心氣)를 내려 준다. 가슴이 그득하고 트림하는 것은 바로 폐장과 위장에 담화(痰火)가 있기 때문이다. 장중경이 선복(旋覆)[2]과 맥문동[麥冬]으로 치료하였는데, 반드시 자석(赭石)을 사용해서 심혈(心血)을 부수고 심기를 눌러 주었다. 오래된 병으로 트림이 있으면 위기(胃氣)가 끊어진 것이니,[3] 화(火)가 토(土)를 낳지 못하여 심기가 거슬린 것이다. 심장의 병에 단지 트림의 증상만 있는 것이 아니지만, 트림이 나타나면 곧바로 심장에 속함을 알 수 있으며 약을 쓰는 방향을 알 수 있다.

폐장은 기침[欬]이 된다.[4]

『내경』에서 오장육부 모두 기침의 증상이 있다고 하였으나,[5] 위장에 모이지 않는 것이 없고 폐장과 관련되지 않은 것이 없다. 폐장이 기관(氣管)을 주관하는데, 기관 가운데 담음(痰飮)이 있는 것이 아니라면 풍한(風寒)과 화조(火燥)가 기를 거스르게 하므로 기침이 있다. 피모(皮毛)와 입과 코를 통해 기관으로 들어오는 경우도 있고, 장위(腸胃)와 격막(膈膜)을 통해 기관으로 들어오는 경우도 있으므로, 마땅히 시초를 구분해서 치료해야 한다. 코골이[鼾]와 기침[欬] 두 증상은 경로가 같지 않다. 코는 공기를 들이마시는 것을 주관하는데,

---

2 선복화(旋覆花)를 말하는데, 국화과의 금불초의 꽃을 말린 약재이다.

3 원문의 위절(胃絶)은 위기가 끊어진 것을 말하는데, 입과 눈이 떨리고 잘 놀라며, 말을 함부로 하고 안색이 누렇게 변한다.

4 『素問』「宣明五氣篇 第二十三」, "五氣所病…肺爲欬".

5 『素問』「欬論篇 第三十八」, "黃帝問曰 肺之令人欬 何也 歧伯對曰 五藏六府 皆令人欬 非獨肺也".

코골이의 글자가 코라는 글자 비(鼻)로부터 생겼으므로 이는 흡입하는 기관이 순조롭지 못한 것이다. 기관은 방광·폐장·신장의 각 조문에서 설명하였다.[6] 기침이라는 글자 해(咳)는 하품[欠]에서 온 것으로, 하품은 입안의 공기가 아래로 내려가는 것이다. 입은 공기를 내보내는 것을 주관하므로 이것은 내보내는 기관이 순조롭지 못한 것이다. 이 관이 가슴의 흉격(胸膈)에 있는 까닭에 기침을 하면 반드시 가슴 앞쪽이 가려우며 답답하다. 삼초 조문에서 설명했다.[7]

간장은 말[語]이 된다.[8]

헛소리를 하는 것[譫語]은 양명(陽明)이 건조해서 열이 있기 때문이며, 같은 말을 반복하는 것[鄭聲]은 심장이 허약하여 정신이 흐릿하기 때문이다. 그런데 여기에서 "간장은 말"이라고 말하였으니,[9] 건조해서 열이 있는 것은 목화(木火)가 토(土)를 억제하기 때문이며, 정신이 흐릿한 것은 간혼(肝魂)이 맑지 않기 때문이다. 이로 인해서 심신이 혼란해지는 까닭에 목화의 기운을 빼서 혼(魂)을 편안하게 해야 한다.

6 「7. 오장육부의 기능」, 156-157, 163, 165-167쪽; 「3. 오장에 연결된 것」, 108-110쪽, 114-116쪽을 참조하시오.

7 「7. 오장육부의 기능」, 164-165쪽을 참조하시오.

8 『素問』「宣明五氣篇 第二十三」, "五氣所病…肝爲語".

9 섬어(譫語)는 터무니없는 말을 두서없이 하고 음성이 높으며 힘이 있는 증상이고, 정성(鄭聲)은 같은 말을 반복하는 증상이다.

비장은 삼킴[呑]이 된다.[10]

비장은 수곡(水穀)을 소화하여 진액을 생성한다. 입안의 진액이 적은 사람은 항상 무언가를 먹으려 하지만 먹으면 도리어 토한다. 또한 이것은 수곡이 내려가지 않기 때문인데, 모두 비장에 병이 있음을 알 수 있다.

신장은 하품[欠], 재채기[嚏]가 된다.[11]

하품은 음(陰)이 양(陽)을 끌어서 (안으로) 들어오기 때문에, 하품을 하면 잠을 자려고 한다. 재채기는 양이 음을 당겨서 (밖으로) 나가기 때문에, 재채기가 나오면 사람이 깨어난다. 두 가지 모두 기해(氣海)에 뿌리를 두고 있기 때문에, 신장에 병이 들면 두 가지 증상이 보인다.

위장[胃]은 기역(氣逆), 구토, 두려움이 된다.[12]

양명(陽明)[13]은 받아들임을 주관하며, 그 기(氣)는 하행(下行)하는 것을 순조롭게 여긴다. 기가 거스르면 그 역할을 거스르게 된다. 충맥(衝脈)은 양명(陽明)에 연결되어 있으니, 충맥이 역상하는 것 또한 양명인 위장에 속한다. 구토는 더러운 기운을 토하는 것으로, 탄산(呑酸)[14]과 애부(噯腐)[15] 종류는 모두 음식물을 받아들이는 역할을 거

10 『素問』「宣明五氣篇 第二十三」, "五氣所病…脾爲呑".

11 『素問』「宣明五氣篇 第二十三」, "五氣所病…腎爲欠爲嚏".

12 『素問』「宣明五氣篇 第二十三」, "五氣所病…胃爲氣逆爲噦爲恐".

13 즉, 양명경에 속하는 위(胃)를 말한다.

14 갑자기 목구멍까지 올라오는 위산(胃酸)을 뱉어 내지 못하고 다시 삼켜 버리는 증

스르는 것이다. 두려움은 신장이 주관하는 것으로, 신수(腎水)가 준동하는데 위토(胃土)가 제어하지 못하기 때문이므로 두려움 역시 위장에 속한다.

대소장(大小腸)은 설사가 된다.[16]

설사를 많이 하는 것은 비위(脾胃)와 중초(中焦)의 증상이다. 그러나 결국 장(腸)에서 나오기 때문에 모두 대소장의 병에 속한다. 소장은 화(火)에 속하여 곡식을 소화하는데, 화가 부족하면 곡식이 소화되지 못하여 설사를 한다. 대장은 금(金)에 속하며 변을 마르게 하는데, 건조한 기운이 부족하면 변이 묽으며 설사를 한다. 소장의 화(火)가 심하면 또한 끈적끈적하게 뭉쳐 이질이 되며, 대장에 마른 대변이 있으면 변비가 뭉쳐서 변을 보지 못한다. 이것 또한 설사가 변한 형태이다.

하초(下焦)가 넘치면 수종(水腫)이 된다.[17]

삼초가 결독(決瀆)의 기관이라는 것은 앞에서 이미 상세하게 주석을 하였다.[18] 여기서 단지 하초만 말한 이유는 상초가 심장·폐장과 연결되고 중초는 비장·위장과 연결되어 있어서 대부분 심장·폐장·비장·위장의 증상을 겸하므로 삼초만의 책임이 아니기 때문이다. 오직

상이다.

15 트림할 때 위에서 나오는 고약한 냄새를 말한다.

16 『素問』「宣明五氣篇 第二十三」, “五氣所病⋯大腸小腸爲泄”.

17 『素問』「宣明五氣篇 第二十三」, “五氣所病⋯下焦溢爲水”.

18 「7. 오장육부의 기능」, 164-165쪽을 참조하시오.

하초는 방광의 상구(上口)에 해당하여 수(水)가 방광으로 들어가는 길이 된다. 이곳이 순조롭지 못하면 수가 위로 넘치고, 밖으로 이르면 수종을 발생시킨다. 하초는 신장에 속하고 간장에도 속하므로, 마땅히 간장과 신장의 기운을 소통시키고 배출시켜야 한다. 또 폐장은 높은 곳에 있으면서 아래를 제어할 수 있고, 수도(水道)를 통하게 하면서 조절하므로, 폐장의 기운을 펴서 순조롭게 하지 않으면 하초를 치료할 수 없다.

방광이 순조롭지 않으면 융(癃)[19]이 되고, 단속하지 못하면 유뇨(遺溺)[20]가 된다.[21]

방광의 아래가 요관(溺管)이 되는데, 요관이 방울방울지고 껄끄러우면 융이 된다. 폐장이 수도를 주관하므로, 폐장의 기운이 막혔기 때문이면 맑게 해서 순조롭게 해야 한다. 간맥(肝脈)이 음경을 감고 있으므로, 간혈(肝血)이 막혔기 때문이면 매끄럽게 해서 순조롭게 만들어야 한다. 서양의학의 학설에 근거하면 요관에 염증이 생겨 종창으로 막히거나 간혹 사림(砂淋)으로 안에서 막혔다고 생각하지만, 결국에는 모두 폐장과 간장 양쪽이 불러온 것이다. 또한 요관의

---

19 융은 소변의 배출이 순조롭지 않아서 방울방울 떨어지고 하복부가 완만하게 불러오는 것이다. 실증인 경우에는 습열(濕熱)이 아래로 내려가거나 어혈(瘀血), 결석 등이 원인이며, 허증인 경우에는 신양(腎陽)이 부족하여 기화(氣化)가 잘 되지 않는 경우이다.

20 밤에 수면 시 자기도 모르는 사이에 배뇨하는 것을 말하는데, 어린아이들에게서 주로 나타난다. 대개는 신기(腎氣)가 부족하여 방광이 기능을 하지 못하기 때문이다.

21 『素問』「宣明五氣篇 第二十三」, "五氣所病…膀胱不利爲癃 不約爲遺溺".

뒤쪽이 정규(精竅)인데, 정규에 손상된 정액이나 죽은피가 있으면 역시 요관을 갑갑하게 하고 막히게 하므로 마땅히 신장을 순조롭게 해야 한다. 폐장은 음기를 방광에 전달하고 수도를 통하게 하며 조절하여서, 소변을 보는 데 규칙적이게 하고 장애가 없도록 한다. 간장과 신장은 양기(陽氣)가 방광에 도달하게 하고, 수기(水氣)를 증발시켜서 위로 올라가게 함으로써 바로 설사하지 않게 한다. 만약 양기가 증발하지 못하면 수(水)가 제약을 받지 않아서 유뇨를 발생시키니 치료는 포실(胞室)을 따뜻하게 해야 한다. 방광은 솥과 같고 포(胞)는 부엌과 같아서, 포실을 따뜻하게 하려면 솥 밑에 장작을 넣어야 한다. 십이관(十二官) 조를 참고하면 저절로 드러난다.[22]

담기(膽氣)가 맺히면 분노하게 된다.[23]

담(膽)은 목(木)이 낳는 화(火)이다.[24] 서양의학에서 담을 언급할 때에는 오로지 즙(汁)만을 말하는데, 즙이 있으면 곧 기(氣)가 있음을 알지 못하기 때문이다. 『내경』에서는 모두 기로 입론하였으니, 목기(木氣)가 가지런히 펴지고 화기(火氣)가 널리 통하면 화창해지고 밝게 윤이 나서 인체가 화평해진다. 만약 목기가 맺히면 화를 낳고, 화기가 맺혀서 폭발하면 진노하게 된다. 병으로 쉽게 노하는 것은 모두 담기에 원인이 있다.

22 「6. 오장과 육부의 결합」, 148-149쪽과 「7. 오장육부의 기능」, 165-168쪽을 참조하시오.

23 『素問』「宣明五氣篇 第二十三」, "五氣所病⋯膽爲怒(是謂五病)". 『내경』에서는 이상의 것들을 들어서 '오병'이라고 한다고 말하였다.

24 원문에서 '木生之大也'라고 했는데, 문맥을 고려하면 '大'는 '火'이다.

장부의 증상은 일정하지 않아서 이것들로 증거를 삼기에 부족하다. 증세에 임하면 형태가 여러 가지로 변화하니 숨은 정상을 전부 얻을 수 없다.

20. 제 병의 귀속(諸病所屬)

속(屬)은 통속(統屬)이라는 말이다. 그것이 속한 바를 알면 강령(綱領)을 이미 얻었으니, 조목은 예를 들어 구할 수 있다.

'여러 가지 풍증(諸風)'과 도현(掉眩)은 모두 간장에 속한다.[1]
간장은 풍장(風臟)으로, 풍병(風病)은 모두 간장에 속한다. '여러 가지 풍증'은 중풍(中風), 상풍(傷風), 경풍(驚風), 여풍(癘風)[2]의 종류로, 해당하는 증상은 다양하다. 도(掉)는 움직인다는 말인데, 졸도(猝倒)·경간(痙癇)·추체(抽掣)[3]·요전(搖戰)[4] 종류가 모두 이것이다. 간장이 근육을 주관하고, 이것들은 모두 근육의 병이다. 현(眩)은 현기증을 말하는데, 침침하며 이상한 것이 보이고 머리와 눈이 빙빙 도는 것들은 모두 간장이 눈에 개규(開竅)하기 때문에 있는 병이다. 서

---

1 『素問』「至眞要大論篇 第七十四」, "岐伯曰 諸風掉眩 皆屬於肝".

2 여풍은 나병으로 불리기도 하는데, 현재의 한센병이다.

3 추는 수축되는 증상이며, 체는 당기는 증상이다. 추체는 손발이 늘어지고 당기면서 경련이 일어나는 증상이다.

4 요전은 흔들리듯 덜덜 떠는 것을 말한다.

양의학에서는 눈의 어지러움과 침침함, 경간과 추체 모두가 뇌수근(腦髓筋)의 병이라고 하였다. 목계(目系)가 뇌에 통하기 때문에 어지러우며, 뇌기(腦氣)를 너무 심하게 사용하면 육(肉)이 오그라들고 늘어져서 추체(抽掣)가 된다고 말한다. 그러나 뇌기가 무슨 이유로 병들었는지 물으면 서양의사는 망연해한다. 간맥(肝脈)이 뇌에 통하고 눈에 개규(開竅)하며, 근육을 주관함을 어찌 알겠는가? 서양의학에서 말하는 뇌기는 모두 간맥이 관장하는 바이다. 맥과 근육의 병을 불러온 원인은 또한 간풍(肝風)이 구실[5]이 된다. 그렇기 때문에 흔들리며 어지러운 것은 모두 풍에 속하고 제풍(諸風)의 병은 모두 간장에 속한다.

'여러 가지 한증(諸寒)'과 수인(收引)[6]은 모두 신장에 속한다.[7]

신장은 한기(寒氣)를 관장하기 때문에 한증은 모두 신장에 속한다. 신장은 또한 뼈를 주관하므로, 신장의 양기가 사방으로 이르면 뼈와 몸이 펴지고 동작이 수월해진다. 만약 지체와 골절이 구급(拘急)[8]하여 수축되고 굽은 것이나 간혹 이완되어 늘어지고 길어진 것은, 모두 뼈가 작용하지 못했기 때문이다. 구수(拘收)[9]·인타(引嚲)[10]와 추

5 원문에서는 '政'이라고 하였는데, '故'의 오기로 보인다.

6 근맥(筋脈)이 오그라들거나 경련을 일으켜 굽히거나 펴기가 어려운 것인데, 대개 한사(寒邪)로 인해 나타난다.

7 『素問』「至眞要大論篇 第七十四」, "歧伯曰…諸寒收引 皆屬於腎". 각주 1의 문장에 계속 이어진 단락이다. 이하의 본문도 마찬가지다.

8 팔다리가 경련을 일으켜 당겨서 굽히거나 펴기가 어려운 증상으로 대개 풍사(風邪) 때문에 나타난다.

9 구는 구부러진 상태를 말하고 수는 거두어들이는 모양이므로, 구수란 몸이 웅크러

체·축단(縮短)이 같지 않아서, 하나는 한증이고 하나는 풍증이니 마땅히 구분해야 함을 반드시 알아야 한다.

'여러 가지 기증(諸氣)'과 분울(膹鬱)은 모두 폐장에 속한다.[11]

오장육부의 기(氣)는 모두 폐장에서 다스려지는데, 폐장이 기의 총관(總管)이기 때문이다. 그런 까닭에 기를 치료할 때에는 전부 폐장을 치료해야 한다. 폐장이 피모(皮毛)를 주관하는데, 분(膹)은 기가 피모에서 어그러진 것이다. 『설문(說文)』에서 형태가 나쁜 것이라고 말하였는데,[12] 자전(紫癜),[13] 반류(斑瘤),[14] 흑지(黑痣),[15] 포비(皰鼻)[16] 같은 종류다. 서양의학에서는 모공 아래에 유핵(油核)이 있고 그 관이 직접 피부로 통하는데, 만약 얼굴에 흑자(黑刺)가 생기면 관이 막혔기 때문이라고 말한다. 이것이 바로 『내경』에서 분최(膹膗)라고 말한 것이다. 울(鬱)은 기가 안에서 막혀 퍼지지 않는 것이다. 기가

진 증상을 말하는 것으로 보인다.

10 인은 길게 늘어진 모양이며 타는 아래로 처진 모양을 말하므로, 인타는 몸이 축 늘어지는 증상을 말한다.

11 『素問』「至眞要大論篇 第七十四」, "歧伯曰…諸氣膹鬱 皆屬於肺".

12 『설문해자』에서는 분(膹)에 대한 의미를 따로 해석하지 않았는데, 당종해가 참고한 것이 구체적으로 무엇인지는 분명하지 않다. 다만 『강희자전』에는 『설문』에서 최(膗)라고 하였다고 주석하였는데, 최는 '보기 흉하다는 의미'라고 하였다.(『說文解字』 卷4, 「肉部」 참조). 아울러 『내경』에서 분최라고 하였다는데, 『소문』이나 『영추』에서는 보이지 않는다.

13 자전은 자줏빛으로 피부에 생긴 피부병을 말한다.

14 반류는 얼룩진 혹을 말한다.

15 지는 사마귀를 말하므로, 흑지는 검은 사마귀다.

16 포비는 코에 생긴 포창, 발진을 의미한다.

치밀어 오르는 기역(氣逆), 담음이 정체된 담체(痰滯), 피가 엉킨 혈결(血結),[17] 대소변이 막힌 변폐(便閉) 같은 병을 보면, 기가 복부 안쪽에서 어그러진 것이다. 울과 창(暢)은 반대로, 폐기(肺氣)가 펴지지 않기 때문에 맺히는데 마땅히 흩어서 내려야 한다.

'여러 가지 습증(諸濕)'과 종만(腫滿)은 모두 비장에 속한다.[18]

종(腫)은 피부와 사지에 있고 만(滿)은 복부 내부에 있는데, 더부룩하고 막히는 이유는 모두 습기가 막고 정체시켜서 수(水)가 아래로 내려가지 못하고 격막(膈膜) 가운데 머물러 있기 때문이다. 그러나 습증(濕證)은 단지 이 정도에 그치지 않는 까닭에 '여러 가지 습증'이라고 말하였다. 간혹 머리와 눈이 어지럽고 무거우며, 혹은 학서(瘧暑)로 설리(泄痢)하며, 혹은 온몸이 저리면서 아프거나, 혹은 담음(痰飮)으로 현벽(痃癖)[19]하기도 한다. 모두 비장에 속하는데, 토(土)가 수를 제어하지 못했기 때문이다. 비장은 유막(油膜) 위에서 생기는데, 막은 삼초(三焦)이며 수도(水道)를 주관한다. 유(油)는 비장의 물질로, 기름은 물과 섞이지 않는다. 이 때문에 비장이 수를 순조롭게 할 수 있다. 만약 비장의 기름이 기능을 잃으면 습기가 곧 숨어 버리는 까닭에 습을 치료하려면 비장에서 찾아야 한다.

17 혈결은 이 외에도 혈액에 문제가 있어서 대변이 잘 나오지 않는 증상을 말하기도 한다.

18 『素問』「至眞要大論篇 第七十四」, "岐伯曰…諸濕腫滿 皆屬於脾".

19 음식 조절을 잘못하여 생긴 적취로 배꼽과 옆구리에 덩어리로 만져지거나 통증이 있다.

'여러 가지 통증(諸痛)'과 부스럼[瘡], 가려움증[癢]은 모두 심장에 속한다.[20]

여러 가지 부스럼은 간혹 혈분(血分)이 응결되고 기를 정체시켜서 기와 혈이 다투므로 통증이 있다. 혹은 혈허(血虛)로 열이 나는데 아울러 풍기(風氣)를 움직이게 하면 풍화(風火)가 서로 선동하여 가렵다. 모두가 심경(心經)에 속하며 혈분에 병이 든 것으로, 치료에는 당연히 혈을 조화롭게 해야 한다는 말이다. 또한 병이 혈분을 범하지 않으면 통증이 생기지 않기 때문에 비(痞),[21] 고(臌),[22] 종(腫) 등은 통증이 없지만, 복통(腹痛)·지체통(肢體痛)은 혈분과 관련되지 않는 경우가 없기 때문에 모두 심장에 속한다.

'여러 가지 열증(諸熱)'과 무계(瞀瘈)는 모두 화(火)에 속한다.[23]

'여러 가지 열'이라고 함은 발열(發熱)·오열(惡熱)·온서(瘟暑) 등의 증상을 말한다. 무(瞀)는 눈이 침침하고 어두우며 귀신을 보는 등의 증상을 말한다. 계(瘈)는 근육이 펴지지 않는 추체 등의 증상을 말한다. 이들 모두 화에 속하는 것으로, 모든 열은 화(火)가 기분(氣分)을 상하게 한 것이니 화가 폐금(肺金)을 이긴 것이다. 무는 심신(心神)이 어지러워서 사물을 보는 데 혼란스러운 것이다. 화(火)는 심장에 속하고 심장은 화를 저장하는데, 신(神)을 동요시키기 때문에 눈이

---

20 『素問』「至眞要大論篇 第七十四」, "歧伯曰…諸痛癢瘡 皆屬於心". 이 단락만이 순서가 바뀌었는데, 『소문』에서는 아래의 본문 뒤에 있다.

21 비는 가슴이 그득하면서 아프지 않은 증상이다.

22 고는 배가 그득하게 부풀어 오르는 증상이다.

23 『素問』「至眞要大論篇 第七十四」, "歧伯曰…諸熱瞀瘛 皆屬於火".

흐려진다. 계는 간장과 근육을 화가 태우고 혈(血)이 근육을 배양하지 못하기 때문에 수축되고 당겨지는 것으로, 늘어져서 수축되지 않는 증상과 차이가 있으니 당연히 구분해야 한다.

'여러 가지 궐증(諸厥)'과 고설(固洩)은 모두 하(下)에 속한다.[24]

궐(厥)은 사지의 기가 거슬러 차가운 증상을 말한다. 고(固)는 복부에 가(瘕)와 적취(積聚)[25]가 있음을 말하는데, 한산(寒疝)[26]과 같은 종류이다. 사(瀉)[27]는 설사가 그치지 않는 것을 말한다. '모두 하(下)에 속한다.'는 것은 하초(下焦)와 신경(腎經)에 속함을 말한다. 신양(腎陽)이 사방에 통하지 않으면 궐이 되고, 신양이 상승하지 못하면 사가 되며, 신양이 기로 변화하지 못하면 고가 맺힌다. 그렇기 때문에 모두 하(下)에 속하니, 따뜻하게 해야 한다.

'여러 가지 위증(諸痿)'과 천구(喘嘔)는 모두 상(上)에 속한다.[28]

위(痿)에는 두 가지 증상이 있는데, 하나는 폐위(肺痿)로 폐엽(肺葉)이 타서 들리고, 진액을 통하게 하지 못해서 허로(虛勞)와 해수(咳

---

24 『素問』「至眞要大論篇 第七十四」, "歧伯曰…諸厥固泄 皆屬於下".

25 가(瘕)는 아랫배에 단단한 덩어리가 생겨서 움직이는 증상이다. 덩어리가 움직이지 않을 때에는 징(癥)이라고 한다. 한편 뱃속의 덩어리가 손으로 만져지면 적(積)이고, 만져지지 않으면서 움직이는 것은 취(聚)이다.

26 한산은 산증(疝症)의 하나로 고환이 붓고 차가우며, 당기고 아픈 병이다. 산증은 생식기가 붓고 아프며, 아랫배가 당기면서 통증이 있고 대소변이 막히는 증상을 통칭한다.

27 본래는 설(洩)이어야 한다.

28 『素問』「至眞要大論篇 第七十四」, "歧伯曰…諸痿喘嘔 皆屬於上".

嗽)가 된다. 다른 하나는 족위(足痿)로, 정강이가 말라붙어서 다닐 수 없으면 족위가 된다. 그러나 족위라고 하더라도 폐에서 발생하지 않는 경우가 없다. 폐장이 진액의 운행을 주관하여 양명(陽明)을 경유하여 아래로 종근(宗筋)[29]을 매끄럽게 하면 다리로 걸을 수 있고, 폐장의 진액이 운행하지 않으면 종근이 배양되지 않기 때문에 족위가 된다. 비록 증상이 아래에서 나타나지만 역시 상초에 속한다. 천(喘)은 폐장에서의 내뱉는 숨이 순조롭지 못한 것이고, 구(嘔)는 위장 속의 음식이 기역(氣逆)하는 것에 속한다. 폐장과 위장은 모두 상초에 속하고 상초는 양(陽)에 속하므로, 대부분의 질병은 화가 거스른 것이다. 깨끗이 하는 것이 옳다.

'여러 가지 금증(諸禁)'과 고율(鼓栗)로, 정신을 잃어버린 듯한 증상은 모두 화(火)에 속한다.[30]

금(禁)은 입을 다물고 말이 끊어지는 증상을 말하며, 금구리(噤口痢)·경병(痙病)·구금(口禁)의 종류다. 고율(鼓栗)은 이빨을 부딪치면서 덜덜 떠는 것으로, 학질(瘧疾)로 인해 팔다리를 떠는 종류를 말한다. 정신을 잃어버린 듯한 증상은 섬어(譫語)와 백합병(百合病)[31]으로, 정신이 희미하고 불안한 종류를 말한다. 열이 지극하여 도리어

29 종근(宗筋)은 제근(諸筋)이 모여서 만들어진 대근(大筋)이며, 때로는 음근(陰筋)을 말하기도 한다.

30 『素問』「至眞要大論篇 第七十四」, "歧伯曰…諸禁鼓慄 如喪神守 皆屬於火".

31 백합병은 정신병의 일종으로 말이 없고 잠을 자지 못하며 걷지 못하고 먹지 못하며, 오한과 발열 증상이 있는 듯 없는 듯하고 정신이 불안하며, 간혹 혼자 중얼거리고 입 안이 쓰며 소변이 붉고 맥이 약하면서 자주 뛰는 증상이다.

차가워지는 형상이며, 화가 심신을 동요시키는 조짐이므로 모두 화를 치료해야 한다.

'여러 가지 경증(諸痙)'과 항강(項强)[32]은 모두 습(濕)에 속한다.[33]

한습(寒濕)이면 근육과 맥이 엉기고, 열습(熱濕)이면 근육과 맥이 부푼다. 그런 까닭에 (습이 있으면) 모두 경(痙)[34]과 항강의 증상을 발생시킨다.

'여러 가지 역증(諸逆)'과 충상(衝上)은 모두 화에 속한다.[35]

'여러 가지 역증'은 구토[吐][36]·기침[咳]·사레들림[嗆]·구토[嘔] 등을 말한다. 이는 충맥(衝脈)의 기운이 거슬러서 머리와 눈, 목구멍, 가슴에 병이 든 것으로, 모두 심장과 간장의 화가 충맥을 끼고 상행(上行)했기 때문이다. 억제해야 한다.

'여러 가지 창증(諸脹)'과 복대(腹大)는 모두 열(熱)에 속한다.[37]

'여러 가지 창증'은 복부 안쪽의 창만(脹滿)을 말하며, 복대는 단복창(單腹脹)[38]을 말한다. 이 증상은 간장이 소통시키지 못하고 비장이

---

32 항강은 목이 뻣뻣하고 아픈 증상이다.

33 『素問』「至眞要大論篇 第七十四」, "歧伯曰…諸痙項強 皆屬於濕".

34 경은 경련을 말한다.

35 『素問』「至眞要大論篇 第七十四」, "歧伯曰…諸逆衝上 皆屬於火".

36 구토를 상세하게 구분하면 소리를 내면서 위 내용물이 나오지 않는 것을 구(嘔), 소리 없이 위 내용물만 토하는 것을 토(吐), 구역소리도 나고 위 내용물도 나오는 것을 구토라고 한다.

37 『素問』「至眞要大論篇 第七十四」, "歧伯曰…諸脹腹大 皆屬於熱".

운화(運化)하지 못하기 때문이다. 간장이 소통시키지 못하면 소변이 순조롭지 않아서 수(水)가 정체되어 배가 더부룩하고, 비장이 운화하지 못하면 단복창이 된다. 모두 열에 속하는 이유는 간목(肝木)이 비장을 타고 올랐기 때문이다. 그러나 이것은 윗구절의 화(火)와는 구별이 있어서 화는 혈분(血分)에 속하고 열은 기분(氣分)에 속하는데, 열이 있으면 기분의 수가 많이 막히는 까닭에 주로 창만·복대가 있다.

'여러 가지 조증(諸躁)'과 광월(狂越)은 모두 화에 속한다.[39]

조(躁)는 번조(煩躁)[40]를 말하고, 광(狂)은 전광(癲狂)[41]을 말하며, 월(越)은 높은 곳에 올라가거나 담을 넘는 것을 말한다. 이 모두는 삼초와 위장의 화가 너무 심해서 혈기(血氣)가 왕성하기 때문이다.

'여러 가지 폭증(諸暴)'과 강직(强直)은 모두 풍(風)에 속한다.[42]

강직은 엎어져서 땅에 넘어지는 것이며, 폭(暴)은 갑자기 발작하는 것이다. 바람의 성질이 빠르므로 갑자기 발작한다. 풍(風)은 모두 간

---

38 뱃속에 덩어리가 만져지는 증상으로 배만 몹시 부풀어 오르고 얼굴과 팔다리는 붓지 않는 증상이다.

39 『素問』「至眞要大論篇 第七十四」, "岐伯曰…諸躁狂越 皆屬於火".

40 번조는 가슴속이 달아오르면서 답답하고 편안치 않아서 팔다리를 가만히 두지 못하는 증상으로, 번(煩)은 속이 답답하고 토하려 하는 증상이고 조(躁)는 손발을 요동하면서 앉으나 누우나 편안치 않은 증상이다.

41 전광은 성신 이상의 증세로, 전은 양이 허하고 음이 성하며, 광은 음이 허하고 양이 성한 상태다.

42 『素問』「至眞要大論篇 第七十四」, "岐伯曰…諸暴強直 皆屬於風".

장에 속하고 간에 근육과 맥이 이어지므로,[43] 풍이 근육과 맥에 적중하면 당기거나 움직이지 못하여 강직하게 된다. 풍은 양(陽)이 움직이고 음(陰)이 대응한 것이기 때문에 풍에는 음양의 두 가지 성질을 갖고 있다. 풍의 음에 적중되면 한풍(寒風)이고 풍의 양에 적중되면 열풍(熱風)인데, 한열(寒熱)을 막론하고 강직의 증상이 있으므로 마땅히 자세히 구분해야 한다.

여러 가지 병증에 소리가 있으며 누르면 북소리처럼 나는 것은 모두 열에 속한다.[44]

이것은 장명(腸鳴)[45]과 같지 않다. 장명은 기(氣)를 전환시켜 매우 아프면서 설사를 하는데, 물이 장(腸)으로 스며들어가 통사(洞瀉)[46]하는 것에 속하므로 한(寒) 때문이지 열(熱) 때문이 아니다. 이것에 소리가 있는 이유는, 사람의 피부·막(膜) 안쪽, 연망(連網)과 유막(油膜) 가운데 있기 때문이다. 인체의 연망과 유막은 모두 삼초인데, 상화(相火)의 기관이며 수(水)가 운행하는 도로다. 수화(水火)가 서로 부딪히면 종종 소리를 내는데, 다만 소리가 끊이지 않고 계속되므로, 우레 소리가 나면서 매우 아픈 것과는 다르다. 누르면 소리가 나

43 원문에서는 '肝屬筋脈'이라고 하였는데, '筋脈屬肝'으로 해석하였다.

44 『素問』「至眞要大論篇 第七十四」, "岐伯曰…諸病有聲 鼓之如鼓 皆屬於熱".

45 '장명'은 뱃속에서 꾸르륵 소리가 나는 증상으로, 비신(脾腎)이 허하거나 한습(寒濕)·습열(濕熱)·습담(濕痰) 등이 있어 생긴다.

46 음(陰)이 성하여 안에서 한(寒)이 생김으로써 발생하는 설사를 말한다. 『성제총록(聖濟總錄)』 권74에서 "통설은 식사를 마치자마자 설사하는 것이다. … 음이 성하면 안에 한이 생기므로 장(腸)에 공동(空洞)이 생겨 설사하는 것이다(洞泄謂食已卽泄…陰盛生內寒 故令人府藏內洞而泄)."라고 하였다.

지만, 다시 손을 떼면 마치 북의 거죽을 누르는 것 같은데, 피부와 막 사이에 있기 때문에 눌렀을 때 북과 같다. 이는 삼초의 화(火)가 수와 원수이기 때문인데, 그래서 모두 열에 속한다고 말한다. 삼초는 기를 운행하는 기관이어서, 기가 많으면 막 가운데의 관(管)을 고취시켜서 소리 나게 한다. 서양의 상피병[47]에 걸린 사람을 어루만지면 소리가 나는 것과 같다.

여러 가지 병증에 부종(跗腫)·동산(疼酸)·경해(驚駭)하는 것은 모두 화에 속한다.[48]

부(跗)는 발등이다. 발이 붓는 것[足腫]은 모두 궐음경(厥陰經)과 양명경(陽明經)에서 발생한다. 양명의 맥은 발등을 지나고, 궐음의 맥은 엄지발가락의 총모(叢毛)에서 시작하여 안쪽 복사뼈를 지나간다. 간목(肝木)이 열을 발생시키는데, 위경(胃經)의 습을 막으면 경맥을 따라 내려가 다리에 부종이 발생하고 심한 통증[酸疼]이 있다. 산(酸) 글자는 자못 실제 의미가 있는데, 서양의학에서는 "각기(脚氣)에는 반드시 위중(胃中)에 먼저 산수(酸水)가 생기고 이어서 소변 중에 단백질[蛋白形]이 있다. 소변의 맛 역시 시어지며, 이어서 다리를 붓고 아프게 한다."고 말한다. 그러나 서양의학에서는 산이 생긴 이유와 산으로 인해 부종이 생기는 까닭을 말하지 못했다. 오직 『내경』의 이치로 증거를 삼을 수 있는데, 『내경』에서 "간목은 맛으로

47 상피병은 림프조직에 이상이 생겨 팔다리에 부종이 있고, 심하게 되면 피부가 코끼리의 피부처럼 딱딱해지는 병이다.

48 『素問』「至眞要大論篇 第七十四」, "岐伯曰…諸病胕腫 痛酸驚駭 皆屬於火".

는 산"이라고 하였다. 목(木)은 화를 낳을 수 있으며 목은 토를 제어하는데, 토가 수를 변화시키지 못하고 화가 다시 증발시키면 신맛으로 변화한다. 이 때문에 산은 습과 열이 합쳐진 맛이다. 국이 여름에 하룻밤만 지나도 시어지는 것은 습이 열을 만났기 때문이며, 겨울에 그렇지 않은 것은 습은 있지만 열이 없기 때문이다. 산이 동산과 부종을 일으키는 원인임을 알면 각기를 치료할 수 있다. 또 사경(乍驚)과 사해(乍駭)[49]는 모두 간경(肝經)의 목이 왕성하여 화가 발생해서 혼(魂)을 저장하지 못하기 때문이므로, 이러한 이유로 모두 화에 속한다.

'여러 가지 전승(諸轉)'과 반려(反戾)하고 수액(水液)이 혼딕(混濁)힌 것은 모두 열에 속한다.[50]

전(轉)은 좌우로 흔들리는 것이다. 반(反)은 각궁반장(角弓反張)[51]이다. 려(戾)는 개가 문 아래로 나올 때처럼 몸이 구부러진 것으로, 양명(陽明)의 경병(痙病)이며 머리가 구부러져 무릎에 닿은 것이다. 수액의 혼탁은 소변이 맑지 않은 것이다. 전은 옆에 있어서 소양경(少陽經)에 속하고, 반(反)은 뒤에 있어서 태양경(太陽經)에 속하며, 려(戾)는 앞에 있어서 양명경(陽明經)에 속하고, 수도(水道)는 격막(膈膜) 가운데 있어서 삼초경(三焦經)에 속하니 모두 열에 속한다. 이 때문에 수액의 혼탁은 진실로 삼초의 열에 속하고, 제전(諸轉)과 반려

49 사경과 사해는 깜짝깜짝 놀라는 증상을 말한다.

50 『素問』「至眞要大論篇 第七十四」, "岐伯曰⋯諸轉反戾 水液渾濁 皆屬於熱".

51 각궁반장은 사물이 뒤틀린 형태로, 즉 몸이 뒤틀어졌음을 말한다.

(反戾) 역시 똑같이 삼초에 속한다. 삼초와 망막(網膜)을 서양 사람들은 연망이라고 말한다. 안에서 밖으로 이어지는데 안으로 적육(赤肉)을 싸고 있다. 연망의 양쪽 끝에서 근육이 나와 적육을 관통하고서는, 근육이 골절에 연결되는 까닭에 굴신을 순조롭게 한다. 이것을 보면 전·반·려란 근육이 당긴 것이지만 실제로는 망막이 펴지고 수축해서 그렇게 한 것이다. 그런 까닭에 『내경』에서는 수액과 함께 말함으로써 모두 삼초 망막 가운데의 열에 속한다는 것을 드러냈다. 서양의학에서 추(抽)·체(掣)·경(痙) 등이 뇌근(腦筋)에서 발생한다고 말하니, 깊이 구하였지만 도리어 얕음을 피할 수 없었던 까닭에 서양인에게는 치료할 기술이 없다.

여러 가지 병증에 수액이 징철(澄澈)·청령(淸泠)하면 모두 한(寒)에 속한다.[52]

아래로는 소변이 되고 위로는 침이 되는데, 그 길은 모두 삼초의 격막 가운데 있다. 어떤 증상인지를 말할 것 없이 단지 수액에 근거해서 맑고 투명한 증상이 있으면, 곧 삼초가 크게 허(虛)한 증후이므로 모두 한에 속한다고 말한다.

'여러 가지 구역질(諸嘔)'에 토산(吐酸)하고 폭주(暴注)·하박(下迫)하는 것은 모두 열(熱)에 속한다.[53]

---

52 『素問』「至眞要大論篇 第七十四」, "歧伯曰…諸病水液 澄澈淸冷 皆屬於寒".

53 『素問』「至眞要大論篇 第七十四」, "歧伯曰…諸嘔吐酸 暴注下迫 皆屬於熱". 이를 이어 『소문』에서는 "『대요(大要)』에서 말하기를 '병기를 준수하고 각각의

구(嘔)는 마른 구역질을 말하는데, 화(火)가 거스른 것이다. 토(吐)에는 한증(寒證)이 있지만, 토산[54]에는 한증이 없다. 폭주·하박[55]은 속이 급하고 뒤가 무거우며[56] 막혀서 펴지지 않는 것인데, 속칭 이증(痢證)이라고 한다. '모두 열에 속한다.'라는 것은 간경(肝經)의 열에 속한다는 것이다. 간화(肝火)가 위로 거스르면 신 것을 구토하며, 간화가 아래로 내려가면 이질로 아래가 급하다. 간은 소설(疏泄)하고자 하며 폐는 수렴(收斂)하고자 하지만, 금과 목이 조화되지 못하여 설사하려고 하지만 못한다. 또한 이질이 가을에 많이 발생하는 것은 금이 목을 제어하기 때문이다.

병기(病機)는 수백 가지이므로 다 기록힐 수 없어서, 다만 요지를 들어서 나머지의 본보기로 삼는다.

속한 바를 거느리게 하여, 유무와 성허(盛虛)를 구하여 밝힐 때에 반드시 오승(五勝)을 먼저 하고, 혈기를 소통시켜 화평하게 이른다.'고 하였으니 이를 말하는 것이다(故大要曰 謹守病機 各司其屬 有者求之 無者求之 盛者責之 虛者責之 必先五勝 其血氣 令其調達 而致和平 此之謂也)."라고 하였다. 즉 진단의 과정에서 오행 사이의 관계를 충분히 고려하는 말로 이해된다. 그러나 이때 언급된『대요』가 구체적으로 어떠한 책인지는 알 수 없다.

54 토산은 말 그대로 신물이 올라오는 증상을 말한다.

55 폭주는 갑자기 물 같은 설사를 심하게 하는 증상이며, 하박은 이질로 뒤가 묵직한 상태인데, 폭주·하박은 이급·후중과 같은 의미로 사용된다.

56 원문의 이급후중(裡急後重)이라는 용어를 그대로 번역하였는데, 아랫배가 끌어당기는 것 같이 아프면서 대변이 바로 나올 것 같지만 시원하게 나오지 않고 뒤가 묵직한 이질의 주된 증상이다.

21. 사시에 잘 걸리는 병(四時所病)

사시(四時)에는 각각 주기(主氣)와 객기(客氣)가 있고,[1] 오방(五方)에 강약의 차이가 있다. 여기서 든 예는 장부(臟腑)의 기가 천시(天時)와 상응하여 함께 병행한다는 의미를 밝히는 것에 불과할 뿐이다. 의사는 유추해야 함을 당연히 알아야 한다.

봄에는 구뉵(鼽衄)의 병에 잘 걸린다.[2]

---

1 주기는 계절에 따라 중심이 되는 오행의 기운이며, 객기는 풍·한·서·습·조·화의 육기를 말한다. 오행과 육기가 서로 대응되도록 오행 가운데 화를 군화와 상화로 구분한다. 주기는 계절의 변화에 따른 정상적인 기운이며, 객기는 질병을 일으키는 나쁜 기운으로 정의할 수 있다.

2 『素問』「金匱眞言論篇 第四」, "春勝長夏 長夏勝冬 冬勝夏 夏勝秋 秋勝春". 이를 계절별로 분절하여 설명하고 있다. 그런데 이의 문장을 이어서 계절별로 질병이 잘 걸리는 이유를 설명하고 있는데, 봄기운의 병이 머리에 있어서 코피가 나며, 여름에는 병이 오장에 있어서 가슴에 병이 있고 설사를 하며, 가을에는 병이 어깨와 등에 있어서 풍학이 있으며, 겨울에는 병이 사지에 있어서 마비가 많다고 한다(所謂四時之勝也 東風生於春 病在肝兪 在頸項 南風生於夏 病在心兪 在胸 西風生於秋 病在肺兪 在肩背 北風生於冬 病在腎兪 在腰股 中央爲土 病在脾兪 在脊 故春氣者病在頭 夏氣者病在藏 秋氣者病在肩背 冬氣者病在四支 故春善病鼽衄 仲夏善病胸 長夏善病洞泄寒中 秋善病風瘧 冬善病痺厥).

구(鼽)는 코가 막히면서 콧물을 흘리는 것이며, 육(衄)은 코피를 흘리는 것이다. 구는 기분(氣分)에 속하는데, 봄의 양기(陽氣)가 밖으로 퍼져 나가야 하는데 음(陰) 때문에 막히게 되면 코가 막히고 통하지 않는다. 한기(寒氣)를 소통·발산시켜 치료해야 한다. 육은 혈분(血分)에 속하는데, 봄의 목기(木氣)가 화(火)를 생성하여 혈(血)을 움직이면 상충(上衝)하여 청도(淸道)[3]를 침범한다. 코는 폐장의 구멍이고 목화(木火)가 폐장을 침범하는 까닭에 육이 발생하니, 화를 식히고 내려서 치료해야 한다. '병에 잘 걸린다(善病)'는 말은 이러한 종류의 병이 많음을 말한다.

5월[仲夏]에는 흉협(胸脅)에 병이 많다.

가슴[胸]은 양쪽 젖의 중간으로 심장에 속하며, 겨드랑이[脅]는 양쪽 젖의 가장자리로 삼초(三焦)에 속한다. 심장은 군화(君火)이고 삼초는 상화(相火)여서, 모두 여름의 기운과 상응하는 까닭에 5월에는 가슴과 옆구리에 병이 많고, 화가 남아 있는 까닭에 역만(逆滿)[4]이 많이 발생한다.

6월[長夏]에는 통사(洞瀉)[5]와 한중(寒中)의 병에 잘 걸린다.

6월인 미월(未月)[6]에는 습토(濕土)가 주기(主氣)다. 비장은 습(濕)을

3 여기서 말하는 청도가 구체적으로 무엇을 지칭하는지 알 수 없는데, 코로 통하는 길로 보인다.

4 명치나 가슴이 그득하면서, 기운이 위로 치미는 증상이다.

5 비위가 상하여 하룻밤에도 수차례 변을 보는 증상으로 통설(洞泄)이라고도 한다.

6 음력 6월이다.

주관하지만 습을 싫어하는데, 습이 심하면 통사가 발생한다. 양(陽)이 밖에서 지극하면 중토(中土)를 덥혀 기르지 못하므로, 한중의 병을 일으킨다.[7] 겨울의 우물물이 따뜻하고 여름의 우물물이 차가운 것을 보면 여름에 중궁(中宮)이 대체로 차다는 것을 알 수 있다.

가을에는 풍학(風瘧)의 병에 잘 걸린다.

풍(風)은 간장에 속하고 학(瘧)은 소양(少陽)에 속한다. (풍학은) 풍으로 인하여 학질에 이른 것으로, 본래 목화(木火)와 관련된 병이다. 가을에 많이 발생하는 이유는 목화가 금(金)을 무시하기 때문이다. 가을은 폐장의 금 기운이 주기(主氣)인데, 금의 기운이 맑고 깨끗하면 피모(皮毛)가 저절로 수렴되고, 막(膜)과 주리(腠裏)가 저절로 조화롭게 된다. 만일 풍기(風氣)가 고동(鼓動)치면 피모가 수렴할 수 없어서 한열(寒熱)을 발생시키고, 풍화(風火)가 서로 부추겨서 막과 주리가 조화롭지 못해 온몸을 떨고 소변이 붉게 된다. 이러한 이치를 알면 학질의 치료법을 알 수 있다.

겨울에는 비궐(痺厥)의 병에 잘 걸린다.

비(痺)는 골절의 동통(疼痛)[8]이고, 궐(厥)은 사지가 역냉(逆冷)한 것이다. 신장 가운데 양기(陽氣)가 골절에 도달하고 사지를 충실하게 할 수 있으면 이러한 병이 없다. 겨울에 한수(寒水)의 기가 왕성하여

---

7 중토(中土)는 비장을 의미하며 아래에서는 중궁이라고 쓰기도 하였다. 한중은 비장과 위장에 사기가 있어서 속이 찬 증상이다.

8 동통은 말 그대로 아프다는 것을 의미하는데, 원인은 다양하게 나타난다.

종종 신장의 양기가 부족하기 때문에 이러한 병이 많다.

사시의 병은 한결같지 않아서 이처럼 병의 종류가 다양하지만, 그 이치를 알면 일체의 시기(時氣)와 관련되지 않는 병의 이치도 모두 알 수 있다.

22. 장부에 쓰는 통치[1](臟腑通治)

심장과 담(膽)은 통(通)하므로 심장의 병인 정충(怔忡)[2]에는 마땅히 담을 따뜻하게 하는 것을 위주로 해야 한다. 담의 병인 전율(戰慄)과 전광(癲狂)에는 마땅히 심장의 기운을 북돋는 것을 위주로 해야 한다. 옛날의 주석에서 군화(君火)와 상화(相火) 두 개의 화(火)는 하나의 기(氣)로 서로 통한다고 하였는데, 여기서 해석한 '통(通)'은 아래의 통이라는 글자와는 일치하지 않는다. 이른바 통한다고 하는 것에는 반드시 서로 통하는 길이 있어야 하는데, 당 · 송 이후로 근거 없이 설명하면서 실제의 흔적을 살피지 않았다. 서양의학에서는 비록 형태만 상세하고 기를 생략하였지만, 이와 같은 길은 서양의 설명을 빌리지 않으면 밝힐 수 없다. 서양의학에서 "사람의 장부는 전부 연

---

1 통치의 사전적 의미는 한 가지의 약이 여러 가지 병에 두루 효과가 있음을 의미하는데, 장부의 통치라고 하면 특정 장부의 문제로 생기는 다양한 증상에 공통적으로 사용할 수 있는 처방을 의미한다. 즉 심장으로 인해서 생긴 증상에는 심장의 통치 방법을 사용하면 된다는 말이다.

2 심종(心忪) · 정종(怔忪) · 종계(忪悸)라고도 하며, 가슴이 심하게 두근거리는 증상이다. 증상이 약한 심계(心悸) · 경계(驚悸)가 심해지면 정충이 된다.

망(連網)으로 서로 연결되며, 그 연망 가운데는 전부 미세한 관이 있어서 혈(血)과 기를 운행시킨다."라고 말한다. 이에 근거하면 심장과 담이 통하고, 그 길 역시 막망(膜網) 가운데 있음을 알 수 있다. 담은 간장에 붙어 있고, 간계(肝系)는 척추에 붙어서 위로는 폐계(肺系)로 순환하여 들어가서 심장에 연결되니, 담과 심장이 통하는 길은 그 연계 가운데 있다. 그러므로 "심장의 병인 정충에는 마땅히 담을 따뜻하게 해야 하고, 담의 병인 전율과 전광에는 마땅히 심장의 기운을 북돋아야 한다."라는 것은 헛된 말이 아니다. 또 따뜻하게 하는 것과 북돋는 것에는 구분이 있으니, 경전에서는 기로써 따뜻하게 하고 미(味)로써 북돋는다고 했다.[3] 『내경』에서 쓴맛이 심장의 기운을 북돋는다고 말한 것은 심장의 화를 내보내는 것이니, 바로 심장의 기운을 북돋아서 그 음의 기운을 더하는 것이다. 기로써 따뜻하게 하는 것은 그 양(陽)을 더하는 것이다.

간장과 대장은 통하므로 간장의 병에는 마땅히 대장을 소통시켜야 한다. 대장의 병에는 마땅히 간경(肝經)을 화평하게 하는 것을 위주로 해야 한다.

간장 안의 격막(膈膜)은 아래로는 혈실(血室)로 가고 앞으로는 방광으로 연결되고 뒤로는 대장에 연결된다. 궐음간맥(厥陰肝脈) 또한 밖으로 항문을 돌아 지난다. 대장의 전달 기능은 모두 간장의 소통시키는 힘에 의존하니, 이치로 말하면 금(金)과 목(木)이 이어지기

---

3 『素問』「陰陽應象大論篇 第五」, "形不足者 溫之以氣 精不足者 補之以味".

때문이고, 형태로 말하면 혈이 장을 매끄럽게 하기 때문이다. 대장은 정체된 것을 전달할 수 있기 때문에 간장의 병에 대장을 소통시킴으로써 막혀서 응결된 것을 운행시킬 수 있다. 이증(痢症)과 장풍(腸風)으로 인한 비결(秘結), 변독(便毒) 등의 증상과 같은 대장의 병에는 모두 간장을 진정시키고 혈을 조화롭게 하며, 대장을 매끄럽게 해서 그 소통함을 도와야 한다.

비장은 소장과 통하므로 비장의 병에는 마땅히 소장의 화(火)를 배출해야 한다. 소장의 병에는 마땅히 비장을 윤택하게 하는 것을 위주로 해야 한다.

서양의학의 해부도에서는 비장이 연망(連網) 위에 위치한다. 소장의 전체는 전부 연망과 서로 붙어 있고, 연망 가운데에는 모두 실처럼 미세한 관이 있어서 서로 통한다. 이에 따르면 『내경』에서 말한 길이 명백한데도, 서양의학에서는 『내경』을 알지도 못하면서 황제와 기백이 장부(臟腑)를 보지 못하였다고 함부로 비방한다. 이것이야 이상하지 않지만, 다만 중국인들이 서양학문을 지나치게 좋아하여 옛 성현의 책을 버려둔 채로 깊이 연구하지 않으니, 어찌 잘못이 아니겠는가? 비장의 병은 대부분 소장의 화가 습기를 증발시켜, 종창(腫脹)을 발생시키고 설사와 창만을 일으켜서 소변이 혼탁해지기 때문이므로 마땅히 소장의 기운을 빼내야 한다. 소장에 이르러 소화된 음식물이 정체되지 않는 것은 모두 비장의 습기가 부드럽게 하기 때문인데, 서양의학에서 말하는 이자액[甜肉汁]이 장으로 들어가 음식물을 소화한다는 것이다. 그렇기 때문에 소장의 병인 이질과 비결(秘結), 난문(闌門)[4]이 열리지 않는 것, 격식(膈食)[5] 등의 증상에는 모두 비장을 적셔서 매끈하게 해야 한다.

폐장과 방광은 통하므로 폐장의 병에는 마땅히 방광의 수(水)를 시원하게 해야 하고, 방광의 병에는 마땅히 폐기(肺氣)를 깨끗하게 하는 것을 위주로 해야 한다.

폐장은 수도(水道)를 통하게 하면서 조절하여 아래로 방광에 보내는데, 그 길은 모두 삼초의 막 가운데 있음은 상권에서 이미 자세하게 말하였다.[6] 그런 까닭에 폐장과 방광은 서로 멀리 떨어져 있지만 실제로 서로 통한다. 폐장이 병들면 수가 정체되어 담음(痰飮)이 되기 때문에 마땅히 방광을 깨끗하게 해야 하며, 방광의 병은 대부분 폐장이라는 상부 근원이 소통하지 못하기 때문이므로 마땅히 폐기를 맑게 하는 것을 위주로 해야 한다.

신장과 삼초가 통하므로 신장의 병에는 마땅히 삼초를 조화롭게 해야 하고, 삼초의 병에는 마땅히 신장의 기운을 보충하는 것을 위주로 해야 한다.

삼초의 근원은 신계(腎系)에서 나오기 때문에 신장과 삼초는 서로 통한다. 삼초는 신장을 위해서 수를 운행하고 기로 변화시키기 때문에 신장의 병에는 마땅히 삼초를 조화롭게 해야 한다. 예를 들면

---

4 대장과 소장이 맞닿은 곳으로, 맹장의 입구이다.

5 흉복(胸腹)이 부어올라 통증이 있고 음식물을 삼키기 어려우며, 신물을 토하는 병이다.

6 「7. 오장육부의 기능」, 164-165쪽을 참조하시오.

신기환(腎氣丸)[7]에서 복령(茯苓)과 택사(澤瀉)로 삼초의 수를 순조롭게 함으로써 원양(元陽)을 보존하고, 황기(黃芪)[8]로 삼초의 기를 충실히 한 것은 이 때문이다. 삼초의 병으로 수를 운행하지 못하면 마땅히 신음(腎陰)을 자양해야 하고, 기로 변화시킬 수 없으면 마땅히 신양(腎陽)을 보충해야 한다. 근래의 의사들은 삼초가 무엇인지 알지 못하고, 서양의학에서는 연망이라고 하면서 삼초라고 말하지 않는다. 또한 신계가 삼초의 근원임을 알지 못하니 사람이 기화(氣化)로 살아가는 것을 어떻게 알겠는가?

이 조문 전체에서 장부(臟腑)의 연결을 고찰할 수 있는데, 서양의 해부학[9]도 이처럼 정교함에는 미치지 못하였다. 그런데도 지금 사람들이 이를 중시하지 않고, 도리어 서양 사람들의 비웃음거리가 되니 한탄스러울 따름이다.

---

7 신기환(腎氣丸)은 건지황 8냥, 산약(山藥)·산수유(山茱萸) 각 4냥, 복령·단피(丹皮)·택사 각 3냥, 부자 1개, 계지 1냥이 들어가는 처방이다(『金匱要略淺註補正』 卷9).

8 황기는 당종해가 착각한 것으로 보인다. 황은 건지황을 말하는 것이 분명하지만 기에 해당하는 것은 찾아볼 수 없는데, 계지를 잘못 쓴 것으로 보인다.

9 원문에서는 '形跡之學'이라고 하였는데, 당종해가 형적이라고 표현할 때에는 주로 해부학을 말하였으므로 해부학으로 번역한다.

23. 형체를 보고 안색을 살핌(望形察色)

형체[形]는 팔다리와 몸통이며, 색(色)은 얼굴이다. 이 이치는 매우 미묘해서 맥과 비교해도 더 어려우므로, 지금 대략을 들어서 사람들이 요점을 깨닫도록 하고자 한다. 서양의학에서는 색을 살피는 것에 대해서 깊이 고찰하지 않았다.

오색(五色)으로 장(臟)에 이름붙이면, 청색은 간장이며, 적색은 심장이며, 백색은 폐장이며, 황색은 비장이며, 흑색은 신장이다. 간장은 근(筋)과 합하고, 심장은 맥과 합하고, 폐장은 피부와 합하고, 비장은 육(肉)과 합하고, 신장은 뼈와 합한다.[1]

다섯 가지 색으로 오장에 이름붙인다는 것은 장마다 각각 본래의 색을 드러내므로 병을 알 수 있으며, 각각의 장마다 서로 결합하는 바가 있어서 병의 소재를 알 수 있다는 말이다. 예를 들어 (안색이) 청색이면 간장에 속하고 간장은 근과 합하므로, 병이 근에 있음을 알

1 『靈樞』「五色 第四十九」, "以五色命藏 靑爲肝 赤爲心 白爲肺 黃爲脾 黑爲腎 肝合筋 心合脈 肺合皮 脾合肉 腎合骨也".

수 있다. 나머지도 이와 같다.

번성한 풀처럼 청색을 띠면 죽지만, 취우(翠羽)[2]처럼 청색이면 산다. 지실(枳實)처럼 황색이면 죽지만, 게의 배처럼 황색이면 산다. 그을음처럼 흑색이면 죽지만, 까마귀 깃처럼 흑색이면 산다. 백골(枯骨)처럼 백색이면 죽지만, 돼지기름처럼 백색이면 산다.[3]

여기서는 오색이 생생한 사람은 살고, 생기가 없는 사람은 죽는다고 말하였다. 반드시 혈(血)과 기(氣)가 윤택해야 건강할 수 있다.

대개 색 가운데 청색이 많으면 아프고, 흑색이 많으면 저리고, 황적색이면 열이 있고, 백색이 많으면 한기(寒氣)가 있고, 오색이 모두 보이면 한열(寒熱)이 있다.[4]

청색은 간장의 색인데, 청색이 많으면 간목(肝木)이 토(土)를 억제하기 때문에 아프다. 흑색은 신장의 색으로, 흑색이 많으면 한수(寒水)가 응체되어 저리다. 황적색은 화토(火土)의 색이기 때문에 열을 주관한다. 백색은 금(金)의 색으로 청냉(淸冷)을 주관한다. 몸을 따뜻하게 하는 것이 혈(血)인데, 혈색이 적기 때문에 백색이 많아지므로

---

2 물총새의 날개.

3 『素問』「五藏生成篇 第十」, "[五藏之氣 故色見]青如草茲者死 黃如枳實者死 黑如炲者死 赤如衃血者死 白如枯骨者死 此五色之見死也 青如翠羽者生 赤如雞冠者生 黃如蟹腹者生 白如豕膏者生 黑如烏羽者生 [此五色之見生也]". [ ] 안의 부분은 『소문』에서 생략된 부분이며, 이로써 『소문』의 문장 순서를 바꿔서 다시 배치했음을 알 수 있다. 이하에서는 같은 방식으로 인용한다.

4 『素問』「皮部論篇 第五十六」, "其色多青則痛 多黑則痺 黃赤則熱 多白則寒 五色皆見 則寒熱也".

몸이 차다는 것을 알 수 있다. 오색이 모두 보이면 곧 착란(錯亂)[5]의 형상이므로, 한열이 함께 나타나게 한다.

명당(明堂)은 코이며, 궐(闕)은 눈썹 사이이다. 번(蕃)은 뺨 옆이며, 폐(蔽)는 이문(耳門)[6]이다. 명당골(明堂骨)은 높이 솟았다가 평평하게 뻗는데, 안면을 따라 궐정(闕庭)으로 올라간다. 왕궁(王宮)은 하극(下極)[7]에 있고, 오장(五臟)은 중앙에서 눈썹[8] 아래에 있으며, 육부(六腑)는 그 양쪽 옆을 끼고 있다.[9]

여기서는 얼굴의 부위에 장부를 분배함으로써 색(色)[10]을 살피는 방법을 말하였다. 얼굴은 삼정(三停)으로 구분되는데, 위쪽이 궐이다. 궐 아래는 하극으로 산근(山根)이다. 궐로써 말하면 아래에 있지만, 코와 합쳐 말하면 가운데 위치하므로 극(極)이라고 한다. 이곳이 왕궁으로, 심장이 응하는 곳이다. 코는 왕궁의 아래에 있기 때문에 명당이라고 한다. 진찰법에 오장은 위에서부터 아래로 중앙에 배속되

5 몸 안 기혈의 흐름이 어그러진 상태로, 정신착란 등을 말한다.

6 귀 뒤의 우묵하게 들어간 곳.

7 산근(山根)·알(頞)이라고도 부르며, 양쪽 눈 사이, 코의 뿌리가 되는 부위이다.

8 원문에서는 다만 '其'라고 하였는데, 문맥상 눈썹이라고 해야 옳을 듯하다.

9 『靈樞』「五色 第四十九」, "[雷公問於黃帝曰 五色獨決於明堂乎 小子未知其所謂也 黃帝曰] 明堂者 鼻也 闕者 眉間也 [庭者 顏也 蕃者頰側也] 蔽者 耳門也 [其間欲方大 去之十步 皆見於外 如是者壽 必中百歲 雷公曰 五官之辨 奈何 黃帝曰] 明堂骨 高以起 平以直 [五藏次於中央 六府挾其兩側] 首面上於闕庭 王宮在於下極 五藏安於胸中 [眞色以致 病色不見 明堂潤澤以淸 五官惡得無辨乎 雷公曰 其不辨者 可得聞乎 黃帝曰 五色之見也 各出其色部 部骨陷者 必不免於病矣 其色部乘襲者 雖病甚 不死矣 雷公曰 官五色奈何 黃帝曰 靑黑爲痛 黃赤爲熱 白爲寒 是謂五官]".

10 여기서 말하는 색은 앞에서 얼굴이라고 설명하였다.

며, 육부는 각각 장(臟)을 따라 양측에 배속된다. 안에 있는 것이 밖으로 드러나는데도 역시 각각 그 유사한 것을 따른다.

면부도(面部圖)

명당의 현재 명칭은 준두(準頭)이며, 왕궁의 지금 명칭은 산근이고, 궐의 현재 명칭은 인당(印堂)이다. 번(蕃)의 지금 명칭은 협(頰)이고, 폐(蔽)의 지금 명칭은 이(耳)이다. 옛날 사람들은 수염을 깎지 않았기 때문에 턱 아래는 진단하지 않았다. 지금의 진찰법[11]에 "심장은 이마, 신장은 턱"이라는 말이 있는데, 속의(俗醫)[12]가 배당한 것이다.

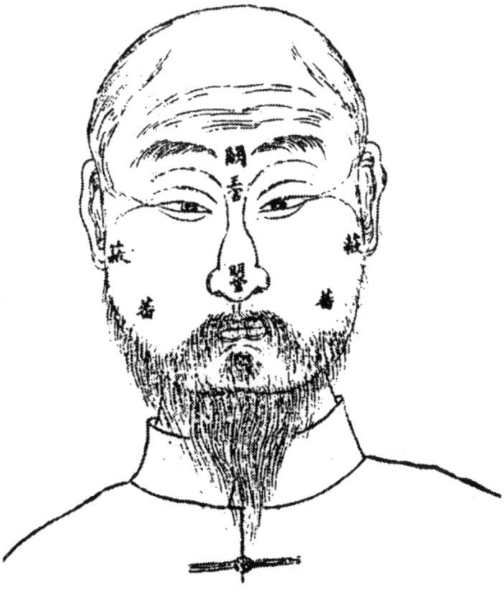

그림 43. 면부도(面部圖)

---

11 원문에는 '診決'이라고 하였는데, 아마도 診訣이나 診法의 오기인 것으로 보인다.

12 여기서 속의는 용렬한 의사 혹은 무능한 의사를 말한다.

비록 지금 사람들이 수염을 깎는다지만, 기색(氣色)이 끝내 여기에 나타나지 않으니 이를 근거로 진단할 수 없다. 인체 내부에 폐계(肺系)·심계(心系)·간계(肝系)가 척추에 붙어 있고 신계(腎系)도 척추에 붙어 있는데, 오직 비장만 위(胃)의 아래에 있으면서 척추에 붙어 있지 않다. 그러나 비막(脾膜)의 근원이 척추에 있기 때문에 비수혈(脾兪穴)이 등 쪽에 있다. 이로써 오장이 모두 몸의 가운데에 위치하므로 진찰법에서 역시 얼굴의 중앙에 배속하고, 육부는 장(臟)의 위치를 따라 옆에 배속한다.

궐(闕) 위쪽은 인후(咽喉)이다.[13]

궐은 눈썹 사이로, 궐의 위쪽은 매우 높다. 인후의 위치도 모든 장부의 위에 있기 때문에 궐의 위쪽에 해당한다.

궐 중앙은 폐장이다.

속명(俗名)은 인당이다. 폐장은 흉중(胸中)에 위치하여 오장 가운데 높이 있으므로 이에 해당한다.

하극(下極)은 심장이다.

하극은 즉 산근이다. 심장은 폐장의 아래에 위치하며, 폐장은 궐의

13 『靈樞』「五色 第四十九」, "[雷公曰 善乎 願卒聞之 黃帝曰 庭者 首面也] 闕上者 咽喉也 闕中者 肺也 下極者 心也 直下者 肝也 肝左者 膽也 下者 脾也 方上者 胃也 中央者 大腸也 挾大腸者 腎也 當腎者 臍也 面王以上者 小腸也 面王以下者 膀胱子處也 [顴者 肩也 顴後者 臂也 臂下者 手也 目內眥上者 膺乳也 挾繩而上者 背也 循牙車以下者 股也 中央者 膝也 膝以下者 脛也 當脛以下者 足也 巨分者 股裏也 巨屈者 膝臏也 此五藏六府肢節之部也]".

가운데에 해당하므로 심장은 마땅히 여기에 해당한다.

직하(直下)는 간장이다.

관상법(觀相法)에서는 연수(年壽)[14]라고 부르는데, 즉 비량(鼻梁)[15]이다. 간장이 여기에 배속되는 이유는 간장이 복중(腹中)에 있으면서 절반은 격막 위에 있고 절반은 격막 아래에 있지만, 위치가 실제로는 심장과 폐의 아래에 있기 때문이다. 당·송 이후의 의사들은 간장을 왼쪽 광대뼈에 배속하고 폐장을 오른쪽 광대뼈에 배정하였는데, 이것은 서쪽은 금(金)이고 동쪽은 목(木)이라는 의미다. 그러나 오장이 저절로 갖추어진 위치와 순서는 아니다. 또한 옛 학설에서는 간장이 비장의 아래에 위치한다고 여겼기 때문에 하초(下焦)가 간과 신장에 속한다고 말하였는데, 수(水)와 목이 상생(相生)의 관계여서 간장과 신장이 서로 연속함을 모른 것이다. 그러나 형체와 위치를 연구하면 간장의 반은 격막 위에 있고 반은 격막 아래에 있지만, 비장은 격막의 아래에 있으면서 유막(油膜)의 위에 자리하고 있어서 위(胃)에 가깝고 소장과 연결된다. 중의(中醫)들이 장부(臟腑)를 보지 못하여서 진의를 놓치고, 서양의사들은 그것을 비웃으면서 헌원과 기백이 처음부터 틀렸다고 말하니, 옛 성인들의 정밀한 연구가 서양인들보다 더욱 뛰어났음을 어떻게 알겠는가? 이들의 위치와 순서에서 성인이 장부를 살펴 정한 바가 매우 정밀함을 바로 볼 수 있으니, 경맥(經脈)과 혈도(穴道)에 이르면 더욱 서양인들이 알 수 없

14 연수는 수명을 말하는데, 비량이 길면 수명이 길다는 의미다.

15 「면도(面圖)」에 따르면 콧대 부분에 해당한다.

는 바이다. 이제는 옛 성인들이 장부를 통찰했다고 말하면 반드시 헛소리로 여기고 서양인들을 설득시키기에 부족하다. 그러나 해부하여 살펴보면 옛날에 처음 만들어 낼 때에도 역시 해부를 거치지 않았을 이유가 결코 없다. 또한 헌제(軒帝)가 판천(坂泉)과 탁록(涿鹿)에서 전쟁을 했으니, 해부하는 데 무슨 어려움이 있었겠는가?[16]

간장의 왼쪽은 담(膽)이다.

왼쪽을 들어서 오른쪽을 갖춘 것이다. 간장이 비량(鼻樑)에 상응하므로, 좌우에서 비량에 부착한 곳이 담에 대응됨을 말한다.

아래는 비장이다.

아래는 준두(準頭)를 가리킨다. 비량이 위에 있다고 말하였고, 준두가 아래에 있기 때문에 '아래'라고 칭하였다. 비장은 강내(腔內)에 있는데 실제로는 간의 아래, 유막의 위에 위치하므로 비량의 아래에 당연히 배정된다. 이것은 명당이 비장에 호응함을 말한 것으로, 비장은 오장을 총괄할 수 있기 때문에 준두의 진단이 가장 중요하다.

방상(方上)은 위(胃)이다.

방상 두 글자는 해석할 수 없는데, 옛 학설에서는 입의 위쪽, 콧구멍의 옆이라고 생각하였다. 내가 살펴보니 방(方)이라는 글자의 뜻은 두 척의 배가 나란한 것인데, 아마도 콧구멍 두 개의 형태가 방주 같

---

16 그림 44 면도를 말한다.

아서 지칭하는 듯하다. 그렇다면 준두가 명당이고 두 개의 콧구멍이 곧 방상이다. 『본경(本經)』에서 "오장이 중앙에 위치해 있고 육부는 그 양쪽을 끼고 있다."고 하였으니,[17] 준두는 비장에 속하고 두 개의 콧구멍 옆은 당연히 위에 속한다.

중앙은 대장(大腸)이다.

여기서 중앙은 당연히 빰 옆과 코를 합쳐서 헤아려야 하는데, 빰과 코 중앙 사이의 가운데가 중앙이다. 빰 옆을 번(蕃)이라고 하고 비준을 명당이라고 하였으니, 그 가운데가 바로 중앙이라고 할 수 있다. 위는 코에 가깝고 대장은 위에 연접하니, 위치의 순서가 역시 마땅하다.

대장을 끼고 있는 것은 신장이다.

신장은 두 개이기 때문에 얼굴의 빰 옆으로 양쪽에 배속되는데, 여기가 가장 아래에 있는 두 곳이다. 신장이 아래에 있으므로 여기에 배속함이 당연하다. 후세 사람들은 입 아래의 승장혈(承漿穴)에 배속하였는데, 옛 사람들은 수염을 깎지 않았음을 모른 것이다. 입 아래를 수염이 가리면 기색(氣色)이 나타나지 않기 때문에, 『내경』에서는 이것으로 색(色)을 살피지 않았다. 신장을 양쪽 빰에 배속하는 것은 신장이 두 개가 있기 때문이니, 좌우로 나누어서 진단해야 의

---

17 『본경』은 『중서회통의경정의』를 말하는 것으로, 앞의 본문에서 "오장은 위에서부터 아래로 중앙에 배속되며, 육부는 각각 장을 따라 양측에 배속된다."라고 하였다. 이는 『영추』「오색(五色)」편을 인용한 말이다.

미에 부합한다.

신장에 해당하는 것이 배꼽이다.

신장과 배꼽은 앞뒤에서 상대(相對)가 되는 까닭에 신장의 아래에 해당하니 배꼽을 진단한다.

면왕(面王) 이상은 소장이며, 면왕 이하는 방광(膀胱)과 자처(子處)[18] 이다.

면왕 두 글자의 옛 해석은 없다. 그러나 명당은 북쪽을 향하여 왕을 알현하는 곳으로, 아마도 명당이 준두인 것은 이 때문이다. 방광과 자처 즉 자궁(子宮), 두 가지는 모두 배꼽 아래에 있어서 신장과 위치가 같고, 신장 두 개가 등 뒤에 위치하기 때문에 양쪽에 배치하여 신장이 뒤에 있는 것과 상응하게 하였다. 방광과 자궁은 앞에 있으니 마땅히 앞에 위치해야 하고, 코 아래에 위치하기 때문에 '면왕 이하는 방광과 자처'라고 하였다. 오직 소장은 위(胃)와 서로 접하면서 심장의 부(府)가 되기 때문에, 위치를 쉽사리 정할 수 없다. 또한 소장의 막유(膜油) 전체가 간장·담·비장과 이어진 까닭에 담과 위가 교차하며, 간장과 비장의 경계에 배속한다. 위치가 비준(鼻準) 위의 양쪽으로, 코를 끼고 있는 곳에 있기 때문에 '면왕 이상은 소장'이라고 말하였다. 내가 생각하기에 후세 사람들이 안색을 살피면서, 간장은 왼쪽, 폐장은 오른쪽, 심장은 이마, 신장은 턱, 비장은 코라고

18 즉 자궁으로, 바로 아래에서 설명하고 있다.

하여 방법이 매우 간단하였다. 그러므로 『내경』의 진단법이 매우 상세한 것에는 미치지 못한다.

면도(面圖)

궐(闕)이 폐장에 속하므로, 궐 옆에 자라난 눈썹은 당연히 폐장에 속한다. 세상에서는 대체로 눈썹이 간장에 속한다고 여겨서 눈썹이 실제로 폐장에 속함을 알지 못한다. 『내경』에서 "폐풍(肺風)의 증상은 눈썹에서 진단한다."라고 하였으니,[19] 눈썹이 실제로는 폐기(肺氣)가 발설되는 곳임을 알 수 있다. 그러나 간혈(肝血)이 만약 폐장에서 교차하지 않으면 눈썹을 나게 할 수 없으니, 털은 모두 혈(血)이 기(氣)로 변화하여 발설한 것이기 때문이다. 단지 혈이 있다고 해서 털을 나게 할 수 없으며, 다만 기가 있다고 하여 다시 털을 나게 할 수 없다. 눈의 부위는 간규(肝竅)가 담당하는 곳에 속한다. 간목(肝目)의 부분을 경유하여 위로는 궐의 옆을 교차하여 폐장이 담당하는 곳에 연결되기 때문에, 간혈이 폐기와 서로 교차하여 눈썹을 화생(化生)케 한다. 폐장은 화개(華蓋)[20]가 되기 때문에 관상서(觀相書)에서 눈썹을 또한 화개라고 칭하였다. 간목은 노여움을 주관하는데, 폐금(肺金)을 업신여기면 제압하기 힘들어지는 까닭에 눈썹이 거친 사람은 성격이 매우 강렬하다. 궐에서 명당까지 오장을 배치하고 육부를 양쪽에 분배하는 것이 자세하지만, 오직 삼초와 포

19 『素問』「風論篇 第四十二」, "帝曰 五藏風之形狀不同者何 願聞其診及其病能 歧伯曰 肺風之狀 多汗惡風 色皏然白 時欬短氣 晝日則差 暮則甚 診在眉上".

20 「14. 십이경맥(十二經脈)」 각주 6 참조.

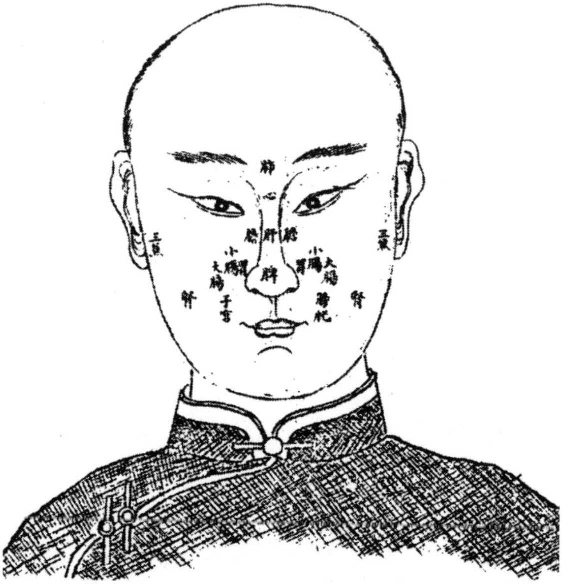

그림 44. 면도(面圖)

락(包絡)만은 배치하지 않았다. 내가 경문(經文)을 보니 의미가 실제로는 언외(言外)에 갖춰져 있었다. 삼초는 신장의 부(腑)로 신장의 위치가 번(蕃)에 배속되어 바로 뺨 옆에 해당하므로, 삼초는 당연히 폐(蔽)에 배정되어야 하며 바로 이문(耳門)에 해당한다. 신장은 귀에 개규(開竅)하고 삼초의 맥 또한 귀를 돌아 신규(腎竅)를 보호하므로, 폐로써 삼초를 진단하는 것이 자연스레 어긋남이 없다. 포락에 이르러서는 산근 양쪽에 배치되는데, 그 뜻을 더욱 유추해야 한다.

경문에 산견해 있는 머리카락처럼 위로 솟거나, 기름 같은 땀이 나거나, 대육(大肉)[21]의 살이 빠지고, 큰 뼈가 함몰되고, 입술과 혀가 말리고, 음낭이 쪼그라들고 코를 벌렁거리는 등 불치(不治)의 증상을 모두 열거할 수는 없다. 그러나 장부가 상응하는 이치를 분명히 하면, 한 가지를 통해서 만 가지를 전부 유추할 수 있다. 또한 눈빛[眼神] 같은 것은 당연히 더욱 자세하게 관찰해야 하는데, 『상한론』과 『금궤요략』을 다시 읽어 보면 그것을 전부 알 수 있다.

21 대육은 어깨쪽이나 대퇴부와 같이 큰 근육을 말한다.

24. 소리를 듣고 병증을 구분(聞聲別證)

성음(聲音)의 이치는 미묘하여 통달하기 어려운 까닭에 (소리를) 들어서 (병을) 아는 것을 신(神)이라고 한다.

간목(肝木)은 음(音)으로 각(角)이고, 소리[聲]로는 탄식[呼]이며, 변동하여 움켜쥠[握]이 된다. 심화(心火)는 음으로 치(徵)이고, 소리로는 웃음[笑]이며, 변동하여 근심[憂]이 된다. 비토(脾土)는 음으로 궁(宮)이고, 소리로는 노래[歌]이며, 변동하여 새소리[噦]가 된다. 폐금(肺金)은 음으로 상(商)이고, 소리로는 곡소리[哭]이며, 변동하여 기침[咳]이 된다. 신수(腎水)는 음으로 우(羽)이고, 소리로는 신음[呻]이며, 변동하여 전율[栗]이 된다.[1]

1 『素問』「陰陽應象大論篇 第五」 3장의 내용을 간단히 정리한 것이다. 가령 간에 대해서는 아래와 같이 장문으로 설명하고 있는데, 그 가운데 음성과 관련된 것만을 추려서 오장별로 정리하였다(岐伯對曰 東方生風 風生木 木生酸 酸生肝 肝生筋 筋生心 肝主目 其在天爲玄 在人爲道 在地爲化 化生五味 道生智 玄生神 神在天爲風 在地爲木 在體爲筋 在藏爲肝 在色爲蒼 在音爲角 在聲爲呼 在變動爲握).

이미 상권의 「오장에 연결된 것(五臟所屬)」 조문에서 설명하였다.[2] 궁상각치우(宮商角徵羽)의 오음(五音), 호소가곡신(呼笑歌哭呻)의 오성(五聲)에 근거해서 오기(五氣)의 사기(邪氣)를 살필 수 있다면 생각하는 바가 과반(過半)은 되었다고 할 것이다. 서양 사람들은 병을 살필 때 오줌의 맛을 살필 정도에 이르기도 하기 때문에 또한 괴롭다고 말한다. 단지 성음(聲音)과 기색(氣色)으로 판별하여 분석하지 못하기 때문에 이와 같은 하책(下策)을 낸 것이다.

뱃속과 장(臟)이 가득 차 있으면서 기(氣)가 지나쳐 상(傷)하여 두려운 경우는 소리가 방안에서 말하는 것과 같은데, 이는 중기(中氣)의 습(濕) 때문이다. 말소리가 미약하면서 종일토록 반복해서 말하는 경우는 탈기(奪氣) 때문이다. 나쁜 말을 잘 하면서 친소(親疏)를 가리지 않는 경우는 신명(神明)이 어지럽기 때문이다.[3]

경(經)의 뜻은 매우 분명하니, 소리를 들으면 신(神)과 기를 알 수 있다.

병자의 말소리가 고요하지만 기쁘거나 놀라서 소리 지르기 좋아하면 골절 사이에 병이 있다. 말소리가 벙어리처럼 끝내지 못하면 심장과 격막 사이에 병이 있다. 말소리가 재잘거리면서 가늘고 길게 늘어지면 머리에 병이 있다.[4]

---

2 「3. 오장에 연결된 것」 전편에 걸쳐 설명되어 있다.

3 『素問』「脈要精微論篇 第十七」, “[五藏者 中之守也] 中盛藏滿 氣勝傷恐者 聲如從室中言 是中氣之濕也 言而微 終日乃復言者 此奪氣也 衣被不斂 言語善惡不避親疏者 此神明之亂也”. 맨 앞부분의 ‘中’을 단순히 가운데로 해석하였지만, 실제로는 중초 혹은 복부 가운데를 의미한다고 보아야 한다.

이 몇 마디의 말은 『금궤요략』의 글이다. 고요함은 말하지 않으려는 것이며 삼음경(三陰經)에 속한다. 기쁘거나 놀라서 소리 지르기 좋아하는 것은 또한 궐음간경(厥陰肝經)에 속한다. 병이 삼음(三陰)으로 들어가고 궐음(厥陰)이 근골(筋骨) 사이를 주관하므로 병이 하초에 있음을 알 수 있다. 소리는 나오지만 끝내지 못하는 것은 소리를 펴지 못하기 때문이다. 흉중의 대기(大氣)가 돌지 않고 출입하기가 어려워 지체되는 것으로, 병이 중초인 흉격(胸膈) 사이에 있음을 알 수 있다. 재잘거리듯 가늘며 길게 늘어지는 것은 소리가 하초 음분(陰分)에서부터 나와 족태양(足太陽)을 돌아 위로 전정(顚頂)에 이르기 때문인데, 병이 머리에 있음을 알 수 있다.

살펴보면 목소리의 기운은 신장 가운데에 근본을 두고, 흉격으로 올라가 폐관(肺管)으로 나와서 코에 이르고 혀를 돌아 입술에서 구분된다. 간혹 기가 허(虛)하면 소리가 작고, 기미(機微)가 정체되면 말을 더듬으며, 격막 사이에 정체됨이 있으면 기가 막히고, 콧속에 이상이 있으면 소리가 어그러진다. 여러 책에 산견되므로 세심하게 사람들이 스스로 취하여야 하지, 붓과 종이로 전부 기록할 수 있는 것이 아니다.

4 『金匱要略』「臟腑經絡先後病脈證 第一」, "師曰 語聲寂寂然 喜驚呼者 骨節間病 語聲喑喑然 不澈者 心膈間病 語聲啾啾然 細而長者 頭中病".

25. 원인을 물어서 살핌(問察原委)

환자는 병을 감춰서는 안 되며, 의사는 자신의 단점을 두둔해서도 안 된다. 반드시 원인을 살피고 물어야만 치료법에 어둡지 않게 된다.

처음에 신분이 귀하였다가 나중에 천하게 되었는지 묻는데, 비록 사기(邪氣)를 받지 않더라도 병이 안으로부터 생기니 탈영(脫營)이라고 한다. 처음에 부유했다가 나중에 가난하게 되어 생긴 병을 실정(失精)이라고 한다. 반드시 음식과 거처(居處), 갑작스러운 즐거움이나 고통, 처음에는 편안하였다가 나중에 고생하였는지를 물어보아야 하는데, 이들 모두는 정기(精氣)를 상하게 한다.[1]

이것으로 병의 원인을 묻는다. 묻는 방법이 여기에 그치지 않으니,

1 『素問』「疏五過論篇 第七十七」, “[帝曰 凡未診病者 必]問嘗貴後賤 雖不中邪 病從內生 名曰脫榮 嘗富後貧 名曰失精 [五氣留連 病有所并 醫工診之 不在藏府 不變軀形 診之而疑 不知病名 身體日減 氣虛無精 病深無氣 洒洒然時驚 病深者 以其外耗於衛 內奪於榮 良工所失 不知病情 此亦治之一過也 凡欲診病者 必]問飮食居處 暴樂暴苦 始樂後苦 皆傷精氣 [精氣竭絶 形體毁沮]”.

마땅히 유추하여 찾아야 한다.

진단할 때에는 반드시 처음과 끝을 알아야 하며, 또한 나머지도 알아야 한다. 맥을 짚어 병명을 구할 때 남녀에 합당하게 해야 한다.[2]

이 한 구절에서 살피고 묻는 법에 대해 총괄적으로 말하였다. 반드시 '처음과 끝을 알아야 한다.'는 것은 병이 시작할 때와 끝날 때의 형태가 어떠한지를 전체적으로 살펴보아야 함을 말한다. '나머지도 알아야 한다.'에서 유(有)는 즉 또라는 의미이며, 나머지[餘緖]는 함께 나타나는 작은 증상을 말한다. 반드시 나머지도 살펴야 어느 것이 중한 병이고 어느 것이 가벼운 병인지 알게 되어, 혹 같이 치료해야 하는지 나누어서 치료해야 하는지를 말할 수 있다. 제차 맥을 짚어 병명을 구하는 것은 병의 주된 명칭을 정함으로써 어긋남이 없도록 하는 것이다. 남녀가 서로 다르므로, 다시 각각이 가지고 있는 병정(病情)과 병상(病狀)의 실제를 함께 고려해야 잘못이 없다. 이 단락의 묻는 방법이 매우 자세하므로, 환자들에게서 세세하게 연구해야 한다. 진수원(陳修園)의 문증가(問證歌)에서 포괄하여 말한 것을 부록으로 붙인다. "첫째로 한열(寒熱)을 묻고, 둘째로 땀을 묻고, 셋째로 머리와 몸의 상태를 묻고, 넷째로 대소변을 묻고, 다섯째로 음식을 묻고, 여섯째로 가슴의 상태를 묻고, 일곱째로 귀먹음과 여덟째로 갈증을 구분해야 하고, 아홉째로 옛 병을 묻고, 열 번째로 원인을 묻는다. 더하여 약을 먹이고 병기(病機)의 변화를 참고한다. 부인

---

2 『素問』「疏五過論篇 第七十七」, "凡診者 必知終始 有知餘緖 切脈問名 當合男女".

은 반드시 월경의 주기를 물어보아야 하는데, 느린지 빠른지, 폐경인지 출혈이 계속되는지를 모두 살펴야 한다. 다시 약간을 첨언하자면 소아에게는 천연두[天花]와 마진(痲疹)의 유무를 살핀다."[3]

3 명대(明代)의 의사인 장개빈(張介賓)의 의서인 『경악전서(景岳全書)』 가운데 『전충록(傳忠錄)』「십문편(十問篇)」에 '십문가(十問歌)'가 있어서 문진(問診)의 요점을 정리하였다. 이후 청대의 의사인 진수원(陳修園)이 이를 보충하여 『의학실재역(醫學實在易)』「문증시(問證詩)」에서 말한 내용이며, 이것이 현대의 '십문가(十問歌)'로 정착되었다. 첫 번째는 병자가 느끼는 한열의 감각상태이며, 두 번째는 땀의 유무나 땀이 나는 시간 등을 말한다. 세 번째는 머리와 온몸에서 불편함이나 통증이 있는지의 여부이며, 네 번째는 대소변의 상태를 말한다. 다섯 번째는 식습관이나 소화상태 여부이고, 여섯 번째는 온몸의 통증 중에서도 흉부에 미세한 증상이 있는가를 확인하는 것이다. 일곱 번째는 청력이 정상인가, 여덟 번째는 갈증이 있는가의 여부이며, 아홉 번째는 병력(病歷)을 확인하는 것이다. 열 번째는 지금 앓고 있는 병의 원인에 대해 알고 있는 정보를 확인하는 것인데, 만약 환자가 이미 복약을 하고 있다면 이를 참고해야 한다는 말이다. 중국 전통의학의 진단에서 가장 중요한 요소는 무엇보다 한열과 땀의 여부라고 할 수 있는데, 이 '십문가'에 여실히 나타난다.

26. 진맥에서 중요한 점(診脈精要)

맥(脈)을 살펴서 병을 아는 방법은 지극히 정교하다. 『내경』과 장중경은 모두 인영(人迎)과 부양(趺陽)을 같이 진단했으나, 지금은 오직 촌구(寸口)만을 취한다. 대체로 번잡함을 버리고 간략함을 취하여 핵심으로 삼았으니, 여기에서 인용한 것은 모두 촌구맥만을 취하는 방법이다.

십이경맥(十二經) 중에는 모두 동맥(動脈)이 있는데, 오직 촌구만을 취해서 오장육부의 생사(生死)를 결정하는 법은 무엇을 말하는 것인가?[1]

촌구(寸口)는 손바닥 뒤[2]의 맥을 짚는 곳으로, 여기에서는 『난경(難經)』에서 질문한 것으로써 아래의 뜻을 세웠다.[3] 근래 나온 서양의

---

1 『難經』「一難」, "一難曰 十二經皆有動脈 獨取寸口 以決五藏六府 死生[吉凶]之法 何謂也".

2 원문에서는 '掌後'라고 하여, 손바닥의 뒤편을 말하고 있다. 실제로 의사가 환자를 마주하고 진찰할 때에, 맥을 짚는 곳은 의사의 관점에서 환자의 손바닥 뒤쪽 즉 손목 부위가 된다.

3 아래의 본문은 모두 『난경』에서 나왔으며, 당종해가 정리하여 서술하였음을 밝힌

학에서는 맥법(脈法)을 알지 못하면서 이러한 이유로 맥법을 공격하고 배척하려고 한다. 그들은 온몸에 모두 동맥이 있는데 어째서 손의 촌구만으로 진단할 수 있는가 하고 말한다. 저들은 중국의 고인(古人)이 맥법을 창립할 때에, 이미 먼저 스스로 난해함을 따져 물었음을 알지 못한다. 이른바 십이경(十二經)이 모두 동맥이라는 말은 이미 내가 서양의학을 대신하여 잘못되었음을 말하였으며, 이미 비교와 분변을 거쳤다.[4] 저들 서양의사는 맥을 알지도 못하면서 어찌 입을 벌려 함부로 말하는가?

그러나 촌구는 맥이 크게 만나는 곳으로, 수태음(手太陰)의 동맥이다. 사람이 한 번 내쉬면 맥이 3촌을 가고, 한 번 들이쉬면 맥이 3촌을 가므로, 내쉬고 들이쉬어서 숨[息]을 이루면 맥이 6촌을 간다. 사람은 하루 낮밤에 13,500번의 숨을 쉬므로, 맥이 몸을 50번 돈다. 영위(榮衛)가 양분(陽分)을 25번 돌고, 음분(陰分)을 25번 돌아 한 주기를 이루고, 다시 수태음에 모인다. 촌구는 오장육부의 시작과 끝이 되기 때문에 맥법에서는 맥을 촌구에서 취한다.[5]

근래의 학설에서 폐장에 모든 맥이 모여 화개(華蓋)가 되고, 오장육

것이다.

4 「16. 인체의 총론(全體總論)」, 286-287쪽을 참조하시오.

5 『難經』「一難」, "然 寸口者 脈之大要會 手太陰之動脈(或作脈動)也 人一呼脈行三寸 一吸脈行三寸 呼吸定息 脈行六寸 人一日一夜 凡一萬三千五百息 脈行五十度 周於身 [漏水下百刻] 榮衛行陽二十五度 行陰亦二十五度 爲一周也 [故五十度] 復會於手太陰 寸口者 五藏六府之所終始 故法取於寸口也". 『난경』 중 위의 주석에서 인용된 부분에 이어서 나오는 부분이다.

부의 기(氣)가 모두 폐장으로 훈증해서 올라가는 까닭에 폐장의 촌구맥으로 각각의 장(臟)을 진단하여 알 수 있다고 한다.[6] 그 설 역시 통하지만, 영위가 서로 만나서 장부의 시작과 끝이 되기 때문에 오직 촌구에서 맥을 취하며, 월인(越人)[7]이 맥법을 세운 것이 매우 정교함을 결국에는 알지 못하였다. 위기(衛氣)의 진행에 대해서는 서양의학에서 알지 못하였지만, 영혈(營血)의 진행에 대해서는 서양의학에서도 알고 있다. 서양의학에서는 "혈액이 심관(心管)으로 나와 온몸으로 진행하다가 되돌아오면 자색이 되는데, 이산화탄소를 받았기 때문이다. 회혈(回血)이 심장으로 들어가는 길에 폐관(肺管)을 거치면서 내쉬는 기가 이산화탄소를 내보내면, 자색이 흩어지고 혈액은 다시 심장으로 들어간다."라고 말한다. 이는 곧 『내경』에서 영혈이 온몸을 순환한다는 뜻이다. 잠시라도 혈액이 심장의 좌방에서 나오지 않는 경우가 없으며, 잠시라도 혈액이 심장의 우방으로 돌아가지 않는 경우도 없다. 그러나 나온 혈액이 되돌아 들어가기까지를 헤아리면 역시 틀림없이 하루 낮밤이 걸린다. 다만 영혈의 운행은 위기와 같지 않아서 영혈은 숨을 쉴 때마다 출입이 있지만, 위기는 온몸을 한 번 운행하면 반드시 폐로 들어가서 영혈과 서로 만나는데, 이것이 소회(小會)다. 대개 위기가 낮에 양분을 운행하면 깨어 있게 되고, 밤에 음분을 운행하면 잠들게 되는데, 반드시 주야

6 「14. 십이경맥」, 204-206쪽을 참조하시오.

7 월인은 중국 전국시대의 뛰어난 의학자인 편작(扁鵲)을 말한다. 본명은 진월인(秦越人)이라고 하며, 장상군(長桑君)에게서 의학을 배우고 의서를 받아 명의가 되었다고 한다.

로 각기 25번을 운행하고 나서 폐장으로 들어가 영혈과 더불어 위기가 대회(大會)한다. 그렇기 때문에 영혈은 온몸을 주행한다고 말하며, 위기는 수태음에서 다시 모인다고 말하는데, 문장의 뜻이 매우 다르므로 혼동해서는 안 된다. 영혈과 위기가 장부의 안과 밖에서 주행하지만, 모두 폐장에서 만나기 때문에 촌구만을 취하여 장부 내외의 모든 병을 진단할 수 있다. 『영추』를 살펴보면 "사람의 경맥은 전후·상하·좌우 전신으로 16장 2척인데, 한 번 몸을 도는 것을 도수로 하면, 주야에 13,500번 호흡을 하고 위기는 50번을 행한다."고 말하였다.[8] 그 경맥의 길고 짧음과 기가 운행하여 전해지는 길이 모두 『내경』의 「맥도(脈度)」·「영기(營氣)」 편에 상세하므로,[9] 여기서는 더 말하지 않는다. 맥의 움직임을 살펴 기의 운행과 구분하여 말하면, 맥이 영혈이고 기가 맥에 붙어서 운행함을 알 수 있다. 낮에는 영혈의 밖에서 운행하여 양분(陽分)을 25번 가고, 밤에는 영혈의 안에서 운행하여 음분(陰分)을 25번 간다. 『내경』에서 "노인이 밤에 잠을 자지 않는 것은 영혈이 허(虛)하여 위양(衛陽)이 음으로 들어가지 못하기 때문"이라고 하였다.[10] 이것을 보면 영위가

---

8 『靈樞』「五十榮 第十五」, "漏水下百刻 以分晝夜 故人一呼 脈再動 氣行三寸 一吸 脈亦再動 氣行三寸 呼吸定息 氣行六寸 十息氣行六尺 日行二分 二百七十息 氣行十六丈二尺 氣行交通於中一周於身 下水二刻 日行二十五分 五百四十息 氣行再周於身 下水四刻 日行四十分 二千七百息 氣行十周於身 下水二十刻 日行五宿二十分 一萬三千五百息 氣行五十營於身 水下百刻 日行二十八宿 漏水皆盡 脈終矣". 『영추』에서 『난경』의 논의와 동일하게 설명하고 있는 부분이다.

9 『靈樞』 16편이 「영기」편이며, 17편이 「맥도」편이다.

10 『靈樞』「營衛生會 第十八」, "黃帝曰 老人之不夜瞑者 何氣使然 少壯之人 不晝瞑者 何氣使然 歧伯答曰 壯者之氣血盛 其肌肉滑 氣道通 營衛之行 不失其常 故晝精而夜瞑 老者之氣血衰 其肌肉枯 氣道澀 五藏之氣相搏 其營氣衰少 而衛

서로 상부(相附)하는 이치를 알 수 있다. 영(營)은 계속 순환하기 때문에 잠시라도 폐장으로 되돌아가서 심장으로 들어가지 않는 때가 없으며, 위기의 주행은 반드시 한 번을 돌면 이내 폐장으로 돌아간다. 50번으로 음양의 수를 다 마치고서는 폐장으로 돌아가는 것을 대회라고 하였으니, 장부의 시작과 끝이다. 폐장에서 만나기 때문에 폐맥(肺脈)에서 장부의 모든 병을 진단할 수 있다. 서양의학에서는 영위가 서로 만나는 곳임을 알지 못하고 맥을 단지 혈관으로만 알아서, 중국의 진맥이 잘못되었다고 한 것이다. 다만 형태로 말미암아 말하니 조잡하고 천박하다.

관(關)에서부터 척(尺)까지는 척 안의 음(陰)이 이르는 곳이요, 관에서부터 어제(魚際)까지는 촌구의 양(陽)이 다스리는 곳이다.[11]

관은 척과 촌(寸)의 경계가 나뉘는 지점으로, 『맥결(脈訣)』에서 말한 고골(高骨)이 이것이다.[12] 관 아래가 척택(尺澤)인데, 간장과 신장을

氣內伐 故晝不精 夜不瞑". 여기서 명(瞑)은 눈을 감는다는 뜻으로, 『갑을경』이나 『난경』「사십육난」에서는 오(寤)라고 하였다.

11 『難經』「二難」, "二難曰 脈有尺寸 何謂也 然 尺寸者 脈之大要會也 從關至尺是尺內 陰之所治也 從關至魚際是寸(或作寸口)內 陽之所治也 故分寸爲尺 分尺爲寸 故陰得尺內一寸 陽得寸內九分 尺寸終始 一寸九分 故曰尺寸也".

12 『맥결』은 송대의 의사 최가언(崔嘉彦)이 가결(歌訣)로 맥법을 간단히 정리한 것인데, 여기서는 서진(西晉) 시대의 의사 왕숙화(王叔和)가 지은 『맥경(脈經)』을 말하는 것으로 보인다. 『맥경』에 의해서 한의학의 맥법이 더욱 세밀해졌는데, 촌관척의 구분과 각기 주관하는 바에 대해서는 다음의 내용에서 자세하게 말하고 있다. 『脈經』 卷1, 「分別三關境界脈候所主 第三」, "從魚際至高骨(其骨自高) 卻行一寸 其中名曰寸口 從寸至尺 名曰尺澤 故曰尺寸 寸後尺前 名曰關 陽出陰入 以關爲界 陽出三分 陰入三分 故曰三陰三陽 陽生於尺動於寸 陰生於寸動於尺 寸主射上焦 出頭及皮毛竟手 關主射中焦 腹及腰 尺主射下焦 少腹至足".

주관하면서 가라앉기 때문에 음에 속한다. 관의 앞은 촌이 되는데, 심장과 폐장을 주관하여 떠오르기 때문에 양에 속한다.

맥도(脈圖)

서양의학에서는 맥법(脈法)을 믿지 않는다. 사람의 온몸에 있는 맥관(脈管)이 모두 심장 가운데 혈관에서 생겨나고, 심장의 몸통이 쉬지 않고 뛰므로 맥이 그것에 상응해서 움직이는데, 사람의 몸과 오장을 어떻게 단지 혈관에 근거해서 판단할 수 있느냐고 생각한다. 또한 손에 있는 맥은 단지 한 줄기인데 어떻게 다시 촌·관·척으로 나눌 수 있느냐고 말한다. 이 말은 옳은 듯하지만 사실은 잘못되었다. 손에 있는 맥을 세밀하게 살펴보면, 어제혈(魚際穴)의 위까지는 맥의 움직임이 나타나지 않으며, 척·택 아래까지도 맥이 역시 나타나지 않는다. 맥이 비록 한 가닥이지만 분산(分散)·합취(合聚)·은현(隱見)의 구별이 있기 때문이다.[13] 촌구는 맥이 크게 모이는 곳이며, 영위가 서로 만나는 중요한 곳이기 때문에 여기서 모든 질병을 진단할 수 있다. 맥관(脈管) 안은 혈분(血分)에 속하고 맥관 밖은 기분(氣分)에 속하는데, 맥의 지삭(遲數)은 맥관 가운데의 일이며, 부침(浮

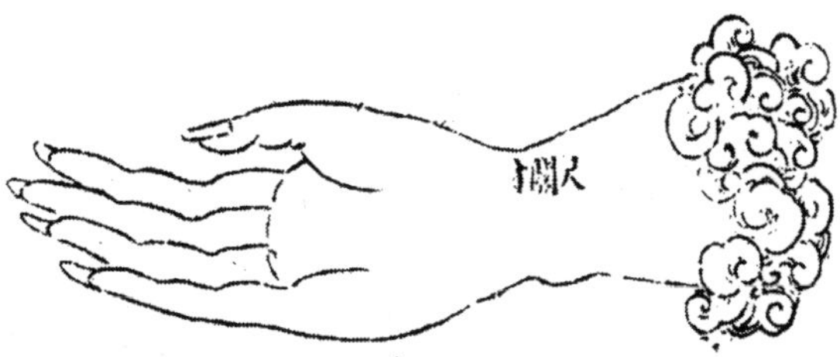

그림 45. 맥도(脈圖)

沈)은 맥관 밖의 일이다. 맥의 전후에 이르러 다시 나누면 촌은 양(陽)이 되고 척은 음(陰)이 된다. 손에 있는 맥은 (온몸의) 맥이 전부 모이는 곳에 속하므로 저절로 부분의 구별이 있으며, 양은 밖이고 음은 안쪽인 것은 천하에 바꿀 수 없는 이치다. 밖과 위쪽, 기(氣)를 주관하여 양에 속한 것들은 모두 촌에서 진단하고, 안쪽과 혈(血), 아래쪽을 주관하여 음에 속한 것은 모두 척에서 진단한다.

상부(上部)는 하늘을 본받아 가슴 위에서 머리까지의 질병을 주관하며, 중부(中部)는 사람을 본받아 횡격 이하 배꼽까지의 질병을 주관하며, 하부(下部)는 땅을 본받아 배꼽 밑에서 발까지의 질병을 주관한다.[14]

이것이 바로 『내경』에서 "상경상(上竟上)은 가슴과 인후 가운데의 일이고, 하경하(下竟下)는 아랫배 · 허리 · 다리 가운데의 일"[15]이라고 한 뜻이다. 천하의 이치는 하늘에 근본을 둔 것은 위쪽을 가까이 하고 땅에 근본을 둔 것은 아래쪽을 가까이 해서 각각 같은 종류를 따르기 때문에,[16] 좌촌(左寸)은 위에 있으므로 심장에 상응하고 우촌

---

13 맥의 '나뉘고 합쳐짐[分散合聚]'은 십이경맥이 서로 교차하고, 경맥이 낙맥과 연결되는 상태를 말한다. 한편 '안 보이기도 하고 보이기도 함[隱見]'은 맥의 형상이 나타나기도 하고 나타나지 않기도 함을 의미한다.

14 『難經』「十八難」, "脈有三部九候 各何主之 然 三部者 寸關尺也 九候者 浮中沈也 上部法天 主胸以上至頭之有疾也 中部法人 主膈以下至齊之有疾也 下部法地 主齊以下至足之有疾也 審而刺之者也".

15 『素問』「脈要精微論 第十七」, "上竟上者 胸喉中事也 下竟下者 少腹腰股膝脛足中事也".

16 이 대목은 『주역』의 건괘를 설명하는 부분에서 살펴볼 수 있다(『周易』「乾卦」, "[九五曰 飛龍在天 利見大人 何謂也 子曰 同聲相應 同氣相求 水流濕 火就燥

(右寸)은 위에 있으므로 폐장에 상응한다. 좌관(左關)은 가운데 있으므로 간장에 속하고, 우관(右關)은 가운데 있으므로 비장에 속한다. 좌척(左尺)은 아래에 있어서 신장에 속하고, 우척(右尺)은 아래에 있으므로 명문에 속하는데, 결국에는 상중하로 구분한다는 뜻이다. 좌우로 구분하면 수(水)는 천일(天一)이 되므로 마땅히 왼쪽에 배속되고, 화(火)는 지이(地二)가 되므로 마땅히 오른쪽에 배속된다. 수생목(水生木), 목생화(木生火)이기 때문에 심장과 간장은 모두 왼쪽에 위치하고, 화생토(火生土) 토생금(土生金)이기 때문에 비장과 폐장은 모두 오른쪽에 위치하니, 각각 같은 종류를 따르는 것이다. 육부(六腑)에 이르러서도 다시 같은 종류를 좇아서 배합하니, 폐장의 부는 대장이 된다. 폐장은 우관 위의 촌부(寸部)에 위치하므로 대장은 마땅히 우관 아래의 척부(尺部)에 배당되는데, 때때로 우촌(右寸)을 진찰하는 것은 폐장과 대장을 하나로 보기 때문이다. 위는 비장을 따라 우관에 배당되고, 삼초는 명문을 따라 우척(右尺)에 배속되며, 방광은 신장을 따라 좌척(左尺)에 배속되며, 담은 간장을 따라 좌관에 배속된다. 소장은 심장을 따라 좌촌(左寸)에 배속되는데, 소장은 또한 좌척에 배속될 수도 있다. 심장이 좌관 위에 위치하기 때

雲從龍 風從虎 聖人作而萬物覩] **本乎天者親上 本乎地者親下 則各從其類也**”). 이를 의학에 적용한 사례로, 『동의보감』에서는 장중경이 계지와 육계를 달리 사용하는 원리를 설명하는 부분을 찾아볼 수 있다. 즉 계지는 육계의 어린 가지로 위치가 높은 데 있기 때문에 육계의 약성과는 다르게 작용하는데, 그 이유는 『주역』에서 제시한 원리에 따르기 때문이라는 것이다(『東醫寶鑑』湯液篇 卷3, 木部, 「桂」, “仲景用 桂枝發表 肉桂補腎 本乎天者親上 本乎地者親下 自然之理也(湯液)”). 이때 전거로 삼은 『탕액(湯液)』은 원나라의 의사 왕호고(王好古)가 저술한 『탕액본초(湯液本草)』로, 권5 「목부(木部)」에서 그 내용을 찾아볼 수 있다.

문에 소장은 당연히 그것을 좇아 아래에 위치한다. 장부의 위차(位次)는 이미 밝혔고 다시 형체에 미루어 보면, 목과 목구멍, 머리와 얼굴, 앞가슴, 어깨는 모두 촌부에서 진찰하며, 겨드랑이 밑, 복부 주변, 허리 이상은 관부(關部)에서 진찰해야 하며, 아랫배, 꼬리뼈와 엉덩이, 생식기와 항문, 정강이, 무릎과 발은 모두 척부(尺部)에서 진찰해야 한다. 이는 『내경』의 '경상경하(竟上竟下)'하는 법으로, 진실로 『주역』의 '친상친하(親上親下)'하는 이치이지만, 그 의미는 미묘하다. 변증(辨證)에서는 촌·관·척을 나누고, 진법(診法)에서는 촌·관·척을 합친다. 모두 진법에서 가장 중요하므로 그 이치에 통달해야 진맥을 말할 수 있는데, 서양의학에서는 알지 못하는 바이다.

수도(手圖)

구결(舊訣)의 부위로는 좌측이 심장·전중(膻中)·간장·담·신장·소장이며, 우측이 폐장·흉중(胸中)·비장·위·명문·대장이다. 주몽각(周夢覺)이 『삼지선(三指禪)』에서 제시한 맥법에서 좌측은 심장·소장·간장·담·신장·방광, 우측은 폐장·대장·비장·위·신장·명문으로 삼았으나,[17] 여전히 미진한 점이 있다. 마땅히 좌촌은 심장·전중·소장, 좌관은 간장·담, 좌척은 신장·방광 및 소장으로 해야 하고, 우촌은 폐장·흉중·대장, 우관은 비장·위, 우척은 명문·삼초 및 대장으로 해야 한다. 대소장이 간혹 폐에 배속되는데 이것은 표리(表裡)

17 주몽각(周夢覺)은 청나라의 의학자인 주학정(周學霆)이며, 『삼지선』은 그가 저술한 맥에 관한 전문의서이다. 당종해가 인용한 내용은 『삼지선』 권1, 「左心膻中肝膽腎小腸 右肺胸中脾胃命大腸辨」 부분이다.

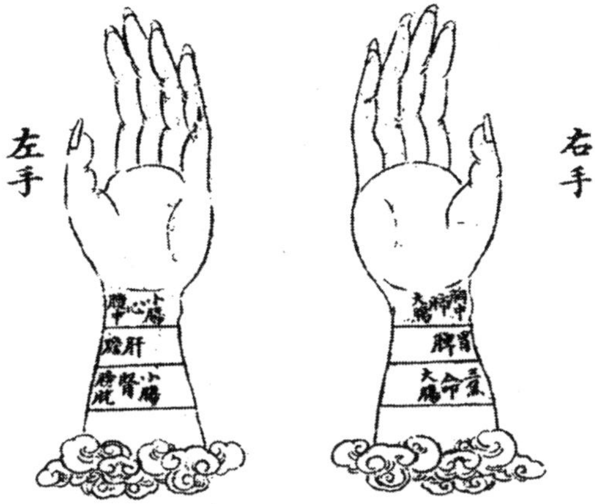

그림 46. 수도(手圖)

가 서로 통하기 때문이며, 간혹 양쪽의 척(尺)에 배속되는 것은 아래에 있기 때문이다. 전중은 곧 포락(包絡)이며 흉중은 포의(肺衣)인데, 고법(古法)에서 삼초를 진찰하지 않았던 것은 삼초의 근원이 바로 신계(腎系)에 있음을 알지 못했기 때문이다. 이제 특별히 우척에 배속시키니 의미가 드디어 완비되었다.

맥에는 삼부(三部)와 구후(九候)가 있다. 삼부는 촌·관·척이고 구후는 부·중·침(浮中沈)이다.[18]
이것은 『내경』의 삼부구후법과 같지 않지만,[19] 머리와 팔·다리를

18 『難經』「十八難」, "脈有三部九候 各何主之 然 三部者 寸關尺也 九候者 浮中沈也 上部法天 主胸以上至頭之有疾也 中部法人 主膈以下至齊之有疾也 下部法地 主齊以下至足之有疾也 審而刺之者也".

19 『내경』에서는 머리, 팔, 다리를 삼부(三部)로 하고, 다시 상중하로 나누어 해당 부

두루 진단하는 방법이 사라진 지 이미 오래되었으므로 『난경』을 따라 촌·관·척을 삼부로 삼았다. 삼부에 각각 부·중·침이 있으므로 이것이 구후가 된다.

호출(呼出)은 심장과 폐장이고, 흡입(吸入)은 신장과 간장이며, 호흡(呼吸)의 사이는 비장이다. 맥이 가운데 있으면서 부(浮)한 것은 양(陽)이다. 심장과 폐장은 모두 부하는데, 부하면서도 크게 흩어지는 것은 심장이고, 부하면서 짧고 껄끄러운 것은 폐장이다. 침(沈)한 것은 음이다. 간장과 신장은 모두 침한데, 단단하면서 긴 것이 간장이며, 누르면 부드럽지만 손가락을 들면 충실해지는 것이 신장이다. 비장은 중주(中州)이기 때문에 맥이 가운데에 있으니, 이것이 음양의 법칙이다.[20]

위의 구절에서 부위(部位)로 오장을 나누었고, 여기서는 다시 호흡과 부침으로 오장을 나누었다. 심장과 폐장은 상부에 있어서 나가는 기가 심장과 폐장을 경유하기 때문에 호출은 심장과 폐장에 속하며, 한 번의 호(呼)에 맥이 당연히 두 번 온다. 간장과 신장은 하부에 있어서, 들어온 기가 간장과 신장으로 돌아가기 때문에 흡입은 간장과 신장에 속하는데, 한 번의 흡(吸)에 맥은 당연히 두 번 온다. 호흡의 사이에 비장이 중궁(中宮)을 주관하여 출입을 관장하므로 맥이 응당 한 번 이르기 때문에, 호흡으로 숨이 이뤄질 때 맥이 5번 이르

위를 진맥하였다(『素問』「三部九候論篇 第二十」).

20 『難經』「四難」, "四難曰 脈有陰陽之法 何謂也 然 呼出心與肺 吸入腎與肝 呼吸之間 脾受穀氣(或作味)也 其脈在中 浮者陽也 沈者陰也 故曰陰陽也 心肺俱浮 何以別之 然 浮而大散者 心也 浮而短濇者 肺也 腎肝俱沈 何以別之 然 牢而長者 肝也 按之濡 擧指來實者 腎也 脾者中州 故其脈在中 是陰陽之法也".

면 병이 없는 것이다. 만약 한 번 많으면 하나의 장(臟)이 태과(太過)한 것이고, 한 번 적으면 하나의 장이 부족한 것이다. 이는 (맥이) 이르는 횟수를 살피는 방법이니, 이 뜻을 알면 맥이 오는 숫자가 느리고 빠른 이유를 알 수 있다. "맥이 가운데 있으면서"[21] 이하의 글에서 부·중·침으로 오장을 분별하는 것을 말하였다. 맥이 사람의 기육(肌肉) 가운데 있다고 하였는데, 가볍게 눌러서 나타나는 것은 부(浮)가 되며, 부는 밖에 위치하여 양에 속하며 심장과 폐장에 상응한다.[22] 부하면서도 크게 흩어지는 것은 심장에 대응되고, 부하면서 짧고 껄끄러운 것은 폐장에 대응된다. 무겁게 눌러서 나타나는 것은 침(沈)으로, 침은 안에 있어서 음에 속하고 간장과 신장에 대응한다. 단단하면서 긴 것은 현(弦)의 형상[23]으로 간경(肝經)에 속하고, 부드러우면서도 충실한 것은 매끄러운[滑] 형상[24]으로 신경(腎經)에 속한

---

21 "부(浮)한 것은 양(陽)이다."의 앞 구절이다.

22 이하에서 다양한 맥의 형상이 나타나므로, 여기서 개략적으로 설명한다. 『동의보감』의 경우에는 총 27개의 맥상을 설정하고 있는데, 7개의 표맥(表脈)과 8개의 이맥(裏脈), 9개의 도맥(道脈), 3개의 기타 맥이다. 표맥은 모두 양맥으로, 부맥(浮脈)·규맥(芤脈)·활맥(滑脈)·실맥(實脈)·현맥(弦脈)·긴맥(緊脈)·홍맥(洪脈)이 있다. 이맥은 모두 음맥으로, 미맥(微脈)·침맥(沈脈)·완맥(緩脈)·색맥(濇脈)·지맥(遲脈)·복맥(伏脈)·유맥(濡脈)·약맥(弱脈)이 있다. 도맥은 양맥과 음맥이 섞여 있고, 장맥(長脈)·단맥(短脈)·허맥(虛脈)·촉맥(促脈)·결맥(結脈)·대맥(代脈)·뇌맥(牢脈)·동맥(動脈)·세맥(細脈)이 있다. 이 외에 삭맥(數脈)·대맥(大脈)·산맥(散脈)이 있다. 이상 『동의보감』에서 제시한 맥상에 대한 설명은 신동원·김남일·여인석, 2012, 453-460쪽 참조.

23 현맥(弦脈)은 활시위 같은 맥으로, 살짝 누르면 없는 듯하나 꾹 누르면 활시위처럼 뛴다.

24 활맥(滑脈)은 순조로워 손가락에 닿는 감각이 구슬이 잘 굴러가는 것같이 느껴지는 맥상이다.

다. 비장은 중주이기 때문에 맥이 가운데 있으니, 이곳은 음양이 치우치지 않은 위치다. 이런 까닭에 침으로는 간장과 신장을 진단하고, 부로는 심장과 폐장을 진단하며, 중(中)으로는 비장과 위를 진단하는데, 배속을 정하는 뜻이 역시 다양하다.

봄의 맥은 현(弦)이며, 여름의 맥은 구(鉤)이고, 가을의 맥은 모(毛)이며, 겨울의 맥은 석(石)이다. 사시(四時) 모두 위기(胃氣)로 근본을 삼는데, 사시에 병(病)이 변하는 것이 생사의 요처다.[25]

구는 홍(洪)[26]이며, 모는 부(浮)이고, 석은 침(沈)이다. 위기가 맥에 나타나면 온화한 형상인데, 현구모석(弦鉤毛石)한 맥에 각각 온화함이 나타나면 위기가 있기 때문임을 말한다. 사시의 변화는 태과(太過)와 불급(不及)으로, 위기를 얻지 못하였다면 그 병을 알 수 있음을 말한다. 여기서는 오장과 사시에 나타나는 주맥(主脈)을 자세히 말하였으며, 또 위기에 근본을 둔다는 것을 말하였다. 근래 『삼지선』의 맥결(脈訣)에서는 완맥(緩脈)으로 벼리를 삼았으니,[27] 진실로 위기가

---

25 『難經』「十五難」, "[十五難曰 經言]春脈弦 夏脈鉤 秋脈毛 冬脈石…[胃者 水穀之海 主稟] 四時[或無(故)字] 皆以胃氣爲本 [是謂]四時之變病 死生之要會也".

26 홍맥(洪脈)은 크고 힘이 있어서 마치 홍수 때 물결치듯 뛰는 맥상으로, 대맥(大脈)이라고도 한다.

27 『三指禪』 卷1, 「二十七脈名目」, "訣以緩爲極平脈 餘二十六爲病脈 定清緩脈方可定諸病脈 精熟緩脈 卽可以知諸病脈". 여기서 주학정은 완맥이 지극히 평온한 맥이기 때문에 나머지 26개의 맥상이 있으면 병이 있는 것이며, 따라서 완맥을 연구하면 병맥 또한 알 수 있다고 말하였다. 그가 제시한 27개의 맥상은 다음과 같다. 미(微)·세(細)·현(弦)·약(弱)·유(濡)·뇌(牢)·부(浮)·침(沈)·허(虛)·실(實)·활(滑)·삽(澀)·홍(洪)·복(伏)·완(緩)·지(遲)·삭(數)·장(長)·단(短)·공(芤)·혁(革)·결(結)·촉(促)·긴(緊)·산(散)·동(動)·대(代).

근본이 되는 뜻을 알 수 있다. 학자가 한번 살펴볼 만하다.

(맥이) 삭(數)한 것은 부(腑)이며, 지(遲)한 것은 장(臟)이다. 제양(諸陽)은 열(熱)이 되며, 제음(諸陰)은 한(寒)이 된다. 삭(數)은 열이고, 지(遲)는 한이다.[28]

부는 양에 속하므로 삭맥(數脈)[29]은 마땅히 부에 해당하고, 장은 음에 속하므로 지맥(遲脈)[30]은 당연히 장에 속한다. 삭은 열(熱)로써 제양(諸陽)이 주관하는 기(氣)이며, 지는 한(寒)으로 제음(諸陰)이 주관하는 기이다. 단지 지삭(遲數)만으로 장부를 구분하는 것은 미진한 듯하지만, 삭이 열이 되고 지가 한이 되는 것은 일정하여 바뀜이 없다. 맥이 박동하는 것은 심혈(心血)의 오르내림에서 나오므로, 맥관 가운데의 혈액이 주관하는 바에 속한다. 심장은 화(火)를 주관하므로, 혈이 허하고 화가 적으면 움직임이 느려지고, 혈이 많고 화가 왕성하면 움직임이 빨라진다. 또한 맥이 거칠면서 크거나 가늘면서 허약한 것은 모두 맥관 가운데의 일로, 마땅히 지삭과 함께 판단해야 한다. 맥법(脈法)에서는 맥관의 안쪽은 혈분(血分)이고 맥관의 밖은 기분(氣分)이 되는 것을 변별함이 중요한데, 진료와 치료가 저절로 분별된다.

---

28 『難經』「九難」, "九難曰 何以別知藏府之病耶 然 數者府也 遲者藏也 數則爲熱 遲則爲寒 諸陽爲熱 諸陰爲寒 故以別知藏府之病也".

29 삭맥(數脈)은 잦고 급한 맥으로, 평맥(平脈)보다 두 번 더 뛰는 것을 말한다.

30 지맥(遲脈)은 한 번 숨 쉴 동안에 세 번 맥이 뛰며 오가는 것이 몹시 더디고 살짝 누르나 꾹 누르나 한결같이 나타난다.

(맥이) 부(浮)한 것은 양이며 활(滑)한 것은 양이고 장(長)한 것은 양이다. 침(沈)한 것은 음이며 단(短)한 것은 음이고 삽(澀)한 것은 음이다. 각각 경맥의 소재로 병의 순역(順逆)을 명명한다.[31]

부·활·장[32]은 양이 되고 침·단[33]·삽[34]은 음이 되니, 여기에 근거하여 병을 치료하면 이미 요점을 얻은 것이다. 다시 각 경맥을 구분하여 순역을 정하는데, 가령 신맥(腎脈)은 마땅히 침해야 하는데 반대로 부하거나 심맥(心脈)은 마땅히 부해야 하는데 반대로 침하면 역(逆)이 된다는 것을 이미 맥의 정상(定象)에 밝혔다. 또 맥에는 정체(定體)가 없다고 말하였지만 경맥에 따라 순역을 나누었으니 그 방법이 가장 상세하다. 서양의학에서는 맥이 단지 혈관인 줄만 알고, 기가 맥에 의지하여 혈관 밖, 즉 기도(氣道)로 흐르는 것을 알지 못한다. 서양의학에서는 맥의 밖에 맥초(脈鞘)라는 막이 있는데, 반질반질하면서 얇고 여러 층으로 나뉘며, 체처럼 가운데에 작은 구멍이 있다고 말한다. 살피건대 그것이 바로 맥의 흐름에 붙어 있는 기

---

31 『難經』「四難」, "[脈有一陰一陽 一陰二陽 一陰三陽 有一陽一陰 一陽二陰 一陽三陰 如此之言 寸口有六脈俱動耶 然 此言者 非有六脈俱動也 謂浮·沈·長·短·滑·濇也] 浮者陽也 滑者陽也 長者陽也 沈者陰也 短者陰也 濇者陰也 [所謂一陰一陽者 謂脈來沈而滑也 一陰二陽者 謂脈來沈滑而長也 一陰三陽者 謂脈來浮滑而長 時一沈也 所言一陽一陰者 謂脈來浮而濇也 一陽二陰者 謂脈來長而沈濇也 一陽三陰者 謂脈來沈濇而短 時一浮也] 各以其經所在 名病逆順也".

32 장맥(長脈)은 꾹 누르면 넓고 크게 나타나면서 제자리에서 벗어나 촌(寸), 관(關), 척(尺) 세 부위에 다 나타난다.

33 단맥(短脈)은 제 위치에서 다 나타나지 않는 맥상을 말한다.

34 삽맥(澁脈)은 가늘면서 더디고 흩어지면서 한 번씩 멎었다 다시 뛰는 맥상을 말하며, 색맥(濇脈)이라고도 한다.

공(氣孔)이다. 맥관은 단지 한 가닥이므로 하나가 움직이면 모두가 움직이기 때문에 지삭은 부위에 구분이 없지만, 기는 상하로 경중이 다르기 때문에 부침은 삼부의 구별이 있다. 이를 따라 유추하고, 기관(氣管)과 혈관(血管)을 분진(分診)하기도 하고 합진(合診)하기도 한다면 맥에 있어서 의심스러움이 없을 것이다. 내가 서양의 의서를 읽어 보고서 옛 성인의 정교함을 더욱 알게 되니, 서양의사가 옛 성인의 책을 읽어서 그들의 부족함을 보완할 수 있기를 바란다.

여기서 진법(診法)은 모두 『난경』을 따랐는데, 『내경』에서는 머리에서 발끝까지 두루 진찰하였다. 월인(越人)이 진단의 법을 고치면서부터 모두가 간략함을 추구하였고, 후세의 『맥결』이 여기에서 시작되었다. 진법은 매우 정교하기 때문에 마땅히 그것으로부터 다시 여러 가지 맥서(脈書)를 참고하면 그 오묘함을 다할 것이다.

27. 처방을 살펴서 치료함(審治處方)

(치료의 원칙은) 찬 것은 뜨겁게 하고, 뜨거운 것은 차게 한다. 경미하면 거꾸로[逆]로 하고, 심하면 쫓아서[從] 한다. 굳은 것은 깎아 내고, 들어온 것은 내보낸다. 피로하면 따뜻하게 하고, 맺혀 있으면 흩어지게 한다. 머무른 것은 공격하고, 마른 것은 촉촉하게 한다. 팽팽한 것은 늦추고, 흩어진 것은 수렴한다. 손상된 것은 더하여 주고, 안일한 것은 움직이게 한다. 놀란 것은 안정시킨다.[1]

여러 치료법 가운데 차가운 것으로 열을 치료하고, 열로 차가운 것을 치료하며, 공격하거나 흩어지게 하는 방법, 더하거나 안정시키는 방법은 모두 알기 쉽다. 오직 '경미하면 거꾸로' 하고 '심하면 쫓아서' 치료하는 이치가 매우 미묘하다. 경미한 것은 작은 도적과 같아서 박멸(撲滅)할 수 있지만, 심한 것은 큰 도둑과 같아 소굴이

1 『素問』「至眞要大論篇 第七十四」, "寒者熱之 熱者寒之 微者逆之 甚者從之 堅者削之 客者除之 勞者溫之 結者散之 留者攻之 燥者濡之 急者緩之 散者收之 損者溫之 逸者行之 驚者平之 上之下之 摩之浴之 薄之劫之 開之發之 適事爲故".

깊고 견고해서 유인하지 않으면 공격하지 못한다. 서양의학에서는 가령 열증(熱證)을 치료할 때에 얼음으로 가슴을 눌러 주는데, 이것은 열이 있으면 차게 하는 정법(正法)이다. 그러나 열이 경미하면 바로 제거되지만, 만약 열이 심하면 도리어 열을 핍박하여 안으로 숨어들게 하여 심장으로 들어가 죽게 만든다. 홍콩의 전염병에 이와 같은 치료로 죽은 사람이 많았는데, 모두 심하면 좇아서 치료해야 함을 몰랐기 때문이다. 비유하자면 화상이 심하다면 냉수 뿌리기를 피해야 하는데, 화독(火毒)이 심장으로 잠복해서 죽을까 걱정하는 것과 같다. 그러므로 역(逆)과 종(從)의 치료법을 강구하지 않을 수 있겠는가?

역의 방법은 바르게 치료[正治]하는 것이며, 종의 방법은 반대로 치료[反治]하는 것이다. (성질이) 뜨거운 약은 차게 해서 사용하고, 찬 약은 뜨겁게 해서 사용한다. 막힌 데에 막히게 하는 약을 쓰고, 통한 데에 통하게 하는 약을 쓴다. 시작은 같지만 끝이 다르다. (이렇게 하면) 적취를 깰 수 있고 단단한 것도 무르게 할 수 있으며, 기(氣)를 조화롭게 할 수 있고 반드시 낫게 할 수 있다.[2]

역은 차가운 약으로 열을 치료하고 뜨거운 약으로 한(寒)을 치료하기 때문에 정치(正治)라고 한다. 종은 열병(熱病)에 뜨거운 약을 사

2 『素問』「至眞要大論篇 第七十四」, "帝曰 何謂逆從 岐伯曰 逆者正治 從者反治 從少從多 觀其事也 帝曰 反治何謂 岐伯曰 熱因寒用 寒因熱用 塞因塞用 通因通用 必伏其所主 而先其所因 其始則同 其終則異 可使破積 可使潰堅 可使氣和 可使必已".

용하고 한병(寒病)에 찬 약을 사용하기 때문에 반치(反治)라고 한다. 또한 반치의 이치를 말할 때, 뜨거운 약은 차갑게 해서 사용해야 효과가 있고 차가운 약은 뜨겁게 해서 사용해야 효과가 있음이 이른바 반치를 보좌[反佐]하는 방법이다. 막힌 데에 막히게 하는 약을 사용하니, 만약 (기운이) 그득하여 거꾸로 역상(逆上)하면서 내려가지 않는다면, (막히게 하는 것을) 쫓아서 토하게 한다. 통(通)한 데에 통하는 약을 사용하니, 설사와 하리(下痢)가 그치지 않으면 (통하게 하는 것을) 쫓아서 내려가게 한다. 병이 시작할 때에 증상과 같이 하는 이유는 유인하기 위해서이며, 병의 마지막에 증상과 다르게 하는 이유는 대적하기 위해서이다. 변화를 모두 헤아릴 수 없지만, 이러한 이유로 덩어리와 적취를 깨뜨리면 반드시 치료됨을 기대할 수 있다.

병이 아래에 있으면 위쪽을 치료하고, 병이 위쪽에 있으면 아래를 치료하며, 병이 가운데 있으면 그 주위를 치료한다.[3]

여기서는 병을 치료함에 지엽을 따라서는 안 되고, 마땅히 원인이 위치한 곳을 찾아야 함을 다시 말하였다. 만약 소변과 대변이 순조롭지 못하다면 병이 아래에 있는 것이지만, 그러나 대부분 심장과 폐장이 옮긴 병이기 때문에 당연히 (원인을) 위쪽에서 찾아야 한다. 머리와 눈, 귀 그리고 인후 사이라면 병이 위에 있는 것이지만, 대부분 간장과 신장의 사기(邪氣)가 위쪽으로 침범한 것이기 때문에 반드시 (원인을) 아래에서 찾아야 한다. 병이 가운데 있으면 비위(脾胃)

3 『素問』「五常政大論篇 第七十」, "氣反者 病在上 取之下 病在下 取之上 病在中 傍取之".

에 속하지만, 대부분 소양(少陽)과 궐음(厥陰)[4]에 사기가 침범한 것이기 때문에 당연히 주변에서 찾아야 한다.

상세한 치료법은 당연히 각각의 서적에서 구해야 한다. 그러나 『내경』의 대의(大義)를 분명히 할 수 있다면 각 서적에 있는 치료법의 이치가 이미 갖추어진다. 서양의학에서는 치료법에 집착하는 것이 많기 때문에 신묘함이 드물다.

4 수소양삼초경과 족소양담경, 수궐음심포경과 족궐음간경이 해당한다.

28. 기미와 음양(氣味陰陽)

서양의사는 자기 나라에서 사용하는 약이 실험을 거쳐서 알아냈기 때문에 비교적 실제 근거가 있지만, 그와 다르게 중국에서는 오로지 색(色)과 향(香), 기미(氣味)[1]로 장부에 분배할 뿐이어서 약효의 근거가 없다고 말한다. 서양의사가 이렇게 말한 것은 형체를 따른 비루함일 뿐으로, 빠짐없이 실험했다고 말하면서도 파악한 것이 전혀 없고 오로지 이미 실험했다는 것만으로 근거를 삼고 있음을 알지 못한다. 저들은 오행(五行)을 말하지 않고 오로지 형기(形氣)만으로 학설을 세웠기 때문에 반은 얻었지만 전체를 잃어버렸다. 비유하자면 저들은 산소[養氣]가 사물을 기른다고 하는데, 온갖 과실과 국, 고기가 산소를 얻으면 썩지 않는 것과 같다. (그러나) 산소를 얻을 때 수

1 기미는 약의 성질을 설명하는 용어로, 사기(四氣)와 오미(五味)를 합한 말이다. 사기는 음양에 입각하여 약의 성질을 구분한 것으로, 인체에 미치는 작용을 토대로 한(寒)·열(熱)·온(溫)·량(凉)으로 나누며, 다시 세분하여 대열(大熱)·대한(大寒)·미온(微溫)·미한(微寒)으로 분류하기도 한다. 한편 오미는 약의 성질을 맛으로 구분한 것으로, 매운맛[辛味]·단맛[甘味]·쓴맛[苦味]·신맛[酸味]·짠맛[鹹味]이며, 이 외에 담백한 맛[淡味]도 있다.

은(水銀)·백반(白礬)·초석(硝石)을 태우면 바로 배출되니, 그들이 말하는 산소가 중국에서 말하는 음기(陰氣)임을 모른다. 중국에서 얼음으로 과실과 국을 신선하게 하는 것은 얼음이 순음(純陰)이어서 변화하지 않는 성질을 취한 것이다. 수은 등은 순음이기 때문에 산소가 많다. 수소[輕氣]도 불을 일으킬 수 있으니, 수소는 곧 중국에서 말하는 양기(陽氣)다. 그러므로 서양의학에서 수소와 산소를 말한 것이 중국에서 음양을 말하면서 그 실제를 얻은 것만 하겠는가? 기미와 형성(形性)을 같이 말하지 않는다면 한 사물의 공용(功用)도 완전치 못하다. 또한 서양인이 시험한 것을 어찌 고인(古人)들이 약을 맛보았으면서도 시험하지 않았겠는가?

양(陽)이 쌓여서 하늘이 되고, 음(陰)이 쌓여서 땅이 된다. 양은 기(氣)이고, 음은 미(味)이다.[2]

사람과 만물은 천지에 있어서 동일하므로, 음양에서도 동일하다. 만물이 각각 받은 천지의 음양으로써 인신(人身)의 음양을 변화시킨다. 약의 효능이 여기에서 나타난다. 하늘은 오기(五氣)로 사람을 살리고 땅은 오미(五味)로 사람을 먹이니, 기미는 곧 음양이 나뉘어 드러난 것이다.

음미(陰味)는 하규(下竅)로 나가고, 양기는 상규(上竅)로 나간다.[3] **청양**

2 『素問』「陰陽應象大論篇 第五」, "故積陽爲天 積陰爲地"; "陽爲氣 陰爲味".

3 하규는 전음(前陰)과 후음(後陰), 즉 외생식기와 항문을 말하며, 상규는 얼굴 혹은 머리에 있는 구멍인 눈·귀·코·입을 말한다.

(淸陽)은 주리(腠理)로 발산되고, 탁음(濁陰)은 오장으로 주행한다.[4] 청양은 사지(四肢)를 충실하게 하고, 탁음은 육부(六腑)로 돌아간다. 맛이 진하면 음이고, 맛이 옅으면 음 가운데의 양이다. 기가 두터우면 양이고, 옅으면 양 가운데의 음이다. 맛이 진하면 배출시키고, 옅으면 통하게 한다. 기가 박하면 발설시키며, 두터우면 발열시킨다.[5]

장원소(張元素)가 "맑은 것 중에서 가장 맑은 것은 주리를 통해서 발산되고, 맑은 것 중에서 탁한 것은 사지를 충실하게 하며, 탁한 것 중에서 탁한 것은 육부로 돌아가고, 탁한 것 가운데 맑은 것은 오장으로 주행한다."고 말하였다.[6] 부자(附子)는 기가 두터워서 '양 가운데의 양(陽中之陽)'이 되고, 대황(大黃)은 맛이 진해서 '음 가운데의 음(陰中之陰)'이 된다. 복령(茯苓)은 기가 박(薄)해서 '양 가운데의 음(陽中之陰)'이 되기 때문에 소변을 잘 통하게 하며, 수태양경(手太陽經)[7]으로 들어가므로 양의 본체에서 떨어지지 않는다. 마황(麻黃)의

---

4 청양은 탁음에 상대되는 말로, 가볍고 깨끗하여 위로 올라가는 성질이 있는 위기(衛氣)나 양기(陽氣)가 속하며, 탁음은 오장에 저장된 정기나 육부에서 흡수되고 남은 찌꺼기인 대소변 등이 속한다.

5 『素問』「陰陽應象大論篇 第五」, "陰味出下竅 陽氣出上竅 味厚者爲陰 薄爲陰之陽 氣厚者爲陽 薄爲陽之陰 味厚則泄 薄則通 氣薄則發泄 厚則發熱".

6 장원소(張元素)는 금나라 때의 의학자로 금원 사대가 가운데 한 사람이며, 특히 약물의 성능에 대하여 깊이 연구하여 기미(氣味)의 승강(升降) 작용과 귀경(歸經) 등을 정립하는 데 공헌하였다. 저술로 『의학계원』·『진주낭(珍珠囊)』·『장부표본약식(臟腑標本藥式)』·『약주난경(藥注難經)』 등을 남겼으며, 그의 학문적인 업적은 제자인 이고(李杲)에게 전승되었다. 인용된 내용은 장원소가 저술한 『의학계원』에 보인다(『醫學啓源』 卷下, 十二 用藥備旨, 「升降者 天地之氣交」, "淸陽發腠理 淸之淸者也 淸陽實四肢 淸之濁者也 濁陰歸六腑 濁之濁者也 濁陰走五臟 濁之淸者也").

7 소장경(小腸經)이다.

맛은 엷어서 '음 가운데의 양(陰中之陽)'이 되기 때문에 땀을 내게 하며, 수태음경(手太陰經)[8]으로 들어가 음의 본체에서 떨어지지 않는다.[9] 기가 같은 사물이라도 미(味)가 같지 않으며, 맛이 같은 사물이라도 기운이 다르다. 각각 진하고 엷은 차이가 있기 때문에 약성(藥性)과 쓰임에서 같지 않다. 이고(李杲)가 "맛이 엷은 것은 통(通)하게 하는데, 산고함평(酸苦鹹平)이 그것이다. 맛이 진한 것은 설(泄)하게 하니, 함고산함(鹹苦酸鹹)이 그것이다. 기가 두터운 것은 발열시키니 신감온열(辛甘溫熱)이 그것이며, 기가 엷은 것은 삼설(滲泄)시키니 감담평량(甘淡平涼)이 그것이다."라고 하였다.[10] 삼(滲)은 땀을 조

---

8 즉 폐경(肺經)을 말한다.

9 이상의 내용은 장원소의 『의학계원』에서 찾아볼 수 있다(『醫學啓源』 卷下, 十二 用藥備旨, 「升降者 天地之氣交」, "茯苓淡 爲天之陽 陽也 陽當上行 何謂利水而泄下 經云 氣之薄者 陽中之陰 所以茯苓利水而泄下 亦不離乎陽之體 故人手太陽也 麻黃苦 爲地之陰 陰也 陰當下行 何謂發汗而升上 經曰 味之薄者 陰中之陽 所以麻黃發汗而升上 亦不離乎陰之體 故入手太陰也 附子 氣之厚者 乃陽中之陽 故經云發熱 大黃 味之厚者 乃陰中之陰 故經云泄下").

10 이고는 금원사대가 가운데 한 사람으로 호를 동원(東垣)이라고 하였으며, 앞서 언급된 장원소의 제자다. 해당 인용 부분을 이고가 저술한 의서에서 확인해 보면 정확히 일치하는 대목이 보이지 않는다. 다만 그의 대표적 의서인 『비위론』에 유사한 기술이 있는데, 다음과 같다. 『脾胃論』 「君臣佐使法」, "[凡藥之所用皆以氣味爲主 補瀉在味 隨時換氣] 氣薄者 爲陽中之陰 氣厚者 爲陽中之陽 味薄者 爲陰中之陽 味厚者 爲陰中之陰 辛甘淡中熱者 爲陽中之陽 辛甘淡中寒者 爲陽中之陰 酸苦鹹之寒者 爲陰中之陰 酸苦鹹之熱者 爲陰中之陽 [夫辛甘淡酸苦鹹 乃味之陰陽 又爲地之陰陽也 溫涼寒熱 乃氣之陰陽 又爲天之陰陽也 氣味生成 而陰陽造化之機存焉]". 한편 이고의 제자인 나천익(羅天益)이 편찬한 『동원선생시효방』에 본문과 거의 같은 내용이 실려 있다(『東垣先生試效方』 劵1 「用藥法象」, "味之薄者 爲陰中之陽 味薄則通 酸苦鹹平 是也 氣之厚者 爲陽中之陽 氣厚則發熱 辛甘溫熱 是也 氣之薄者 爲陽中之陰 氣薄則發泄 辛甘淡平寒涼 是也 味之厚者 爲陰中之陰 味厚則泄 酸苦鹹寒 是也"). 그러나 당종해가 인용한 것과는

금 내게 하는 것을 말하고, 설은 소변이 잘 나오게 하는 것을 말한다. 이것은 약을 분별하는 중요한 원칙으로, 일정하여 움직일 수 없다. 서양의학에서 기미(氣味)를 언급하지 않았지만, 대황을 이용하여 대소변으로 내보내고 장뇌(樟腦)를 써서 발열시키는 것을 보면, 약의 사용이 결국 기미에서 분리되지 않는다. 다만 서양의학에서 이해하지 못할 뿐이다.

신감(辛甘)은 발산(發散)하므로 양(陽)이고, 산고(酸苦)는 용설(湧泄)하므로 음(陰)이다. 함미(鹹味)는 용설하므로 음이며, 담미(淡味)는 삼설(滲泄)하므로 양이다. 이 여섯 가지는 수렴시키거나 발산시키고, 완화하거나 급하게 하고, 윤택하게 하거나 마르게 하고, 부드럽게 하거나 단단하게 한다. 그렇게 함으로써 순조롭게 행하도록 하고, 기(氣)를 조절하여 평온하도록 한다.[11]

발산은 위로 전개되고 밖으로 흩어지게 할 수 있는 것으로, 땀을 내고 사지를 따뜻하게 한다. 용(湧)은 위로 토하는 것이며, 설(泄)은 아래로 대소변을 보는 것이다. 삼설은 소변을 순조롭게 하는 것이다. 여섯 가지는 신감산고함담(辛甘酸苦鹹淡)을 말한다. 구종석(寇宗奭)[12]은 "사물을 낳는 것은 기이고, 사물을 완성하는 것은 미(味)이

약간의 차이가 있으니, 맛이 진한 것은 '鹹苦酸鹹'이라고 한 부분과 기가 옅으면 '甘淡平涼'이라고 한 부분이다.

11 『素問』「至眞要大論篇 第七十四」, "[帝曰 善 五味陰陽之用何如 歧伯曰] 辛甘發散爲陽 酸苦涌泄爲陰 鹹味涌泄爲陰 淡味滲泄爲陽 六者或收或散 或緩或急 或燥或潤 或耎或堅 以所利而行之 調其氣 使其平也".

12 구종석은 송대의 의사로, 저서에 『본초연의(本草衍義)』가 있다.

다. 홀수에서 생겨나면 짝수에서 완성되고, 짝수에서 생겨나면 홀수에서 완성된다. 한기(寒氣)는 단단하기 때문에 맛이 짜고, 부드럽게 하는 데 사용할 수 있다. 열기(熱氣)는 부드럽기 때문에 맛이 쓰고, 단단하게 하는 데 사용할 수 있다. 풍기(風氣)는 흩어지기 때문에 맛이 시고, 수렴하는 데 사용할 수 있다. 조기(燥氣)는 수렴하기 때문에 맛이 매우며, 흩뜨리는 데 사용할 수 있다. 토는 충기(沖氣)로 어울리지 못하는 바가 없기 때문에 맛이 달고, 완화시키는 데 이용한다."라고 하였다.[13] 약을 사용하는 이치는 결국 조화롭게 해서 평온하도록 하는 것뿐이다. 구종석의 이 주석은 기미의 상반(相反)과 상성(相成)의 성질을 깊이 얻은 것으로, 배우는 사람은 살펴보아야 한다.

이고(李杲)의 학설을 덧붙여 말하자면, "약에는 승강부침(升降浮沈)과 생장수장(生長收藏)이 있어서 사시(四時)와 짝한다. 봄에는 상승하고 여름에는 떠 있으며, 가을에는 수렴하며 겨울에는 저장되는데, 토가 가운데서 변화시킨다."라고 하였다.[14] 이로써 미가 박한 것

---

13 『本草衍義』券1, 序例上, 「衍義總敍」, "夫天地旣判 生萬物者 惟五氣爾 五氣定位 則五味生 五味生 則千變萬化 至於不可窮已 故曰 生物者氣也 成之者味也 以奇生則成而偶 以偶生則成而奇 寒氣堅 故其味可用以軟 熱氣軟 故其味可用以堅 風氣散 故其味可用以收 燥氣收 故其味可用以散 土者沖氣之所生 沖氣則無所不和 故其味可用以緩 氣堅則壯 故苦可以養氣 脈軟則和 故咸可以養脈 骨收則強 故酸可以養骨 筋散則不攣 故辛可以養筋 肉緩則不壅 故甘可以養肉 堅之而後可以軟 收之而後可以散 欲緩則用甘 不欲則弗用 用之不可太過 太過亦病矣 古之養生治疾者 必先通乎此 不通乎此 而能已人之疾者 蓋寡矣".

14 이 부분의 전거는 확인하기 어려우며, 유사한 대목은 앞의 각주 10을 참조하시오.

은 상승·발생시키며, 기가 박한 것은 하강·수렴시키며, 기가 후(厚)한 것은 부상(浮上)·장성(長成)시키며, 미가 후한 것은 침잠·저장시키며, 기미가 평(平)한 것은 변화·완성시킨다. 내가 살펴보니, 맛이 박한 것은 감평(甘平)·신평(辛平)·미온(微溫)·미고(微苦)의 종류이고, 기가 박한 것은 감한(甘寒)·산평(酸平)·함평(鹹平)·담량(淡涼)한 종류이다. 기가 후한 것은 감열(甘熱)·신열(辛熱)한 약이며, 미가 후한 것은 고한(苦寒)·함한(鹹寒)한 약이다. 기미가 평탄한 것은 토의 성질을 얻어 승강(升降)을 겸할 수 있다. 이시진(李時珍)은 "산함(酸鹹)에는 상승이 없고, 감신(甘辛)에는 하강이 없으며, 한(寒)에는 부상(浮上)이 없고, 열(熱)에는 침잠이 없다. 성질이 본래 그렇기 때문이다."라고 하였다.[15] 한 가지 약물 가운데서도, 다시 뿌리는 상승시키고, 가지 끝은 하강시키며, 날것은 상승시키고, 익힌 것은 하강시키는 차이가 있으니, 세심하게 살피는 것이 중요하다.

15 『本草綱目』 卷1, 序例上, 「升降浮沈」, "李時珍曰 酸鹹無升 甘辛無降 寒無浮 熱無沈 其性然也".

29. 성미에 따른 적당함과 꺼림(性味宜忌)

약의 성미(性味)는 각각 오행(五行)에 따라 오장(五臟)으로 돌아가는데, 생극(生剋)과 호오(好惡)가 갖춰져 있기 때문에, 각각에 적당함과 꺼리는 바가 있다. 약에는 성미의 치우침이 있기 때문에 오장의 치우친 성질을 조절할 수 있다. 치우쳤으나 적당하면 병이 낫지만, 치우쳤는데 지나치면 적당하지 않다.

간장은 흩어지고자 하므로, 급(急)하면 매운 것을 먹어서 흩어지게 한다.[1] 매운맛을 사용하여 간장을 보양하고, 신맛을 사용하여 간장의 기운을 빼낸다.[2]

---

1 급(急)을 '급하게'라는 부사로 해석하는 경향이 일반적이어서, 대체로 "(병이 있는) 간장의 기운을 흩어지게 하려면 급히 매운 것을 먹어서 흩어지게 한다."로 번역하고 있다(박찬국 1998, 367-370쪽; 姚春鵬 譯注 2010b, 210-213쪽). 그러나 당종해는 이와 달리, 急의 의미를 오장이 본래 갖고 있는 성정의 반대되는 현상이 나타나고 있는 상태를 지칭하는 것으로 보인다. '급하여 흩어지지 않으며(急而不散)'나 '급하면 단단해지고 건조해지며(急則剛燥)', '급하면 정상이 아니며(急則反常)' 등의 용례를 볼 때, '급하게'로 해석하기에는 무리가 있다. 참고로 몸이 뻣뻣하게 경직되어 당기는 상태를 급이라고 표현하기도 한다.

간목(肝木)의 성질은 흩어서 통하게 하는 것을 주관하므로, 급하여 흩어지지 않으면 매운맛으로 흩어지게 해야 한다. 매운 것은 금(金)의 맛이지만, 목(木)의 성질을 평안하게 하기 때문에 매운맛은 간장을 보양할 수 있다. 신맛은 목의 맛이지만, 반대로 금의 수렴하는 성질을 가졌기 때문에 간장의 기운을 빼낸다.

심장은 온화하고자 하므로, 급하면 짠 것을 먹어서 부드럽게 한다. 짠맛을 사용하여 심장을 보양하고, 단맛을 사용하여 심장의 기운을 빼낸다.[3]

심장은 화(火)의 장부다. 성질이 부드러우면서도 강인한 것을 주관하는데, 급하면 단단해지고 건조해지기 때문에 짠 것을 먹어 부드럽게 한다. 짠맛은 수(水)의 미(味)이면서도 화의 성질을 갖고 있기 때문에 심혈(心血)로 들어간다. 단맛은 토(土)의 맛인데, 화생토(火生土)이므로 화기(火氣)를 빼낸다.

비장은 늦추고자 하므로, 급하면 단 것을 먹어서 느슨하게 한다. 쓴맛을 사용하여 (기운을) 빼내고 단맛을 이용하여 보양한다.[4]

성(性)과 미는 호환하기 때문에, 목의 미를 얻은 것은 금의 성질도 있고, 수의 미가 있는 것은 화의 성질도 있다. 오직 토만은 중기(中氣)이므로 성미가 호환되지 않는다. 토미(土味)를 얻은 것은 곧 토의

---

2 『素問』「藏氣法時論篇 第二十二」, "肝欲散 急食辛以散之 用辛補之 酸寫之".
3 『素問』「藏氣法時論篇 第二十二」, "心欲耎 急食鹹以耎之 用鹹補之 甘寫之".
4 『素問』「藏氣法時論篇 第二十二」, "脾欲緩 急食甘以緩之 用苦寫之 甘補之".

성질을 갖는다. "느슨하게 한다(緩)"는 것은 조화롭게 한다는 뜻이다. 비장이 급하면 불화(不和)하므로, 단맛을 먹어서 완화시킨다. 단맛의 본미(本味)는 비장으로 돌아가므로 토의 기운을 보양할 수 있다. 쓴맛을 사용하여 빼낸다는 것은 단맛은 상승시키고 쓴맛은 아래로 내리므로, 미가 상반되어 효과도 다르다는 의미다.

폐장은 수렴하고자 하므로, 급하면 신 것을 먹어 수렴시킨다. 신맛을 사용해 폐장을 보양하고 매운맛으로 빼낸다.[5]
폐장은 가을에 수렴하는 금의 성질을 주관한다. 급하면 정상이 아니기 때문에 신맛을 사용하여 수렴한다. 매운맛은 폐장의 기운을 흩어 버린다.

신장은 단단하고자 하므로, 급하면 짠 것을 먹어 단단하게 한다. 쓴맛을 사용하여 보양하고, 짠맛을 사용하여 빼낸다.[6]
신장의 형체는 돌멩이 같아서 단단해지고자 한다. 병이 들면 항상 됨을 잃으니, 오직 쓴맛이 차가운 성질을 갖추고 있어서 단단하게 할 수 있기 때문에 쓴맛으로 보양한다. 짠맛은 매끄럽고 부드럽게 하기 때문에 신장의 기운을 빼낸다.

매운맛은 기로 가므로, 기병(氣病)에는 매운 것을 많이 먹지 말아야 한다. 짠맛은 혈(血)로 가므로, 혈병(血病)에는 짠 것을 많이 먹지 말아야

5 『素問』「藏氣法時論篇 第二十二」, "肺欲收 急食酸以收之 用酸補之 辛寫之".
6 『素問』「藏氣法時論篇 第二十二」, "腎欲堅 急食苦以堅之 用苦補之 鹹寫之".

한다. 쓴맛은 골(骨)로 가므로, 골병(骨病)에는 쓴 것을 많이 먹지 말아야 한다. 단맛은 육(肉)으로 가므로, 육병(肉病)에는 단 것을 많이 먹지 말아야 한다. 신맛은 근(筋)으로 가므로, 근병(筋病)에는 신 것을 많이 먹지 말아야 한다.[7]

오장의 본미는 오체(五體)를 상하게 할 수 있다. 크게 지나친 것은 병이 됨을 총괄해서 보여 준다.

폐장과 간장의 예를 참조하면, 쓴맛은 또한 심장의 기운을 빼내고, 신맛은 비장의 기운을 빼낸다. 그러나 단맛이 심장의 기운을 빼내고, 쓴맛이 비장의 기운을 빼낸다고 말하였으니, 성미(性味)의 효과가 한 방향으로만 나오는 것이 아님을 총괄해서 보여 준다.

7 『素問』「宣明五氣篇 第二十三」, "五味所禁 辛走氣 氣病無多食辛 鹹走血 血病無多食鹹 苦走骨 骨病無多食苦 甘走肉 肉病無多食甘 酸走筋 筋病無多食酸 是謂五禁 無令多食".

30. 칠방과 십제(七方十劑)

칠방(七方)은 기백(岐伯)에게서 나왔는데, 기(氣)에는 다소(多少)가 있고, 형(形)에는 성쇠(盛衰)가 있으며, 치료에는 완급(緩急)이 있고, 상하와 내외가 같지 않기 때문에 칠방을 세워서 규정한 것이라고 한다. 십제(十劑)는 북주(北周)의 서지재(徐之才)[1]에게서 나왔으며, 열 가지가 약의 대체(大體)가 된다고 하였다.[2] 자세히 보아도 빠진 것이 없지만, 다만 십제 안에 한열(寒熱)의 두 가지가 없다. 후인이 다시

---

1 서지재(徐之才, 492~572)는 남북조(南北朝) 시기 북제(北齊)의 의사로, 자(字)는 사무(士茂)이며 강소성(江蘇省) 진강(鎭江) 출신이다. 집안 대대로 의학에 종사하였는데, 그는 특히 약제학(藥劑學)에 정통하였다. 『뇌공약재(雷公藥材)』와 『약대(藥對)』를 수정하여서, 고대 약제학을 정비하고 약물의 포자(炮炙)처리를 상세하게 서술하였다. 저서로서 『가전비방(家傳秘方)』, 『서왕팔세가전효험방(徐王八世家傳效驗方)』, 『소아방(小兒方)』 등이 있었다고 하는데 전하지 않는다.

2 이하 당종해가 설명하는 '십제'는 서지재의 견해를 그대로 따른다. 이시진은 『본초강목』에서 십제는 선(宣)·통(通)·보(補)·설(泄)·경(輕)·중(重)·삽(澀)·활(滑)·조(燥)·습(濕)의 열 가지로, 이는 약의 성질에 따라 분류한 것이라고 설명하고 있다(『本草綱目』 卷1, 序例上, 「十劑」, "徐之才曰 藥有宣·通·補·泄·輕·重·澀·滑·燥·濕十種 是藥之大體 而本經不言 後人未述 凡用藥者 審而詳之 則靡所遺失矣").

한열의 두 가지를 더하여 12제가 완성되었다. 의사가 단지 칠방십제(七方十劑)의 방법에 익숙하더라도 온갖 질병을 두루 치료할 수 있다.

대방(大方)

병에 겸증(兼症)이 있으면서 사기(邪氣)가 강성(强盛)할 경우, 약의 힘[藥力]이 크지 않으면 이를 이길 수 없다. 가령 장중경(張仲景)의 대승기탕(大承氣湯),[3] 대청룡탕(大青龍湯)[4]은 한 번에 땀을 내고 한 번에 사하(瀉下)시키는데, 소승기탕(小承氣湯),[5] 소청룡탕(小青龍湯)[6]보다 분량(分兩)이 무겁고 약미(藥味)가 많은 것은 모두 이를 취한 것과 같다. 배우는 사람이 유추할 의미가 있다.

---

3 대승기탕(大承氣湯): 대황(大黃) 4냥(兩), 후박(厚朴) 반근, 지실(枳實) 5개, 망초(芒硝) 3홉(合)으로 구성된다(『傷寒論淺註補正』 券2). 이하 처방은 약의 조성과 출전만을 간단하게 소개하며, 약재의 포제와 약제의 제조법, 효능 등은 지면 관계상 생략한다. 처방은 시대에 따라 구성과 약재의 양이 변화하기도 하는데, 여기서는 당종해의 본의에 충실하고자 그의 저술인 『상한론천주보정』과 『금궤요략천주보정』 등에서 제시된 처방을 따랐다. 당종해의 책에서 언급되지 않은 처방은 원처방을 제시한다.

4 대청룡탕(大青龍湯): 마황(麻黃) 6냥, 계지(桂枝)·감초(甘草) 각 2냥, 행인(杏仁) 50개, 생강(生薑) 3냥, 대추[大棗] 12개, 석고(石膏) 계란 크기(『傷寒論淺註補正』 卷1上).

5 소승기탕(小承氣湯): 대황(大黃) 4냥, 후박(厚朴) 2냥, 지실(枳實) 큰 것 3개(『傷寒論淺註補正』 卷2).

6 소청룡탕(小青龍湯): 마황·작약(芍藥)각 3냥, 오미자(五味子) 반 되, 건강(乾薑)·감초·세신(細辛)·계지(桂枝) 각 3냥, 반하(半夏) 각 반 되(『傷寒論淺註補正』 卷1上).

소방(小方)

병에 겸증이 없으며 사기가 가볍고 얕은 부위에 있는 경우, 약미가 적고 분량이 가볍더라도 약이 병에 적중했다면 복용을 중지해서 정기(正氣)를 상하지 않게 한다. 장중경은 소승기탕(小承氣湯)으로 약간 사하시키고, 소건중탕(小建中湯)[7]과 소온경탕(小溫經湯)[8]으로 약간 따뜻하게 하고, 소시호탕(小柴胡湯)[9]으로 약간 흩어지게 하였는데, 모두 병에 적중하면 복용을 중지하여 약의 힘이 지나치지 않게 한 의미와 같다. 나머지 약들도 이와 같다.

완방(緩方)

허(虛)하면서 오래된 증상에는 사나운 치료로 성공할 수 없으며, 반드시 완약(緩藥)으로 조화롭게 해야 한다. 감미(甘味)로 완화시키는 경우로는 자감초탕(炙甘草湯),[10] 사군자탕(四君子湯)[11]이 있으니, 허로

---

7 소건중탕(小建中湯): 계지·감초·생강 각 3냥, 대추 쪼갠 것으로 12개, 작약 6냥, 엿[膠飴] 1되(『傷寒論淺註補正』 卷1中).

8 소온경탕(小溫經湯): 당귀(當歸) 3돈, 백작(白芍) 2돈, 아교(阿膠) 2돈, 천궁(川芎) 1돈, 인삼 3돈, 단피(丹皮) 3돈, 맥동(麥冬) 3돈, 반하 2돈, 오수(吳茱) 1돈, 생강 1돈, 계지 2돈, 감초 1돈(『血症論』 券8).

9 소시호탕(小柴胡湯): 시호(柴胡) 반 근, 황금(黃芩)·인삼 각 3냥, 반하 반 되, 감초 생강 3냥, 대추 12개(『傷寒論淺註補正』 卷1中).

10 자감초탕(炙甘草湯): 복맥탕(復脈湯)이라고도 함. 감초 4냥, 생강·계지 각 3냥, 인삼 2냥, 생지황(生地黃) 1근, 아교 2냥, 맥문동(麥門冬)·마자인(麻仁) 각 반 되, 대추 30개(『傷寒論淺註補正』 卷1下).

11 사군자탕(四君子湯): 인삼·백출(白朮)·복령(茯苓)·감초 각 1돈(『太平惠民和劑局方』 권3). 『상한론』의 이중환(理中丸)의 처방에서 건강을 빼고 복령을 넣은 것이다. 『태평혜민화제국방』은 송대(宋代)의 태의국(太醫局)에서 간행한 의서로, 11세기 후반에 처음 간행된 이후 1107년을 전후해서 진사문(陳師文) 등이 다

(虛勞)를 치료한다. 환제로 완화시키는 경우로는 오매환(烏梅丸)[12]이 있으니, 오래된 이질을 치료한다. 많은 약물로 억제하지만 (약의) 성질이 내달리지 못하게 하고 완화시켜서 치료하는 경우도 있는데, 서여환(薯蕷丸)[13]은 풍기(風氣)로 인한 여러 질병을 치료하고, 후씨흑산(侯氏黑散)[14]은 공규(空竅)의 질환을 도와서 보충하는데 반드시 49일을 복용해야 한다. 서서히 복용하여 효과를 얻는 경우도 있으니, 반하고주전(半夏苦酒煎)[15]은 천천히 마시며, 감밀반하탕(甘蜜半夏湯)[16]은 서서히 삼켜야 한다.

급방(急方)

병세가 급하면 처방도 효과 빠른 것을 구해야 하는데, 가령 장중경

시 수정하였다.

12 오매환(烏梅丸): 오매(烏梅) 300개, 세신 6냥, 건강 1근, 황련(黃連) 1근, 당귀 4냥, 부자(附子) 6냥, 촉초(蜀椒) 4냥, 계지 6냥, 인삼 6냥, 황박[黃蘗] 6냥(『傷寒論淺註補正』 卷6).

13 서여환(薯蕷丸): 서여(薯蕷) 30푼(分), 인삼 7푼, 백출(白朮) 6푼, 복령(茯苓) 5푼, 감초 20푼, 당귀 10푼, 대추 100개(고로 만듦), 길경(桔梗) 5푼, 행인 6푼, 계지 10푼, 작약 6푼, 백렴(白斂) 2푼, 궁궁(芎窮) 6푼, 맥동 6푼, 아교(阿膠) 7푼, 건강(乾薑) 3푼, 방풍(防風) 6푼, 신국(神麯) 10푼, 시호 5푼, 두황권(豆黃卷) 10푼, 건지황(乾地黃) 10푼(『金匱要略淺註補正』 券3).

14 후씨흑산(侯氏黑散): 국화(菊花) 40푼, 백출·방풍 각 10푼, 길경 8푼, 황금(黃芩) 5푼, 세신·건강·인삼·복령·당귀·천궁(川芎)·모려(牡蠣)·반석(礬石)·계지 각 3푼(『金匱要略淺註補正』 卷2).

15 반하고주전(半夏苦酒煎): 고주탕(苦酒湯)을 말한다. 반하 대추씨 크기로 14개, 계란 1개(『傷寒論淺註補正』 券5).

16 감밀반하탕(甘蜜半夏湯): 감수반하탕(甘遂半夏湯)을 말하는 것으로 보이는데, 마지막에 꿀을 넣고 다시 달이기 때문에 이름을 이렇게 지은 것 같다. 감수(甘遂) 큰 것 3개, 반하 12개, 작약 5개, 감초 큰 것으로 1개(『金匱要略淺註補正』 卷3).

의 처방에서 급하게 사하(瀉下)시키는 데에는 대승기탕(大承氣湯)이 마땅하며, 급하게 구(救)하는 것으로는 사역탕(四逆湯)[17]과 같은 종류가 적당하다. 발표(發表)를 급하게 하려면 탕제와 산제를 사용하고, 급하게 공격하여 사하시키려면 맹렬한 약을 사용하는데, 병의 상태를 깊이 살펴서 합당하게 사용해야 한다.

기방(奇方)

단방(單方)이다.[18] 병에 정형(定形)이 있지만 약으로 견제할 수 없을 때, 하나의 예리함을 취해 효과를 보는 것이 더욱 신묘하다는 의미를 취하였다. 장중경의 처방에서 소음병(少陰病)으로 인한 인통(咽痛)에 저부탕(豬膚湯)[19]을 사용하고, 후세에 보허(補虛)하는 데 독삼탕(獨參湯),[20] 독부탕(獨附湯)[21]을 사용한 것과 같다. 또 오령산(五苓散),[22] 오물탕(五物湯),[23] 삼물탕(三物湯),[24] 칠기탕(七氣湯)[25] 등은 모두

---

17 사역탕(四逆湯): 감초 2냥, 건강 1냥 반, 부자 1개(『傷寒論淺註補正』 卷1上).

18 단방은 한 가지의 약재만을 사용하는 방법을 말한다. 그러나 기방은 약재의 수가 홀수이기 때문에, 단방을 기방에 포함시켜 설명하고 있다.

19 저부탕(豬膚湯): 저부(豬膚) 1근(『傷寒論淺註補正』 卷5).

20 독삼탕(獨參湯): 인삼 2냥(『血證論』 卷7).

21 독부탕(獨附湯): 명칭으로 보아 부자만 들어가는 처방이다.

22 오령산(五苓散): 저령(豬苓) 18수(銖), 택사(澤瀉) 1냥 6수(銖)반, 복령 18수, 계(桂) 반냥, 백출 18수(『傷寒論淺註補正』 卷1中).

23 오물탕(五物湯): 황기계지오물탕(黃芪桂枝五物湯)으로 되어 있다. 황기(黃芪) 3냥, 작약 3냥, 계지 3냥, 생강 6냥, 대추 12개(『金匱要略淺註補正』 卷3).

24 삼물탕(三物湯): 후박삼물탕(厚朴三物湯)을 말하는데, 후박 8냥, 대황(大黃) 4냥, 지실(枳實) 5개(『金匱要略淺註補正』 卷4).

25 칠기탕(七氣湯): 인삼·감초·육계(肉桂) 각 1냥, 반하 5냥(『太平惠民和劑局方』 卷3). 당종해의 저술 중에서 칠기탕은 보이지 않으며, 후박칠물탕(厚朴七物湯)이

기수(奇數)로 된 훌륭한 처방이며, 7개·5개 등의 명칭에도 각각 의미가 있다. 그러므로 기방을 총괄하면 약미(藥味)가 적어서 (효과가) 예리한 것이다.

우방(偶方)

우(偶)는 단(單)의 상대되는 말이다. 단미는 약의 힘이 고독하므로, 여러 종류이면서 약의 힘이 강한 것만 못하다. 예를 들어 장중경은 계지(桂枝)와 마황(麻黃)을 같이 사용하여 발표(發表)하는 힘을 더했으니, 만약 일미(一味) 한 가지로만 사용한다면 약의 힘이 약할 것이다. 또한 계지탕(桂枝湯)[26]에서는 계지만을 단용(單用)했지만 반드시 생강(生薑)을 이용하여 계지를 도왔으니, 이는 우(偶)의 뜻이 여전히 있는 것이다. 신기환(腎氣丸)[27]에는 계지와 부자가 같이 사용되며, 대건중탕(大建中湯)[28]에는 촉초(蜀椒)와 생강이 함께 사용되며, 대승기탕(大承氣湯)에는 망초(芒硝)와 대황(大黃)이 함께 사용되니, 모두 이러한 뜻이다.

있다. 후박 반 근, 감초·대황 각 2냥, 대추 10개, 지실 5개, 계지 2냥, 생강 5냥(『金匱要略淺註補正』 卷4).

26 계지탕(桂枝湯): 계지 3냥, 작약 3냥, 감초 2냥, 생강 3냥, 대추 12개(『傷寒論淺註補正』 卷1上).

27 신기환(腎氣丸): 건지황 8냥, 산약(山藥)·산수유(山茱萸) 각 4냥, 복령·단피(丹皮)·택사 각 3냥, 부자 1개, 계지 1냥(『金匱要略淺註補正』 卷9).

28 대건중탕(大建中湯): 촉초 2홉, 건강 4냥, 인삼 1냥(『金匱要略淺註補正』 卷4).

복방(復方)

중복의 의미다. 두 증상이 함께 나타나면 두 처방을 합쳐서 사용하고, 여러 가지 증상이 서로 섞여 있으면 여러 가지 처방을 화합하여 하나의 처방으로 만든 것이다. 가령 계지이월비일탕(桂枝二越婢一湯)[29]은 두 가지 처방을 합한 것이며, 오적산(五積散)[30]은 여러 개의 처방을 합한 것이다. 또한 본방(本方) 이외에 다른 약품을 첨가하기도 하는데, 예를 들면 조위승기탕(調胃承氣湯)[31]에 연교(連翹)·박하(薄荷)·황금(黃芩)·치자(梔子)를 더하면 양격산(涼膈散)[32]이 되고, 다시 마황(麻黃)·방풍(防風)·백출(白朮)·지각(枳殼)·후박(厚朴)을 더하면 통성산(通聖散)[33]이 되는데, 병이 많으면 약도 역시 많게 된다. 기백이 기방(奇方)으로 병을 제거하지 못하면 우방(偶方)을 사용하

29 계지이월비일탕(桂枝二越婢一湯): 계지·작약·감초 각 18수, 생강 1냥 2수, 대추 4개, 마황 18수, 석고 24수(『傷寒論淺註補正』 卷1上). 계지이월비일탕은 계지탕의 4분의 1과 월비탕의 8분의 1을 합친 것이어서, 비율이 2 대 1 정도가 되기 때문에 이와 같이 이름을 붙인 것이다.

30 오적산(五積散): 백지(白芷)·천궁(川芎)·감초·복령·당귀·육계(肉桂)·작약·반하 각 3냥, 진피(陳皮)·지각(枳殼)·마황 각 6냥, 창출(蒼朮) 24냥, 건강 4냥, 길경 12냥, 후박 4냥(『太平惠民和劑局方』 券2). 이것은 평위산(平胃散)을 기본으로 하여 대략 10여 가지 처방을 가감하여 합친 것으로, 대표적인 복방이다.

31 조위승기탕(調胃承氣湯): 대황 4냥, 감초 2냥, 망초(芒硝) 반 되(『傷寒論淺註補正』 卷1上).

32 양격산(涼膈散): 대황(大黃) 2냥, 망초·연교(連翹)·황금(黃芩) 각 1냥, 감초 6돈, 치자인(梔子仁) 8돈, 박하엽(薄荷葉) 7돈(『太平惠民和劑局方』 卷6).

33 통성산(通聖散): 방풍통성산(防風通聖散)의 별칭. 방풍(防風)·천궁·당귀(當歸)·작약·대황·박하엽·마황·연교·망초 각 5돈, 석고(石膏)·황금·길경 각 1냥, 활석(滑石) 3냥, 생감초(生甘草) 2냥, 형개수(荊芥穗)백출, 치자 각 2돈 5푼(『宣明論』 券3). 『선명론』은 금대(金代)의 저명한 의사이며, 금원사대가(金元四大家)의 한 사람인 유완소(劉完素, 1110~1200)가 저술한 의서다(謝觀, 1995, 1431쪽).

라고 말한 것은 복방인데, 대제(大劑)로 병의 치료를 기대하였다. 또 우방으로 병을 없애지 못하면 반좌(反佐)의 방법을 취하라고 말했는데,[34] 이른바 한열온량(寒熱溫涼)을 반대로 하여 병을 치료하는 것이다. 한열이 미약하게 나타나는 경우에는 한과 열을 꺾는 것이 옳지만, 만약 한열이 크다면 반드시 다른 기(氣)와 서로 대적할 수 있기 때문에 반좌의 방법을 사용한다. 기를 같게 함으로써 다시 한열을 참고하여 종합하는데, 시작은 같지만 끝이 다르도록 한다. 이에 칠방 이외에 반좌의 방법이 있다.

보제[補][35]는 약한 것[弱]을 돕는다.

선천(先天)이 부족하면 신장을 보양해야 한다. 육미환(六味丸),[36] 신기환(腎氣丸), 이선교(二仙膠)[37]의 종류다. 후천(後天)이 부족하면 비장을 보양해야 하는데, 사군자탕(四君子湯), 귀비탕(歸脾湯),[38] 보중익기탕(補中益氣湯)[39]의 종류다. 기가 약한 사람은 폐장을 보양해야

---

34 반좌의 방법에 대해서는 「27. 처방을 살펴서 치료함」, 364-365쪽을 참조하시오.

35 보제는 약해진 몸에 기운을 보충해 주는 약제를 말한다.

36 육미환(六味丸): 육미지황환(六味地黃丸)의 별칭. 숙지황(熟地黃) 8냥, 산수유육(山茱萸肉)·건산약(乾山藥) 각 4냥, 목단피(牡丹皮)·백복령·택사 각 3냥. 전을(錢乙, 1032~1113)은 북송(北宋)의 저명한 소아과 의사로서, 소아과 전문서인 『소아약증직결(小兒藥證直訣)』을 남겼다(謝觀, 1995, 434쪽).

37 이선교(二仙膠): 녹각교(鹿角膠)·귀판교(龜板膠)·인삼·구기자(枸杞子)(『沈氏尊生書』(謝觀, 1995, 36쪽). 『심씨존생서』는 청대의 의사인 심금오(沈金鰲, 1717~1776)가 지은 의서이다.

38 귀비탕(歸脾湯): 인삼·백출·당귀·백복령·황기·용안육(龍眼肉)·원지(遠志)·산조인(酸棗仁) 각 1돈, 목향(木香) 5푼, 감초 3푼(『正體類要』; 謝觀, 1995, 1299쪽).

39 보중익기탕(補中益氣湯): 황기 1돈, 구감초(灸甘草) 5푼, 인삼 3푼, 당귀신(當歸

하는데, 인삼(人參)이 적당하다. 혈이 약한 사람은 간장을 보양해야 하는데, 당귀(當歸)가 맞다. 신(神)이 약한 사람은 심장을 보양해야 하는데, 산조인(棗仁)이 적당하다. 다시 음양과 경중(輕重)을 살펴서 치료하면 보양하는 데 신묘하다.

중제[重][40]는 겁(怯)을 진정시킨다.

겁이 있으면 기가 뜨므로, 무거운 것으로 진정시킨다. 네 등급이 있다. 경(驚)은 기가 혼란한 것으로, 호박지보단(琥珀至寶丹)[41]의 종류가 적당하다. 공(恐)은 기가 내려간 것으로, 이가용골탕(二加龍骨湯),[42] 자주환(磁珠丸),[43] 침향(沈香)이 적당하다. 노(怒)는 기가 역(逆)한 것으

身) 3푼, 귤피 2-3푼, 승마 2-3푼, 시호 2-3푼, 백출 3푼(『脾胃論』 券中). 『비위론』은 금원사대가의 한 사람인 이고(李杲)의 대표 저술이다.

40 중제는 심신을 안정시키는 무거운 성질의 약제를 말한다.

41 호박지보단(琥珀至寶丹): 지보단 혹은 지보호박단만 확인된다. 노감석(爐甘石)·부단(府丹, 수비한) 각 4냥, 붕사(硼砂)·호박·요사(硇砂)·진주(珍珠)·주사(朱砂)·명반(明礬)·웅담(熊膽)·경분(輕粉)·해표소(海螵蛸)·웅황(雄黃)·유향(乳香)·몰약(沒藥) 각 4돈, 빙편(冰片) 5푼, 사향(麝香) 4푼(『直指方』 卷20). 『직지방』은 송대의 뛰어난 의사인 양사영(楊士瀛)이 지은 『인재직비방(仁齋直指方)』을 말한다.

42 이가용골탕(二加龍骨湯): 『금궤요략』에서는 『소품방(小品方)』을 전거로 계지가용골모려탕(桂枝加龍骨牡蠣湯)에 계지를 빼고 백미(白薇)와 부자를 각 3푼을 넣으면 이가용골탕이라고 하였다. 계지가용골모려탕의 조성은 계지·작약·생강 각 3냥, 감초 2냥, 대추 12개, 용골·모려 각 3냥이다(『금궤요략』 「中風歷節病脈證并治第五」, "小品云 虛弱浮熱汗出者除桂 加白薇·附子各三分 故曰二加龍骨湯"). 『소품방』은 4세기 초 동진(東晉)의 의사 진연지(陳延之)가 지은 의서이다.

43 자주환(磁珠丸): 신국환(神麴丸)으로 불리기도 한다. 신국(神麴) 4냥, 자석(磁石) 2냥, 주사(硃砂) 1냥(『備急千金要方』 券6). 『비급천금요방』은 당대의 명의였던 손사막(孫思邈, 581~682)이 지은 의서다.

로, 생철낙음(生鐵落飮),[44] 노회환(蘆薈丸),[45] 곤담환(滾痰丸)[46]의 종류가 적당하다. 허(虛)는 기가 뜬 것으로, 안신환(安神丸)[47] 종류가 적당하다. 그 외에 대저석탕(代赭石湯),[48] 풍인탕(風引湯)[49]의 종류를 사용하는데, 모두 미루어 고찰해야 한다.

경제[輕][50]는 실(實)한 것을 제거한다.

풍한(風寒)의 사기가 사람의 몸에 적중하여 창옹(癰瘡)과 개좌(疥痤)가 사지와 몸통에 발생하였으면 가벼운 약으로 그것을 날려 버려서 밖에서부터 풀어지게 하는 것이 마땅하다. 장중경은 마황과 계지를

---

44 생철낙음(生鐵落飮): 천문동·맥문동·패모(貝母) 각 3돈, 첨성(膽星)·귤홍(橘紅)·원지육(遠志肉)·석창포(石菖蒲)·연교(連翹)·복령·복신(茯神) 각 1돈, 원삼(元參)·구등(鉤藤)·단삼(丹參) 각 1돈 5푼, 진사(辰砂) 3푼(『醫學心悟』 券4). 『의학심오』는 청나라의 의사인 정국팽(程國彭, 1662~1735)이 1732년에 편찬한 의서다.

45 노회환(蘆薈丸): 당귀노회환만 보인다. 당귀 1냥, 담초(膽草) 1냥, 노회 5돈, 청대(靑黛) 5돈, 치자 1냥, 황련 1냥, 황백(黃柏) 1냥, 황금(黃芩) 1냥, 대황(大黃) 5돈, 목향(木香) 2돈반, 사향(麝香) 5푼(『血證論』 卷7).

46 곤담환(滾痰丸): 몽석곤담환의 약칭이다. 대황·황금 각 8냥, 침향(沈香) 반냥, 몽석(礞石) 1냥(『養生主論』; 謝觀, 1995, 4462쪽). 『양생주론』은 원대의 의사인 왕규(王珪)의 저술이다.

47 안신환(安神丸): 맥문동·마아초(馬牙硝)·백복령·건산약(乾山藥)· 한수석(寒水石)·감초 각 5돈, 주사 1냥, 용뇌(龍腦) 1자(字)(『錢乙方』; 謝觀, 1995, 1036쪽).

48 대저석탕(代赭石湯): 대저석만으로 구성한 처방으로 보인다. 한편 백합활석대저석탕(白合滑石代赭石湯)이 있는데, 처방은 백합 7개, 활석 3냥, 대저석 탄환크기 1개로 구성된다(『金匱要略淺註補正』 卷2).

49 풍인탕(風引湯): 대황·건강·용골(龍骨) 각 4냥, 계지·감초·모려 각 2냥, 한수석(寒水石)·활석(滑石)·적석지(赤石脂)·백석지(白石脂)·자석영(紫石英)·석고 각 6냥(『金匱要略淺註補正』 卷2).

50 경제는 성미가 가벼우면서 사기를 발산시키는 작용을 하는 약제다.

사용하였고, 지금 사람들은 인삼패독산(人參敗毒散),[51] 향소음(香蘇飮),[52] 향여(香茹), 백지(白芷), 박하(薄荷), 형개(荊芥)의 종류를 사용한다. 또한 소시호탕(小柴胡湯)은 화해(和解)하여 흩어 주는 주요 처방이므로, 가감(加減)하여 사용하면 영위(營衛)를 조화롭게 하고 여러 가지 사기를 물리치게 하니 유추해야 한다.

선제[宣][53]는 막힌 것[壅]을 제거한다.

머리와 눈과 코의 병, 아금(牙噤)과 후색(喉塞)은 실(實)한 담(痰)이 흉격에 있어서, 수(水)와 화(火)가 맺혀 기역(氣逆)하고 막혀서 그득한 것인데, 치료법으로는 선달(宣達)의 방법이 적절하다. 재채기를 하게 하거나 토하게 하거나 흩어지게 하는 것을 모두 선(宣)이라고 한다. 재채기를 하게 하는 데에는 통관산(通關散),[54] 토하게 할 때에는 담반(膽礬)·감초(甘草)·박하(薄荷), 흩어지게 할 때에는 월국환(越鞠丸)[55]·소요산(逍遙散)[56] 종류를 사용한다. 또 사역산(四逆散),[57]

---

51 인삼패독산(人參敗毒散): 시호(柴胡)·감초·길경·인삼·궁궁·복령·지각(枳殼)·전호(前胡)·강활(羌活)·독활(獨活) 각 30냥(『太平惠民和劑局方』 卷2).

52 향소산(香蘇散飮): 향부자(香附子)·자소엽(紫蘇葉) 각 4냥, 감초 1냥, 진피 2냥(『太平惠民和劑局方』 卷2).

53 선제는 상초(上焦)에 몰린 사기를 헤치고 퍼지게 해서 없애는 약제다.

54 통관산(通關散): 여러 방제가 있는데, 여기서는 『단계심법부여』에 있는 것을 소개한다. 세신(細辛)·저아조각(豬牙皂角) 각 2돈(『丹溪心法附餘』 券1). 『단계심법부여』는 명나라 방광(方廣)이 1536년에 24권으로 간행한 종합 의서다.

55 월국환(越鞠丸): 창출·향부(香附)·무궁(撫芎)·신국(神麯)·치자(梔子) 같은 양(『丹溪心法』 卷3) 『단계심법』은 금원사대가의 한 사람인 단계 주진형(朱震亨, 1281~1358)이 저술한 의서다.

56 소요산(逍遙散): 시호 3돈, 당귀 4돈, 백작 3돈, 백출 3돈, 운령(雲苓) 3돈, 감초 1돈 반, 박하(薄荷) 1돈, 외강(煨薑) 3돈, 단피 3돈, 치자(梔子) 2돈(『血證論』 卷7).

구기환(九氣丸)[58]도 모두 산(散)의 의미가 있다.

통제[通][59]는 체(滯)한 것을 행하게 한다.

화기(火氣)가 울체(鬱滯)되었으면 통제(通劑)를 사용해서 소변(小便)을 순조롭게 해야 한다. 기분(氣分)에 체한 경우 목통(木通), 활석(滑石), 육일산(六一散)[60] 종류를 사용한다. 혈분(血分)에 체한 경우에 방기도적음(防己導赤飮),[61] 오림산(五淋散)[62]의 종류를 사용한다. 맛이 담백한 약은 모두 소변을 순조롭게 하는데, 금수(金水)의 성질을 얻었기 때문이다. 약 중에 흰 껍질과 줄기는 모두 소변을 순조롭게 하는데, 삼초의 무늬와 비슷하기 때문이다.

설제[泄][63]는 막힌 것[閉]을 제거한다.

사기(邪氣)가 왕성하면 막히게 되는데, 반드시 설제(泄劑)로 대변을 따라 제거해야 한다. 비급환(備急丸)[64]은 한실(寒實)을 빼고, 승기탕

---

57 사역산(四逆散): 감초·지실·시호·작약 각 10푼(『傷寒論淺註補正』 卷5).

58 구기환(九氣丸): 알 수 없다.

59 통제는 기혈을 원활하게 흐르도록 대소변을 통하게 하는 약제다.

60 육일산(六一散): 익원산(益元散)·천수산(天水散)이라고도 한다. 활석(滑石) 6냥, 감초 1냥(『傷寒標本』, 券下). 『상한표본』은 금원사대가의 한 사람인 유완소(劉完素)의 저술인 『상한표본심법유췌(傷寒標本心法類萃)』를 말한다.

61 방기도적음(防己導赤飮): 알 수 없다.

62 오림산(五淋散): 목통(木通)·활석·감초 각 6냥, 산치인(山梔仁) 14냥, 적작약·복령 각 반근, 담죽엽(淡竹葉) 4냥, 산인진(山茵陳) 2냥(『太平惠民和劑局方』 卷6).

63 설제는 설사를 시켜 막힌 것을 없애는 약제다.

64 비급환(備急丸): 삼물비급환(三物備急丸)만 보인다. 대황·건강·파두(巴豆) 각

(承氣湯)[65]은 열실(熱實)을 빼며, 정력사폐탕(葶藶瀉肺湯)[66]은 기를 빼내고, 도인승기탕(桃仁承氣湯)[67]은 혈을 빼며, 십조탕(十棗湯)[68]은 물을 빼고, 비방화체환(秘方化滯丸)[69]은 적(積)을 없앤다. 이리하여 병을 치료한다. (대변을) 깨트려서 소통시키는 데 적당한 것은 모두 설사시키는 종류의 약이다.

활제[滑][70]는 착(著)을 제거한다.

착은 머물러 있으면서 제거되지 않는 것이다. 담이 인후에 붙어 있거나, 소변이 탁하며 방울지며, 대장의 이질 등 증상이 모두 이것이다. 매끄럽게 하는 약으로 씻어 내는 것이 적당한데, 과상동규자산(瓜霜冬葵子散),[71] 유피음(楡皮飮)[72]과 이질의 세 가지 처방 종류다.

1냥(『금궤요략』「雜療方第二十三」).

65 승기탕(承氣湯): 대승기탕·소승기탕·도인승기탕과 같은 종류를 말한다.

66 정력사폐탕(葶藶瀉肺湯): 이 처방은 보이지 않으며, 정력대조사폐탕(葶藶大棗瀉肺湯)이 있다. 정력 계란 크기, 대추 12개(『金匱要略淺註補正』 卷3).

67 도인승기탕(桃仁承氣湯): 도인 50개, 계지 2냥, 대황 4냥, 망초 2냥, 감초 2냥(『傷寒論淺註補正』 卷1中).

68 십조탕(十棗湯): 원화(芫花)·감수(甘遂)·대극(大戟), 대추 10개(『傷寒論淺註補正』 卷1下).

69 비방화체환(秘方化滯丸): 삼릉(三稜)·아출(莪朮)·청피(靑皮)·진피(陳皮)·황련·반하·목향(木香)·정향(丁香) 각 2돈 반(『丹溪心法附餘』 卷3).

70 활제는 대변이 굳어 잘 나오지 않는 것을 나오게 하는 약제다.

71 과상동규자산(瓜霜冬葵子散): 알 수 없다.

72 유피음(楡皮飮): 알 수 없다.

삽제[澀][73]는 탈(脫)을 고착시킨다.

탈은 장(腸)이 열려서 통사(洞瀉)하거나, 소변으로 유정(遺精)하거나 활정(滑精)한 것, 땀을 많이 흘려서 양기가 손상된 망양(亡陽)의 종류인데, 삽제(澀劑)를 사용해서 수렴시켜야 한다. 이중탕(理中湯),[74] 도화탕(桃花湯)[75]은 이질(痢疾)을 멈추게 하고, 삼기출부탕(參芪術附湯)[76]은 땀을 멈추게 하며, 육황탕(六黃湯)[77]은 도한(盜汗)을 멈추게 하고, 고정환(固精丸),[78] 천웅산(天雄散)[79]은 활정을 멈추게 하고, 출부탕(朮附湯)[80]은 소변을 멈추게 한다. 대개 두려(牡蠣), 용골(龍骨), 해표초(海螵蛸)는 성질이 수렴하면서 껄끄럽고, 오미자(五味子)와 가자(訶子)는 성미가 수렴하면서 껄끄럽고, 연방(蓮房)과 종회(棕灰), 마황근(麻黃根)은 성질이 수렴하면서 껄끄럽다. 추기되는 한열(寒熱)과 기혈(氣血)에 따라서 여러 가지 것을 적당하게 사용한다.

---

73 삽제는 몸에서 진액이나 정기를 수렴시키는 약제다.

74 이중탕(理中湯): 이 처방은 보이지 않으며, 대신 이중환(理中丸)이 있다. 인삼·감초·백출·건강 각 3냥(『傷寒論淺註補正』 권7).

75 도화탕(桃花湯): 적석지 1근, 건강 1냥, 갱미(粳米) 1되(『傷寒論淺註補正』 권5).

76 삼기출부탕(蔘芪朮附湯): 알 수 없다.

77 육황탕(六黃湯): 당귀육황탕(當歸六黃湯)만 확인된다. 당귀·생지황·숙지황·황금·황련·황백 같은 양, 황기 두 배(『醫方集解』「收澀之劑 第十七」). 『의방집해』는 청나라의 의사인 왕앙(汪昂)이 편찬하여 1682년에 간행된 의서다.

78 고정환(固精丸): 금쇄고정환(金鎖固精丸)이 보인다. 사원자(沙苑子)·검실(芡實)·연수(蓮鬚) 각 2냥, 용골(龍骨)·모려(牡蠣)·연자분(蓮子粉) 각 1냥(『醫方集解』「收澀之劑 第十七」).

79 천웅산(天雄散): 천웅 3냥, 백출 8냥, 계지 6냥, 용골 3냥(『金匱要略淺註補正』 권3).

80 출부탕(朮附湯): 백출부자탕으로 되어 있다. 백출 4냥, 부자 2개, 생강 3냥, 대추 12개(『金匱要略淺註補正』 권1).

습제[濕][81]는 조(燥)를 윤택하게 한다.

조는 시들었다는 의미다. 풍열(風熱)이 끓어오르면 혈액이 고갈되어 조병(燥病)이 된다. 상부에 조병이 나면 목이 타면서 간혹 폐위(肺痿)가 되는데, 인삼백호가화분(人參白虎加花粉),[82] 경옥고(瓊玉膏),[83] 구폐탕(救肺湯)[84]이 적당하다. 하부에 조증이 나타나면 맺히게 되는데, 마자인환(麻仁丸)[85] · 종용환(蓯蓉丸)[86]을 사용한다. 장(腸)이 시들면 음식을 먹지 못하는데, 당귀지마환(當歸芝麻丸)[87]이 적당하다. 근(筋)이 시들면 근육이 위축되고 경련을 일으키는데, 아교죽여탕(阿膠竹茹湯)[88]이 적합하다. 총괄하자면 혈(血)을 기르는 데에 당귀(當

---

81 습제는 진액이 마르는 것을 보충해 주는 약제다.

82 인삼백호가화분(人參白虎加花粉): 이 처방은 따로 보이지 않으며, 대신 백호가인삼탕(『傷寒論淺註補正』 卷1上)을 소개한다. 지모(知母) 6냥, 석고 1근, 감초 2냥, 갱미 6홉, 인삼 3냥.

83 경옥고(瓊玉膏): 지황(地黃) 4근, 백복령 12냥, 백밀(白密) 2근, 인삼 6냥(『朱丹溪方』; 謝觀, 1995, 4460쪽). 단계 주진형의 처방이라고 하는데, 전거는 확인하지 못하였다.

84 구폐탕(救肺湯): 상상엽(霜桑葉) 3돈, 석고 2돈 5푼, 인삼 7푼, 감초 · 호마인(胡麻仁) 1돈, 진아교(眞阿膠) 8푼, 맥문동 1돈 2푼, 행인 7푼, 비파엽(枇杷葉) 1개(『醫門法律』 卷4; 謝觀, 1995, 1291쪽). 『의문법률』은 청의 의사 유창(喻昌)이 지은 의서다.

85 마자인환(麻仁丸): 마인환으로 보인다. 마자인 2되, 작약 반 근, 지실 반 근, 대황 1근, 후박 1근, 행인 1되(『傷寒論淺註補正』 卷2).

86 종용환(蓯蓉丸): 육종용환이 있다. 육종용(肉蓯蓉) 2냥, 토사자(菟絲子) · 서여(薯蕷) · 우슬(牛膝)(『太平聖惠方』 卷28).

87 당귀지마환(當歸芝麻丸): 알 수 없다.

88 아교죽여탕(阿膠竹茹湯): 죽여아교탕(竹茹阿膠湯)이 있다. 청죽여(靑竹茹) · 아교 각 2돈, 당귀 3돈, 흑산치(黑山梔) 8푼, 대생지(大生地) 4돈, 생작약(生白芍) 2돈, 천궁 1돈, 명천마(明天麻) 1돈, 석결명(石決明) 3돈, 진피 8푼, 초출(焦朮) 2돈(『重訂產孕集』 劵上). 『중정산잉집』은 청대 의사인 장요손(張曜孫)이 편찬한 것으로, 이전에 자신이 편찬한 『산잉집』에 보유 1권을 추가한 것이다.

歸)와 지황(地黃), 진액(津液)을 만드는 데에는 맥문동[麥冬]과 천화분(花粉), 정(精)을 더하는 데에는 구기자(枸杞子)와 토사자(菟絲子)이니, 필요한 것을 널리 구해야 한다.

조제[燥][89]는 습(濕)을 제거한다.

외감(外感)의 습은 신출탕(神朮湯)[90]으로 땀을 내는 것이 적당하다. 습이 넘쳐 담(痰)이 되면 이진탕(二陳湯)[91]으로 내려 주는 것이 적당하며, 습이 정체하여 소변이 나가지 않으면 오령산(五苓散)[92]으로 소변을 보게 하는 것이 적합하다. 위(胃)에 습이 있으면 평위산(平胃散)[93]이 적당하며, 비장에 습이 있으면 신저탕(腎著湯)[94]이 적합한데, 모두 한습(寒濕)을 치료한다. 또 습열(濕熱)의 증상도 있지만 도리어 건조한 약을 꺼리면, 맛이 쓰면서 단단한 약으로 깨끗하게 하여 치료하는데, 지모방기탕(知母防己湯),[95] 황백산(黃柏散)[96]이 적당하다.

---

89 조제는 습한 기운을 건조시키는 약제다.

90 신출탕(神朮湯): 백출 3돈, 방풍 2돈, 감초 1돈(『刪補名醫方論』). 『산보명의방론』은 청대의 의사인 오겸(吳謙)이 지은 의서로, 이 외에 『의종금감(醫宗金鑑)』과 같은 의서를 남겼다.

91 이진탕(二陳湯): 반하·귤홍(橘紅) 각 5냥, 백복령 3냥, 감초 1냥 반(『太平惠民和劑局方』 卷4).

92 오령산(五苓散): 저령(豬苓) 18수, 택사 1냥 6근, 복령 18수, 계(桂) 반냥, 백출 18수(『傷寒論淺註補正』 卷1中).

93 평위산(平胃散): 창출(蒼朮) 5근, 후박(厚朴)·진피 각 3근 2냥, 감초 30냥(『太平惠民和劑局方』 卷3).

94 신저탕(腎著湯): 통상 신착탕(腎着湯)이라고 하는데, 여기에는 신저탕으로 기록되어 있다. 건강(乾薑) 4냥, 백출(白朮) 2냥, 복령(茯苓) 4냥, 감초(甘草) 2냥이 들어간다(『金匱要略』「五臟風寒積聚病脈證并治 第十一」).

95 지모방기탕(知母防己湯): 알 수 없다.

한제[寒][97]는 열(熱)을 이길 수 있다.

한열은 증상과 치료에 있어서 큰 단서다. 열증(熱證) 가운데 상한(傷寒)이나 온학(溫瘧), 허로(虛癆)의 증상이 하나라도 있다면 한약(寒藥)으로 치료하는 것이 적당하지 않다. 그 사이의 진퇴와 출입은 사람마다 살펴야 한다. 감한(甘寒)한 약제로는 백호탕(白虎湯),[98] 감로음(甘露飮)[99] 종류이며, 고한(苦寒)한 약제로는 금화탕(金花湯)[100]·용담사간탕(龍膽瀉肝湯)[101]의 종류다. 대개 폐장과 위, 기육(肌肉)의 열증에는 은교(銀翹)와 석고(石膏)가 적당하고, 심장과 복부의 열에는 황금(黃芩), 황련(黃連)이 마땅하며, 간장과 신장의 열에는 황백(黃柏), 지모(知母), 용담초(龍膽草)가 적당하다.

열제[熱][102]는 한(寒)을 제어할 수 있다.

한(寒)은 음기(陰氣)다. 양이 쌓이면 열이 발생하고 한증(寒證)을 제

96 황백산(黃柏散): 황백·백강잠 같은 양(『聖濟總錄』 卷117). 『성제총록』은 송나라 휘종(徽宗) 때에 편찬된 200권에 달하는 거질의 의서다.

97 한제는 열증을 치료하는 차가운 성질의 약제다.

98 백호탕(白虎湯): 지모 6냥, 석고 1근, 감초 2냥, 갱미 6홉(『傷寒論淺註補正』 권1 下).

99 감로음(甘露飮): 비파엽(枇杷葉)·건숙지황·천문동·지각·산인진(山茵蔯)·생건지황·맥문동·석곡(石斛)·감초·황금 같은 양(『太平惠民和劑局方』; 謝觀, 1995, 817-818쪽).

100 금화탕(金花湯): 황금·황련·황백[黃蘗] 같은 양(『證治準繩』; 謝觀, 1995, 1661쪽). 『증치준승』은 명나라 의사 왕긍당(王肯堂, 1549~1613)이 편찬하였다.

101 용담사간탕(龍膽瀉肝湯): 용담초(龍膽草)·황금·산치자·택사(澤瀉)·목통(木通)·차선자(車前子)·당귀·생지황·시호·생감초(『醫方集解』 「瀉火之劑 第十四」). 『의방집해』에서는 『태평혜민화제국방』을 인용한다고 하는데, 확인이 되지 않는다.

102 열제는 더운 성질의 약물로 한증을 치료하는 약제다.

어하는데, 신온(辛溫)한 약물이 그것이다. 부자탕(附子湯)[103]·부자세신탕(附子細辛湯)[104]은 태양소음(太陽少陰)의 한증을 치료하며, 사역탕(四逆湯)·이중탕(理中湯)은 비장과 신장의 한증을 치료하며, 오수유탕(吳茱萸湯)[105]·오매환(烏梅丸)은 간장의 한증을 치료하며, 청룡탕(靑龍湯)[106]은 폐장의 한증을 치료하며, 해백(薤白)은 심장과 가슴의 한증을 치료하며, 회양구급탕(回陽救急湯)[107]은 속이 차가운 것을 통치(統治)하며, 계지탕(桂枝湯)[108]은 겉이 차가운 것을 통치한다. 처방을 모두 기록하기 어려우니, 책을 읽는 사람이 두루 조사해야 한다.

『내경』에 실려 있는 것은 단지 기우(奇偶)의 양방이었지만, 장중경의 처방에서 칠법(七法)이 크게 갖추어졌다. 비록 그때에는 십제의 설이 없었지만 십제의 방법이 역시 깃들어 있었다. 북주의 서

---

103 부자탕(附子湯): 부자 2개, 복령 2냥, 인삼 2냥, 백출 4냥, 작약 3냥(『傷寒論淺註補正』 卷5).

104 부자세신탕(附子細辛湯): 마황부자세신탕이 있다. 마황(麻黃) 2냥, 세신 2냥, 부자 1개(『傷寒論淺註補正』 卷5).

105 오수유탕(吳茱萸湯): 오수유 1되, 인삼 3냥, 생강 6냥, 대추 12개(『傷寒論淺註補正』 卷2).

106 청룡탕(靑龍湯): 소청룡탕과 대청룡탕을 의미한다.

107 회양구급탕(回陽救急湯): 이는 사역탕을 기본 처방으로 하는데, 숙부자(熟附子)·건강(乾薑)·인삼·감초·백출·육계(肉桂)·진피(陳皮)·오미자·복령·반하가 들어간다. 여기에 구토와 복통이 있으면 염초(鹽炒)한 수유(茱萸)를 더하고, 맥이 없으면 저담즙(豬膽汁)을 넣는 등 증상에 따라 가감하라고 되어 있다(『傷寒六書』 卷3). 처방의 출전인 『상한육서』는 명대의 의사인 도화(陶華)가 저술한 의서다.

108 계지탕(桂枝湯): 계지 3냥, 작약 3냥, 감초 2냥, 생강 3냥, 대추 12개(『傷寒論淺註補正』 卷1上).

지재가 십제를 만들고 나서 후세 사람들이 다시 한열 두 가지를 첨가하였으니, 증상을 살펴 처방을 내리는 데 정밀하고 세밀해졌다고 할 수 있다. 근래에 나온 서양의학에서는 중국이 단지 약을 쓰는 데만 능하고, 해부해서 병을 치료하는 것은 모른다고 말한다. 그러나 『영추』, 『소문』의 침구를 알면 장(腸)을 베고 뼈를 깎는 위험 없이도 기사회생(起死回生)의 신묘함이 있다. 다만 의술이 정밀하지 않음을 두려워하여 많이 사용하지 않을 뿐이다. 또한 화타[華元化]에게도 해부의 방법이 있었는데, 화타가 전한 『중장경(中臟經)』을 근거로 화타를 『내경』보다 위에 놓을 수 있겠는가? 후세에 화타의 의술을 따르지 않은 것은 진실로 그것의 어려움을 걱정하고 또한 위험을 피하기 위해서이다. 그러므로 몸을 가르는 조잡한 기술이 침을 놓는 신묘함에 미치지 못하고, 침법의 미묘함은 방약(方藥)의 상세함만 못하다는 것을 알 수 있다. 장중경은 오로지 방약만으로 병을 치료하였으니 지극히 당연한 일이다. 지금의 사람들은 침술과 해부가 발흥하고 폐지된 이유를 살피지 못하고, 어리석게도 서양의학의 해부가 효과가 있다고 여기면서 신기하다고 받들지만 득실이 반반임을 알지 못한다. 사천(四川) 지방의 어떤 사람이 뇌(腦) 뒤, 목 위에 창(瘡)이 하나 생겼는데 속칭 대구창(對口瘡)으로, 이것은 독맥(督脈)과 관련하여 발생한 것이었다. 독맥이 목을 타고 올라가서 뇌를 관통하는데, 목이 곧게 설 수 있는 것은 독맥의 힘 때문이다. 서양의사는 알지 못하고 창을 도려내고 약으로 메꾸고는 "바로 살이 자라난다."라고 말하였지만, 그 사람은 결국 목이 꺾여서 들지 못하다가 3일 후에 사망하였다. 섬서(陝西) 사람 어떤 이는 복고(腹臌)[109]의 증상이 있었는데, 서양의사가 복부를 열어서 두 사발 정도의 물을 퍼내고 봉합하니 바로 나았다. 그러나 오래지 않아 다시 복부가 고창(臌脹)하자 다시 수술하였는데, 계속해서 세 차례나 수술하였지만 고창이 재발하여 서양의사들은 이를 치료할 수 없다고 여겼다. 복수가 왜 생기는지 알지 못하고, 다만 물을 빼내는 것만을 알았기 때문이다. 서양 사람들이 오행을 따지지 않은 잘못 때문인데, 사람들은 서양의학이 정교하다고 여기지만 나는 서양의학이 소루하다고 생각한다. 내가 일찍이 총리아문(總理衙門)의 총판장경(總辦章京)[110]인 진난추(陳蘭秋)를 치료하였는데, 이름은 성(誠)이었다. 피부가 꺼칠하면서 건조하여 각질이 되었고,[111] 살이 벗겨지고 근육이 말리며, 항문에는 오래된 치루가 있었다. 아랫배가 약간 아프면서 대변을 일흘에 한 번 보았고, 겨드랑이를 안으로 거두기가 힘들어 말로 표현하기 어려웠다. 허리 안쪽도 역시 그러했는데, 성기가 축소되고 오른쪽 귀에는 돌처럼 단단한 종기가 있었다. 내가 "이것은 신계(腎系)에 옹이 생겨서 협막(脅膜)까지 미치고 아래로 아랫배에 이어지기 때문에 때때로 아프면서 재차 아래에 천루(穿漏)가 있는 것인데,

---

109 복고 혹은 고창은 배가 불어나서 북처럼 부풀어 오르는 병이다.

110 총리아문(總理衙門)은 대(對)서양 업무를 관장하던 기관으로, 정식 이름은 총리각국사무아문(總理各國事務衙門)이다. 1861년 처음 설치되었고, 총리아문대신(總理衙門大臣) 아래에 총판장경(總辦章京)·방판장경(辦章京)·장경(章京)·액외장경(額外章京) 등 수십 명이 있었다. 이곳에서는 외교업무를 처리하고 각국 주재공사를 파견했다. 또한 통상·해관·해안방어·무기구입, 수도에 있는 동문관(同文館: 번역 인재를 양성하는 학교) 경영, 유학생 파견 등의 일을 담당하고 삼구통상대신(三口通商大臣)과 오구통상대신(五口通商大臣)을 관할했다.

111 기부갑착(肌膚甲錯)은 기약어린(肌若魚鱗)이라고도 한다. 피부가 꺼칠하고 건조하며 지나치게 각질화되어 외관상 피부가 갈색을 띠고, 마치 고기비늘 모양과 같은 것이다.

이는 내옹(內癰)의 싹이다. 치료법으로는 당연히 신계를 치료하는 것으로 위주를 삼아야 한다."고 말하였다. 진군이 갑자기 일어나면서 "서양의사도 역시 병이 요배근(腰背筋)과 척수 안쪽에 있다고 말하여, 수술 치료를 세 번이나 했다. 그러나 치루가 낫지 않았고, 치료할 수 있는 약이 없었다. 대변이 순조롭지 못하면 때때로 피마유(蓖麻油)를 복용하는 것이 좋다고 말하였기 때문에, 8~9일에 한 번 피마유를 복용하고 있다. 지금 당신의 말이 서양의사와 같으니 속수무책 아닌가?"라고 말하였다. 나는 "당신은 각국의 아문(衙門)에 있으면서 서양 사람을 익히 보아 왔기 때문에 서양의 방법이 천고에 다시없는 것으로 생각하지만, 서양 사람들의 수학이 주비(周髀)에서 나왔으며, 기기(機器)가 반교(般巧)·묵자(墨子)에게서 나와 퍼졌고, 의학에서 해부하는 것 역시 화타의 유파임을 알지 못한다. 서양 사람들이 진실로 이상의 여러 가지를 계승하였는가는 상관없이 그 방법의 관권은 여기에서 벗어나지 않는다. 중국인들이 탐구하지 않고서는 오히려 놀라고 두려워하니 탄식할 따름이다. 또한 당신의 병을 서양 사람도 허리 안쪽에 있음을 안다는데, 당신의 귀가 왜 딱딱해졌는지? 전음이 왜 위축되었는지? 대변은 왜 내려가지 않는지? 시험 삼아 물어보면, 서양인은 알지 못할 것이다."라고 말하였다. 진군이 말하기를 "그렇습니다. 앞에서 질문한 것을 저들은 대답하지 못했습니다."라고 하였다. 나는 "서양 사람은 신계가 곧 명문(命門)이고 거기서 나온 판유(板油)와 연망(連網)이 삼초임을 알지 못한다. 신장이 전음(前陰)·후음(後陰)에 개규(開竅)하기 때문에 전음이 수축되고 대변에 변비가 있다. 삼초경(三焦經)이 귀를 감고 있으며, 명문 화(火)의 자리가 오른쪽에 속하기 때문에 오른쪽 귀에 딱딱한 종기가 보인다. 온몸에 각질이 있는 것은 신계와 삼초 안에 마른 피[乾血]와 죽은 고름[死膿]이 있기 때문인데, 장중경의 치료법을 따라 치료하면 효과를 볼 수 있다. 대개 서양 사람들이 처음 의학을 창설할 때에 기준을 정하지 않았던 것이 많았기 때문에 시험하는 것으로 저울을 삼았다. 중국은 여러 성인을 거치면서 시험한 것이 정확하고, 형성(形性)과 기미(氣味)를 정하는 데도 털끝만큼도 틀리지 않으므로 가장 정밀하다. 가령 중국에서 위(胃)를 치료할 때, 인삼(人蔘)과 황기(黃芪)로 익기(益氣)하는 방법이 있고, 천화분(天花粉)으로 진액을 만드는 방법이 있으며, 창출(蒼朮)과 백출(白朮)로 조토(燥土)하는 방법이 있고, 복령(茯笭)과 반하(半夏)로 이수(利水)하는 방법이 있고, 건강(乾薑)과 호초(胡椒)로 온중(溫中)하는 방법이 있으며, 황금(黃芩)과 황련(黃連)으로 청열(淸熱)하는 방법이 있다. 대황(大黃)으로 위의 적(積)을 공격하는 방법으로 말하면 위를 보양하는 것은 아니다. 서양의학에서 위를 보양하는 방법으로 황련수(黃連水)·관계주(官桂酒)·소다[蘇打]를 사용하는데, 만약 소다가 없으면 두려분(牡蠣粉)과 대황(大黃) 가루를 함께 물에 타서 아침과 저녁에 복용한다. 이 방법을 살펴보면 찬 약과 뜨거운 약을 함께 사용하고 있으며, 결국에는 순조로이 내려가게 함으로써 음식을 소화시키는 것을 주로 할 뿐이다. 서양 사람들은 음식을 소화시키는 것이 바로 보위(補胃)라고 여기지만, 어떻게 병이 조금이라도 나을 수 있겠는가? 장부(臟腑)와 피육(皮肉)에 대해서 서양인은 층층이 분석함만을 알고, 경락(經絡)과 기화(氣化)에 대해서는 서양 사람들이 그 의미가 돌아가는 바를 알지 못하기 때문에, 약을 사용함에 합당하지 않은 것이 많다. 나의 이 말을 사람들이 혹 허황되다고 여기겠지만, 이 말을 어찌하여 서양의학의 여러 서적을 가져다가 고찰하지 않는가? 또한 어떻게 산수(算數)와 기기(汽機)를 직업으로 하는 사람들이 모두 나처럼 의학을 말할 수 있겠는가? 저들의 단점은 버리고 저들의 장점을 이용하고 나의 장점으로 저들의 단점을 보완할 것이다. 어찌 사람이 할 수 있는 일을 지극히 하지 않고서 조화를 전부 헤아릴 수 있겠는가? 뜻은 있었으나 미치지 못하였는데, 바라건대 나는 그것을 희망한다."라고 말하였다.

부록

원문

敍

守方隅之見者。不能馳域外之觀。而好高務廣輩。又往往舍近求遠。趨新奇而廢正道。如陳相師許行。梁武尊佛氏。不已傎乎。然果能擇善而從。則又如趙武靈王。易胡服習騎射。遂霸天下。盖窮久變通。不拘於墟也。方今。四海爲家。五洲同軌。自鴻荒以至今日。天地開闢。於斯爲盛擧。凡三才之所有。百族之所宜。上可損益乎古今。下可參酌乎中外。要使善無不備。美無不臻。駕三皇而軼五帝。豈獨一材一藝。彰明較著。於天下已耶。夫醫。其小焉者也。然卽以醫論之五行。列於洪範。爲調燮陰陽之資。十全重於周官。實康濟斯民之助。故自軒岐。以逮仲景。醫法詳明。與政治聲教相輔佐。晉唐以後。漸失眞傳。宋元以來。尤多紕謬。及今泰西各國。通於中土。不但機器。矜能卽於醫學。亦詆中國爲非。豈知中國宋元後醫。誠可訾議。若秦漢三代所傳。內難仲景之書。極爲精確。迥非西醫所及。盖西醫初出。未盡周詳。中醫沿訛。率多差誤。不及此時。釐正醫道。貽害生民。不知凡幾。余以非材値。古今大變局時。自顧一手一足。毫不能扶持中外。惟於醫道。嘗三致意。因摘靈素諸經。錄其要義。兼中西之說解之。不存疆域異同之見。但求折衷。歸於一是。冀五大洲萬國之民。咸無殀札。始無歉於寸心。夫醫其小焉者也。所望賢士大夫。採風觀政。棄短取長。得推行盡利之方策。長治久安之術。俾中外交泰。同登熙皥。雍和之盛。則誠盡美盡善矣。醫其小焉者也。

時大淸光緖十八年。歲在壬辰。秋九月。蜀天彭。唐宗海容川。敍於黃歇浦上。袖海山房。

例言

一。唐宋以後。醫學多譌。西法近出。詳形迹而畧氣化。得粗遺精。皆失也。因集靈素諸經。採其要語。分篇詳註。爲救其失起見。非好辯也。識者諒之。

一。每篇。標題四字。以別章節。知非著述體裁。然使學者。先知綱目。易於尋求。不嫌有乖大雅也。

一。是書註釋。多由心得。實皆以經解經。毫無杜撰。閒採西法。或用舊說。總求其是而已。

一。是書。期於實用。與各種經古文詞不同。故解義訓詁。無漢宋門戶之分。亦無中西異同之見。要使經旨皎然。足裨實用。爲有益於世耳。

一。中國。臟腑圖。皆宋元後人所繪。與人身臟腑眞形。多不能合。故各圖。皆照西醫繪。出較舊圖。實爲美善。

一。中國。醫林改錯。曾剖視臟腑。與西醫所言畧同。足見中國臟腑。與西人原無差別。因採其圖。以爲印證。

一。所採西人臟腑圖。非但據西人之說。實則證以內經形迹。絲毫不爽。以其圖按求經義。則氣化尤爲著實。

一。十二經脈。奇經各穴。皆西醫所不能知。因採銅人圖繪出。意在發明經旨。穴不盡載。惟採有關經氣者。詳悉注之。

一。胃五竅。乃三焦。中西皆無其圖。今特本內經之義。切實繪出。揆之西人形迹。亦無不合。足見西人。雖詳於形迹。而猶未及內經之精。

一。是書。方證未能詳列。然於審證處方之理。業經發明。則權衡在我。無論中西各醫書。皆有裁別。不致迷眩。是醫學正本。清源之書也。

一。是書所引。內難經文。未及其半。然大義微言。採註已備。熟此後再讀全書。自能渙然氷釋。

上卷
人身陰陽

西醫謂。造化主。惠育羣黎。所謂造化主。卽天地之神也。與中國人本天地之中以生之義。不謀而合。但語言文字。畧不同耳。玆且擧天地生人之理。先注明之。天地只此陰陽。化生五運六氣。人身秉此陰陽。乃生五臟六腑。

夫自古通天者。生之本。本於陰陽。

凡人未生之前。男女媾精。而成此胎孕。卽本天地水火之氣而交媾也。旣生之後。鼻息呼吸。得天之陽以養氣。飮食五味。得天之陰以養血。是未生之前。旣生之後。皆無不與天相通。而所以相通之故。則以人身之陰陽。實本於天地之陰陽而已。西洋化學。言人吸空中養氣而活。所謂養氣。卽天陽也。至於飮食五味。不知是地之陰質。雖西醫書先有博物一篇。而未將陰陽兩字分晰。究不得其主宰。

陰者。藏精而起亟也。陽者。衛外而爲固也。

人身之陰陽。互爲功用。陽無陰則亡。陰無陽則脫。陰主藏精於內。而陰中之氣。乃常亟起。以應乎外。有如皮膚在外屬陽。而在內之血液。必達於皮膚。以爲毛爲汗。氣出口鼻爲陽。而在下之水津。必出於孔竅。以爲津爲液。此卽亟起應陽之一端也。又亟與極通。陰精生陽氣。如太極之動而生陽也。故曰起亟。陽者陰之衛也。有陽衛於外。而陰乃固於中。譬之女子之胎。內有血衣是陰也。其外先有水衣包之。水衣包血衣。此卽陽衛於外。陰乃得固之義。又如傷寒。邪入皮毛。繼乃傳經入裏。蓋因陽不衛外。是以陰不能固於其內。此可見陰陽交互之理

言人之陰陽。則外爲陽。內爲陰。言人身之陰陽。則背爲陽。腹爲陰。言人身臟腑中陰陽。則臟者爲陰。腑者爲陽。

就人渾而論之。則在外者。皮肉筋骨皆屬陽。在內者。五臟六腑皆屬陰。若就人身分而論之。則背象天覆爲陽。督脈統之。而太陽經全司之。腹象地載爲陰。任脈統之。而太陰經全司之。再以臟腑分論之。則五臟主藏爲陰。六腑主瀉爲陽。夫外爲陽。而有腹背之陰陽者。陽中有陰陽也。內爲陰。而有臟腑之陰陽者。陰中有陰陽也。人必先明天地陰陽之理。而後知人身之氣化。西醫剖割視驗。人之背面前面左右內外。層折詳矣。而不能將各層分出陰陽。則止知其形。不知其氣。以所剖割。只能驗死屍之形。安能見生人之氣化哉。

此節生氣通天論。金匱眞言論文。合爲一章。以爲醫理之大源也。

五臟所生

天有五氣。地有五行。人本天地之中以生。而有五臟。臟者藏也。藏天地之精氣。所以成其形而爲人也。故欲知人身之陰陽。須先知五臟之氣化。

東方生風。

東方。於卦爲震。於時爲春。陽氣發動。而陰應之。遂生風氣。風氣者。乃天春生無形之氣也。西洋天學。言空氣有冷熱。相吸而成風。夏月熱帶在北。則風從南至。冬月熱帶在南。則風自北來。內經所謂。東方當南北之間。是西洋言風之往來。內經則風所從生。南北是陰陽兩殊。故風從此異。東方是陰陽交應。故風從此生。內經探生風之源。比西洋更精。

風生木。

由無形之五氣。生有形之五行。春氣所生爲甲乙木。西洋格致。皆以草木有根芽子核而生。然當天地開闢。實有風氣。而後化生草木。卽以芽核論之。仍是秉風氣所生。蓋地土陰質。得發動之陽氣。卽風氣也。邵康節所謂。地下有雷聲。春光彌宇宙。是矣。旣萌芽後。則感受空中之風。而天又有風星。以司其氣化。雖西洋有引土膏吸炭氣之說。亦只是火來就木。水來生木。而究木之體。則總屬風氣。蓋在天則木本風化。而在人則肝爲風臟。

木生酸。

有木之形。卽有性味。木之味酸。故凡果實。味皆帶酸。變酒爲醋。亦只是風氣釀成。

酸生肝。

五氣五行。亦旣朕兆而成性味矣。然後人得秉之而生五臟。秉風木之氣所生。則爲肝臟焉。蓋人所以日食五味者。借以生養五臟也。酸味入腹。則生養肝臟焉。子孕母腹中。亦賴母所食五味。合之氣血。以生五臟。

南方生熱。

南方。正當赤道。於卦爲離。陽氣外發。是生熱氣。卽西洋所謂熱帶。日行赤道生熱也。故日爲衆陽之精。

熱生火。

熱者。夏之令也。夏氣所生。於地之五行。爲丙丁火。熱是無形之天氣。火是有形之地氣。故河圖之數。地二生火。西洋化學。言以鋼擊石。所生之熱。與鋼鐮磨下石屑。與空中養氣。化合而燃。鑽木相磨。亦與空中養氣。化合而燃。卽內經熱生火之證。

火生苦。

凡物經火。味無不苦。蓋火之性使然也。草木秉火之性者。其味皆苦。另詳性味篇。

苦生心。

生人秉火之性味。於是而生心臟。與酸生肝義同。

中央生溼。

中央。陰陽交會之所。陰屬水。陽屬火。水火交會。而生濕氣。爲長夏之令。以化生萬物。央者。陰陽二字。雙聲合爲一音也。蓋天陽地陰。上下相交。南熱北寒。水火相交。遂蒸爲溼。西洋言淡養炭輕四氣。彌漫地球。而古聖只以中央二字。已賅其義。

溼生土。

濕氣無形。化生有形。爲戊己土。土之生物。全在於中含濕氣也。西洋言土卽是地。不知古聖卻有分別。天是陽在上。地是陰在下。而土在陰陽相交之中央也。西洋言土。是物質腐爛而成。而不知所以腐爛。皆借溼氣。

土生甘。

土之味本淡。而所生五穀則味甘。故甘者。土之性味也。西洋但知現成之五味。而不知五味所自生。故其論藥多誤。

甘生脾。

人秉土之性味。於是而生脾臟。

西方生燥。

西方。主秋金之氣。收斂肅殺。其氣爲燥。在一日爲申酉日入之時。陰收陽斂。氣澤消滅。致成燥氣。在一刻爲秋令。收斂肅殺。所以成物。賴此燥氣也。西洋化學。不知燥氣。因此爲水火消耗之氣。不能以器取得。故不知也。

燥生金。

有此無形之燥氣。乃生有形之金。於地之五行爲庚辛金。秋日燥氣用事。則草木黃落。卽是生金之驗。土之所以生金者。亦以其由溼返燥。凝而成質也。

金生辛。

有燥金之氣性。然後生此辛味。

辛生肺。

人秉金之性味。於是而生肺臟。所以藏天地之金氣也。

北方生寒。

北方。主冬令。生寒氣。熱帶在南。冷帶在北。故西洋有北氷海之說。

寒生水。

氣以生形。寒氣所生。爲壬癸水。西洋謂水。是輕養氣所化。燭內含輕氣。以冷玻瓈罩之。則與空中養氣。化爲水珠。然必罩以冷玻瓈。仍從冷而化也。又云。將二氣放水銀盆內燒之。復化爲水。水銀極寒。是與內經寒生水之義亦合。

水生鹹。

寒水之性。其味爲鹹。

鹹生腎。

人生秉寒水之性味。而生腎臟。以司人周身之水。

人生本天親地。故生此五臟。以應天地之陰陽。必先知人之五臟。本於五行。然後發之爲百骸。推之爲萬物。莫不本於五行焉。五行之氣。偏則爲病。草木各得五行之氣。借以調五臟之偏。藥之功用以著。設非先明五行之理。不可以言醫也。故引素問陰陽應象論文以明之。西洋天學化學。雖與中國五行之說不同。而義實相通。惟西洋醫學。則止就人身形質立論。不知人之氣化。實與天地同體也。

五臟所屬

五臟秉於五行。凡秉五行之氣而生者。皆以類相屬。推其類。可盡天地之物。知所屬。乃明形氣所歸。而病之原委。藥之宜忌。從可識矣。

肝。

舊說七葉。居左脇下。非也。西醫云。四葉。後靠脊。前連膈膜。胆附於肝之短葉間。膈卽附脊連肝。從肝中生出。前連胸膛。肝體半在膈上。半在膈下。實不偏居於左。謂肝居左者。不過應震木東方。位自當配在左耳。

肝圖。

醫林改錯言。肝系。後着脊。前連胃。名爲總提。上有胰子。總提內有行水管。爲胃行水。西醫言。肝無所事。只以回血生出胆汁。入腸化物。二說言肝。行水化食。不過內經。肝主疏泄之義而已。至肝系之理。尙未詳言。按肝系上連心包絡。故同稱厥陰經。系着脊處。則爲肝兪穴。系循腔子。一片遮盡。是爲膈膜。肝系下行。前連腹中統膜。而後連腎系。爲肝之根。通身之膜。內連外裹。包肉生筋。皆從肝系而發。舊說言肝居左。西說言肝居右。然其系實居。脊間正中。至診脈分部左右。亦從其氣化而分。非以形而分也。

在天爲風。

震巽主氣。在天爲風。人秉天之風氣而生肝臟。以司周身之風。故凡風病。以肝爲主。

在地爲木。

本天無形之風氣。生有形之木。肝實秉風木之氣所生。解得二字。便知肝之氣化。

在體爲筋。

筋連於骨。蓋骨屬腎水。筋屬肝木。乃水生木之義。以應天甲乙之象。究肝生筋之迹。實由肝膈。連及周身之膜。由膜而連及於筋也。西醫剖視。見白膜包裹瘦肉。而兩頭即生筋也。然彼但言筋之體。未言筋之根。惟內經以筋屬肝。是從肝膈而發出膜網。然後生筋。若不尋出筋之源頭。則筋病不知治法。

在色爲蒼。

微青微黃。皮色老[1]潤。乃蒼正色。其肝無病。若青勝黃則肝寒。若黃勝青則肝熱。西人不講五行。故不知氣色相應之里。[2]

在音爲角。

角爲木音。和而長。知肝無病。西洋聲學言。絃管甚詳。然不能分出五音六律。則察理未精。

在聲爲呼。

叫呼也。肝氣太勝。和長之音。變爲叫呼。狂譫之類是也。宜抑其肝。

---

1 원문은 '老'이나 '光'로 보아야 한다.

2 원문은 '里'이나 '理'로 보아야 한다.

在變動爲握。

支節運動。皆筋所主。而手尤顯然。故筋之變動。則發爲握。寒則拘急。熱則縮攣。風火閉結。則握拳透爪。搐搦瘈瘲。皆筋之變。

在竅爲目。

肝脈交顚入腦。由腦而通於目。故肝開竅於目。肝藏魂。晝則魂遊於目而爲視。夜寐則目閉。魂復返於肝。西醫剖割眼珠。極贊重疊細絡之妙。受光照察之神。然試問醒開寐閉。黑子瞳子之所由生。則不知也。又使無神水。而欲其受外光能乎。惟心火腎水。交會於腦。合肝脈注目中。肝者。心之母。腎之子。故併二臟之精。而開竅於目。西醫之精。能將斜目。修削使正。然不久仍斜。不知病源。剖割何益哉。

在味爲酸。

木之本味也。木得寒濕之氣。則化而爲酸。如菜入罈。醃則酸是矣。木得濕熱之氣。則變而爲酸。如麩得糟麯。則酸是矣。吐酸亦分寒熱二證。寒酸吐淸冷。熱酸帶腐臭。

其液爲淚。

目爲肝竅。故淚爲肝液。

其華在爪。

爪是筋之餘。肝主筋。故其華在爪。

其臭爲臊。

食草木各禽獸。皆有臊臭。秉木之氣故也。五臭之辨精矣。西人不知。

其穀爲麥。

麥爲芒穀。秉東方勾萌之木氣。故麥牙能疏肝。仲景治除中病。以蒸餠試之。取木剋土也。

其畜雞。

巽爲雞。木畜也。故仲景用雞矢。治轉筋。取其爲肝去風也。五常政論。以犬屬肝木之畜。又是一義。

其蟲毛。

大而虎豹。小而毛蟄。皆風木之氣所生。故肝病顚癎。或作虎豹之狀。又有病偏體生毛者。西醫五種。有博物新篇。圖畫獅象小蟲。毫芒畢具。然不知屬風木之所生。則於醫理物理。不能推到造化根源也。

其數八。

河圖。三爲木之生數。八爲木之成數。五行之數。理極精微。非西人所得知也。數起於一者。初也。始也。混沌初開。惟水先有。故曰天一生水。然水氣初生而未成也。必待火木金土之氣皆生。水得兼借其氣而後成。故歷二三四五。至於六數。水乃成焉。火則繼水而生。故地二生火。亦成於水之後。故天七成之。水火之氣已具。乃化生木。故天三生木。地八成之。四九金。五十土。其理一也。生於陽者。成則爲陰。生於陰者。成則爲陽。聖人於生成之次序。而以數紀之。又以其數之陰陽。而於物驗之。神矣。

其果李。

仲景用李根皮。郁李仁。皆治肝也。一行之中。又各分五行。故果雖同是木實。而又各屬五臟。

其菜韭。

得春氣最先。故屬木。韭根止血。能行肝氣故也。韭子治遺精。溫斂肝氣也。

心。

形圓上濶下尖。週圍夾膜。卽包絡也。其上有肺罩之。空懸胸中。其下有膈膜遮截。膈爲膻。包絡爲膻中。心爲君主。西醫云。有腦氣筋貫之。有左右房。以生血廻血。又按心之脈絡。從包絡中發出。以達於周身。故包絡爲臣使之官。

心圖。

西醫言心內。分左右四房。皆有管竅。爲生血回血之用。血受炭氣則紫。回行至心右上房。有一總管。接回血入心中。落右下房。又一總管。運血出而過肺。被肺氣吹去紫色。遂變純赤。還入心之左上房。落左下房。又有一總管。運血出行。遍於周身。回轉於心。此卽內經。營衛交會於手太陰肺。及心主血脈之說也。

在天爲熱。

夏令南方。離火主氣。是爲熱也。

在地爲火

本天無形之熱。生地有形之火。猶之鑽木使熱而取火也。[3]

在體爲脈。

心生血。乃秉火氣之化。故血色赤。脈者。血之道路也。脈經云。脈爲血府。西醫云。心房動跳不休。周身之脈。皆應之而動。醫林改錯謂。脈是氣管。非也。觀仲景復脈湯。全補心血。可知之矣。

---

3 간장·비장 등 조문과 다르게 1905년판 『중서회통의서오종(中西匯通醫書五種)』에는 이 부분이 빠져 있다. 1935년판 『중서회통의서오종』 11쪽을 참조하여 삽입하였다.

在色爲赤。

火之色見於皮裏。如以縞裹硃。心血足也。若赤斑痲疹。皆是心火太甚。西洋化學言。紅色中多養氣。又言養氣能燃。卽內經火之色赤之義。

在音爲徵。

音和而美。其舌抵齒。

在聲爲笑。

心志喜。故發聲爲笑。

在變動爲憂。

喜之變也。心火宣明則喜。心火鬱閉則憂。西人但知憂喜笑怒。人有此當然之情。而所以成此情者。西人不知。

在竅爲舌。

心之脈管。從肺系以上於舌。而辨五味。

在味爲苦。

物經火煅。其味皆苦。然苦雖是火味。實則火之餘氣也。故凡味苦者。均能瀉火。

在志爲喜。

心火宣明。故喜。

其液爲汗。

汗乃膀胱化水之氣。透出皮毛者也。故凡汗。均歸太陽經。因小腸爲心之府。與膀胱同是太陽經。同附着於連網之上。心火宣布。由小腸連網。幷合膀胱。是爲火交於水。乃能化氣。外達而爲汗。故仲景。無汗用痲黃。有汗用桂枝。二方均主桂枝。以宣心陽也。此所以汗爲心液。西洋醫法。不知汗之源也。

其榮爲色。

血足故也。

其臭爲焦。

凡物火灼。其氣皆焦。

其數七。

河圖。二爲火之生數。七爲火之成數。

其穀黍。

色赤性溫。故爲心之穀。

其畜馬。

天之大火星爲心。又名天駟。房駟之精。下則化爲馬。故馬爲火畜。金匱眞言云。其畜羊。然以馬爲義長。

其蟲羽。

羽族。應南方朱鳥之象。西洋格致。言鳥肉多縫隙。使養氣充滿。則輕靈善飛。養氣能燃火。則知羽族。秉火氣多矣。

其果杏。

夏之果。故屬火。杏仁苦降。雖是肺藥。實以火制金之義也。

其菜薤。

氣辛溫。葉不沾水。秉火氣所生者也。仲景用治胸痺。以其能宣心陽也。

脾。

居中脘。圍曲向胃。西醫云。傍胃處又有甜肉一條。生出甜汁。從連網入小腸上口。以化胃中之物。脾內有血管。下通於肝。余按脾居油膜之上。與各臟相通。其血氣往來之道路。全在油膜中也。中國醫書。無甜肉之說。然甘味屬脾。乃一定之理。西醫另言甜肉。不知甜肉。卽脾之物也。又按仲景越脾湯。是發散肌肉。脾約丸。是滋潤膏油。蓋脾臟生內之膏油。從內膏油。透出於外。是生肌肉。然則外肌內膏。皆脾之物也。西醫言脾中之血。壅熱氣以薰化水穀。蓋血卽心火所生。壅生熱以化穀者。火生土之義也。至於脾土制水之說。西醫不知。言水入口。散出於胃。走連網中。不知連網上之膏。卽脾之物。膏滑故水利。

脾圖。

醫林改錯言。脾中有管。名玲瓏宮。[4] 水從胃透入此管。遂下走雞冠油中也。余按脾與胃相連處。有膜一條。其中有管。自然無疑。脾質凝血而成。西醫言脾中有血管。廻血聚於脾中者極多。余按血是心火所生。火生土。故統血極多。食入則脾擁動熱氣以化之。西醫又言。有甜肉汁化穀。按甜肉卽胰子也。生於油上。凡膏油皆脾所生之物。膏能化水。胰子能化油。脾稱濕土。正指胰子與膏也。有此滑潤。故腸中通利而物化。宋元後圖。脾居於右。西醫圖居於左。攷淮南子。已有脾左肝右之說。但脾之應脈。寔在右手。盖其功用。寔歸於右也。

在天爲溼。

長夏之令。陰陽交會。是生濕氣。

在地爲土。

濕氣所化。於五行爲土。凡物濕漬。皆化爲土。而土中又常含濕氣也。

4 원문은 '宮'이나 '官'으로 보아야 한다.

在體爲肉。

此肉字。兼肌言之。肌是肥肉。肉是瘦肉。人身肥肉包瘦肉。外之肥肉。又由腔內之油膜。透達而生者也。脾生油膜之上。脾氣足。則油多而肥。膜上之油。卽脾之物也。在內爲膏油。在外爲肥肉。非兩物也。油膜中有赤脈。屬脾血分。脾之血足。則此赤脈由內達外。是生瘦肉。蓋土是天地之肉。脾亦應之。而生肌肉。

在色爲黃。

黃爲中央之土色。凡人面黃明潤爲無病。發黃爲濕。病在脾也。

在音爲宮。

聲大而和。其舌居中。

在聲爲歌。

脾主思。思而得之。則發爲歌。顚狂自歌。脾絶亦歌。

在變動爲噦。

脾氣逆滿。吐聲不吐物也。與噫呃畧同。非痰卽血之所致。

在竅爲口。

口通五臟。然主於納穀。先通於胃。而胃實脾之府也。故口亦是脾之竅。凡百體皆有專屬者。有兼屬者。西醫圖口。通腦通心肺。通胃而不通脾。不知胃乃脾之腑。不通脾。而反屬脾竅。則其歸屬。有眞主宰矣。內經精確如此。眞中外所不能及。

在味爲甘。

西醫云。甜肉汁。入腸化物。蓋甘者。土之本味也。故甘味均能補脾。太甘則又壅脾氣而爲病。

在志爲思。

脾主運用。故其志在思。而思慮又轉傷脾。

在液爲涎。

五液皆腎所主之水也。脾土不能制水。則水濕而爲涎。脾寒者。其涎淸冷。脾熱者。其涎稠粘。

其榮爲唇。

口爲脾之竅。唇又爲口之門戶。故脾之氣血沖和。則唇明潤。脾熱者唇枯。脾絶者唇縮。唇不與脾連。而脾榮卻見於唇。西醫之拘於形迹者。斷不能知。

其臭香。

甘味所發。其氣爲香。木香之類。所以入脾。

其數五。

河圖。十爲土之成數。五爲土之生數。居五行之中。玆故獨擧中五以立言。

其穀稷。

味甘入脾。卽北地小米之大而黃者。

其畜牛。

黃牛也。鳴中宮音。本草言。牛乳益脾。忌酸味。因牛屬土。酸屬木。故不相宜。義可類推。

其蟲倮。

如蚯蚓是秉土之精。能化毒以利水。

其果棗。

味純甘。土之果。補脾多用之。

其菜葵。

卽冬葵。秉土濕氣所生。故滑潤。土能制水。故冬葵子。能利小便。

肺。

舊云八葉。非也。西醫云五葉。右三左二。披離下垂。後附脊骨。前連胸膛。肺中有管竅。通於膈膜。而下達氣海。肺質輕鬆。外有膜沫濡潤。以助呼吸。

肺圖。

西醫言。肺覆而盂。前兩葉包心。在後有峽及肺根。此根卽氣管。肺脈連網等。包裹肺衣而成。每肺外有衣。薄而通明。包肺四面。肺有縮力。每葉藏氣管。氣管之末爲氣泡。肺脈至氣泡而散。卽包氣泡。功用主呼吸也。此說於肺衣氣泡。頗能詳明。宋元後。不知肺之功用。全在衣與泡也。

在天爲燥。

在天爲收斂肅殺。秋燥之氣。故經秋則草木焦枯。感燥氣也。

在地爲金。

燥氣所生。於地之五行。爲庚辛金。人之肺臟。實秉燥金之氣而生者也。

在體爲皮毛。

肺金乾象。其體如天。天包於地之外。皮毛包於人身之外。故皮毛屬肺。肺多孔竅以行氣。而皮毛盡是孔竅。所以宣肺氣。使出於皮毛以衛外也。西醫剝皮觀。而知人何處皮厚。何處皮薄。然不知皮爲肺之所司。言毛孔能傳人之熱外出。而不知是太陽衛外之陽也。

在色爲白。

金之本色。人面白而明潤者。肺無病。白如枯骨者死。慘白者失血。以肺主氣。但見肺之色。是氣多而血少也。

在音爲商。

西方金音。口張聲揚。

在聲爲哭。

商聲也。主秋令。發哀傷之聲。故哭。

在變動爲欬。

肺主氣。氣逆而搶上。故欬。有痰火迮犯而欬者。有寒飮閉滯而欬者。

在竅爲鼻。

氣管總統於肺。而上通於鼻。以主呼吸。

在味爲辛。

金之性烈。故味辛。細辛薄荷之類是也。若大辛者。又秉金斂火速之性。主下行以溫肝腎。桂附是也。

在志爲憂。

肺主斂。憂則氣斂。

在液爲涕。

涕出於鼻。故爲肺之液。肺有寒。則涕自出。有火則無涕。

其榮爲毛。

肺主皮毛。故肺腴。則皮毛榮也。

其臭爲腥。

魚爲水族。兼秉金氣。故其臭皆腥。

其數九。

河圖。四爲金之生數。九爲金之成數。

其穀稻。

秋熟。皮黃米白。故屬金。

其畜狗。

說文云。叩氣發聲。故名狗。肺主氣。狗能叩氣。故屬肺金之畜。

其蟲介。

鎧甲之象。屬金。鱉甲山甲。均能破肝。以其秉金氣。能攻制木也。

其果李。

按李旣屬肝。此當以梨配之。五常政論作桃。

其菜韭。

韭色白。亦可屬肺。然其得春氣爲多。總宜屬肝。秉金氣者。不止此藥。古人以此屬肺。亦只示人以端倪。非謂此外。更無其物。又以見一物。不止一義耳。

腎。

形如豆。又似豬腰子。腎中有油膜。一條貫於脊骨。是爲腎系。此系下連網膜。又有氣管。由肺而下。附脊循行。以下入腎系。而透入網膜。達於丹田。兩腎屬水。中閒腎系屬火。卽命門也。命門爲三焦膜油。發源之所。故命門相火。布於三焦。焦卽油膜也。舊說多誤。西醫析言之。而不能會通也。詳考內經自見。

腎圖。

腎靠脊而生。有膏油遮掩。附腎有薄膜包裹。西醫名爲腎衣。此衣發於腎系。乃三焦之源也。腎系是白膜。層疊結束而成。一條貫脊。系中內竅。通脊髓最深之竅也。其次爲氣管。外通於鼻。以吸天陽。下入丹田。爲生氣之根。又其次爲溺竅。水入胃。散膜膈中。以入腎系。合爲溺竅。透入下焦。乃及膀胱。西醫但言。氣管溺管。而不知化精通髓。尤有一管。名曰命門者。水中之陽。外通天氣。爲生命之根源也。內經未言。溺過腎中。然謂三焦爲水道。膀胱爲水府。腎爲三焦膀胱之主。其司溺從可知矣。

在天爲寒。

北方冬令。陽氣內斂。陰氣交互。是爲寒氣。

在地爲水。

寒氣所生。於卦爲坎。於五行爲水。

在體爲骨。

腎秉寒水之氣。主蟄藏。受五臟之精而藏之。化髓生骨。小兒髓不足。故頭骨未合。老人腎虛。故骨痿也。西醫將人骨骼。照印入書。長斷大小。圓鋭曲折。盡其形矣。然不知是腎之所生。彼以骨中有髓。知爲腦髓生骨。而不知並腦髓。皆腎所生也。余識西醫潘某。中國人而爲外國醫士者也。其妻死。卽用洋藥。化去屍肉。存枯骨。置之藥房。以備考校。此於接骨檢驗。詢爲有益。於內證毫無補裨。存其骨。而不知骨所自生。迂可笑矣。

在色爲黑。

水之色也。黑而慘淡者。水泛土衰。黑如烟煤者。水枯腎竭。五行之理。成功者退。五色亦然。黑轉青。則黑退。青轉紅。則青退。爛布造作洋紙。腐化全帶黑色。若欲退其黑色。用品藍入。則黑退。然紙成後。內存品藍性。久則變出青色。必再加品紅水。則青色退盡。永不變藍色矣。是可見五行退卸之理。

在音爲羽。

其音低細。

在聲爲呻。

呻。伸也。腎氣在下。故聲欲太息。而伸出之。

在變動爲慄。

戰慄。寒貌。老人陽虛。往往寒戰。

在竅爲耳。

陳修園謂。腎脈不上頭。腎與心交。假心小腸之脈。入耳爲聽宮。其說迂曲。豈有腎自開竅。而無路上頭之理。蓋腎主腦髓。耳通於腦。路甚直捷。所以腎開竅於耳也。西人稱耳深處之穴。曰耳鼓箱。有薄翳蓋之。氣搏則動。下有細骨如干。傳其動於穴底。耳翳接細絡。如琴瑟之有弦。稀密拉放。以外音傳於腦。則耳亦琴也。巧妙之至。西人此說精矣。然不知耳是腎竅。不知司聽者。是何物也。蓋髓爲精神所會。而竅通於耳。故能辨聲音。聲氣二者。皆空虛無形。然聲速於氣。氣已至。則可呼吸而入口。聲已至。不能招收而得。西學言。空氣布滿天地。凡聲音者。是擊動空氣而成也。據此則耳之辨音。亦以耳竅內之氣。爲外空氣擊動。故聲傳入耳。腎者。生氣之源。而髓則腎精所化。則髓中之氣。尤至靈氣也。故外空氣傳聲。動之則應。又聽有遠近明暗之分。則又視乎髓中之氣。有優劣也。西學尚未談到此。

在味爲鹹。

洪範曰。潤下作鹹。水之味也。藥如蓯蓉等。皆入腎。

在志爲恐。

腎存志。爲作强之官。腎虛不能作强。則爲恐矣。

在液爲唾。

腎絡上貫膈。入肺系。繫舌本。舌下廉泉玉英穴。出液之道也。腎液上泛。則爲唾。

其榮爲髮。

髮雖血之餘。實則血從氣而化。外達皮毛。上至顚頂而生髮也。氣乃腎水之生陽。由太陽經而達於外。以上於頭。血在血室之中。得腎氣之化。外達則爲皮毛。上行則生頭髮。血室氣海。是二是一。皮毛頭髮。並非二物。所以髮名血餘。而又爲腎水之榮也。故烏鬚髮之藥。皆補腎。

其臭爲腐。

凡物入水。無不腐化。故水之臭腐。

其數六。

河圖。一爲水之生數。六爲水之成數。

其穀豆。

黑豆也。其性沈。其色黑。故屬腎水。

其畜豕。

豕也。色黑屬亥。爲水之畜。

其蟲鱗。

魚龍。皆水中之陽物也。故鯉魚湯利水。龍骨鎭腎氣。皆從其類之義。

其果栗。

色黑。根不亡本。故屬腎水。

其菜藿。

古藿。卽豆苗葉。

天地之大。不外五行。人稟天地而生五臟。推之於物。各稟五行。因皆與人之五臟相屬。能知五行變化之理。則於病藥。自然會通。故節錄金匱眞言臟象論等文。合爲一章。以見大概。

五臟所藏

人之所以靈於物者。以其秉五行之秀也。夫此靈秀之氣。非空無所寄而已。實則藏於五臟之中。是爲五臟之神。人死則其神脫離五臟。人病則五臟之神不安。知五神之所司。而後知五病之情狀。

心藏神。

人所以有知覺。神主之也。神是何物。渾言之。則兩精相搏。謂之神。空言之。則變化不測。謂之神。此皆放言高論。未能實指之也。吾且爲之實指曰。神乃生於腎中之精氣。而上歸於心。合爲離卦。中含坎水之象。惟其陰精內含。陽精外護。心臟之火。所以光明朗潤。而能燭物。蓋神卽心火。得腎陰濟之。而心中湛然。神明出焉。故曰心藏神。心血不足。則神煩。心火不足。則神怯。風痰入心。則神昏也。西醫知心爲生血廻血之臟。而謂心不主知覺。主知覺者。是腦髓筋。又言腦後筋。只主運動。腦前筋主知覺。又言腦筋。有通於心者。彼不知髓。實心之所用。而非髓能知覺也。蓋髓爲水之精。得心火照之而光見。故生知覺矣。古文思字。從囟從心。卽以心火照腦髓之義。髓如月魄。心如日光。相照爲明。此神之所以爲用也。

肝藏魂。

魂者。陽之精。氣之靈也。人身氣爲陽。血爲陰。陽無陰不附。氣無血不留。肝主血。而內含陽氣。是之謂魂。究魂之根源。則生於坎水之一陽。推魂之功用。則發爲乾金之元氣。不藏於肺。而藏於肝者。陽潛於陰也。不藏於腎。而藏於肝者。陰出之陽也。晝則魂遊於目而爲視。夜則魂歸於肝而爲寐。魂不安者夢多。魂不强者虛怯。西醫不知魂是何物。故不言及於夢。然西人知覺。與華人同。試問彼夜寐恍惚。若有所見者。是何事物。因何緣故。則彼將啞然。蓋魂非剖割所能探取。而夢非器具所能測量。故彼不知也。

肺藏魄。

人身血肉塊然。陰之質也。有是質。卽有宰是質者。秉陰精之至靈。此之謂魄。肝主血。本陰也。而藏陽魂。肺主氣。本陽也。而藏陰魄。陰生於陽也。實指其物。卽肺中淸華潤澤之氣。西醫所謂。肺中只有膜沫是也。惟其有此沫。則散爲膏液。降爲精血。陰質由是而成矣。魂主動而魄主靜。百合病。慌惚不寗。魄受擾也。魔魘中惡。魄氣所掩也。人死爲鬼。魄氣所變也。凡魂魄皆無形有象。變化莫測。西醫剖割而不見。遂置弗道。夫談醫而不及魂魄。安知生死之說哉。

脾藏意。

舊注。心之所憶謂之意。心火生脾土。故意藏於脾。按脾主守中。能記憶也。又主運用。能思慮也。脾之藏意如此。脾陽不足。則思慮短少。脾陰不足。則記憶多忘。

腎藏志。

舊注。心之所之謂之志。神生於精。志生於心。亦心腎交濟之義。按志者。專意而不移也。志本心之作用。而藏於腎中者。陽藏於陰中也。腎生精。爲五臟之本。精生髓。爲百骸之主。精髓充足。伎巧出焉。志之用也。又按志。卽古誌字。記也。事物所以不忘。賴此記性。記在何處。則在腎經。蓋腎生精。化爲髓而藏於腦中。凡事物。經目入腦。經耳入腦。經心亦入腦。腦中之髓。卽將事物印記不脫。久之要思其事物。則心一思之。而腦中之事物立現。蓋心火陽光。如照相之鏡也。腦髓陰汁。如留影之藥也。光照於陽。而形附於陰。與心神一照。而事記髓中同義。西學留影妙矣。而西醫則不知。人身自有照影留聲記事之妙質。雖剖割千萬人。能得此理否。古思字。從囟從心。囟者腦前也。以心神注囪。則得其事物矣。

內經。又有五臟七神之說。云脾藏意與志。腎藏精與氣。與此不同。然志須屬腎。精氣血三者。非神也。另條詳注。不在此例。故從五神之說爲是。

五臟所主

此條先言所合。言本臟之內外相合也。後言所主。明其相制相成也。

心之合脈也。

西醫云。心有運血管。廻血管。外則散達周身。內則入於心中。心中有上下四房。以存血。心體跳動不休。而周身血管。應之而動。是爲動脈。此說極是。脈經云。脈爲血府。卽此之謂也。醫林改錯謂。脈是氣管。非血管。言氣乃能動。血不能動。夫果是氣管。則隨氣呼吸。一呼止。當動一至。一吸止。當動一至。何以一呼動二至。一吸動二至。顯與氣息相錯哉。是脈非氣管。其應心而動。爲無疑矣。故云心之合脈也。西醫言。脈不足爲診。具足見西醫之粗淺也。脈診兩手。始於內經。詳於難經。事確理眞。非西人器具測量。所能得也。詳下榮衛生會。及診脈精要篇。

其榮色也。

心主血。血足則色華。血脫則色枯。

其主腎也。

五行之理。相生相制。制則生化。心是火臟。而受制於腎水。是腎乃心臟生化之主。故其上[1]腎也。心爲離火。離卦中之陰爻。卽含坎水之象

1 원문은 '上'이나 '主'로 보아야 한다(王咪咪·李林, 1999, 16쪽).

也。心之所以生血。亦以水交於火。卽化爲血。另詳氣血條。惟其以水濟火。而火之功用乃成。故心血虛者。必兼補腎水。觀天王補心丹。仲景復脈湯。均用地黃。其義可知。

肺之合皮也。

肺爲乾金。體高而大。如天之無不覆。氣達於外。以衛周身。如天之無不包。故合於皮毛。西醫云。周身氣管。外則散爲毛竅。內則總統於肺。故肺合皮毛。凡是外感。無不治肺也。西法用數百倍顯微鏡。照見毛形如樹。其下有坑。坑內有許多蟲。或進或出。其實皆氣之出入也。蓋肺主行氣。肺中盡是氣孔。鼻者直出之孔。毛者橫出之孔。鼻氣大。故人皆知之。毛孔之氣細。故人不知。實則鼻氣一出。則毛孔之氣俱出。鼻氣一入。則毛孔之氣俱入。中國人不知皮毛與肺相連。皆是從毛竅相通也。

其榮毛也。

毛者。血之餘也。然實則血從氣化而生焉。氣生於水。先天眞氣。名天癸水。女子以血爲主。氣從血化。故水化爲血。內行下達。則爲月信。男子以氣爲主。則血從氣化。故血化爲水。上行外達。則生鬚與毛。另詳氣血條。毛榮者。氣化之盛也。肺主氣。故其榮在毛。

其主心也。

天之五行。火西流。而後能秋。地之五行。火剋金。而後成器。人之五行。心火溫肺。而後胸中陽和。無寒飮咳痺之證。故心火者。乃肺之主也。心火太甚。則肺燥。心火不足。則肺寒。

肝之合筋也。

筋象甲乙木。故爲肝所合。人但知筋。著於骨節間。而不知筋。實與肝通。蓋肝中有大膈膜。內連肥網。外連皮膚。凡有瘦肉。皆有網膜包之。凡肉之網膜。其兩頭皆連於筋。肝之氣。卽從內膈膜。發爲外之網膜。由網膜而發爲筋。筋所以爲肝之合也。中醫但言其義。未言其形。今借西法。指出迹象。尤爲確實。合者。相連之謂也。凡瘈瘲筋抽。皆是內膜。伸縮收放。因牽動其筋而然。若不知筋所發生之源。則不能治也。

其榮爪也。

爪爲之筋餘。筋節柔和。故其榮發見於爪。

其主肺也。

肝主血。主清陽之氣。必得肺金制之。木不鬱而爲火。則清氣得升。血脈和暢。如金不能平木。則肝火上升。爲痰欬虛癆失血等証。

脾之合肉也。

肉是人身之陰質。脾爲太陰。主化水穀。以生肌肉。肌是肥肉。肉是瘦肉。肥肉是氣所生。瘦肉是血所生。脾生連網之上。脾氣足。則內生膏油。透出於外。則生肥肉。脾血足。則又從連網中。凝結而生瘦肉。亦由內生出於外。肥肉包瘦肉者。氣包血故也。脾陽虛則肉浮。脾陰虛則肉消。脾生膏油。從膏油而生出肌肉。其形迹之相連。最顯然也。乃西醫剖割。但淺割外皮。其肉象如何。深割內皮。其肉象又如何。究未知肌肉屬脾。所以不得治法。

其榮唇也。

脾開竅於口。唇乃口之門戶。故其榮在唇。凡病唇縮。爲脾絶不治。

其主肝也。

肝屬木。能疏泄水穀。脾土得肝木之疏泄。則飲食化。肝木之陽不升。則爲瀉泄。肝寒。則腹痛霍亂。觀建中湯。用桂枝溫肝。卽知其義。肝火鬱。則爲痢。亦是肝病累脾。故肝爲脾之所主。西醫謂。肝生胆汁。入胃化穀。卽內經木能疏土之義。

腎之合骨也。

骨內有髓。骨者。髓所生。周身之骨。以背脊爲主。腎系貫脊。腎藏精。精生髓。髓生骨。故骨者。腎之所合也。西醫支解人而視之。詳言腦髓。腦氣筋。而不知髓是何物。因不知腎與骨合。所以其治多礙也。

其榮發也。

人之毛髮。皆是血從氣化所生。義詳五臟所屬條。及本條其榮毛句。但毛生於氣孔中。屬肺金。鬚生於唇。乃任脈所終之地。屬肝胃兩經。而髮則生於頭。是督脈經。與太陽經所交也。太陽經。從背上頭。督脈經。從脊貫頭。太陽膀胱。爲腎之府。督脈屬腎。均交於頭。血在丹田之內。從氣之化。循經而上。生爲頭髮。故腎精足。則其榮在髮。老人腎竭。所以髮白。血從氣化之理。詳天癸條。

其主脾也。

脾土能制水。所以封藏腎氣也。脾不統攝。則遺精。脾不制水。則腎水泛。而爲痰飲。

張隱菴注。六微旨論云。土位之下。風氣承之。風位之下。金氣承之。金位之下。火氣承之。君火之下。陰精承之。亢則害。承乃制。制則生化。故五臟所合。言其相生也。五臟所主。言其相成也。先心肺而後脾腎。乃歸重於相成之義歟。西醫不講五行。分臟腑。截然各別。而於交通之故。生成之理。概不能知。

臟腑所合

合者。相合而成功也。有臟以爲體。卽有腑以爲用。臟之氣行於腑。腑之精輸於臟。二者相合。而後成功。故引靈樞本樞篇文以明之。

肺合大腸。大腸者。傳導之府。

肺爲淸金。大腸爲燥金。肺藏魄。而大腸肛門。卽爲魄門。肺與大腸交通之路。全在肺系膜油之中。由膜油以下達於大腸。而大腸全體。皆是油膜包裹。雖大腸與肺。一上一下。極其懸遠。而其氣從油膜之中。自相貫注。蓋肺極高。大腸極下。其形勢自足相臨。手太陰肺經。與手陽明大腸經。又相表裏。故相通也。傳導之府。謂傳導肺氣。使不逆也。凡大腸之病。皆從肺來。故大腸燥結。須潤肺。大腸痢證。發於秋金之時。亦是肺金遺熱於大腸。然大腸病。亦能上逆。而反遺於肺。傷寒論云。下痢便膿血者。其喉不痺。不便膿血者。其喉爲痺。蓋邪熱不從大便而瀉。上壅於喉。宜瀉大腸。此大腸所以爲傳導。肺氣之府也。

大腸圖。

宋元後圖大腸。摺疊一團。不能分出上中三廻。惟西醫言大腸頭。接小腸下之闌門。由右腹而上行。爲上廻。橫繞至胃下。過左畔。爲橫廻。由左腹而下行。爲下廻。至膀乃轉爲直腸。凡人瀉利腹鳴。可試其廻轉之路也。仲景云。腹中轉矢氣者。尙有燥屎。仲景下一個轉字。已繪出大腸之形。而宋元後醫不之察。反不如西醫之踏寔。小腸上與胃接爲幽門。全體皆與油膜相連。甜肉汁膽汁。皆從油膜中入小腸也。

心合小腸。小腸者。受盛之府。

手少陰心經。與手太陽小腸經。脈絡循行。相爲表裏。小腸全體。生連油膜。上循肝膈。透入胸中。而爲心包絡。心與小腸交通處。全從包絡透出。下行達於油膜。乃與小腸相通。小腸受盛五穀。使化精汁。以上奉於心而化血。故小腸爲心之府。心火不宣。則小腸之糟粕不化。是□[1]飧泄。心火太甚。則熱移小腸膜油中。爲熱所蒸。飮水從油膜中過。則被蒸爲黃赤色。痢證。糟粕不化。垢膩膿血。全是心移熱於小腸之病。又詳下受盛之官注。

肝合膽。膽者。中精之府。

內經云。脾之與胃。以膜相連耳。謹按各臟腑。遠近不一。實皆以膜相連。惟胆附於肝。最爲切近。西醫言肝無能事。只是化生胆汁。而胆汁循油膜入胃。則飮食之物。得之乃化。是中焦之精氣。全賴於胆。故胆者中精之府也。胆屬火。肝屬木。胆汁爲肝所化。是木生火也。胆汁化物。是木能疏土也。故經云。食氣入胃。散津於肝。肝寒則胆汁不能化物。肝熱則胆汁化物太過。而發中消等證。

脾合胃。胃者。五穀之府。

脾居胃外。以膜相連。西醫云。近胃處又有甜肉一條。甜肉汁入胃。則飮食自化。予按經文。甘生脾。是甜肉汁。卽脾之物也。無庸另立條目。脾主化穀。胃主納穀。是胃者。脾之府也。胃爲陽。脾爲陰。納穀少者。胃陽虛。納穀多而不化者。脾陰虛。如膈食病。糞如羊屎。卽是脾陰虛。無濡潤之氣。故燥結不化。知脾陰胃陽。乃知健脾胃之法。李東垣重脾胃。而方皆溫燥。是但知胃陽。而不知脾陰。西醫言。胃津化物。甜肉汁化物。胆汁化物。則但主陰汁立論。而又不明胃爲陽。主納穀之理。皆偏也。

1 원문에서는 한 글자가 결락되었는데, 문맥상 '爲'로 읽었다.

胃圖。

上曰賁門。下曰幽門。後面與肝膜相連。前面與膈膜相連。下與脾相曲抱。脾生一物。曰甜肉。醫林改錯。名爲總提。卽胰子也。胰子能去油。西醫但言。甜肉汁化穀。而不知其化油也。脾又生脂膏。所以利水。穀在胃中。又賴脾土之濕。升布津液以濡之。然後腐變。故胃但稱五穀之府。不言化五穀。以見胃主納脾主化。一燥一濕。互爲工用。

腎合膀胱。膀胱者。津液之府也。

腎爲水臟。膀胱爲水之府。凡人飮水。無不化溺。而出於膀胱。自唐以下。皆謂膀胱。有下竅。無上竅。飮入之水。全憑氣化以出。又謂水入小腸。至闌門飛渡入膀胱。無從入之路也。故曰氣化。醫林改錯。深叱其謬。西醫云。水入於胃。散走膜膈。胃之四面。全有微絲管出水。水入膜膈。走肝膈。入腎系。腎主瀝溺。由腎系出。下走連網。膀胱附著連網。溺入之口。卽在連網油膜中也。中國人見牲畜已死。膀胱油膜收縮。不見竅道。遂謂膀胱。有下口無上口。疏漏之至。西醫此說。誠足罵盡今醫。然持此以薄古聖。則斷斷不可。蓋內經明言。下焦當膀胱上口。又言三焦者。決瀆之官。水道出焉。內經所謂三焦。卽西醫所謂。連網油膜是也。故焦字。從雧從膲。後人改省作焦。乃不知爲何物矣。溺出膀胱。實則三焦主之。而膀胱所主者。則在於生津液。腎中之陽。蒸動膀胱之水。於是水中之氣。上升則爲津液。氣著於物。仍化爲水。氣出皮毛爲汗。氣出口鼻。爲涕爲唾。游溢臟腑內外。則統名津液。實由腎陽蒸於下。膀胱之水。化而上行。故曰腎合膀胱。而膀胱爲腎生津液之府也。又詳下條。

膀胱圖。

膀胱與連網相接處。卽是入水道。子宮在膀胱後。男子名爲丹田。腎陽入丹田。蒸水則化氣上行。膀胱如釜中蓄水。丹田如灶裏添薪。膀胱下口。曲而斜上。以入陰莖。溺能射出者。則又肺氣注射之力也。

少陽屬腎。腎上連肺。故將兩臟。三焦者。中瀆之府也。水道出焉。屬膀胱。是孤之府也。是六府之所與合也。

上言腎合膀胱。此言腎又合三焦也。少陽者。水中之陽。是爲相火。屬腎者。屬於腎中命門也。命門卽腎系。由腎系下生連網油膜。是爲下焦。中生板油。是爲中焦。上生膈膜。是爲上焦。其根源。實出於腎系。腎系卽命門也。命門爲相火之根。三焦根於命門。故司相火而屬於腎。夫腎具水火。合三焦者。是相火所合也。又云腎上連肺者。金水相生。是水陰之所合也。故腎雖一臟。而將爲兩臟矣。腎主水。而行水之府。實爲三焦。三焦卽人身膜油。連腸胃及膀胱。食入於胃。由腸而下。飮水入胃。則胃之四面。均有微管。將水吸出。散走膜膈。此膜卽三焦也。水由上焦。歷肝膈。透腎系。入下焦油膜。以達膀胱。故三焦者。中瀆之府。水道出焉。屬膀胱者。謂三焦。與膀胱相聯屬也。是孤之府。謂五臟各配五府。而三焦司腎水之決瀆。又獨成一府也。是六府之所與合句。又總言六府合五臟。相合而成功也。中國自唐宋後。不知三焦爲何物。是以醫法多訛。西醫爲連網。知其物矣。然不知其發源何處。所名司何氣。是以知猶不知。

三焦圖。

故將五臟之將。當讀如將帥之將。言少陽三焦。下連屬於腎。上連屬於肺。腎肺相懸。全賴少陽三焦以聯屬之。然則少陽一府。故已統帥兩臟。如一將而將兩營也。是孤之府。言少陽三焦。獨成一府。極其廣大。故能統兩臟。又言屬膀胱者。是三焦下出之路。足見自肺至膀胱。從上而下。統歸三焦也。

臟腑之官

官。謂所司之事也。無病則各效其職。有病則自失所司。

心者。君主之官。神明出焉。

人身知覺運動。無一不本於心。故百體皆爲之臣。而心爲君主也。西醫言人心。只是頑然一物。不能司知覺運動。其司知覺運動者。全在腦髓。嘗割兎腦。剜其腦之後筋。則身縮。可知司運動者。是腦後筋。剜其腦之前筋。則叫號。可知司知覺者。是腦前筋。以此擬人。亦無不然。予謂西醫此說。非也。人身破一皮。拔一毛。無不痛縮叫號者。何必剜腦氣筋。而後身縮叫號哉。蓋西醫知髓。而不知髓是何物。內經云。腎主髓。髓者。腎精所生。腎與心。原互爲功用。髓筋通於心。乃腎交於心。合爲離卦。中含坎水之象。所以能司神明也。詳心藏神注。卽如西醫所云腦後筋。剜之亦不知叫號。必其筋不與心通故也。西醫又言腦有筋。通於心。當是彼所謂腦前筋。司知覺者也。夫因其與心通。故司知覺。則司知覺者。仍是此心。設以知覺爲腦所司。何以不通心之腦筋。剜之亦不叫號哉。卽彼之說。刺彼之謬。可不辨而自明矣。蓋腎足則髓足。髓筋入心。以水濟火。眞精內含。則眞光外發。神明於是出焉。蓋心屬火有光。髓屬腎水。能收引光氣。心神上注於腦髓。則光氣相照。而事物曉然。參看上腎藏志注尤明。

肺者。相傅之官。制節出焉。

心爲君主。肺在心外。以輔相之。心火恐其太過。則肺有淸氣以保護之。如師傅之輔助其君也。故稱相傅之官。究其迹象。則因心血廻入於肺。得肺氣吹。出血中濁氣。則復變紅而返入於心。在內經。乃營血與衛。會於肺中之說。又卽相傳之官。所司職事也。西醫則云。廻血返入肺中。吹出血中炭氣。則紫色退而變爲赤血。復入於心。肺是淘汰心血之物。此卽內經肺爲相傳之義。但中國不名炭氣。只名濁氣也。心火太過。則氣有餘。而上逆下注。心火不足。則下泄。上爲飮欬。皆不得其制節之故也。惟肺制心火。使不太過。節心火。不使不及。則上氣下便。無不合度。

肝者。將軍之官。謀慮出焉。

凡人身之陰陽。陰主靜。靜則有守。陽主動。動則有爲。肝爲厥陰經。乃陰之盡也。故其性堅忍而有守。厥陰中見少陽。陰盡陽生。胆火居於肝中。陰中含陽。陽氣發動。故能有爲。謀慮從此而出。所以稱爲將軍之官。故肝氣橫者。敢爲狂亂。肝氣虛者。每存懼怯。

膽者。中正之官。決斷出焉。

西醫言苦胆汁。乃肝血所生。中國舊說。皆謂胆司相火。乃肝木所生之氣。究之有是氣。乃有是汁。二說原不相悖。惟西醫言人之懼與不懼。不關於胆。而又不能另指一所。實未知胆爲中正之官故也。蓋以汁論。則胆汁多者。其人不懼。以氣論。則胆火旺者。其人不懼。太過者不得乎中。則失其正。是以有敢爲橫暴之人。不及者。每存懼怯。亦不得乎中正也。膽氣不剛不柔。則得成爲中正之官。而臨事自有決斷。以肝胆二者合論。肝之陽藏於陰故主謀。胆之陽出於陰。故主斷。

膻中者。臣使之官。喜樂出焉。

膻卽胸前膈膜。週廻連著脇脊。以遮濁氣。膈膜名膻。而居膻之中者。則是心包絡。舊注以膈爲膻中。不知膈遮濁氣。只是上焦一大膜耳。不能代心宣化。何得名臣使之官。惟心包絡。則相心布令。居於膻膈之中。故名膻中。屬相火。又主血。以血濟火。則和而不烈。故主喜樂。心憂者。包絡之火不宣也。心過喜者。包絡之火太盛也。西醫言心上。半有夾膜裹之。卽包絡之謂也。但西醫不知包絡。所司何事。

脾胃者。倉廩之官。五味出焉。

各臟腑。各名一官。惟脾胃兩者。合名一官。何也。蓋胃主納穀。脾主消穀。二者相合。而後成功。故脾與胃。統稱倉廩之官。言脾胃。主消納五穀也。而又云。五味出焉者。蓋五穀備具五味。一入胃中。卽化爲汁液。從脾之油膜。散走達五臟。出焉者。出脾胃而達諸臟腑營衛也。胃不納穀。則五味不入。胃屬陽。宜燥之。脾不化穀。則五味不能達於各臟。脾屬陰。宜滋之。

小腸者。受盛之官。化物出焉。

盛音承。貯也。小腸上接於胃。凡胃所納之物。皆受盛於小腸之中。西醫云。小腸通體。皆是油膜相連。其油膜中。皆有微絲血管。與小腸通。胆之苦汁。從微絲血管。注入腸中。以化食物。脾之甜肉汁。亦注入小腸化物。而物所化之精汁。卽從膜中。出小腸而達各臟。故曰化物出焉。王淸任醫林改錯。以附小腸者。爲雞冠油。更名氣府。謂爲元氣所存。主化飮食。而不知內經明言。小腸者。受盛之官。化物出焉。已實指小腸之氣化矣。其附小腸之油膜。卽中焦也。屬之於脾。小腸又系心之府。其相通之路。則從油膜中之絲管。上膈達包絡。以達於心。心遺熱於小腸。則化物不出。爲痢爲淋。脾陰不足。則中焦不能受盛。膈食便結。三焦相火不足。不能薰化水穀。則爲溏瀉。西醫又有小腸發炎之症。卽中國之泄痢腸癰等症。中國近說。水入小腸。然後從闌門下。飛渡入膀胱。西醫斥其非也。水從胃已散出。走連網中。詳下三焦注。然則小腸中所受盛者。只是食物。乃陰質也。飮主化氣。食主化血。食物在小腸。皆化爲液。以出於連網。遂上奉心而生血。所以小腸爲心之府。乃心所取材處也。

大腸者。傳道之官。變化出焉。

變化出三字。謂小腸中物至此。精汁盡化。變爲糟粕而出。其所以能出之故。則賴大腸爲之傳道。而大腸所以能傳道者。以其爲肺之府。肺氣下達。故能傳道。是以。理大便。必須調肺氣也。另詳五臟所合條。

腎者。作強之官。伎巧出焉。

西醫云。人之才智。均出於腦髓。人之筋力。均出於腦氣筋。究問腦髓何物。則西醫不知也。蓋髓者。腎精所生。精足則髓足。髓在骨內。髓足則骨强。所以能作强。而才力過人也。精以生神。詳見心藏神注。精足神强。自多伎巧。髓不足者。力不强。精不足者。智不多。西醫論髓之法多。而治髓之法少。以不知髓。是腎所生。是以無從施治也。中國近醫。則又知腎不知髓。反爲西醫所笑。不知古聖內經。已有髓海論骨空論。又將腎與髓合論之。甚矣。古聖人。千古莫及矣。

三焦者。決瀆之官。水道出焉。

焦古作膲。卽人身之膜膈。所以行水也。今醫皆謂。水至小腸下口。乃滲漏入膀胱。非也。醫林改錯。西醫。均笑斥之。蓋自唐以後。皆不知三焦爲何物。西醫云。飮水入胃。胃之四面。皆有微絲血管。吸出所飮之水。散走膈膜。達於連網油膜之中。而下入膀胱。西醫所謂連網。卽是膈膜。及俗所謂網油。並周身之膜。皆是也。網油連著膀胱。水因得從網油中。滲入膀胱。卽古所名三焦者。決瀆之官。水道出焉。是矣。三焦之根。出於腎中。兩腎之間。有油膜一條。貫於脊骨。名曰命門。是爲焦原。從此系。發生板油。連胸前之膈。以上循胸中。入心包絡。連肺系上咽。其外出爲手背胸前之腠理。是爲上焦。從板油連及雞冠油。著於小腸。其外出爲腰腹之腠理。是爲中焦。從板油連及網油。後連大腸。前連膀胱。中爲胞室。其外出爲臀脛少腹之腠理。是爲下焦。人飮之水。由三焦而下膀胱。則決瀆通快。如三焦不利。則水道閉外。爲腫脹矣。西醫知連網之形甚悉。然不名三焦。又不知連網源頭。幷其氣化若何。皆不知也。

膀胱者。州都之官。津液藏焉。氣化則能出焉。

凡人飮食之水。無不入於膀胱。膀胱如人身之洲渚。故曰州都之官。人但知膀胱主溺。而不知水入膀胱。化氣上行。則爲津液。其所剩餘質。乃下出而爲溺。經文所謂。氣化則能出者。謂出津液。非出溺也。氣化二字。自唐以下。無人知之。吾於此。特詳言曰。火交於水。卽化爲氣。觀西法。以火煎水。而取輕氣。卽是火交於水。化氣之一證。人身之水火。如何交哉。蓋人心主火。人鼻吸入之氣。乃天陽也。亦屬火。西醫云。氣從鼻入。其管入肺。歷心系。循背脊。以下入腎系。又從腎系。達連網。以至於臍下。按西醫所說。吸入之路。推究其理。則知吸入者。是天陽。屬火也。歷心系。則引心火。而並下入臍下。卽氣海也。女子名爲胞宮。經云膀胱者。胞之室。胞卽油膜一大夾室。能伸能縮。實大過於膀胱。胞與膀胱。只隔一間。又全在微絲血管。與膀胱相通。凡人吸入之天陽。合心火。下至胞中。則蒸動膀胱之水。化而爲氣。與西法以火煎水取氣。無異。夫此膀胱之水。旣化爲氣。則透出膀胱。入於胞中。上循臍旁氣衝。上膈入肺。而還出於口鼻。上出之氣。著漆石。則爲露珠。在口舌臟腑之中。則爲津液。且氣之出口鼻。其顯然者也。又外出於皮毛。以薰膚潤肌而爲汗。所謂氣化則津液能出者。此也。老人溺多。化氣少而水質多。壯者溺少。化氣多而水質少也。西醫但言。氣從肺歷心系而至臍下。未言出氣之路。其意以爲仍由原路而出。不知非也。蓋氣之出路。實循氣衝。上達於膈。而出於肺。西醫云。胸膈乃助肺扇動呼吸之物。不知膈爲出氣之路。非入氣之路。不得混言扇動呼吸也。夫吸從脊入。督脈主之。呼從膈出。任脈主之。吸入陽也。火交於水也。呼出陰也。氣仍可返爲水也。呼吸循環。道家以爲秘訣。醫家昧其指歸。惟內經氣化則能出矣。一語明明指破。何注家多不識耶。火不足以蒸水。則津液不升。氣不得化。水不足以濟火。則津液乾枯。小水不下。

按上言臟腑所合。只有五臟六腑。此條出蘭台秘典論。又添出膻中一臟。是爲六臟六腑。論乃備矣。且腎具水火。中系屬火爲命門。故上條云。少陽屬腎。謂三焦相火。其根在命門也。腎上連肺。謂金水相生。而膀胱爲之府也。又曰故將兩臟。是腎與命門。又可分爲兩臟。而配三焦膀胱之兩府矣。難經以左爲腎。右爲命門。自有取義。然則言五臟六腑者。擧其要也。言六臟六腑者。備其物也。再加命門。而爲七臟六腑。又其零也。蓋天地陰陽奇耦。不無零正。參伍錯綜。以盡其變。人之臟腑應之。所以經有奇經。而臟腑亦有零奇歟。

五藏九竅

前五臟所屬內。只七竅。此條備論九竅。乃無遺漏。

肝開竅於目。

注見前五臟所屬條。

心開竅於耳。

耳係腎竅。此言心竅者。心與腎相交。聽音者腎精也。而辨語者心神也。心小腸之脈入聽宮。陳脩園。以此爲司聽之主。而不知耳通於腦髓。腦氣筋下通於心。西醫言之甚詳。故耳爲腎竅。又爲心竅。均由腦通。從可識矣。三焦爲腎府。耳內爲腎竅。故耳外則三焦之脈繞之。耳又爲心竅。故耳外之小腸經脈。亦注於聽宮。以見腑之應臟。有如是者。不得指小腸之脈。爲耳竅通心之路也。脩園之說。猶差一黍。

脾開竅於口。

注見五臟所屬條。

肺開竅於鼻。

同前。

腎開竅於二陰。

前陰。是膀胱下口。主出溺。膀胱者。腎之府也。腎主水。化氣化水。從前陰而出。故前陰係腎之竅。又前陰有精竅。與溺竅相附。而各不同。溺竅內通於膀胱。精竅則內通於胞室。女子受胎。男子藏精之所。尤爲腎之所司。故前陰。有病溺竅者。有病精竅者。不可不詳辨也。後陰。是大腸下口。宜屬於脾胃。然其體在下。以部位言之。凡在下者。皆腎所司。腎液充腴。則肛門不結。腎氣充攝。則不脫肛。惟其二陰。皆屬腎竅。故經言腎爲胃關。以飮食之質。皆從二陰出也。西醫圖畫。二陰甚悉。然不知二陰究屬何臟。所以治法不精。

余按。腎開竅於二陰。而前陰之病。多出心肝。後陰之病。多由脾胃。又以耳爲心竅。與心開竅於舌之義不同。總見五臟錯綜。互相通貫。學者宜詳參焉。

男女天癸

世謂。女子之經血。爲天癸。非也。內經明言。男子亦有天癸。而注內經者。又不能實指爲何物。王冰舊注。知其所至之地。而於天癸。究未明言。吾嘗細考經文。參證西法。旁及丹經別錄。於陰陽水火血氣數端。頗能分析。因詳注之。又此章元微。西洋醫法。所不能知。故西人於女子之經水。男子之精氣。皆不能洞悉源委。

女子二七。而天癸至。

七爲陽數。八爲陰數。離爲女。坎爲男。皆陰陽互換之道。故男陽而得陰數。女陰而得陽數。女子七歲更齒。二七而天癸至。天癸者。天一所生之癸水。乃腎中一陽之氣。化而爲液也。至者。謂腎氣化水。至於胞中也。

任脈通。太衝脈盛。月事以時下。

人身總統陰陽者。只是任督兩脈。任居前面。屬胃屬心。主後天。督居背脊。屬腎。主先天。二脈交會。則在胞中。胞居大腸之前。膀胱之後。乃是油膜中。一个夾室。此胞之膜。上連網油。又上則歸結於背脊中間。是爲腎中之系。卽命門也。督脈貫之。爲先天陽氣之根源。氣卽水也。西法。於水中取氣。凡人口鼻之氣。著物皆化爲水。而腎中天一陽氣。所生之水。則爲癸水。至者。癸水發於腎系之中。下入網油。而至於胞中也。此是督脈所司。先天腎中之陽。交於胞中。是水非血也。屬先天之氣分。其屬後天血分者。則爲衝任兩脈。衝任麗於陽明。屬後天。主奉心化血。陽明飮食所化之精汁。上歸於肺。奉心火之化。則色赤爲血。旣化成血。則由衝任兩脈。導引而下行。以入胞宮。與天癸之水會合。所謂任脈通者。蓋任脈起於胞中。天一陽氣。所化之癸水。旣從督脈。下入胞中。則後天任脈。感陽氣而通暢。其麗於任脈者。爲太衝脈。亦得天癸之陽。而所化之陰血。更加盛滿。於是陰血循衝任。亦下入胞中。與癸水會合。則爲經血。每月一行。是爲月事。故曰月事以時下。女子屬陰。以血爲主。天癸之水氣。亦從血化。皆爲赤色。其實中有水液也。督脈癸水之陽不足。則經遲經滯。衝任之陰血不足。則經淡經枯。

男子二八。腎氣盛。天癸至。

男女雖有不同。而其先天皆主腎。後天皆主胃。男子二八。先天腎中。生陽之氣。所化癸水。亦至胞中。女子之胞。名血海。名子宮。以其行經孕子也。男子之胞。名丹田。名氣海。名精室。以其爲呼吸之根。藏精之所也。胞乃先後天交會之所。先天督脈。腎陽所化之水。旣至胞中。則後天衝任。奉心所化之血。與水相應。而衝任通暢。亦下胞中。爲陰與陽應。氣與血交。女子以血爲主。則水從血化而爲經。男子以氣爲主。則血從水化而爲精。精淸者。血不足。精不射者。氣不足。精少者。氣血均不足。

精氣溢瀉。

血從水氣之化。而非淸水。必稠濁者。以其水中。有血質故也。惟其血與水合化。而後精氣溢滿。得瀉出矣。西醫言。精是外腎睪丸所生。不知睪丸。只是發精之器。非生精之所。西醫因剖視。只見睪丸內有精。而別處無精。不知精生。則運行不見。旣死之人。而求其化生所在。決不得矣。睪丸中之精。亦死精耳。安可據此以爲生精處哉。詳全體總論篇。

陰陽和。故有子。

此又統男女言之。天癸水爲陽。衝任之血爲陰。和者。謂會於胞中。合同而化也。女和則經行。男和則精溢。故能生育而有子。今人不知此理。而妄行服藥。以求有子。能無誤乎。

此節乃血氣交會。化爲月信。變爲腎精之原委。最要之義也。化爲精者。上行循督脈。而入脊上腦。是生骨髓。循任脈而上頰繞唇。是生髭鬚。出於皮膚生毛。亦較女子更重。蓋男子之血不下瀉。化精氣而上行外達。所以多鬚毛也。血主陰。主下行。女子之水。從血化而爲經。則內行下達。每月一瀉其餘。血氣既下瀉。所以上無髭鬚。外少毛毫也。且女子之骨較弱。亦以經血下行。而上生骨髓者少矣。西醫論髓。而不知髓是何物所生。只原未識氣血變化之理也。另詳於後。

血氣所生

人身。只氣與血兩者而已。火交於水。卽化爲氣。義已詳膀胱三焦條。玆不再論。惟水交於火。卽化爲血之理。尙未發明。特詳於此。

南方生熱。熱生火。火生苦。苦生心。心生血。

熱火生苦。苦生心。已詳卷首。惟心生血句。尙待註明。蓋心屬離卦。內陰爻。坎之水也。外陽爻。則離本卦之火也。惟其以水濟火。乃發光明。而成離象。是以灌膏則燎盛。抽薪則焰息。薪膏有汁液。火得之而後然。卽是以水濟火之明驗矣。人身心象離卦。必在下胞中。腎陰之水津。循衝任。上入於胃。合飮食所化之汁。上騰於肺部。以入於心。此汁。得心火之化。遂變爲赤色。是爲血。西醫云。飮食之汁。由吸管遞運。至頸會管。與心血混爲赤色。此一混字殊謬。豈有日日混入。而血不加淡者乎。不知汁入頸會管。卽水交於火也。變爲赤色。卽奉心火之化。而爲血也。血之生化如此。西醫言。血內。有紅白二輪。紅多白少。不知其白者。水液之本形也。其紅者。奉心所化之赤色也。

食氣入胃。濁氣歸心。淫精於脈。脈氣流經。飮入於胃。游溢精氣。上輸於脾。脾氣散精。上歸於肺。通調水道。下輸膀胱。水精四布。五經並行。

飮是本於天陽。主化氣之物。食是本於地陰。主化血之物。今人不知。血氣根源。本於飮食。惟此條經文。言飮食氣血。生化之原委也。氣乃水之所化。凡飮水。皆屬化氣之物。所謂飮入於胃云云。卽三焦膀胱條。所注水氣往來之道路也。水津四布。五經並行者。謂水化津液而四布。則五臟之經脈。得其調養。乃並行而不悖也。義已詳十二官條。玆不再贅。惟食氣入胃。濁氣歸心。淫精於脈。脈氣流經。此單言化血之理。尙待詳言。食者有形之陰質。故主化汁變血。得脾之運健。肝胆疏利。則化爲汁液。西醫言。甜肉汁入胃化穀。苦胆汁入胃化穀。同一意也。旣化爲汁。騰布於上。得肺氣之化則色白。婦人之乳汁。是矣。婦人乳子。此汁已供兒食。不能入心化血。則血無餘。故月經停而不行。斷乳之後。此汁上行入心。則化爲血。旣化爲血。則轉而下行。每月有餘。是以行經。男子血所由生。與婦人同。但化精化經。各不同耳。濁氣歸心之濁字。訓稠濃之意。非謂渣穢也。陰汁稠濃。上歸於心。則化爲血。旣化爲血。則淫溢此精汁。而散行於脈管。西醫謂。心有出血管。導血出。又有廻血管。導血入。西醫名管。中醫名脈。二而一也。脈氣流經者。謂流行於各經絡。而廻復有常。西醫云。心左房之血。由出血管。導行於周身。心體動跳不休。每一跳。則周身之脈。應之而跳。血旣行遍周身。則轉入廻血管。其色變紫。以受炭氣也。紫血由廻管遞傳。復返於頸會管。得肺氣呼出。則炭氣出。而紫色退。復變爲赤。入心右房。轉至左房而又出也。則脈氣流經之謂矣。時醫有大絡散衆絡。衆絡散孫絡之說。言其出而不言其復。與流經二字。尙不確切。故引西醫之說證之。西醫所圖。脈管詳矣。然不能分別十二經脈。又其言廻血。不能分別。幾時方廻於心。惟內經言。一呼脈行三寸。一吸脈行三寸。則能算出血行之時節。何時出者。當於何時廻矣。義詳營衛生會篇。甚矣。古聖之精也。

中焦受氣取汁。變化而赤。是爲血。

義詳上條。重引此者。總見血所由生也。

穀入於胃。脈道乃行。水入於經。其血乃成。

此節。總言血脈。出於胃中。飮食所化之汁。上行入於心管。化爲血。以散爲衆脈。所以脈道乃行也。下言水入於經。其血乃成。一水字。尤精微。卽吾所謂。水交於火。卽化爲血。合爲離中。含陰之象也。水生於腎中。入於胞室。是爲天癸水。循衝任上行入胃。則津液充足。濡化穀食。穀化爲汁。其中仍有天癸之水氣在也。此汁上入於心。是爲水交於火。得心火化之。變爲赤血。此所謂水入於經。其血乃成也。血之支派。散走內外。循環無端。而其總統。則在任脈。旣化爲血。卽循任脈。而下入於胞中。與腎氣天癸之水。合男子化精髓。女子月信下。胥由於此矣。西醫言。血中有養汁明汁爲白輪。血爲紅輪。此不知養汁明汁。卽水交於火而化血者也。內經。以任脈爲血之總司。西醫。則有總脈管之說。謂從心左房出。而至腹中腹下。乃分是穴。[1] 考究其總管之道路。卻只是任脈之道路也。蓋血之支派。散走內外。循環無端。而其總統。則在任脈。旣化爲血。卽循任脈。而下入於胞中。與腎氣天癸之水合。男子化精髓。女子月信下。胥由於此矣。

此條詳血畧氣。其實血氣二者。不能相離。論氣。詳膀胱氣化條。論血氣相合。詳男女天癸條。參看自明。

1 '穴'은 '疋'로 보아야 한다(王咪咪 · 李林 編(1999, 26쪽).

營衛生會

營衛卽氣血。而名之曰營衛者。氣血以體言。營衛以用言。故必另詳其義也。氣血之變化。男精女經。氣血之功用。陰營陽衛。各有區分。尤宜詳辨。此全是生人之作用。若剖視死人。則不得也。

人受氣於穀。其淸者爲營。濁者爲衛。營在脈中。衛在脈外。營周不休。五十度而復大會。陰陽相貫。如環無端。衛氣。行於陰二十五度。行於陽二十五度。分爲晝夜。太陽主外。太陰主內。各行二十五度。平旦陰盡。而陽受氣矣。

營者血也。衛者氣也。血守於內。如兵家之安營。故曰營。氣禦於外。如兵家之護衛。故曰衛。上編言。濁氣歸心爲血。此言淸者爲營。濁者爲衛。非剌謬也。上編濁字。指陰汁言。以陽爲淸。則陰爲濁矣。此篇淸濁。以剛柔言。陰氣柔和爲淸。陽氣剛悍爲濁。故曰淸者爲營。濁者爲衛也。營在脈中。謂營血。由心之脈管。散爲衆管。達於上下。又有廻脈管。復廻於心。總在皮膜肌肉之裏。以爲陽氣之守也。衛在脈外。謂衛氣。上輸於肺。走於臟腑。外達皮毛。以護衛營氣。爲陰之外衛也。營周不休者。謂營行脈中。周於通身。將人身三停內外。分爲五十度。一日一夜。營血周行五十度。而復返於肺。與衛氣大會。西醫謂。心有左右兩房。生血由左房出。有運血管。由內達外。然後入廻血管。由外返內。復入於心。廻血色紫。返心過肺管。呼氣出。則吹去紫色。紫色者。炭氣也。紫色已去。仍變赤血。而返於心。由右房入。又由左房出。循環不休。西醫此說。卽內經營周不休。五十度而復大會之實迹也。所謂陰陽相貫。如環無端也。衛氣之行。則分陰陽內外。太陽在外爲陽。太陰在內爲陰。晝則衛氣行陽二十五度。夜則行陰二十五度。平旦行陰已盡。陽分受氣。是衛氣復於肺。與營相會矣。衛行於陽則寤。衛行於陰則寐。故難經言。衛行五十度。復會於手太陰。而人之臥起。皆衛氣出入之驗也。靈樞云。入經脈。前後上下左右。周身十六丈二尺爲一度。人一呼脈行三寸。一吸脈行三寸。計晝夜一萬三千五百息。脈行五十度也。西醫將脈管剖視。自謂詳矣。而不能分出各經。又不能共計其長短。於廻血合氣之數。皆無從起算。然則西醫安能。如中國古法之精哉。

營出中焦。衛氣出於下焦。

上言人受穀氣。淸者爲營。濁者爲衛。似營衛皆出中焦矣。而此又別之曰。衛氣出於下焦。則尤爲探源之論。蓋人身只此先後兩天。爲生化之本。營血雖生於心。而取汁則在中焦。故曰營出中焦。是後天之所生化也。衛氣雖統於肺。周於太陽皮毛之間。而其氣之化源。則在臍下丹田氣海之中。是先天之所生化也。衛出先天。督脈主之。營出後天。任脈主之。任督相貫。營衛相循。如此其精微也。舊注不知。乃謂衛氣出於下焦之下字。當作上字。則誠誤矣。

心者血。肺者氣。血爲營。氣爲衛。相隨上下。謂之營衛。

營衛雖生於中下二焦。然營衛之行。則統於心肺。周行上下也。上旣言之。而玆又引難經此語。取其詳明。不厭煩複也。

此篇前二節。出靈樞。後一節。出難經。再參看十二官。男女天癸血氣諸條。自能通貫。

六經六氣

天有金木水火土之五行。以運行不息。名曰五運。人秉之而生五臟。所以應五運也。義詳卷首。茲不再贅。天有風寒濕燥火熱之六氣。以充塞萬物。人秉之而有六經。臟腑各有一經。合爲六經。所以應天六氣也。名太陽者。因天有此太陽之氣。名太陰者。因天有此太陰之氣。六經之名。皆本於天。非由人强名之也。必知經氣之所主。而後病情可識矣。此等氣化。乃生人所以然之理。見病之原委。皆盡於此。西醫全不能知。其治病多誤。

少陽之上。火氣治之。中見厥陰。陽明之上。燥氣治之。中見太陰。太陽之上。寒氣治之。中見少陰。厥陰之上。風氣治之。中見少陽。少陰之上。熱氣治之。中見太陽。太陰之上。濕氣治之。中見陽明。所謂本也。本之下。中之見也。中見之下。氣之標也。本標不同。氣應異象。

天有六氣。人秉之而有六經。六經出於臟腑。臟腑各有一經脈。游行出入。以布其化。而經脈中所絡之處。名爲中見也。足少陽胆經。由胆走足。中絡厥陰肝臟。手少陽三焦經。由三焦走手。中絡厥陰包絡。故少陽經。中見厥陰。手少陽三焦。足少陽胆。同司相火。是相火者。少陽之本氣也。故曰少陽之上。火氣治之。謂二經之臟腑。以火爲主。是本氣也。中見厥陰。是其中有風氣居之也。而其標爲少陽經。則又主陽氣之初動也。足陽明胃經。屬燥土。手陽明大腸經。屬燥金。此兩經。皆燥氣主治。手陽明大腸經脈。循行絡太陰肺。而後走手。足陽明胃經脈。循行絡太陰脾。而後走足。故陽明經。中見爲太陰也。足太陽膀胱經。屬寒水。手太陽小腸經。屬君火。手從足化。以寒水爲主。故太陽之上。統稱寒水治之。手太陽經脈。循行絡少陰心。而後走手。足太陽經脈。循行絡少陰腎。而後走足。故二經。中見少陰也。足厥陰肝經。屬風木。手厥陰包絡經。屬相火。子從母化。以風爲主。故厥陰之上。風氣治之。手厥陰經。中絡少陽三焦。足厥陰經。中絡少陽胆。故二經。中見少陽也。足少陰腎經。屬水陰。手少陰心經。屬火熱。心爲君主。腎從其化。故少陰兩經。統是熱氣主治。手少陰心經。中絡太陽小腸。足少陰腎經。中絡太陽膀胱。故曰中見太陽。足太陰脾經。屬濕土。手太陰肺經。屬淸金。二經子母同氣。故太陰之上。濕氣治之。手太陰肺經。絡手陽明大腸。足太陰脾經。絡足陽明胃。故曰中見陽明。所謂本也句。總結上文。謂六經之上。其主治者。皆其本氣也。本氣根於臟腑。是本氣居經脈之上也。由本氣循經下行。其中絡者。中之見也。由中見之下。而經脈外走手足。以成六經。又各有太少陽明厥陰之不同。則又係六氣之末。故曰氣之標也。或標同於本。或標同於中。標本各有不同。而氣化之應。亦異象矣。故六經各有病情好惡之不一。仲景傷寒論。全根於此。不可不詳究焉。

再按六經之名。太者陰陽之至大。少者陰陽之初生。明者陽氣之極盛。厥者陰氣之竭盡也。先知五行以爲體。又知六氣以爲用。然後可以讀傷寒金匱。然後可以治男女百疾。西醫於六經名目。從未得知。於氣化安能夢見。乃云人是錪鐵養炭等。共十四質。湊合而成。夫彼所謂十四質。皆經剖割鍛錬。然後取得其質。而人之未死者。豈止此塊然之質哉。

經氣主治

六經六氣。各有所從所主之不同。必明此而後知氣化之理。若西洋醫。既不知此。則亦不必與辨也。

少陽太陰從本。少陰太陽從本從標。陽明厥陰不從標本。從乎中也。

此言六經氣化。或以臟腑本氣之陰陽爲主。或以經脈標氣之陰陽爲主。或以中見之氣化爲主。各有性情之不同也。陳修園傷寒論註。引張景岳之論曰。少陽太陰。從本者。以少陽本火而標陽。太陰本濕而標陰。標本同氣。故當從本。然少陽太陰。亦有中氣。而不從中者。以少陽之中。厥陰木也。木火同氣。木從火化矣。太陰之中。陽明金也。土金相生。燥從濕化矣。故不從中也。少陰太陽。從本從標者。以少陰本熱而標陰。太陽本寒而標陽。標本異氣。故或從本或從標。而主治須審也。然少陰太陽。亦有中氣。而不從者。以少陰之中。太陽水也。太陽之中。少陰火也。同於本則異於標。同於標則異於本。故皆不從中氣也。至若陽明厥陰。不從標本。從乎中者。以陽明之中。太陰濕土也。亦以燥從濕化矣。厥陰之中。少陽相火也。亦以木從火化矣。故陽明厥陰。不從標本。而從中氣也。要之。五行之氣。以木遇火。則從火化。以金遇土。則從濕化。總不離乎水流濕火就燥。同氣相求之義耳。此注甚明。知此而後知邪正之盛負。表裏之傳變也。

太陽爲開。陽明爲闔。少陽爲樞。太陰爲開。厥陰爲闔。少陰爲樞。

太陽膀胱。氣化上行。外達充於皮毛。以衛外爲固。故太陽主開。凡邪自外入。皆太陽不能主開之過。陽明胃經。主納水穀。化精汁。洒行五臟六腑。化糟粕。傳入大腸小腸。其氣化。主於內行下達。故陽明主闔。凡是嘔逆自汗等。皆陽明不能主闔之過。少陽三焦。內主膈膜。外主腠理。內外出入之氣。均從腠理往來。故有邪在腠理。則寒熱往來。太陽之氣。不得外達諸證。上下往來之氣。均從膈膜行走。故有結胸陷胸。邪欲入胃則嘔。甚則嘔吐不止諸證。凡此。皆少陽不能司其轉樞之過也。太陰爲開者。手太陰肺主布散。足太陰脾主運行。凡血脈之周流。津液之四達。皆太陰司之。故曰太陰爲開也。厥陰爲闔者。足厥陰肝經。主藏下焦之陰氣。使血脈潛而精不洩。手厥陰心包絡。主藏上焦之陰氣。使陰血斂而火不作。故曰厥陰爲闔也。少陰爲樞者。手少陰心經。內合包絡。下生脾土。故能爲二經之轉樞。足少陰腎經。上濟肺金。下生肝木。亦能爲二經之轉樞也。此數者。爲審證施治之大關鍵。不可不詳究也。

內經此數條。言人身氣化最精。中國註傷寒者。尙有人知。西洋醫法。從無論者。故論形雖精。而論治轉粗耳。張隱菴陳脩園注傷寒。全本於此。讀者詳之。

十二經脈

經脈者。臟腑氣化之路徑也。故既明氣化。又須知經脈行止之地。其穴道詳。靈樞鍼灸銅人圖。及各醫書。爲鍼灸瘡傷所必知。玆不詳論。只引大概。指明經脈所過。亦以闡氣化之迹而已矣。西醫剖割人而視之。圖出形象。自謂精矣。然不能分出經絡穴道。是以雖精反粗。中國鍼灸。惜少傳人。其精妙。豈剖割鹵莽之爲哉。

手太陰肺之脈。起於中焦。還循胃口。上膈。屬肺系。出液下。至肘擘。入寸口。出大指之端。

中焦在中脘。卽附小腸着胃之油膜也。屬之於脾。以五行論。脾土生肺金。故肺脈起於中焦。還循胃中。上膈屬肺。內經云。食氣入胃。散津歸肺。飮入於胃。上歸於肺。營衛出於胃。而皆布於肺者。此也。從肺系出腋下。至肘臂。則言其中之所過。腋所以生毛者。三陰皆出腋下。厥陰少陰之血。從太陰肺氣之化。洩出於腋故生毛也。肘是上一節。臂是下一節。寸口者。診脈之所。其長一寸。以尺澤穴起。至魚際。爲一寸也。寸口本是肺脈。而能診各臟者。以肺爲華蓋。朝百脈。營衛每日一大會於肺。故卽寸口肺脈。可以診知各臟也。出大指之端。是上魚際。由合谷。而上大指內側。此肺脈之行止。卽其氣化所往來。觀鍼灸治病。全取經脈。而臟腑以治。可知經脈之所係。非輕矣。

手太陰圖。

肺脉起於中焦。不止一脈。始如散絲。上循胃口。入肺。合總爲一脈。出中府穴。上雲[1]門穴。走腋下。至肘中約橫紋。爲尺澤穴。有動脈。至寸口。爲診脈之所。至魚際。則脈又散如絲。故不見上魚際。至大指內側之少商穴。爲金氣所發洩也。觀肺脈散而後合。至魚際又散。凡各種之脈。隱見皆如此。足見脈道。非洋人所謂之腦筋。亦非但是血管。惟洋醫言。另有自和腦經。或與氣管會。或與血管會。或裡結腦筋。或串連臟腑。與內經經脈相似。但洋醫不能紀別。惟內經分別經脈穴道。至精悉也。

手陽明大腸脈。起大指次指之端。出合谷。行曲池。上肩。貫頰。夾鼻孔。下齒。入絡肺。下膈。屬大腸。

大腸是肺之腑。故大腸經脈。亦與肺經。相爲表裏。肺脈起大指內側。大腸經亦起於大指之端。而其支又起於次指之端者。以見同源異流之義耳。合谷俗名斧口。皆肺脈交會之所也。三陰經行肘內。三陽經行肘外。手陽明經。由合谷上行。至曲池。上肩。貫頰。挾鼻孔。鼻孔者。肺之竅也。大腸者。肺之腑也。肺臟開竅於鼻。而腑之經脈。卽上夾於鼻。臟腑之相應。何其巧也。下齒。入絡肺。尤其氣化所稟承者。由肺下膈。屬於大腸。知經脈與肺相貫之故。卽知大腸。全秉肺之氣化矣。凡經脈皆出於臟腑。而手之三陰三陽。論穴者。均由手起。不過便於數穴耳。實則先有臟腑。而後生出經脈。非有此手上之經脈。而後有臟腑也。

手陽明圖。

大腸與肺。皆主秋金。屬商音。肺太陰起少商者。商之陰也。大腸經起食指內側。名商陽穴。其主金商而屬陽也。此一臟一腑。對擧之穴。合谷在虎口。秋金白虎之口。手陽明與肺相合處。曲池在屈肘橫紋盡處。肩髃在肩骨之端。天鼎喉旁四寸。與食管相當處。故名鼎。禾髎卽頰車也。繞齒齦夾鼻。爲迎香穴。肺開竅於鼻。而其腑之經脈。終於夾鼻。足見相應之妙用。

1 원문은 '雲'이나 '云'으로 보아야 한다.

足陽明胃經脈。起眼下。入齒。環唇。循喉嚨。下膈。屬胃。絡脾。下挾臍。至膝下。入足中指。

胃脈起於眼下。繞面行。故人正面。均屬陽明經。入齒。故齦肉全屬陽明。環唇者。脾臟開竅於口。故胃腑之脈。從外環之。以應乎脾。亦如手陽明經。夾鼻之意。循喉嚨兩旁動脈。爲人迎穴。是矣。下膈屬胃絡脾。所以秉氣於脾也。下挾臍。至膝下三里穴。膝脛以前。均陽明經之所行。入足中指。陽明脈所止之處。

足陽明圖。

胃脈上起承泣。在眼下。循面。入上齒。出環唇。下至喉旁寸五分。名人迎穴。又下橫骨。內爲缺盆穴。缺盆骨下陷中。爲氣戶穴。謂肺氣與胃脈。相通之門戶也。入屬胃。又行臍旁二寸。爲天樞穴。膝外陷中。名犢鼻穴。膝下三寸。三里穴。皆胃氣之大會。至足背爲趺陽脈。入中指。其支者。入大指次指之端。名厲兌穴。胃爲後天。統主前面。衝任皆歸屬之。

足太陰脾之脈。起大指之端。上膝股。入腹。屬脾。絡胃。上挾咽。連舌本。散舌下。

起足大指隱白穴。上膝入股。謂股之內面。入腹屬脾臟。而又絡胃。是胃陽明。居太陰之中。故六氣標本。謂太陰中見陽明也。上膈挾咽。與陽明同路。惟陽明發於面。而太陰終於舌本。一陰一陽。各有不同。蓋陽明爲陽之盛。故上於面以衛外。太陰爲陰之至。故終於舌下。以生布津液。使津液出於口。用濟陽明之燥。此陰陽所以互爲功用也。

足太陰圖。

脾經起大指內側隱白穴。循內踝陷中名商邱穴。踝上三寸名三陰交穴。以三陰之脈。交會於此也。循膝內側。上股。入腹中。屬脾。又見於食竇穴。言胃中之食。由脾所化。此爲化食之竅道也。從此又絡胃。上挾咽。連舌本。散舌下。足見爲心之苗。又卽脾經之根源矣。舌辨其味。脾卽食其味。故脾經散於舌下。外經穴尚可圖。若其散行繞絡。由胃至舌之迹。則非形迹可圖也。

手少陰心之脈。起於心中。出心係。下膈。絡小腸。復上肺。出腋下。至肘。抵掌中。入小指之內。其支者。上挾咽。

中國舊說。心有四系。下通於各臟者。非也。西醫剖視。並無四系。言心有左右房。左房生血。遞出為總血管。分為衆管。散於臟腑。周於身。於是入廻血管。復循行。至心之右。為總廻血管。遞入心。為血一周。是心之通於四臟者。在血管也。西醫名管。而內經則名為脈。內經云。營行脈中。營周於身。心之合脈也。卽是西醫之說矣。但西醫不能。分別各臟。各有經脈。只將衆脈管。皆屬於心。而不知手少陰心。又有專屬之脈也。出心系。下膈。絡小腸。心所以與小腸。相表裏也。復上肺。心主血。肺主氣。營衛之交會。全在於此。西醫謂廻血受炭氣。皆變紫色。遞至總廻管。得肺氣呼出。則炭氣散。而紫血復變為赤。仍入心。由右房。遞左房。而後出也。內經言。少陰心脈。復上肺。便是大會於肺之路矣。又出腋下肘。入小指之內。其支者。上挾咽。故少陰有咽痛症。

手少陰圖。

心脈之用事。在下絡小腸。為生血運血之路道。其支者。上夾咽。上繫目系。此最主氣化處也。至於出腋下極泉穴。循肘抵掌後骨際。為神門穴。終於小指內側。為少衝穴。數穴皆經脈之枝葉也。言針灸者。但論外之經穴。而言氣化者。則其內之路道。為猶重也。

手太陽小腸之脈。起小指之端。循手外。上肘。繞肩。入絡心。下膈。抵胃。入小腸。

少陰抵掌中。太陽循手外。此足見陰陽內外之不同也。入絡心。故太陽經。中見少陰。下膈抵胃。小腸與胃。原相連接。以司其事也。

手太陽圖。

小腸之脈。上胃絡心。至頸。分上下行。上行至耳下曲頰之後。名天容穴。至面頏銳骨之端。名顴髎穴。終於聽宮。與足少陽相接壤。其下行者。從頸起。至肩際陷中。名臑俞穴。至肘端五分。名陽谷穴。至小指外側。名少澤穴。此經與膀胱合氣。故其司化。與足太陽同。

足太陽膀胱之脈。起目內眥。上額。交巓。下腦後。挾脊抵腰。入絡腎。下屬膀胱。循髀外。下至踝。終足小指。

三陽經。全將人身繞盡。所以衛外爲固也。少陽終目銳眥。陽明終於目下之承淚穴。故太陽經起於目內眥。以見三陽相交。而成其總統一身之局也。上額交巓頂上。全屬太陽。所以頭上生髮者。乃膀胱中之氣。挾胞中之血。合化上行。而生頭髮。故髮名血餘。以其根於胞血也。凡烏髮均須滋水。傷寒後其髮必脫。則又因膀胱氣化。而後生髮。故髮又屬腎與膀胱之水也。頭乃陽氣之所萃。故其頂全屬太陽經。下腦後風府穴。爲太陽經脈之要會。挾脊抵腰。故凡角弓反張。傷寒背脊痛。均屬於太陽。入絡腎。腎爲水臟。陽氣之原。膀胱爲其腑。故其脈亦下。絡腎。循髀外。下至踝。終足小指。總之行身之背。自上及下。以周於一身。而主衛外也。

足太陽圖。

至陰穴。在足小指外側。爲陰之極地。太陽之陽。根於水陰之中。故其經亦起於至陰。睛明穴。在眼之大角。而與陽明相交。故稱睛明。以見太陽之氣。至頭面而極盛也。膀胱與胞相連。而胞膜著於腰下十九椎旁。故其穴名胞肓。肓之原根於腎系。上生肝系。在十三椎旁。因名肓門。有肓卽有膏。膏生於脾。而內護心。外會於脊。與肓相交。在第四椎旁。因名膏肓。此太陽與心。相會之穴也。魄戶在三椎旁。肺藏魄。而合於太陽。故名魄戶。觀此經穴。而知其氣之相通矣。

足少陰腎之脈。起小指之下。趨足心。循內踝。上股。貫脊。屬腎。絡膀胱。循喉嚨。挾舌本。其支者。出絡心。

太陽經。終足小指之外。少陰經。卽起足小指之下。以見一表一裏。相趨應也。趨足心。循內踝。太陽行外踝。少陰循內踝。上股貫脊。屬腎。絡膀胱。臟與腑所以交通。循喉嚨者。腎上連肺。聲音出於肺。而生於腎也。挾舌本者。腎主液。所以出於口也。其支者。出絡心。以見心腎相交。坎離互濟之義耳。

足少陰圖。

足心湧泉穴。爲腎脈極底。最忌瘡漏洩氣。然骨在內踝下前一寸。大谿在內踝後。足跟骨上。此處有動脈。內經皆以爲診。凡病且死。此脈不絶者。尙可救治。陰谷在膝下曲膝之間。又上股入小腹。絡膀胱。循臍膀一寸。名肓兪。謂肓膜之要會在此也。入屬腎。上絡心。循喉嚨。挾舌本。雖不列穴名。而腎經之主化。在絡心循喉挾舌處爲尤多。舌下湧泉。爲腎液所出。猶津道之要也。

手厥陰包絡之脈。起於胸中。屬心包絡。下膈。歷三焦。出液。入肘。抵掌中。循中指之端。

西醫謂。心之上面。週圍有夾膜裹之。卽包絡也。包絡上連肺系。由肺系連。及於胸內之四面。皆是油膜。又下爲膈膜。又下爲網油膜。所謂膜者。皆三焦也。三焦與包絡相通。其迹如此。故包絡之脈。下膈歷三焦也。出腋入肘。抵掌中。循中指之端。故中指應心。亦由於此。

手厥陰圖。

包絡與三焦。只一膜油相連。故其脈從三焦。至胸中而歸並於心包。出於乳後一寸。腋下三寸之間。名天地間。脈過腋下。至肘。抵曲肘陷中。名屈澤穴。刺痧疫。多取此出血。以瀉心包之邪也。大陵在掌後。兩筋之間。又中指之末。名衝良。婦孕。則此穴脈動。足見心包血旺也。

手少陽三焦之脈。起小指次指之端。循手表。上貫肘。入缺盆。布膻中。絡心包絡。下膈。屬三焦。支者。出耳上角。

三焦根於腎系。下爲胞室。當膀胱上口爲下焦。中爲連網。附著小腸爲中焦。上爲胸膈。又循胸而上。統名爲膻。上連肺系。而下入爲心包絡。故三焦與命門。同司相火。以其油膜相連也。三焦與心包絡相表裏。亦以其油膜。從膻膈而上。入爲包絡也。三焦經脈貫肘。故肘上消灼淸冷淵穴。種牛痘。能發出腎中之毒。亦以三焦之原。根於腎系故也。膻中古本省作胆。後人不知膻爲何物。遂誤胆爲膽。夫膽在膈下。此云布胆中。絡心包絡。然後下膈。則知胆係膻字之省。非若膽也。此等字。唐宋後均不之辨。安可以註內經。

手少陽圖。

少陽爲沖陽。故第一穴名沖關。小指次指陷中名中渚。抵掌後高骨。凡三膲氣旺者。此骨乃高起。上至肘外大骨縫中。名天井穴。再上二寸。名淸冷淵。以與手太陽經會。而合於寒水之氣也。再上至肘外對腋。爲消灼穴。言其主相大[2]也。上至缺盆天髎穴。卽內入心包。散行下膈。而屬於三焦。西洋言。腹中統膜。皆有自和腦筋。如網絡之意。卽三焦經脈。散布之義。至缺盆合爲一脈。支者。更上耳後尖骨陷中。名翳風穴。再上爲瘈脈穴。風瘈皆肝筋所主。而焦膜乃生筋之原也。故此二穴。有此二名。又繞耳前。爲耳門穴。至眉尾空竅。爲絲竹穴。具見腎開竅於耳。而三焦爲腎。故其經繞耳以應之也。

足少陽膽之脈。起於目銳眥。繞耳前後。至肩下。循脇裏。絡肝。屬膽。下至足。入小指之閒。

足少陽脈。與手少陽脈。均行於耳。均司相火。內則三焦之膜。連肝而及於膽。外則三焦之經。絡耳而交於膽經。此以見臟腑相通之妙。

足少陽圖。

足少陽。起目銳眥。名瞳子髎穴。繞耳前陷中。名聽會穴。繞耳後髮陷中。名風池穴。皆少陽風木所發洩處。下至肩上陷中。名肩井穴。循側旁。下至肝期門之下五分。名日月穴。膽脈寔從肝膻。出於此穴。然後上下行也。下行至股外。垂手中指盡處。名風市穴。膝下一寸爲陽陵

2 원문은 '大'이나 '火'로 보아야 한다(王咪咪·李林, 1999, 35쪽).

穴。循外踝。至小指次指之間。竅陰穴而終。陽經根於陰穴。以見陰生於陽中也。

足厥陰肝之脈。起大指叢毛之際。上足跗。循股內。過陰器。抵小腹。屬肝。絡膽。挾胃。貫膈。循喉嚨。上過目系。與督脈會於顚頂。

毛髮皆血之餘也。肝主血。故肝經起於足大指。而其間卽生叢毛。以爲主血之驗。陰器名爲宗筋。乃通身筋之所主。屬肝經。故肝脈繞於陰器也。小腹兩旁。皆屬肝經。故寒疝等證。絡膽者。厥陰之脈。中見少陽。肝與膽相表裏也。挾胃者。肝木淸陽之氣。上升疎土。所以化物。貫膈循喉嚨。故肝氣逆有嘔滿諸證。上連目系。肝開竅於目也。與督脈會於顚頂。督脈屬腎。爲肝之母。會於顚頂。子會於母也。目系顚頂。內爲腦髓。腦風暈迷。均肝所司。以其脈相通也。西醫詳論腦髓。而無治髓之藥。蓋不知髓係督脈所生。又不知髓是肝脈所貫。豈知其治法哉。

足厥陰圖。

大敦在足大指叢毛中。循足內側。上至曲泉。在曲膝橫紋盡處。諸筋會於膝之穴也。循股內。抵陰器之橫骨盡處。名鼠鼷。穴繞陰器。故生毛。肝血所發洩也。抵少腹。上肋曲肘尖處。爲章門穴。再上爲期門穴。乃肝之募。謂肝膜之所通也。從此入屬肝臟。此爲肝下行之脈。貫膈絡胃。循喉嚨。上連目系。則開竅於目。與督脈會於顚頂。陽經惟太陽最長。陰經爲厥陽最長。乃氣血之司領也。

衝任督帶

十二經。正經也。又有八脈。名爲奇經。玆不具論。而單論此四脈者。蓋陽維陽蹻兩脈。附於太陽經。行身之背。以太陽統治之矣。陰維陽蹻兩脈。行身之前。附於太陰。以太陰統治之矣。惟此四脈。主治有別。不能賅於十二經中。故另詳之。西醫畫脈管。枝分派別。可謂詳矣。然論絡不歸於經。論經不歸於臟腑。譬之有千軍而無一將。則亦無所統屬矣。至於奇經八脈。中國且久不講。何怪西醫不知耶。

衝脈。起於少腹之內。胞中。挾臍左右上行。並足陽明之脈。至胸中而散。上挾咽。

胞中。名爲氣海。乃呼吸之根也。人之呼氣。由氣海上胸膈。入肺管而出於喉。其路徑全循衝脈而上。故內經云。衝爲氣街。蓋指此也。凡是氣逆。均責於衝。故仲景有降衝逆之法。胞中又名血海。胃中飲食之汁。奉心化血。下入胞中。卽由衝脈。導之使下。故內經云。女子二七而天癸至。太衝脈盛。月事以時下也。總之。胞中爲先天腎氣。後天胃血。交會之所。衝脈起於胞中。導先天腎氣而上行。以交於胃。導後天陰血。下行入胞中。以交於腎。導氣而上。導血而下。通於腎。麗於陽明。衝脈之所司。可知矣。

衝脈圖。

衝脈者。出氣之衝衢也。氣生於丹田。而其出路。則在臍下三寸。隔中行旁開五分。名氣街穴。是氣之出路。故名氣街。近醫。因靈樞言。胸氣有街。腹氣有街。頭氣有街。足氣有街。遂不能指出。氣街穴在何處。然內經明言。起於氣街。挾臍上行。則明指氣街穴。在臍之下也。今人改氣街作氣穴。大失經旨。由氣街至臍旁。爲肓兪。肓卽膜也。丹田之膜。上會於臍。故此穴名。肓兪也。又上胸。至通谷穴而散。盖有膜上胸。則散爲肺衣。而全包肺。故衝脈亦至此而散。肺衣會於咽。故衝脈。又夾咽而止。總見氣出於丹田。循臍旁。上胸中。走肺衣中。又上會於咽。則氣從之出矣。膜中氣行之道路。卽名衝脈。衝主氣。與任之主血者不同。可知十二正經。奇經八脈。各有所主不同。皆各臟腑氣血。往來之道路。有散有合。不得但指血管。以爲經脈也。

任脈。起於少腹之內。胞室之下。出會陰之分。上毛際。循臍中央。至膻中。上喉嚨。繞唇。終於唇下之承漿穴。與督脈交。

督脈 在背。總制諸陽。謂之曰督。任脈在腹。總統諸陰。謂之曰任。陰陽相貫。故任與督兩脈必相交。下則交於前後陰之間。上則交於唇之上下也。以先後天論之。督在脊。屬腎屬先天。任在腹。屬胃屬後天。先天主氣。下交胞中。後天主血。下交胞中。全在此二脈也。以水火論。督脈屬氣屬水。任脈屬血屬火。是任脈當又屬之心。心腎相交。水火旣濟。皆由於此。故任脈者。陰脈之海也。

任脈圖。

任脈。起胞中。下至兩陰之間。名會陰穴。謂與督脈相會。而當兩陰間。故名會陰。上至少腹聚毛之處。名中極穴。又上至臍下三寸。爲關元穴。乃元陽元陰。交關之所也。出臍中。上行至於鳩尾。上二寸六分。爲膻中穴。膻中是心包絡。生血而出。隨任脈上下運行。故任脈之穴。兼具包絡之名。正見任脈。爲心包行血也。從膻中上行。三寸二分陷中。爲紫宮穴。紫宮者。指心而言也。心應洛書九紫離卦。故名紫宮。任脈至此。正內合於心。故以心位名之。正見任脈。爲心行血之統脈也。又上至唇下。爲承漿穴。與督脈交。而任脈終。其支者。循面而至於眼下。細觀任督之交會起止。而知督脈主陽主氣。任脈主陰主血。互相貫通。爲生身之總司也。

督脈。起於腎中。下至胞室。乃下行。絡陰器。循二陰之間。至尻。貫脊。歷腰兪。上腦後。交顚。至顖。會入鼻柱。終於人中。與任脈交。

督脈。起於腎中。下至胞室。腎中天一。所生之癸水。入於胞中。全在督脈導之使下也。腎氣至胞。任脈應之。則心胃之血。乃下會於胞中。此爲任督相交。心腎相濟。道家坎離水火交媾之鄕。卽在於此。督脈絡陰器。循二陰之間。與任脈會於下也。貫脊上頂。交於人中。與任脈會於上也。今細察其脈。由鼻柱。上腦貫脊抵腎。由腎入胞中。據此路道觀之。乃知督脈主陽。主生腎氣。蓋氣生於天陽。吸入鼻孔。至腦門。下肺管。循背脊。而下入腎。又由腎入胞中。故吸入。則胞中滿也。吸入之氣。實由鼻由腦由脊而下。故掩鼻張口。能出氣而不能吸氣。蓋吸由脊下。非從鼻腦。不能入也。呼由膈出。故張口能出氣也。吸由脊下。督脈主之。知督脈之所主。乃知氣之生化。再詳天癸。及膀胱條。

督脈圖。

督脈。起於胞中。出會陰穴。至尾閭骨端。名長强穴。上至二十一椎。名腰兪穴。是腰腎筋膜所連也。再上十四椎。當腎正中。爲命門穴。乃腎系貫脊之處。爲督脈之主。盖任是心血所司。督是腎氣所司。故命門爲督脈之主穴也。又上至第三椎。爲身柱穴。肺腎相交。爲一身元氣之宰。故稱爲柱。再上大椎。至髮際一寸宛中。爲風府。髮上二寸五分。爲腦戶。卽西醫腦後葉之中縫也。至顚頂。爲百會穴。與肝脈交會於此。前行當顖門。爲顖會穴。謂心神上照於髓。以發知覺。是神與髓會之所也。又至額上髮際。爲神庭。亦是心神上出於此之義。下鼻準。至齒縫。齦交穴而終。盖人身吸天陽。入鼻循脊。下腎系而入丹田。總歸督脈所主。化氣化精。爲人身命之原。總督週身臟腑。故稱督也。

帶脈。當腎。十四椎出。屬帶脈。圍身一週。前垂至胞中。

帶脈。總束諸脈。使不妄行。如人束帶故名。究帶脈之所從出。則貫腎系。是帶當屬腎。女子繫胞。全賴帶脈主之。蓋以其根結於命門也。環腰貫臍。居於身之中停。又當屬之於脾。故脾病則女子帶下。以其屬脾。而又下垂於胞中。故隨帶而下也。

帶脈圖。

帶脈。後在十四椎。當腎之中。前在臍。繞腰一周。帶脈一穴。則在季脇。當少陽部位。近圖帶脈三穴。一帶脈穴。在足少陽胆經。季脇之下。一寸八分。再下三寸。爲五樞穴。又下爲維道穴。似帶脈繞行三匝。而有上中下三穴也。然難經云。脈帶起於季脇。廻身一周。無三匝之說也。又靈樞經曰。足少陰脈。別走太陽。至十四椎。屬帶脈。後人遂以帶爲腎之別脈。非也。屬帶脈者。謂其爲帶脈所管束。非言帶脈是腎之脈也。因其穴居少陽之界。以爲少陽脈者。亦非也。肝胆能爲帶脈之病。然帶脈終非肝胆之脈。盖帶主管結前後。前束任而經心小腸之臍中。後束督而經腎系之中。人身惟脾主中州。交合水火。帶脈適當腰腹之中。應歸爲脾之脈也。其穴在脇。亦以前不居任位。後不居督位。正見其管束前後也。或疑帶脈不與脾連。豈知腹中膜油。皆脾之物。腎著湯治帶脈。以脾爲主。女科以婦人帶下。皆歸於脾。良有以也。

按此四脈。督在背。總統諸陽。屬先天。任在腹。總統諸陰。屬後天。衝脈。麗於陽明。而通於胞宮。由後天。以交於先天腎者也。帶脈。出於腎中。以周行脾位。由先天。以交於後天脾者也。四者互爲功用。不可不詳究焉。

下卷

全體總論

以上所論臟腑。其形體氣化。大畧皆具。又有未盡者。補注於此。篇內多重出之義。然意取求詳。不嫌詞費。西醫有全體圖考闡微等書。將骨脈皮肉臟腑。層折剖割。以示精詳。而究於陰陽氣化。皆不能知。似精實粗。讀者參考自見。

五臟者。所以存精神血氣魂魄者也。六腑者。所以化水穀而行津液者也。

精神血氣魂魄。已詳五臟所藏條。玆不再注。六腑化水穀行津液。亦皆見六腑條矣。但腸胃膀胱。人皆知其化水穀。而三焦與膽。所以能化水穀者。人多不知也。祇緣不識三焦爲何物。又不知三焦爲決瀆之官。讀吾所注三焦條。自能知之。胆之所以化水穀者。經旨言。胆主淸陽之氣。上升入胃。木能疏土也。而西醫直言。膽汁入胃化穀。確有取驗。言氣言汁。義自賅洽。詳十二官。及脾胃膽三焦條。參看乃見。六腑皆主化水穀。夫穀化則爲液。奉心而生血。水化則爲津。達肺而爲氣。故曰行津液者也。西醫言。腸胃及各吸管中。有養汁如牛乳。有明汁如水。不知明汁卽津也。養汁卽液也。西醫知其汁。而不能言是何物所生。惟內經。則津生於水。水入化氣而爲津。液生於穀。穀入化汁而爲液。陽津陰液。豈徒知其名物。而不得其治法哉。又詳營衛生會條。

腦髓骨脈膽女子胞。此六者。存於陰而象於地。故存而不瀉。名曰奇恒之府。

西醫言。腦髓筋。分走臟腑。周身知覺運動。均出腦氣筋。言之甚詳。然究不知腦髓。是何物所化生。故其言似精實粗。蓋腎主骨。腎系貫脊。通於脊髓。腎精足。則入脊化髓。上循入腦而爲腦髓。是髓者。精氣之所會也。髓足。則精氣能供。五臟六腑之驅使。故知覺運動。無不爽健。非髓能使各臟實。各臟能使髓也。西醫又謂。諸骨內之髓。與腦中者不同。又不知骨是髓之所生。內經言。髓生骨。諸骨中之髓。與腦無異。惟諸骨中。雜有油膜血絲旦。[1] 蓋由腦髓散走諸骨。皆穿膜附筋。以入於骨。所以內雜膜油血絲。豈可云髓有不同耶。脈者。血之道路也。詳心腎條。膽附於肝。已詳膽條。女子之胞。男子名爲精室。乃血氣交會。化精成胎之所。最爲緊要。西醫剖割精矣。乃於膀胱之後。大腸之前。只知女子有胞宮。而不知男子亦有胞宮。以女子之胞極厚且大。中空可驗。男子之胞。只是一層夾膜。扁薄而不可見。故只知男子有精管。而不知男子之精管。卽從胞中出也。特人死胞縮精收。故扁且薄。西醫忽不及察也。此胞又名氣海。氣入則臍下脹。是其驗矣。又名丹田。詳天癸條。此六者。存而不瀉。雖膽汁有出入。而究與六腑之輸瀉者不同。異於常腑。故曰奇恆之府。

腦髓圖。

西醫言。腦筋。主知覺運動。大腦在前。小腦在後。中爲中腦。有裂有廻。分歧疊積。耳目口鼻。全與腦通。腦經分佈。又散行於臟腑肢體。凡知覺運動。皆腦司之也。此說半是半非。已詳辨於上卷五臟所藏篇。至於腦汁。究是何物所生。則西醫不知。蓋腎精生髓。由脊上行。以入於腦。是爲髓海。在頭者名腦。在衆骨中者名髓。內經蓋分爲二。故云髓會絶骨。而此與骨脈胆胞。合爲六者。則分爲二而言之也。又西醫治腦無藥。不知臟腑經脈。皆交於腦。源流出入。豈無其路耶。

骨圖。

西醫詳圖骨式。有相連而凹者。有相連而凸者。有如鋒者。有如椎者。有骨裂。有骨衣。骨皆外堅中鬆。有筋相連。有脈管回管腦筋。透入於

1 원문은 '旦'이나 '耳'로 보아야 한다(王咪咪 · 李林, 1999, 40쪽).

骨。究人身諸骨。則知上帝造創之功大哉。然西醫未知。何者爲主骨。何者爲輔骨。何處骨大而反不緊要。何處骨小而反關生死。如中國之洗冤錄。檢驗傷痕。分別制命與否。則論骨較精。至於內經言骨。更能探其源頭。曰腎生髓。髓生骨。則知腰脊爲主骨。四肢爲輔骨。骨屬腎水。而筋屬肝木。筋著於骨者。水生木也。骨賴筋連者。母用子也。骨中之髓。又會於絶骨。齒又骨之餘者矣。觀齒之生落。而知男女老幼。各有其時。無不下應腎氣。則知髓生骨之理。非徒知其形而已也。

腦氣筋圖。

此後面腦筋圖。西醫又有。前面腦筋圖。不具載者。以腦髓生於腎。循脊貫腦。爲督脈所司。其前面腦筋。總皆以後面者爲本也。

脈管圖。

此總脈管。據內經考之。卽任脈也。身之背亦有脈。而不圖之。以血之所主。在於任脈。至於動脈。或隱或見。或散或合。有深淺分合之殊。又西醫所未言。

胞宮圖。

胞宮之帶。發於腎系。下爲一大膜。前連膀胱。後連大腸。中間一個夾室。男子丹田氣海。又名精室。女子又名子宮血海。陰道之內。結束爲子宮下口。可收可縮。又名子臟。仲景所稱。婦人臟燥。臟結痛引陰筋。皆指此言。血管全繞。網膜全包。一主氣。一主血。交會於此。爲生化之大源。

胃大腸小腸三焦膀胱。此五者。天氣之所生也。瀉而不存。受五臟濁氣。名曰傳化之府。輸瀉者也。

糟粕形質之物。皆曰濁氣。由此五者傳化。主輸瀉而不留。故名傳化之府。三焦與腸胃並論。是三焦明有其物。後人以爲空腔子。豈不謬哉。詳三焦條。各圖見上。

魄門。上爲五臟使。水穀不得久存。

魄門。肛門也。肺藏魄。肛門上合於肺。故名魄門。肺在上。總統五臟。而魄門在下。令五臟之濁物。從此而出。故爲五臟使。既名魄門。便知爲肺所司。既爲五臟使。便知肺亦能統五臟也。男子肛頭。西人圖之最悉。蓋彼以刀割治病。不得不詳其形迹。然用心則苦。而操術實粗。中國痔漏等証。擅長者多矣。何嘗以刀割爲能。

人有髓海。有血海。有氣海。有水穀之海。以應四海。腦爲髓海。胞爲血海。膻中爲氣海。胃爲水穀之海。

西醫論髓。以爲知覺運動之主。謂腦髓筋。達於臟腑肢體。而後能司知覺運動也。西醫知腦髓之作用。而不知腦髓之來歷。所謂腦筋。但言其去路。而不知髓有來路。所以西法。無治髓之藥也。不知背脊一路髓筋。乃是髓入於腦之來路也。蓋內經明言。腎藏精。精生髓。細按其道路。則以腎系貫脊。而生脊髓。由脊髓上循入腦。於是而爲腦髓。是腦非生髓之所。乃聚髓之所。譬猶海非生水之所。乃聚水之所。故名髓海。既聚於此。而又散走臟腑肢體。以供使用。如聚錢者庫也。而用錢者人也。人能用錢。而錢不能用人。臟腑肢體。能用腦髓。非腦髓用各處也。再者髓之生由於腎。欲補髓者。卽從腎治。肝脈入腦交顚。目系貫髓。凡神魂暈迷風狂。皆從肝治之。卽是治髓。腦又通鼻。可從肺治。髓筋入心。可從心治。髓筋聚於胃。又可從胃以治之。西醫論髓特詳。而無治法。不抑謬哉。胞爲血海。已詳天癸條。蓋血生於胃之水穀。化液上肺。奉心化血。循衝任脈。下入胞中。既聚於胞中。化精化血。達於周身。皆在於此。參看天癸條自明。膻中爲氣海。此有兩說。一說丹田爲氣海。卽胞宮也。呼吸歸根之地。名之爲氣海亦宜。詳膀胱三焦天癸營衛條。此云膻中爲氣海者。蓋指氣之出納。在乎肺也。膻乃胸前大膜膈也。膻之中卽胸中。只有心胞絡與肺。故前云膻中者。君主之官。是指胞絡言。此云膻中爲氣海。是指肺言。以胞絡與肺。均在膈內。故均可名膻中也。膻膈之與胞絡相通。已詳十二官條。此言與肺相通。其道路又須詳言。氣之根在臍下丹田。卽網油中一夾室也。由網油走臍旁。上生膈膜。是爲膻。由胸膈循腔子。上連肺系。氣之出路。卽由此通於肺管。故凡咳嗽。則胸前癰滯。皆膻膈閉氣。不得利也。欲知膻之治法。當參看肺腎三焦包絡條。胃爲水穀之海。水主化氣生津。穀主化液生血。一則糟粕入大腸。一則餘瀝入膀胱。另詳腸胃膀胱各條。脾與胃互爲功用。又須看脾之作用。

胸腹者。臟腑之郭也。

胸內最上爲肺。肺下爲心。爲包絡。包絡上連肺系。肺系連腔內之薄膜。其膜循腔子而下。是爲膻膈大膜。繞肋骨一週。連於肝。附於脊。肝體半在膈上。半在膈下。膈附於脊。下行爲板油。連於腎系。又下爲網油。網油上行。而連於小腸胃。下行而連於大腸膀胱。是爲腹中也。脾在胃後。貼胃。居網油上。網油卽三焦也。上胸下腹。均從網油連及。以爲臟腑之道路。故曰胸腹者。臟腑之宮城也。以部位言之。胸上屬肺。胸膺之間屬心。胸膺之下屬胃。大腹與臍屬脾。臍又屬小腸。臍下屬腎。膀胱亦當臍下。故臍下又屬膀胱。大腸在膀胱之後。故臍下又屬大腸。宜詳其層次也。血室乃肝所司。血室大於膀胱。故小腹兩旁。謂之少腹。乃血室之邊際也。屬之於肝。少腹上連季脇。亦屬肝。季脇上連肋骨屬膽。分別部居。各從其位。

胸腹圖。

腹與胸分三停。上停名胸。在膈上。心肺包絡居之。心與包絡。從著脊處油膜中。下通肝腎。肺有薄衣。連及胸內。前面之膜。爲肺通中下焦之路。肺系上連包絡。後著脊。前連胸膈。肝體半在膈上。半在膈下。胃附肺系。透下膈。橫曲如袋。胃下爲小腸。爲大腸。爲肝胆。是爲中停。皆生連油膜之上。卽中焦也。臍以下爲下停。有膀胱。有胞宮。有直腸。皆生連油膜上。卽下焦也。後世不知焦從膲。因不知通身之膜。皆是三膲。故讀經文者。少識精義。西醫曰。腹內統膜。一麗腹裏。一包臟腑。一成筋以束臟腑。肝胃脾。小腸大腸橫廻。直腸上截。子宮蛋核。此被全包。如大腸頭。小腸頭。大腸上下廻。直腸中。陰道膀胱。此不全包。如左右腎。此被遮過。專包一臟。曰包膜。兼包兩臟。曰連膜。摺疊成筋。以束臟腑。曰筋膜。西醫言膜。如此其詳。証以三焦之說。而精義始出。

膻中者。心主之宮城也。

前言膻中爲氣海。是指肺言。此言膻中爲心主之宮城。是指包絡言。膻爲膈。包絡居膈之中。故曰膻中。爲心主之宮城。相心宣化。詳十二官條。

膻中圖。

此胸下一層膈膜。後著脊。左右連筋骨盡處。中葉連胸之鳩尾。卽膻是也。膻之下層。通腹中。膻之上層。爲胸內之薄膜。連心系。名包絡。又名心主。包絡是心外衛。膻中是包絡外衛。其形難圖。故只圖胆以明之。究膻之根。附脊骨。與肝系相連。而下乃連及腎系。是三焦少陽。所發出而布於膈也。

胃者。太倉也。

胃主納穀。故名太倉。胃之所以能納穀。詳十二官條。

咽喉小腸者。傳送也。

咽喉居胃之上。傳送而入。小腸居胃之下。傳送而出。二者皆爲胃之使。故治咽喉與小腸。宜以胃爲主。

胃五竅者。閭門也。

醫林改錯言。胃有三竅。上下竅納穀。傳入小腸。又有一竅出水入油膜。西醫言。胃通體。均有微竅。行水入連網。予已詳胃三焦條。茲云五竅其義尤詳。蓋上竅主納水穀者也。下竅入小腸。主化穀之糟粕也。旁竅入三焦。膜油之中。主行水之餘瀝也。中通於脾爲一竅。所以化水穀者也。上輸於肺爲一竅。所以布精汁者也。故云胃五竅者。閭門也。唐宋以後。無人知之。卽西醫剖視。又何嘗精細似此。

胃五竅圖。

西醫言。胃有肝膈大筋。胸膈大筋。互相牽住。使不得動。不知胸膈。筋是互通三焦之竅。肝膈筋。是循脊上肺通心之竅。內經所謂胃有大絡。上通於心也。又曰脾之與胃。以膜相連。故又通脾。西醫識其形。而未明其理也。

廉泉玉英者。津液之道也。

二穴在舌下。足少陰腎。主化氣上行。氣卽水也。故氣之所至。皆是津液。腎津必上於口。然後氣澤能布於下。仲景傷寒論。以存津液爲主。亦以其氣化所存。人賴以生也。可不重歟。二穴擧舌。卽可逼視。不必再圖。

腰脊者。身之大關節也。

腰爲腎系所貫。脊爲髓筋所通。人身骨節。皆主於腎。而生於髓。腰脊爲腎。與髓所在。故爲身之大關節。凡治骨節。當知所主矣。西醫脊骨。折剖甚詳。然不知脊所重者。全在於腰也。且全身大骨。皆從腰發。原不知腎主骨之理。則辨骨無益。

肢脛者。身之管。以趨翔也。

肢是手節。脛是足節。其骨最大。中空故名管。管中有髓及脂。以主運動。故能趨翔。西醫言。手足骨中之髓。與腦脊之髓不同。謂其中雜脂油也。不知由腦脊散達肢脛。皆以筋肉相連。肉內有脂油。卽附之而入骨。是以手足骨中。均雜脂油。脂脾所司。髓是腎所司。兼脂油。是脾腎合致其功。故脾主四支。腎主肢脛。西醫圖四支之骨詳矣。惜未知其所統屬。則治法不明。

莖垂者。身中之機。陰精之候。津液之道也。

莖。陰莖。垂。垂卵也。機如泰西機器之機。所以出精行溺。精竅通於腎。西醫謂。睪丸主生精。非也。內宮太監。無睪丸。友人王東樵。覿面問過太監。亦有精能洩出。可知睪丸。非生精之物。內經明言。陰精之候。蓋指此耳。溺竅通於膀胱。膀胱者。津液之府。故溺竅名爲津液之道。究之莖垂。乃肝之宗筋。肝脈所繞也。故皆以治肝爲主。宗筋主束骨。而利機關。故人身之機關。皆聽治於此。西醫圖陰器甚詳。然此等物事。人人皆自具之。何待詳圖。但西醫以剖割爲治。此處爲地無多。非詳不能下手。若內經仲景之法。針藥靈妙。無取刀割之粗。故不須圖。且西醫圖之。而究不知陰器。所主之妙理也。

咽喉者。水穀之道也。

咽喉乃胃之上口。在喉嚨之後。主進水穀。故治咽以胃爲主。病在咽。則水穀不得下。

喉嚨者。氣之所以上下者也。

肺之上管爲喉嚨。在咽之前。主氣之呼吸。氣不利。聲音不利。病在喉也。

喉嚨圖。

西醫名爲總氣管。自肺以下。分支入腎。透入丹田。主吸天陽。薰蒸膀胱之水。化氣上出。循腹至胸。從肺衣而復歸於總氣管。氣從前面出。從後面入。而皆由總氣管。故曰所以上下也。

會厭者。音聲之戶也。

會厭在喉咽之兩旁。能張能收。食入則收。掩其喉。音出則張開。故曰音聲之戶。乃喉之門也。當屬肺。

會厭圖。

西醫名爲聲管。前爲會厭。後爲瓢靭骨。兩旁皆有內皮。中襯筋膜。收放出聲。四圍有數十小核。生涕以潤聲管。又云有上下二筋。下筋緩。上筋緊。收放出聲。內經云。風寒客於會厭。則暴啞。正此筋不能收放也。

口唇者。聲音之扇也。

唇開合而後。語句淸明。故曰聲音之扇。口唇屬脾。故有脾中風。唇緩失音之證。

舌者。聲音之機也。

舌者。心之苗。言爲心聲。故舌能辨音。究音之所由生。則根于腎氣。腎脈上挾舌本。故舌動而後能發音。

舌圖。

機者謂其伸縮轉掉。聲只是響出於喉。音則分宮商徵角羽。其辨在舌。腎津上廉泉至英穴。以出於舌。則滑利聲淸。舌屬心火。賴腎水濟之。腎脈絡舌。所以轉舌也。

懸雍垂者。音聲之關也。

喉間之上腭。有如懸雍之下垂。俗名帝丁。音從此出。故曰音聲之關。此屬之肺。

懸雍垂圖。

余見啞人。皆無腭上帝丁。蓋會厭大張。無關闌。則氣不收束。氣散而不能成音也。俗名嚥舌。謂食入則掩其喉。不令水穀入內也。然啞人無帝丁。水穀亦不得入氣管中。則帝丁者。寔主音聲。而爲之關鍵也。居氣管之口。當屬於肺。

頏顙者。分氣之所洩也。

頏顙卽上腭。氣從此分出於口爲唾。分出於鼻爲涕。故曰分氣之所洩也。

橫骨者。神氣所使。主發舌者也。

橫骨在舌本。心存神而開竅於舌。故橫骨爲其所使。以爲發舌之機。此數節詳論。咽喉口舌發音之道。可以得治法矣。

橫骨圖。

此西醫所圖。名環靭骨。在會厭之下。當會厭。又有半邊靭骨。名爲會厭靭骨。與舌根相連。主發舌者也。靭骨以膜相連。又有筋牽之。最靈動。以供心神肺氣之所使。神與氣當分論。

五臟六腑之精。皆上注於目。

前言肝開竅於目。言其大要也。此言五臟六腑之精。皆上注於目。則分析更微矣。夫肝脈入腦。通於目系。故開竅於目。至五臟六腑。所以通於目者。西醫云。腦氣筋。通各臟腑。據此則各臟腑之精。循腦筋而上注於目也。

骨之精爲瞳子。

瞳神屬腎。故其色極黑。腎主骨。故曰。骨之精爲瞳子。凡病瞳子。多是腎虛。

筋之精爲黑眼。

肝主筋。肝之精汁。上注爲眼黑珠。眼科書謂之風輪。亦以肝主風也。治黑珠。當以肝爲主。

血之精爲絡。

白珠外有紅肉裹之。而結於大眼角內者。卽絡也。乃血之精。屬之於心。凡起血翳。均當治心血。

氣之精爲白眼。

氣屬於肺。白眼生病。多是肺受濕熱。

肌肉之精爲約束。

約束卽眼皮。乃陽明胃脈所繞。爲脾經肌肉之精所結聚。凡是腫爛澀癢。皆脾經風濕熱也。

裹結筋骨氣血之精。而與脈並爲系。上屬於腦後。出於項中。

此又總言。目系入於腦中。而通於腦後。以見五臟之精。全由腦入目。可以知治目之路徑矣。大指治氣輪血輪肉輪。藥氣可由喉嚨頏顙。而上通於腦。其路最捷易治。治黑珠必循肝脈。而上入於腦。其路畧深。治瞳子必由腎督脈。而上入於腦。其路更深。未易治也。

目圖。

西醫有衣筋肌摺之辨。亦云詳矣。然不能分出臟腑所屬。則不得其治法。惟內經五層。眼皮爲肉輪。紅筋絡之爲血輪。白珠爲氣輪。黑珠爲風輪。瞳子爲水輪。分此五臟。則義有所歸。再者目系入腦。而貫項後。所以瞳人反背。腦後可針。雖西醫未究到此。

諸脈皆屬於目。

太陽脈終目內眥。少陽脈終目外眥。陽明脈繞眼。終目下承淚穴。厥陰脈入腦而交於目系。腎之督脈。入腦通於目系。手少陰心之脈。其支者。上挾咽繫目系。惟太陰之脈。不上於目。故曰諸脈皆屬於目。

諸髓皆屬於腦。

西醫言。手足骨中之髓。與腦髓不同。不知實發源於腦髓。散走諸骨。每骨節有筋脈油膜相連。故諸骨中之髓。雜有油膜血絲。其實諸髓。皆屬於腦。而腦髓又生於腎也。

諸筋皆屬於節。

節者。骨節也。骨屬腎水。筋屬肝木。水生木。故骨節之間。亦生筋。而筋又爲骨之使也。凡病骨節。皆責於筋。西醫詳骨與髓。而於筋甚略。因彼但以運動屬之腦氣。不以爲筋所主也。然使無筋。則骨不聯屬。又烏能運動哉。

諸血皆屬於心。

血有肝藏脾統之說。然運行在脾。斂戢在肝。而生復週廻。均在於心。觀西醫血管圖。可知諸血皆屬於心。詳心生血條。

諸氣皆屬於肺。

氣之源在腎。詳膀胱天癸營衛條。而此云屬肺者。以氣之總管在肺。故肺主制節。司腎氣之出納。而又制節肝氣。使不得逆。制節脾氣。使不得洩。制節心氣。使不得越。肺之氣治。而各臟之氣皆治矣。

人之血氣精神者。所以奉生而周性命者也。

人之知覺性也。人之生死命也。性在心。故字從心。命在腎。故腎系曰命門。有此性命。人乃得生。其所以奉生而周於性命之閒者。則又賴乎精神。神藏於心。性之所在也。精藏於腎。命之所在也。究精所由生。則是氣之變化。究神所由生。則是血之功用。故先言血氣。後言精神。而推極於性命。中國注家。尙多囫圇。何況西醫之泥於迹者哉。詳心腎各條。

經脈者。所以行血氣。而榮陰陽。濡筋骨。利關節者也。

內經名脈。西醫名管。其實一也。西醫詳繪管竅。然不能分出經名。不知十二經。與奇經八脈。達於周身。以行血氣。使內陰外陽。筋骨關節。無所不周。病則按經施治。自然得效。經脈以行氣血。則不得單指血管言也。按西醫有脈鞘。是連膜或筋膜。包裹脈管廻管腦筋不等。內經所謂經脈。亦非西醫所能盡見。比如督脈。是行氣者也。比如任脈。是行血者也。二脈已顯然不同。安得執西說之死法以衡之。

衛氣者。所以溫分肉。充皮膚。肥腠理。司開闔者也。

衛氣已詳營衛條。分肉卽在內之赤肉。與外之白肉。有分別者也。衛氣由內達外。先從分肉而出。以溫分肉。後肉皮膚。最外一層。陽氣由內充於外。以衛皮毛。此爲衛氣之能事也。詳膀胱營衛條。腠理乃分肉之外。皮膚之內。油膜是也。有縐紋。故曰腠理。內發於三焦。乃衛氣所行之道路。故氣足則肥。衛氣晝行於陽。則目張而寤。氣達於外。不畏風寒。夜行於陰。則目閉而寐。氣斂於內。故必擁被以衛。陽入裏。則畏外寒也。此皆衛氣。司開闔之驗。詳營衛太陽各條。西醫不知也。

衛分肉圖。

此西醫汗管汗核圖也。言汗管。或藏腠中。或隱腠下。纏如螺絲。透至皮膚外。而汗出焉。然西醫不知。汗所從生。實在膀胱化氣。由三焦連網。以達於皮毛也。凡人暑時。飲水多出汗亦多。而小便反少。是水從皮毛而瀉。則不下走膀胱。足見汗之根源。生於膀胱。爲衛氣之所發泄。

皮毛圖。

此西人用顯鏡。託大毛皮之形。毛根附近有油核。是血脈散於膜中而成者也。又有汗核汗管。附毛而生。盖毛皆爲血之餘。而非血所生也。血從氣化。隨衛氣達於腠理。然後發出。故拔視毛根。只見油與水。而不見血也。

志意者。所以御精神。收魂魄。適寒溫。和喜怒者也。

此又言重脾腎二者。一主先天。一主後天。爲人身之本也。腎藏志。志定則足以御腎精。御心神。使不得妄動。志定則足以收肝魂。收肺魄。使不得妄越。脾藏意。主思慮。故能令寒溫適其宜。喜怒和其節。志之與意。不綦重哉。西醫但以知覺。全歸於腦。而七情不分。性命不辨。彼之志意。與中國同。而何嘗知志意所司哉。

是故血和。則經脈流行。營覆陰陽。筋骨勁强。關節淸利矣。

女子經脈不流行。則月信錯亂。周身作痛。男子雖無月信。亦有經脈不流行之證。內外陰陽。十二經脈。皆血所營周覆幬者也。筋骨關節。皆血所貫注者也。故必血和而後。能流行營覆。必血和而後。能勁强淸利。反此者。皆宜理血。此論營血。西醫有血脈圖。然但圖血出之道。未圖血廻之管。又不能分出十二經脈。無當於治。故不載之。夫彼所以不圖廻血管者。以一來一廻。紛而難辨也。夫彼旣有難辨之處。宜其不知經脈之說也。

血脈圖。

此西醫脈管圖。只是血運行而出之管。非回血管也。西人執此。辨中國十二經脈。及奇經八脈。以爲無其事也。醫林改錯。亦謂經脈無憑。不知彼皆剖割死人。安能復辨經穴。且經道非血管也。故內經言某經多血少氣。某經多氣少血。足見經道。統血氣而言。不得以血管氣管當之也。西醫言。人別有自和腦筋。隨各臟腑而異用。或包筋包骨。包血管包氣管。或散或合。西醫此說。似卽內經所言之經道。惜西人不通華文。於內經未深攷也。況任脈專主血。督脈專主氣。安得以血管當經脈之說哉。

衛和。則分肉解利。皮膚潤澤。腠理緻密矣。
此論衛氣。已詳上及膀胱條。

志意和。則精神專直。魂魄不散。悔怒不起。五臟不受邪矣。
志和則先天腎無病。意和則後天脾無病。故有此效。詳上。

寒溫和。則六腑化穀。風痺不作。經脈通利。肢節得安矣。
此節與上相聯。乃申明脾藏意適寒溫之義。寒溫和則脾氣沖和。故六腑能化水穀。脾主肌肉。不作風痺等證。脾統血。主肢節。和則皆得通利而安矣。

卷首詳論臟腑。其有未經論及者。皆補於此。人身之氣化形質。已賅備矣。雖西醫剖視。而亦不及內經之精。

五臟所傷

人必臟腑血氣。先有虧損。然後生病。故論病機。先言五臟所傷。

憂愁思慮。則傷心。

心爲火臟。火氣宣明。則能化生血液。流暢筋脈。血脈流行。則其志常喜。若反乎喜而爲憂愁思慮。則心氣遏抑。火鬱血滯。故傷心也。治宜宣達心陽。通暢血脈。又常以喜勝憂慮。斯愈矣。

形寒飮冷。則傷肺。

肺金畏火。自然懼熱。此又云畏寒冷者何也。蓋肺之體。雖是陰金。而肺之用。實主陽氣。氣布於外。則爲衛陽。以充皮毛。若衣服失宜。外形受寒。則皮毛洒淅。漸入腠理。發熱動飮。爲咳喘等症。治宜溫散。氣布於內。則爲宗氣。以司呼吸。散津於脾。下輸膀胱。若飮水漿果瓜之屬。多受冷氣。則陽氣不能布化。水飮停積。爲咳喘癖痛等症。治宜溫降。

悲怒氣逆。則傷肝。

悲者肺主之。過悲則金來剋木。木不能達。怒者肝主之。過怒則肝木橫決。血不能靜。二者皆逆氣也。肝乃主血之臟。血之所以流行不滯。潛伏不動者。全賴氣之和平。有以配養此血耳。今其氣逆則血逆。肝木鬱於下。肝火犯於上。而肝受傷矣。悲則肝木鬱於下。宜辛以升散之。怒則肝火犯乎上。宜苦以降解之。然總以養和神。得其平爲要。

飮食勞倦。則傷脾。

飮所以潤脾。過多則停飮爲濕。發爲脹泄痰欬之證。土能治水。而反爲水所困也。宜滲利。食以養脾。過多則停食。爲泄爲滿。脾能化食。而反爲食所困也。宜消導。脾主肌肉。勞以運動肌肉。使其活潑。乃益得安然。勞至於倦。必致消瘦發熱。蓋動而生陽。傷脾之陰。故肌肉反受其病。治宜塡補靜養。

久坐濕地。强力入房。則傷腎。

腎中之陽。能化濕氣。則水達膀胱。氣行肢脊。若久坐濕地。則濕氣太甚。而腎陽反受其傷。必生肢脊疼腫等證。治宜燥之。腎中陰精。充足無損。則能種子。入房乃其常事。若力已竭。而猶勉强入房。則腎精枯矣。治宜滋補。

五臟所惡

五臟各有氣化。卽各有性情。有性情。卽有好惡。知其所惡。卽知治之之法。

心惡熱。

世傳五臟辨法。謂肝熱筋灼。驚癇瘛瘲。肺熱咳嗽。氣上口渴。脾熱肉消。便秘潮熱。腎熱骨蒸。精枯髓竭。又上焦熱。則心煩口渴。頭咽目痛。中焦熱。則飮食減少。腫脹痢瘧。下焦熱。則小便不利。大便失調。熱之見證雖不一。而總之歸於心經。蓋心爲火臟。凡是火熱。皆心所司。心化血以養火。則火不亢而熱除。若火太亢。則心血受傷。故心惡熱。凡治熱證。無不用苦藥。所以治心之火也。西醫見熱病。卽以氷置胸前。此熱輕者。可以立刻徹去。若熱重者。外被氷阻。則熱反內攻。爲熱毒伏心而死。現在香港疫証。爲西醫十治十死。皆此之故也。所以港人逃避。然則西醫。亦當知變計矣。

肺惡寒。

肺氣如天。居至高布陽氣。故在外則皮毛畏寒。恐傷其衛外之陽。在內則胸膈惡寒。恐傷其布護之氣。寒傷皮毛。發熱咳嗽。寒傷胸膈。停飮痺痛。

肝惡風。

肝木主風。而卽惡風。蓋血得和氣。則流暢。血得邪氣。則消灼凝結。老人中風。小兒驚風。一切風濕痲木瘙痒痙癎。蓋無一不當治肝。卽無一不當養血。誠以風乃陰中之陽。血中之氣。故惟風能鼓盪其血。亦惟血能調養其風。

脾惡濕。

飧泄洞泄。痞滿腫脹。水飲等証。皆是濕氣有餘。脾土不能克化。五行惟土能制水。土勝則水受制。水勝則土無權。故脾能治溼而反惡濕。脾居油膜之上。膜屬三焦行水之道。油屬脾。水遇油。則滑利不留。此卽脾所以制水也。若水太多。則油反受其浸漬。當分寒濕熱濕。以燥利之。

腎惡燥。

腎主藏精。下通水道。上發津液。總係陰精之所運化者也。燥則傷其陰精。骨髓枯津液少。水道乾澀。必用滋潤之品。庶幾腎水得養。

以上二條。經文最簡略。然包括之病甚多。但能觸類引伸。便可通一畢萬。

臟腑爲病

五臟六腑。病形百出。然各有自爲之病形。以爲證據。如心爲噫。非心止有噫之一證。謂無論何證。但見噫氣。則知屬於心矣。餘倣此。

心爲噫。

噫者。胸中結氣。哽之使出。俗說是打格頓。非也。打格頓與噫。音義不符。打格頓是氣戹於胸而出於口。故名曰呃。二者均病在胸前。屬心之部位。故皆屬心經。柿形象心而蒂苦澀。治呃降心氣也。胸滿噫氣。乃是肺胃痰火。仲景旋覆麥冬治之。而必用赭石。破心血。鎭心氣也。久病聞呃爲胃絶。則以其火不生土。心氣逆也。心病不止一噫。然見噫氣。便知屬心。用藥乃知方向。

肺爲欬。

內經言。五臟六腑。皆有欬證。而無不聚於胃。關於肺。蓋肺主氣管。氣管中非痰飮。卽風寒火燥。令其氣逆故欬。有從皮毛口鼻。入氣管者。有從腸胃膈膜。入氣管者。當分頭治之。按鼽欬二證。道路不同。鼻主吸氣。鼽字從鼻。是吸入之氣管不利。此管詳膀胱肺腎條。欬字從欠。欠者。口氣下垂也。口主出氣。是呼出之氣管不利。此管在胸膈。故每欬必胸前癢滯。詳三焦條。

肝爲語。

譫語屬陽明燥熱。鄭聲屬心神虛恍。而此云肝爲語。蓋燥熱乃木火剋土。神恍乃肝魂不淸。因而心神擾惑。故皆宜瀉木火安魂也。

脾爲呑。

脾主化穀生津。凡口中津液少者。時常作呑引之狀。反呑爲吐。又是水穀不下之故。皆屬脾病。可以互勘。

腎爲欠爲嚏。

欠者。陰引陽入。故呵欠至而欲寐。嚏者。陽引陰出。故噴嚏出而人醒。二者。皆根於氣海。故腎病則見此二證。

胃爲氣逆。爲噦爲恐。

陽明主納。其氣以下行爲順。氣逆則反其令也。衝脈麗於陽明。衝逆亦屬陽明胃。噦者。吐穢惡之氣也。呑酸噯腐之類。皆反其納物之令也。恐者腎所主。腎水動而胃土不能制之。故恐亦屬胃。

大小腸爲泄。

泄多是脾胃中焦之證。然總出於腸中。故皆屬於大小腸之病。小腸屬火以化穀。火虛則穀不化而飧泄。大腸屬金以燥糞。燥氣不足則糞溏瀉。小腸火甚則又膠結爲痢。大腸燥糞則又秘結不便。此又爲泄之變態矣。

下焦溢爲水腫。

三焦乃決瀆之官。前已詳注。此但云下焦者。因上焦連心肺。中焦連脾胃。多兼心肺脾胃之證。尙非三焦專責。惟下焦當膀胱上口。爲水入膀胱之路。此處不利。則水溢於上。達於外而發水腫。下焦屬腎屬肝。治宜疏泄肝腎。又肺居高能御下。主通調水道。非開利肺氣。不能治下焦也。

膀胱不利爲癃。不約爲遺溺。

膀胱下爲溺管。溺管淋澀。不通爲癃。肺主水道。由肺氣閉。則宜淸利。肝脈繞莖。由肝血滯。則宜滑利。據西醫之說。以爲溺管。發炎腫塞。或砂淋內塞。究之。皆肺肝兩端所致也。又溺管之後爲精竅。精竅有敗精死血。亦能擠塞溺管。法當利腎。夫肺以陰氣。下達膀胱。通調水道。而主制節。使小便有度。不得違礙。肝腎以陽氣。達於膀胱。蒸發水氣。使其上騰。不得直瀉。若陽氣不能蒸發。則水無約束。發爲遺溺。治宜溫胞室。蓋膀胱如釜。胞如竈。溫胞室者。釜底添薪也。參看十二官條。自見。

膽氣鬱爲怒。

膽者木生之大[1]也。西醫論膽專言汁。不知有汁卽有氣。故內經均以氣立論。木氣條暢。火氣宣達。則淸和朗潤。其人和平。若木鬱生火。火鬱暴發。則爲震怒。凡病之易怒者。皆責於膽氣也。

臟腑之證。不一而足。擧此爲驗。任其證形百變。均莫得而遁情矣。

1 원문은 '大'이나 '火'로 보아야 한다.

諸病所屬

屬者。所統屬也。知其所屬。則綱領既得。而其條目可例求矣。

諸風掉眩。皆屬於肝。

肝爲風臟。凡風病皆屬於肝。諸風。謂中風傷風驚風癘風之類。所該之證多矣。掉謂轉動。凡猝倒痙瘛。抽掣搖戰之類皆是。肝主筋。此皆筋之爲病也。眩是昏暈。凡昏花妄見。頭目旋轉。皆是肝開竅於目。故有此病也。西醫謂。目眩惑昏花。痙瘛抽掣。皆腦髓筋爲病。謂目系通腦。故昏眩。腦氣用力太過。則肉縮伸抽掣。究問腦氣何故病此。則西醫茫然。豈知肝脈通於腦。開竅於目而主筋。凡西醫所謂腦氣。皆肝脈所司。而脈筋所以致病。則又肝風爲政也。故凡掉眩皆屬於風。而諸風爲病。總屬之肝。

諸寒收引。皆屬於腎。

腎司寒氣。故凡寒證。皆屬之腎。腎又主骨。腎陽四達。則骨體舒展。擧動輕便。若肢骨拘急而收曲。或嚲緩而引長。皆骨不爲用也。須知拘收引嚲。與抽掣縮短者不同。一是寒症。一是風症。當辨。

諸氣膹鬱。皆屬於肺。

五臟六腑之氣。無不總統於肺。以肺爲氣之總管也。故凡治氣。皆當治肺。肺立皮毛。膹是氣之乖於皮毛者。膹腫也。說文謂形惡。如紫癜斑瘤。黑痣疱鼻之類。西醫言。毛孔下有油核。其管直通皮膚。若面生黑刺。卽管塞之故。此卽內經膹腫之說也。鬱是氣遏於內。不得舒發也。見病。如氣逆痰滯。血結便閉之類。是氣之乖於腹內者。鬱與暢反。肺氣不暢故鬱。宜散降之。

諸濕腫滿。皆屬於脾。

腫在皮膚四肢。滿在腹內脹塞。皆濕氣壅滯。水不下行。停走於膈膜中也。然濕證尚不止此。故曰。諸濕或頭目暈沈。或瘧暑泄痢。或周身痺痛。或痰飮痃癖。皆屬脾土不制水所致。蓋脾生油膜之上。膜是三焦。主水道。油是脾之物。油不霑水。此脾所以利水也。若脾之油失其令。則濕氣乃得藏匿。故治濕責之於脾。

諸痛瘡癢。皆屬於心。

此言諸瘡。或血分凝結。阻滯其氣。氣與血爭則痛。或血虛生熱。兼動風氣。風火相扇則癢。皆屬心經。血分爲病。治宜和血。又凡病不干血分。皆不發痛。故痞瞉腫等。均不痛。凡是腹痛肢體痛。蓋無不關於血分。故皆屬心。

諸熱瞀瘈。皆屬於火。

諸熱謂。發熱惡熱瘟暑等症。瞀謂眼目昏花。黑暗見鬼等症。瘈謂筋不得伸。抽掣等證。皆屬於火者。蓋諸熱是火傷氣分。火剋肺金也。瞀是心神擾惑。視物昏亂。火屬心。心藏火。擾其神故瞀。瘈是肝筋爲火所灼。無血養筋。故縮扯。瘈與嚲緩不收有異。當辨之。

諸厥固泄。皆屬於下。

厥謂四肢逆冷。固謂腹中瘕積。如寒疝之類。瀉謂下利不止。皆屬於下。謂屬於下焦腎經也。腎陽不能四達則厥。腎陽不能上升則瀉。腎陽不能化氣則固結。故皆屬於下。宜溫之也。

諸痿喘嘔。皆屬於上。

痿有兩證。一是肺痿。肺葉焦舉。不能通調津液。則爲虛勞欬嗽。一是足痿。脛枯不能行走。則爲足痿。然未有足痿而不發於肺者。蓋肺主行津液。由陽明而下潤宗筋。足乃能行。肺之津液不行。則宗筋失養。故足痿雖見於下。而亦屬之上焦也。喘屬肺之呼不利。嘔屬胃之飮食氣逆。肺胃均屬上焦。上焦屬陽。多病火逆。宜淸之也。

諸禁鼓慄。如喪神守。皆屬於火。

禁謂口齒禁切。噤口痢。痙病口禁之類。鼓慄。謂鼓戰慄。如瘧疾手足搖戰之類。如喪神守。謂譫語百合病。恍惚不安之類。蓋熱極反寒之象。火擾心神之徵。皆宜治其火也。

諸痙項强。皆屬於濕。

寒濕則筋脈凝。熱濕則筋脈脹。故皆能發痙與項强之證。

諸逆衝上。皆屬於火。

諸逆謂吐欬嗆嘔等。凡是衝脈氣逆。頭目咽喉胸中受病。均係心肝之火。挾衝脈上行也。宜抑之。

諸脹腹大。皆屬於熱。

諸脹謂腹內脹滿。腹大謂單腹脹。此證是肝不疏泄。脾不運化。肝不疏泄。則小便不利。水停爲脹。脾不運化。則單腹脹。皆屬於熱者。屬於肝木[1]乘脾也。然此與上節火字有別。火屬血分。熱屬氣分。熱則氣分之水多壅。故主脹大。

諸躁狂越。皆屬於火。

躁謂煩躁。狂謂顚狂。越謂升高踰垣。凡此皆三焦與胃火太甚。而血氣勃發也。

---

1 원문은 '木'이나 '火'로 보아야 한다(王咪咪 · 李林, 1999, 53쪽).

諸暴強直。皆屬於風。

強直僵仆倒地。暴者猝然發作。風性迅速。故能暴發。凡風均屬之肝。肝屬筋脈。風中筋脈。不能引動。則強直矣。風者陽動而陰應之也。故風俱陰陽兩性。中風之陰。則爲寒風。中風之陽。則爲熱風。無論寒熱。均有強直之證。宜細辨之。

諸病有聲。按之如鼓。皆屬於熱。

此與腸鳴不同。腸鳴則轉氣切痛下泄。屬水漬入腸。發爲洞瀉。是寒非熱也。此有聲。乃在人皮裡膜內。連網油膜之中。凡人身連網油膜。均是三焦。乃相火之府。行水之道路也。水火相激。往往發聲。但其聲綿綿。與雷鳴切痛者有異。按之亦能作聲。又拒手。如按鼓皮。以其在皮膜間。故按之如鼓。是三焦之火。與水爲仇也。故曰皆屬於熱。蓋三焦爲行氣之府。氣多則能鼓吹。其膜中之管。使之有聲。如西洋象皮人。搦之則出聲是矣。

諸病跗腫。疼酸驚駭。皆屬於火。

跗足背。凡足腫。皆發於厥陰陽明兩經。陽明之脈行足背。厥陰之脈。起足大指叢毛。行內踝。肝木生熱。壅遏胃經之濕。則循經下注而發足腫。極酸疼也。酸字頗有實義。西醫云。凡脚氣必胃中先釀酸水。繼而尿中有蛋白形。尿味亦酸。乃發脚腫痛。但西醫未言。所以致酸。與因酸致腫之故。惟內經理可互證。經云。肝木在味爲酸。蓋木能生火。木能剋土。土不化水。火又蒸之。則變酸味。是酸者。濕與熱合之味也。羹湯夏月。過夜則酸。濕遇熱也。冬月則否。有濕而無熱也。知酸所以致疼腫。而脚氣可治矣。又凡乍驚乍駭。皆是肝經。木鬱火發。魂不藏之故。是以皆屬於火。

諸轉反戾。水液渾濁。皆屬於熱。

轉者。左右扭掉也。反者。角弓反張也。戾如犬出戶下。其身曲戾。卽陽明痙病。頭曲至膝也。水液渾濁。小便不淸也。轉在側。屬少陽經。反在後。屬太陽經。戾在前。屬陽明經。水道在膈膜中。屬三焦經。皆屬於熱。是水液渾濁。固屬三焦之熱。而諸轉反戾。亦當同屬三焦矣。三焦網膜。西人謂之連網。由內達外。包裹赤肉。兩頭生筋。以貫赤肉。筋連於骨節。故利曲伸。觀此則知轉反戾。是筋所牽引。實則網膜伸縮使然。故內經與水液同論。以見皆屬三焦網膜中之熱也。西醫乃謂。抽掣痙等。發於腦筋。不免求深反淺。故西人無治之之術也。

諸病水液。澄澈清泠。皆屬於寒。

下爲小便。上爲涎唾。其道路總在三焦膜膈之中。無論何證。但據水液。有澄澈清泠之狀。卽是三焦大虛之候。故曰皆屬於寒。

諸嘔吐酸。暴注下迫。皆屬於熱。

嘔謂乾嘔。是火逆也。吐有寒證。吐酸則無寒證。暴注下迫。裡急後重。逼塞不得暢。俗名痢證。皆屬於熱者。屬於肝經之熱也。肝火上逆。則嘔吐酸。肝火下注。則痢下迫。因肝欲疏泄。肺欲收斂。金木不和。故欲瀉不得。且痢多發於秋。金克木也。

病機百出。未能盡錄。但舉其凡。以例其餘。

四時所病

四時各有主氣客氣。五方强弱之異。玆所擧者。不過明臟腑氣應。與天時並行之義耳。醫者當知隅反。

春。善病鼽衄。

鼽是鼻塞流涕。衄是流鼻血。鼽屬氣分。春陽發泄。爲陰所閉。則鼻塞不通。治宜疏散其寒。衄屬血分。春木生火。動血上衝。干犯淸道。鼻爲肺竅。木火侮肺。故發衄。治宜淸降其火。善病者。謂多此種病也。

仲夏。善病胸脇。

胸是兩乳中間。屬心。脇是兩乳旁邊。屬三焦。心是君火。三焦是相火。皆與夏氣相應。故仲夏善病胸脇。以火有餘。多發逆滿也。

長夏。善病洞瀉寒中。

長夏未月。溼土主氣。脾主溼而惡溼。溼甚則發洞瀉。陽極於外。無以溫養中土。故發寒中之病。觀冬月井水溫。夏月井水冷。則知夏月中宮多寒矣。

秋。善病風瘧。

風屬肝。瘧屬少陽。因風致瘧。本系木火爲病。而多發於秋令者。木火侮金也。蓋秋當肺金主氣之時。金氣淸肅。則皮毛自斂。膜腠自和。設風氣鼓動。則爲皮毛不得斂。而發寒熱。風火相煽。則膜腠不得和。而戰慄溺赤。知此理者。可得治瘧之法矣。

冬。善病痺厥。

痺是骨節疼痛。厥是四支逆冷。腎中陽氣。能達於骨節。充於四末。則無此病。冬令寒水氣盛。往往腎陽不足。故多此病。

四時之病。不一而足。則此種爲多。且知其理。而一切非時之病。理皆可識。

臟腑通治

心與膽通。心病怔忡。宜溫膽爲主。膽病戰慄顚狂。宜補心爲主。

舊注君相二火。一氣相通。此解通字。與以下各通字不合。蓋所謂通者。必有相通之道路。唐宋後。憑空說理。不按實迹。西醫雖詳形畧氣。然如此等道路。非借西說。不能發明。西醫云。人之臟腑。全有連網相聯。其連網中。全有微絲管。行血行氣。據此則知心與膽通。其道路亦在膜網之中。蓋膽附於肝。肝系著脊。上循入肺系。連及於心。膽與心通之路。卽在其系中。故心病怔忡。宜溫膽。膽病戰慄顚狂。宜補心。非空論矣。又溫字補字。有辨。經言。溫之以氣。補之以味。內經言以苦補心。是瀉心火。卽是補心。以益其陰也。溫之以氣。是益其陽也。

肝與大腸通。肝病。宜疏通大腸。大腸病。宜平肝經爲主。

肝內膈膜。下走血室。前連膀胱。後連大腸。厥陰肝脈。又外繞行肛門。大腸傳導。全賴肝疏泄之力。以理論。則爲金木交合。以形論。則爲血能潤腸。腸能導滯之。故所以肝病。宜疏通大腸。以行其鬱結也。大腸病如痢症。腸風秘結。便毒等症。皆宜平肝和血潤腸。以助其疏泄也。

脾與小腸通。脾病。宜泄小腸火。小腸病。宜潤脾爲主。

西醫圖繪。脾居連網之上。小腸通體。皆與連網相附。連網中均有微絲管相通。據此則內經所言。道路顯然。西醫不知內經。妄詆軒歧。以爲未見臟腑。此不足怪。獨怪中國。趨好洋學。舍古聖之書而弗深攷。豈不謬哉。脾病多是小腸之火。蒸助溼氣。發腫脹作瀉滿。小便渾濁。故當瀉小腸。至於小腸。所以化物不滯。全賴脾溼。有以濡之。西醫所謂甜肉汁。入腸化物是矣。故小腸病痢及秘結。闌門不開。膈食等症。皆宜潤脾。

肺與膀胱通。肺病。宜淸利膀胱水。膀胱病。宜淸肺氣爲主。

肺主通調水道。下輸膀胱。其路道全在三焦膜中。上卷已詳言之。故肺與膀胱相隔其遠。而實相通。肺病則水停爲痰飮。故宜淸利膀胱以瀉之。膀胱病。多由肺之上原。不得疏通。故宜淸肺氣爲主。

腎與三焦通。腎病。宜調和三焦。三焦病。宜補腎爲主。

三焦之原。卽發於腎系。故腎與三焦相通。三焦爲腎行水化氣。故腎病宜調和三焦。譬如腎氣丸。用苓澤以利三焦之水。保元陽。用黃芪以充三焦之氣是矣。三焦病不能行水。則宜滋腎陰。不能化氣。則宜補腎陽。近醫不知三焦爲何物。西醫名連網。不名三焦。且又不知腎系爲三焦之根。安知人生氣化哉。

此條全可考臟腑路道。西醫形迹之學。未及如是之精。而今人不講。反爲西人所笑。堪發一嘆。

望形察色

形是肢體。色是面部。此理最微。比脈更難。今且擧其大畧。使人得其門徑。西醫於察色未深考。

以五色命臟。青爲肝。赤爲心。白爲肺。黃爲脾。黑爲腎。肝合筋。心合脈。肺合皮。脾合肉。腎合骨也。

言五色命於五脏。每臟各見本色。便知其病。各脏又各有所合。便知其病之所在。譬如青色屬肝。肝合筋。便知其病在筋。餘仿此。

青如草滋者死。青如翠羽者生。黃如枳實者死。黃如蟹腹者生。黑如炲者死。黑如烏羽者生。白如枯骨者死。白如豕膏者生。

此言五色榮者生。枯者死。蓋必有血與氣澤。方能榮也。

凡色多青則痛。多黑則痺。黃赤則熱。多白則寒。五色皆見。則寒熱也。

青爲肝色。青勝則肝木剋土。故痛。黑爲腎之色。黑勝則寒水凝滯。故痺。黃赤爲火土之色。故主熱。白爲金色。令主清冷。且溫體者血也。血色少故白色多。而知其體寒。五色皆見。乃錯亂之象。故主寒熱並見。

明堂者鼻也。闕者眉間也。蕃者頰側也。蔽者耳門也。明堂骨高以起平。以直首面上於闕庭。王宮在於下極。五臟次於中央。六腑挾其兩側。

此言人面之部位。分配臟腑。以診其色也。面分三停。上爲闕。闕下爲下極。卽山根也。以闕論則處下。合鼻言之。則適居於中。故稱極焉。是爲王宮。心之應也。鼻居王宮之下。故名明堂。其診法。則當以五臟從上而下。配於中央。而六腑各隨其臟。配於兩側。有諸內形諸外。亦各從其類也。

面部圖。

明堂今名準頭。王宮今名山根。闕今名印堂。蕃今名頰。蔽今名耳。古人不薙鬚。故不診頤下。今診決有心額腎頤之說。是俗醫所配。雖今人薙鬚。氣色終不見於此。未可據以爲診也。人身內。肺系心系肝系著脊。腎系均著脊。惟脾在胃下不著脊。然脾膜之根。仍在脊也。故脾兪穴在背。是五臟皆居於身中也。所以診法。亦配於面之中央。而六腑則隨其臟位。以配於側。

闕上。咽喉也。

闕爲眉間。闕之上則至高矣。咽喉之位。在諸臟腑之上。故應於闕上。

闕中者。肺也。

俗名印堂。肺居胸中。高於五臟。故應於此。

下極者。心也。

下極。卽山根。心居肺之下。肺應於闕中。則心當應於此。

直下者。肝也。

相法稱爲年壽。卽鼻梁也。肝配於此者。以肝在腹中。半在膈上。半在膈下。位實在心肺之下。故當配於此。唐宋後醫。以肝配左顴。肺配右顴。此西金東木之義。然非五臟自具之位次也。且舊說。以爲肝在脾之下。故曰下焦屬肝腎。不知水木相生。肝固與腎相屬。而究其形體所居。則肝半在膈上。半在膈下。脾在膈下。居於油膜之上。近胃聯小腸也。中醫少見臟腑。多失其眞。而西醫笑之。並謂軒岐先謬。豈知古聖精核。更過西人。此等位次。便見聖人。審定臟腑最精。至經脈穴道。尤爲西人所不知也。今必謂古聖洞見臟腑。尤屬空談。不足折服西人。卽以剖視例之。古創制作。亦斷無未經剖視之理。且軒帝戰坂泉涿鹿。何難剖割之有。圖見後。

肝左者。膽也。

擧左以賅右。言肝應於鼻梁。其左右附鼻梁者。膽之應也。

下者。脾也。

下者指準頭言。鼻梁在上。則準頭在下。故稱下焉。脾在腔內。實居肝之下。油膜之上。故應配於鼻梁之下。此名明堂爲脾之應。脾能總統五臟。故準頭之診最要。

方上者。胃也。

方上二字。不得其解。舊說以爲口之上。鼻孔之旁。余按方字。義訓兩舟相幷。殆指鼻之兩孔。其形如方舟也。然則準頭爲明堂。而兩孔卽方上也。本經云。五臟位於中央。六府挾其兩側。則鼻準屬脾。兩孔旁自當屬胃。

中央者。大腸也。

此中央字。當合頰側與鼻計之。頰側距鼻之中。爲中央。蓋頰側名蕃。鼻準名明堂。其中卽可名中央。胃近鼻。大腸連胃。位次亦宜。

挾大腸者。腎也。

腎有兩枚。故配於面部頰側兩旁。是最下之兩旁也。腎居於下。配此爲宜。後人配於口下承漿之所。不知古不薙鬚。口下鬚掩。氣色不見。故內經不以此察色。以腎配兩頰。腎有兩枚。分左右診。於義爲合。

當腎者。臍也。

腎與臍前後相對。故當腎之下。卽以診臍。

面王以上。小腸也。面王以下。膀胱子處也。

面王二字。無舊解。然明堂者。北面朝王之所也。疑卽明堂鼻準是矣。膀胱子處。卽子宮二物皆在臍下。與腎位相等。腎兩枚居背後。故分配兩旁。應腎在後也。膀胱子宮在前。則當次位於前。居鼻下。故曰面王以下。膀胱子處也。惟小腸與胃相接。而爲心之府。未易定其位次。且小腸之膜油。全連及肝膽脾也。故配於膽胃之交。肝脾之際。位在鼻準上邊。兩旁夾鼻之處。故曰面王以上小腸也。予按後人望色。左肝右肺。心額腎頤鼻脾。法甚簡易。然不及內經。診法爲更詳。

面圖。

闕屬肺。闕旁生眉。卽當屬肺。世多以眉屬肝。不知眉寔屬肺。內經云肺風之狀。其診在眉上。足見眉寔肺氣所發洩。然肝血如不交於肺。卽不能化生眉毛。凡毛皆是血化爲氣。而發洩者也。單有血。不能生毛。單有氣。亦不能生毛。目之部位。統屬肝竅所司。由肝目之部。上交闕旁。係肺之所司矣。爲肝血上交於肺氣。所以化生眉毛。肺爲華蓋。故相書稱眉。亦名華蓋。肝木主怒。侮肺金而難制。故眉粗之人。性最剛烈。自闕至明堂。分配五臟。而以六腑配於兩側。詳矣。惟三焦包絡。未曾分配。余按經文。義寔具於言下。盖三焦爲腎之府。腎位配於蕃。正當頰側。則三焦當配於蔽。正當耳門也。腎開竅於耳。三焦之脈。又繞耳護腎竅。以蔽診三焦。自不爽也。至於包絡。配在山根兩旁。其義更可類推。

散見於經文者。如髮上指。汗出如油。大肉脫。大骨陷。唇及舌卷。囊縮鼻張。不治之證。未能悉擧。但明臟腑相應之理。可以通一畢萬。且如眼神尤宜細察。再讀傷寒金匱。則盡知之。

聞聲別證

聲音之道。微妙難通。故聞而知之謂之神。

肝木。在音爲角。在聲爲呼。在變動爲握。心火。在音爲徵。在聲爲笑。在變動爲憂。脾土。在音爲宮。在聲爲歌。在變動爲噦。肺金。在音爲商。在聲爲哭。在變動爲欬。腎水。在音爲羽。在聲爲呻。在變動爲慄。
已詳上卷五臟所屬條。人能本宮角徵羽五音。呼笑歌哭呻五聲。以參求五氣之邪。則思過半矣。西人審病。至於察尿之味。亦云苦矣。只因於聲音氣色。未能辨析。是以出此下策。

中盛臟滿。氣勝傷恐者。聲如從室中言。是中氣之溼也。言而微。終日乃復言者。此奪氣也。言語善惡不避親疏者。此神明之亂也。
經意甚明。蓋卽聞聲。而知其神與氣焉。

病人語聲寂寂然。喜驚呼者。骨節閒病。語聲喑喑然。不徹者。心膈閒病。語聲啾啾然。細而長者。頭中病。
此數語。系金匱文。寂寂然。不欲語。屬三陰經。喜驚呼。則又屬厥陰肝經。病入三陰。厥陰主筋骨間。知其病在下焦。聲出不徹。聲不揚也。胸中大氣不轉。出入艱滯。知其病在中焦胸膈間。啾啾然。細而長。聲自下焦陰分。緣足太陽。而上達於顚頂。故知其病在頭中。

按聲氣根於腎中。上於胸膈。出於肺管。達於鼻。轉於舌。辨於唇。或氣虛而音微。或機停而語蹇。或膈閒有滯而氣碍。或鼻閒有違而音乖。散見各書。細心人當自領取。非筆楮所能盡也。

問察原委

病家不可諱病。醫家不可護短。須察問其原委。乃不昧於治法。

問嘗貴後賤。雖不受邪。病從內生。名曰脫營。嘗富後貧。名曰失精。必問飮食居處。暴樂暴苦。始樂後苦。皆傷精氣。

此是問病之原由也。問法不止於此。當推類以求。

凡診者。必知終始。有知餘緖。切脈問名。當合男女。

此一節是總言察問之法。必知終始。謂起病及其終病形如何。可全察矣。有知餘緖。有卽又字。餘緖。謂其兼見之微證。必兼察之。乃知何者爲重病。何者爲輕病。或合治。或分治。可得言也。再切脈問名。以定其病之主名。使無差爽。男女各有不同。又當合計。各有病情病狀之實。乃無誤矣。此段問法甚詳。在人細究。附錄陳修園問證歌。括曰。一問寒熱。二問汗。三問頭身。四問便。五問飮食。六問胸。七聾。八渴均當辨。九問舊病。十問因。再加服藥參機變。婦人尤必問經期。遲速閉崩皆可驗。更添片語告兒科。天花痲疹全占驗。

診脈精要

察脈知病。精之至矣。然內經仲景。皆合人迎趺陽合診。今則獨取寸口。蓋去繁就簡。爲得其要。玆所引注。皆獨取寸口之法。

十二經中。皆有動脈。獨取寸口。以決五臟六腑。死生之法。何謂也。

寸口卽今掌後診脈之所。此難經發問。以起下義。近出西醫。不知脈法。卽欲以此攻斥脈法。謂周身皆有動脈。何得以手之寸口爲診。彼蓋不知中國古人。創立脈法。已先自爲問難。所謂十二經。皆爲動脈者。早已代洋醫說過。早經駁辨。彼西醫旣不知脈。何得侈口妄談哉。

然寸口者。脈之大會。手太陰之動脈也。人一呼脈行三寸。一吸脈行三寸。呼吸定息。脈行六寸。人一日一夜。凡一萬三千五百息。脈行五十度。周於身。榮衛。行陽二十五度。行陰二十五度。爲一周。復會於手太陰。寸口者。五臟六腑之所終始。故法取於寸口也。

近說肺朝百脈爲華蓋。五臟六腑之氣。皆上薰於肺。故卽肺寸口之脈。可以診知各臟。其說亦通。而究不知營衛相會。爲五臟所終始。故獨取寸口。越人立法甚精矣。衛氣之行。西醫不知。營血之行。西醫知之。西醫云。血出心管。行於周身。轉廻則爲紫色。受炭氣故也。廻血入心。路經肺管。呼出之氣吹之。紫色乃散。復入於心。此卽內經。營周於身之義矣。無一息不有血出於心之左房。卽無一息。不有血廻入心之右房。然計所出之血。待其廻入。亦須一日一夜。特營血之行。與衛不同。營血則息息皆有出有入。衛氣之行。則須行度一周。乃復於肺。而與營血相會。此小會也。蓋衛氣晝行於陽則寤。夜行於陰則寐。必晝夜各行二十五度。乃復於肺。而與營氣大會。故營言周於身。衛則言復會於手太陰。文義顯別。不可混也。營氣周行。臟腑內外。而皆會於肺。故獨取寸脈。可以診臟腑內外諸病矣。按靈樞云。人經脈。前後上下左右。周身十六丈二尺。一周於身。爲一度。晝夜一萬三千五百息。氣行五十度。其經脈長短之數。氣行傳遞之路。皆詳於內經。脈度營氣篇。玆不具論。觀其脈動。與氣行分言。則知脈是營血。氣附脈行。晝則行營外。爲行陽二十五度。夜則行營內。爲行陰二十五度。內經云。老人夜不寐。營血虛。衛陽不得入於陰也。觀此則知營衛相附之理。營周而復始。故無一息不返於肺以入心。衛行必一度。乃返於肺也。其五十度。則陰陽之數已行盡。而返於肺。則名曰大會。臟腑之所終始也。以其會於肺。故卽肺脈。便可診臟腑諸病。西醫不知。營衛相會之處。而但知脈是血管。辨中國診脈之非。只自形其粗淺耳。

從關至尺。是尺內陰之所至也。從關至魚際。是寸口陽之所治也。

關者。尺寸分界之地。脈訣所謂高骨爲是也。關下爲尺澤。主肝腎而沈。故屬陰。關前爲寸。主心肺而浮。故屬陽。

脈圖。

西醫不信脈法。謂人周身脈管。皆生於心中血管。心體跳動不休。脈卽應之而動。人身五臟。何得只據血管爲斷。又言手脈。只是一條。何得又分出寸關尺。此說似是而寔非也。細按手脈。至魚際上。則脈不見動。至尺澤下。脈亦不見動。盖脈雖一條。而有分散合聚隱見之別。寸口者。脈之大聚會處。爲營衛相會之要區。故卽以此診諸病。脈管內屬血分。脈管外屬氣分。遲數是脈管中事。浮沈是脈管外事。至於脈之前後。又分寸爲陽。尺爲陰。盖手脈旣屬脈之都會。自有部分之別。陽外陰內。天地不易之理。凡主表主上主氣。屬陽者。皆診於寸。主裡主血主下。屬陰者。皆診於尺也。

上部法天。主胸以上至頭之有疾也。中部法人。主鬲以下至臍之有疾也。下部法地。主臍以下至足之有疾也。

此卽內經上竟上者。胸喉中事。下竟下者。少腹腰足閒事之義。蓋天下之理。本天親上。本地親下。各從其類。故左寸在上應心。右寸在上應肺。左關在中屬肝。右關在中屬脾。左尺在下屬腎。右尺在下屬命門。總是分上中下之義。其分左右者。則以水爲天一。宜配在左。火爲地二。宜配在右。水生木。木生火。故心肝均位於左。火生土。土生金。故脾肺均位於右。各從其類義也。至於六腑。又各從其類以配次之。肺之腑爲大腸。肺居右關上寸部。則大腸宜配於右關下尺部矣。亦有時診於右寸。總見肺與大腸一家故也。胃從脾。配在右關。三焦從命門。配在右尺。膀胱從腎。配左尺。膽從肝。配在左關。小腸從心。配在左寸。小腸亦可配在左尺。以心位於左關之上。則小腸當從之於下也。臟腑之位次既明。又推之於形體。則喉舌頭面胸前肩膊。皆診於寸部。腋下腹際從腰以還。皆當診於關部。小腹尾尻二陰股脛膝脚。皆當診於尺部。此內經竟上竟下之法。實大易親上親下之理。其旨微矣。辨証有分部。診法有合三部。共診法最要。通其理。方可言診。西醫所不知也。

手圖。

舊訣部位。左心膻中肝膽腎小腸。右肺胸中脾胃命大腸。周夢覺三指禪脈法。以爲左心小腸肝膽腎膀胱。右肺大腸脾胃腎命門。然猶有未盡之義。宜分爲左寸心膻中小腸。左關肝膽。左尺腎膀胱及小腸也。右寸肺胸中大腸。右關脾胃。右尺命門三焦。及大腸也。盖大小腸。或附於肺。以其表裡相通也。或附於兩尺。以其居下也。膻中卽包絡。胸中卽肺衣。古法不診三焦。以未知三焦之根。卽在腎系。今特配於右尺。於義乃備。

脈有三部九候。三部者。寸關尺也。九候者。浮中沈也。

此與內經三部九候之法不同。然頭手足遍診之法。其廢已久。故卽從難經。以寸關尺爲三部。三部各有浮中沈。是爲九候。

呼出心與肺。吸入腎與肝。呼吸之間脾也。其脈在中。浮者陽也。心肺俱浮。浮而大散者心也。浮而短濇者肺也。沈者陰也。肝腎俱沈。牢而長者。肝也。按之濡。擧指來實者。腎也。脾者中州。故其脈在中。是陰陽

之法也。

上節以部位分五臟。此又以呼吸浮沈分五臟也。心肺在上部。出氣由之。故呼出屬心肺。一呼脈當二至也。肝腎在下部。入氣歸之。故吸入屬肝腎。一吸脈當二至也。呼吸之閒。脾主中宮司出入。脈當一至。故呼吸定息。脈來五至者。爲無病。若多一至。則有一臟太過。若少一至。則有一臟不足。此察至數之法。知此義。則知至數遲速之故。其脈在中以下。又言以浮中沈。分別五臟也。言脈在人肌肉之中。輕按卽見爲浮。浮爲在外屬陽。心肺應之。浮而大散。其應在心。浮而短澀。其應在肺。重按乃見爲沈。沈爲在裡屬陰。肝腎應之。牢而長者弦之象。屬肝經。濡而實者滑之象。屬腎經。脾者中州。故其脈在中。是陰陽適中之地也。此以沈診肝腎。浮診心肺。中診脾胃。取配之義。亦多方矣。

春脈弦。夏脈鉤。秋脈毛。冬脈石。四時皆以胃氣爲本。四時之變病。死生之要會也。

鉤卽洪。毛卽浮。石卽沈也。胃氣見於脈。乃和緩之象。言弦鉤毛石。各見和緩。爲有胃氣。四時之變。謂太過不及。不得胃氣。則可以知其病矣。此詳言五臟四時之主脈。而又歸本於胃氣。近代三指禪脈訣。以緩脈爲綱。誠能知胃氣爲本之旨。學者可以一覽。

數者腑也。遲者臟也。諸陽爲熱。諸陰爲寒。數則爲熱。遲則爲寒。

腑屬陽。故數脈當應腑。臟屬陰。故遲脈當應臟。數則爲熱。諸陽主氣也。遲則爲寒。諸陰主氣也。夫以遲數分臟腑。此未盡然。而數則爲熱。遲則爲寒。蓋有一定不易者。脈之跳動。出於心血之起落。屬脈管中。血之所主。心主火。血虛火少則動遲。血多火旺則動速。又凡脈之粗大細虛。皆脈管中事。當與遲數同斷。脈法要辨。脈管內是血分。脈管外是氣分。則診治自有分別。

浮者陽也。滑者陽也。長者陽也。沈者陰也。短者陰也。濇者陰也。各以其經所在。名病順逆也。

浮滑長爲陽。沈短濇爲陰。據此治病。已得其要。又再分各經以定順逆。如腎脈宜沈而反浮。心脈宜浮而反沈。則爲逆。既明脈之定象。又言脈無定體。因經而分順逆。其法最細。西醫但知脈是血管。而不知氣附脈。行血管外。卽氣道也。西醫云。脈外有膜。名脈鞘。光滑而薄。分數層。中有小孔如篩。按此卽附脈行之氣孔也。脈管只是一條。動則俱動。故遲數無部位之分。氣則上下異其輕重也。故浮沈有三部之別。從此類推。而氣管血管。分診合診。則脈無遁情。余讀西醫書。卽益知古聖之精。尤願西醫。讀古聖書。亦可補其不及也。

此診法。全從難經。蓋內經遍診頭足。自越人變法。而羣趨簡易。後世脈訣。託始於此。於法甚精。故宜從之。再參諸脈書。則盡其奧矣。

審治處方

寒者熱之。熱者寒之。微者逆之。甚者從之。堅者削之。客者除之。勞者溫之。結者散之。留者攻之。燥者濡之。急者緩之。散者收之。損者益之。逸者行之。驚者平之。

諸法以寒治熱。以熱治寒。攻散補平。皆易知之。惟微者逆之。甚者從之。此理極其微妙。蓋微者如小賊。可以撲滅。甚者如巨盜。巢穴深固。非誘之不爲功。西醫如治熱証。則以氷壓胸。此熱者寒之之正法也。然熱之微者。可以立除。如熱之甚者。反逼激其熱。使內伏入心而死。香港疫症。如此治死者多矣。皆不知甚者從之也。比如被火傷甚重。則忌用冷水澆。恐火毒伏心而死也。然則逆從之法。可不講耶。

逆者正治。從者反治。熱因寒用。寒因熱用。塞因塞用。通因通用。其始則同。其終則異。可使破積。可使潰堅。可使氣和。可使必已。

逆者以寒治熱。以熱治寒。故爲正治。從者熱病從熱。寒病從寒。故爲反治。又言反治之理。熱藥因寒而得其用。寒藥因熱而得其用。卽所謂反佐之治也。塞因塞用。如滿逆不下。從而吐越之。通因通用。如瀉痢不止。從而潤降之。其始則與病從同。所以誘之。其終則與病各異。所以敵之也。變幻莫測。故可破堅積。以期其必愈。

病在下。取之上。病在上。取之下。病在中。旁取之。

此又言治病。不可逐末。當求其源委所在。如小便大便不利。病在下也。然多是心肺傳移之病。故當取之上。頭目耳喉間。病在上也。然多是肝腎之邪上犯。故當取之下。病在中。屬脾胃。然多是少陽厥陰之邪所犯。故宜旁取之。

治法之詳。當求各書。然能洞明內經大義。則各書治法。其理已具。西醫言治多執著。故鮮神妙。

氣味陰陽

西醫言。彼國用藥。歷試而知。較有實據。不比中國。專以色香氣味。分配臟腑。則影響無據矣。不知西醫此說。適形其陋。曰歷試。則毫無把握。惟憑嘗試矣。彼惟不論五行。專以形氣立說。所以得半遺全。譬如彼言。養氣能養物。百果羹肉。得養氣皆不壞。取養氣以水銀白礬硝石。燒之卽出。不知彼所謂養氣。卽中國所謂陰氣。中國以冰養果羹。卽取其純陰不化。水銀等純陰。故多養氣。輕氣能發火。是輕氣卽中國所謂陽氣。然則西醫言輕養。何如中國言陰陽。爲得其實也。使氣味形性。不兼論之。則一物之功用不全。且西人試驗。豈古人嘗藥未試耶。

積陽爲天。積陰爲地。陽爲氣。陰爲味。

人與萬物同一天地。卽同一陰陽。萬物各稟天地之陰陽。以變化人身之陰陽。藥之功用。於是乎著。天食人以五氣。地食人以五味。氣味卽陰陽之分見者也。

陰味出下竅。陽氣出上竅。淸陽發腠理。濁陰走五臟。淸陽實四肢。濁陰歸六腑。味厚者爲陰。薄者爲陰中之陽。氣厚者爲陽。薄者爲陽中之陰。味厚則泄。薄則通。氣薄則發泄。厚則發熱。

元素曰。淸之淸者發腠理。淸之濁者實四肢。濁之濁者歸六腑。濁之淸者走五臟。附子氣厚。爲陽中之陽。大黃味厚。爲陰中之陰。茯苓氣薄。爲陽中之陰。所以利小便。入手太陽。不離陽之體也。麻黃味薄。爲陰中之陽。所以發汗。入手太陰。不離陰之體也。同氣之物。或味不同。同味之物。或氣不同。各有厚薄。故性用不等。李杲曰。味之薄者則通。酸苦鹹平是也。味之厚者則泄。鹹苦酸鹹是也。氣之厚者發熱。辛甘溫熱是也。氣之薄者滲泄。甘淡平涼是也。滲謂小汗。泄謂利小便。此是辨藥之大法。一定而不移者也。西醫不言氣味。玫其用大黃利下。用樟腦發熱。功用究不離乎氣味。特西醫不之解耳。

辛甘發散爲陽。酸苦涌泄爲陰。鹹味涌泄爲陰。淡味滲洩爲陽。六者或收或散。或緩或急。或潤或燥。或耎或堅。所以利而行之。調其氣使平也。
發散是能升發外散。出汗溫四肢也。涌是上吐。泄是下利。滲洩是利小便。六者謂辛甘酸苦鹹淡也。宗奭曰。生物者氣也。成物者味也。以奇生則成而耦。以耦生則成而奇。寒氣堅。故其味鹹。可用以耎。熱氣耎。故其味苦。可用以堅。風氣散。故其味酸。可用以收。燥氣收。故其味辛。可用以散。土者沖氣。無所不和。故其味甘。可用以緩。用藥之道。總調之使平而已。宗奭此注。深得氣味相反相成之性。學者察之。

附李杲之說曰。藥有升降浮沈。生長收藏。以配四時。春升夏浮。秋收冬藏。土居中化。是以味薄者升而生。氣薄者降而收。氣厚者浮而長。味厚者沈而藏。氣味平者化而成。按味薄者。甘平辛平微溫微苦之類是。氣薄者。甘寒酸平鹹平淡涼之類是。氣厚者。甘熱辛熱之藥是。味厚者。苦寒鹹寒之藥是。氣味平者。得土之性。能兼升降也。李時珎曰。酸鹹無升。甘辛無降。寒無浮。熱無沈。其性然也。一物之中。又有根升稍降。生升熱降之不同。貴細審焉。

性味宜忌

凡藥之性味。各以五行歸五臟。而生剋好惡具焉。故各有宜忌。蓋藥得性味之偏。所以調五臟之偏勝也。偏而得中則病已。偏而太過則不宜。

肝欲散。急。食辛以散之。用辛補之。酸瀉之。

肝木性主散達。急而不散。則宜辛以散之。夫辛是金之味。然適得木之性。故辛能補肝。酸是木之味。而反得金收之性。故酸能瀉肝。

心欲耎。急。食鹹以耎之。用鹹補之。甘瀉之。

心爲火臟。性主柔靭。急則剛燥。故食鹹以耎之。鹹得水味。而具火性。故入心血。甘爲土之味。火生土。則瀉其氣矣。

脾欲緩。急。食甘以緩之。用苦瀉之。甘補之。

凡性與味。皆互換。故得木味者。得金性。得水味者。得火性。惟土爲中氣。性味不換。得土味者。卽得土性。緩者和也。脾急則不和。食甘以緩之。以甘之本味歸脾。能補土也。以苦瀉之者。甘升苦降。味相反而功異也。

肺欲收。急。食酸以收之。用酸補之。辛瀉之。

肺主秋收之金。急則反常。故用酸以收之。辛則能散其氣也。

腎欲堅。急。食鹹以堅之。用苦補之。鹹瀉之。

腎體沈石。欲其堅。病則失常。惟苦味具寒之性。能堅之。故以苦補之。鹹則潤耎。故能瀉腎。

辛走氣。氣病。毋多食辛。鹹走血。血病。毋多食鹹。苦走骨。骨病。毋多食苦。甘走肉。肉病。毋多食甘。酸走筋。筋病。毋多食酸。
五臟之本味。卽能傷及五體。總見太過之爲病也。

按照肺肝之例。苦亦瀉心。酸亦瀉脾。而云甘瀉心。苦瀉脾。總見性味之功用。非出於一途也。

七方十劑

七方出於歧伯。謂氣有多少。形有盛衰。治有緩急。上下內外之不同。故立七方以制之。十劑出於北周徐之才。謂十種是藥之大體。詳之則靡遺失。惟十劑內缺寒熱兩端。後人又加寒熱二劑。足成十二劑。醫者但熟七方十劑之法。便可以通治百病。

大方。
病有兼症。邪有强盛。非大力不能克之。如仲景之大承氣湯。大青龍湯。一汗一下。皆取其分兩重。藥味多。勝於小承氣小青龍也。學者可以類推。

小方。
病無兼證。邪氣輕淺。藥少分兩輕。中病而止。不傷正氣。如仲景小承氣之微下。小建中小溫經之微溫。小柴胡之微散。皆取其中病而止。力不太過也。餘仿此。

緩方。
虛延之證。剽劫不能成功。須緩藥和之。有以甘緩之者。炙甘草湯。四君子湯。治虛勞是也。有以丸緩之者。烏梅丸治久痢是也。有多其物以牽制。使性不得騁而緩治之者。薯蕷丸。治風氣百病。侯氏黑散。塡補空竅。須服四十九日是也。有徐徐服以取效。如半夏苦酒煎。徐徐呷之。甘蜜半夏湯。徐徐嚥下是也。

急方。

病勢急。則方求速效。如仲景急下之。宜大承氣。急救之。宜四逆湯之類。蓋發表慾急。則用湯散。攻下欲急。則用猛峻。審定病情。合宜而用。

奇方。

單方也。病有定形。藥無牽制。意取單銳。見功尤神。如仲景少陰病咽痛。用豬膚湯。後世補虛。用獨參湯獨附湯。又如五苓五物三物七氣。皆以奇數名方。七枚五枚等。各有意義。然奇方總是藥味少。而銳利者也。

偶方。

偶對單言。單行力孤。不如多品力大。譬如仲景用桂枝麻黃。則發表之力大。若單用一味。則力弱矣。又如桂枝湯。單用桂枝。而必用生薑以助之。是仍存偶之意也。腎氣丸桂附同用。大建中椒薑同用。大承氣硝黃同用。皆是此意。

複方。

重複之義。兩證並見。則兩方合用。數證相雜。則化合數方而爲一方也。如桂枝二越婢一湯。是兩方相合。五積散。是數方相合。又有本方之外。別加藥品。如調胃承氣湯。加連翹薄荷黃芩梔子爲涼膈散。再加麻黃防風白朮枳殼厚樸爲通聖散。病之繁重者。藥亦繁重也。歧伯言。奇之不去。則偶之。是複方。乃大劑。期於去病矣。又云。偶之不去。則反佐以取之。所謂寒熱溫涼。反從其病也。夫微小寒熱。折之可也。若大寒熱。則必能與異氣相格。是以反佐。以同其氣。復令寒熱參合。使其始同終異。是七方之外。有反佐之法。

補可扶弱。

先天不足。宜補腎。六味丸腎氣丸二仙膠之類是也。後天不足。宜補脾。四君子歸脾湯補中湯之類是也。氣弱者宜補肺。人參是也。血弱者宜補肝。當歸是也。神弱者宜補心。棗仁是也。再審陰陽輕重治之。則妙於補矣。

重可鎭怯。

怯則氣浮。重以鎭之。有四等。驚氣亂。宜琥珀至寶丹之類。恐氣下。宜二加龍骨湯磁珠丸沈香。怒氣逆。宜生鐵落飮蘆薈丸滾痰丸之類。虛氣浮。宜安神丸之類。其餘代赭石湯風引湯之類。皆當推究。

輕可去實。

風寒之邪。中於人身。癰瘡疥痤。發於肢體。宜輕而揚之。使從外解。仲景用痲桂。今人用人參敗毒散。香蘇飮。香茹白芷薄荷荊芥之類。又小柴胡。爲和散之總方。加減用之。可以和營衛而去諸邪。當類推焉。

宣可去壅。

頭目鼻病。牙噤喉塞。實痰在胸。水火交結。氣逆壅滿。法宜宣達。或嚏或吐。或令布散。皆謂之宣。取嚏如通關散。取吐如膽礬甘草薄荷。令其布散。如越鞠丸逍遙散之類。又如四逆散。九氣丸。皆是散意。

通可行滯。

火氣鬱滯。宜用通劑。利其小便。滯於氣分者。用木通滑石。六一散之類。滯於血分者。用防己導赤飮。五淋散之類。凡味淡者。皆利小便。得金水之性也。凡藥白皮通莖。皆利小便。象三焦之紋理也。

洩可去閉。

邪盛則閉塞。必以泄劑。從大便奪之。備急丸瀉寒實。承氣湯瀉熱實。葶藶瀉肺湯。是洩其氣。桃仁承氣湯。是洩其血。十棗湯洩水。秘方化滯丸。攻積。由此求之。凡宜破利者。皆泄之類。

滑可去著。

著謂留而不去也。痰粘喉。溺濁淋。大腸痢等症。皆是。宜滑澤以滌之。瓜霜冬葵子散。楡皮飮。痢症三方之類是也。

澀可固脫。

脫如開腸洞瀉。溺遺精滑。大汗亡陽之類。宜用濇劑以收斂之。理中湯。桃花湯止利。參芪朮附湯止汗。六黃湯止盜汗。固精丸天雄散止滑精。朮附湯止小便。大約牡蠣龍骨海鰾蛸。其質收濇。五味訶子其味收濇。蓮房棕灰麻黃根。其性收濇。隨加寒熱氣血諸品。乃爲得宜。

溼可潤燥。

燥者枯也。風熱怫鬱。則血液枯竭。而爲燥病。上燥則渴。或爲肺痿。宜人參白虎加花粉。瓊玉膏。救肺湯。下燥則結。麻仁丸。蓯蓉丸。腸燥則膈食。宜當歸芝麻丸。筋燥則縮攣。宜阿膠竹茹湯。總之養血則當歸地黃。生津則麥冬花粉。益精則枸杞免絲。在用者廣求之。

燥可去溼。

外感之溼。宜神朮湯汗之。溼泛爲痰。宜二陳湯降之。溼停不溺。宜五苓散利之。胃溼宜平胃散。脾溼宜腎著湯。皆治寒溼也。又有溼熱之證。反忌燥藥。當以苦堅淸利治之。知母防己湯。黃柏散相宜。

寒能勝熱。

寒熱者。證治之大端也。熱證如傷寒溫瘧虛癆。何一不有。當以寒藥治之。其間進退出入。在人審矣。甘寒之劑。白虎湯。甘露飮之類。苦寒之劑。金花湯。龍胆瀉肝湯之類。大抵肺胃肌熱。宜銀翹石膏。心腹熱。宜苓連。肝腎熱。宜黃柏知母胆草。

熱可制寒。

寒者陰氣也。積陽生熱。能制寒證。辛溫之品是矣。附子湯。附子細辛湯。治太陽少陰之寒。四逆湯。理中湯。治脾腎之寒。吳萸湯。烏梅丸。治肝寒。靑龍湯。治肺寒。薤白。治心胸之寒。回陽救急湯。統治裏寒。桂枝湯。統治表寒。方難盡錄。讀書者。遍查之。

內經所載。只奇偶兩方。仲景之方。七法大備。雖其時無十劑之說。而十劑之法亦寓。自北周徐之才。作十劑。後人又添寒熱二者。按證處方。可稱精細。近出西醫。乃謂中國。但能用藥。不知剖割去病。抑知靈素鍼灸。無剜腸剔骨之險。有起死回生之妙。尤恐術有未精。不肯多用。且華元化。亦有剖割之法。據元化所傳中臟經。豈能高出內經之上。後世不從元化之術。固畏其難。亦避其險也。可知剖割粗工。不及鍼刺之妙。而鍼法微渺。不如方藥之詳。仲景獨以方藥治病。爲至當也。今人不攷鍼剖興廢之故。偶見西醫剖割得效。奉爲神奇。而不知其得失參半也。四川某腦後頸上生一瘡。俗名對口瘡。此係發於督脈。督脈上頸貫腦。頸之能豎。督脈之力也。西醫不知。剜去其瘡。塡之以藥。謂卽生肉。其人遂項折不能擧。三日而亡。陝客某病腹臌。西醫破其腹。流水兩碗。縫之旋愈。不久又臌脹。又破之。連破三次。臌脹復發。西醫以爲不可治。夫不知水之何以生。而但知放水。此西人不講五行之過。故人謂西法精。而吾謂西法疏也。予曾治總理衙門。總辦章京陳君蘭秋。名誠。肌膚甲錯。肉削筋牽。陰下久漏。小腹微痛。大便十日一行。脇內難受。不可名狀。腰內亦然。前陰縮小。右耳硬腫如石。予曰。此腎系生癰。連及脇膜。下連小腹。故時作痛。再下穿漏。乃內癰之苗也。法當治腎系爲主。陳君勃然起曰。西醫亦云。病在腰背筋髓內。所以割治三次。而漏不止。無藥可治也。大便不利。可時服萆麻油。故每八九日。一服萆麻油。今君言與西醫同。得無束手無策乎。予曰。君在各國衙門。習見西人。以爲西法千古所無。不知西人算學出於周髀。機器流傳。出於般巧墨子。醫用剖割。亦華元化之流派。不必西人果宗數子。而其法要不外是。中國人未深攷。乃轉震而驚之。可歎也。夫且君病。西人知在腰內。試問君耳何以硬。前陰何以縮。大便何以不下。西人不能知也。陳君曰。然。前問彼無以對。予曰。西人不知腎系。卽是命門。生出板油連網。卽是三焦。腎開竅於二陰。故前陰縮而大便秘。三焦經繞耳。命火位當屬右。故見右耳硬腫。周身甲錯者。腎系三焦內。有乾血死膿也。按仲景法治之得效。大抵西人初創醫法。尙多未準。故以試驗爲衡。中國經數聖試驗準確。定出形性氣味。絲毫不差。爲最精也。卽如中國治胃。有以參芪益氣者。有以花粉生津者。有以二朮燥土者。有以苓半利水者。有以薑椒溫中者。有以芩連淸熱者。至於大黃攻胃之積。非補胃也。西醫補胃之濟。用黃連水官桂酒嚇叮。如無嚇叮。用牡蠣粉大黃末。合用作水。早晚服。謹按此方。寒熱並用。總主利降。以消食耳。西人見食消卽以爲補胃。豈不稍差。蓋臟腑皮肉。西人知其層折。經絡氣化。西人昧其指歸。是以用藥。多未合宜。予之此說。人或河漢斯言。盍取西醫各書攷之。且安得業算數瀛[1]機之人。盡如我之談醫。去彼之短。用彼之長。以我之長。益彼之短。豈不極人事之能。而盡造化之量乎。有志未逮。企予望之。

1 원문은 '瀛'이나 '汽'로 보아야 한다.

❁ 참고문헌

문헌자료

『黃帝內經－素問』(『中國醫學大系』 1, 臺北: 商務印書館, 1990)

『黃帝內經－靈樞』(『中國醫學大系』 1)

『難經』(『中國醫學大系』 1)

張仲景, 『傷寒雜病論』(『中國醫學大系』 2)

寇宗奭, 『本草衍義』(『中國醫學大系』 8)

陳師文, 『太平惠民和劑局方』(『中國醫學大系』 9)

李杲, 『脾胃論』(『中國醫學大系』 13)

李時珍, 『本草綱目』(『中國醫學大系』 40－42)

張介賓, 『景岳全書』(『中國醫學大系』 45－46)

張元素, 『醫學啓源』(『續修四庫全書』 1019, 上海: 上海古籍出版社, 2002)

羅天益, 『東垣先生試效方』(『東垣醫集』, 北京: 人民衛生出版社, 2000)

薛雪, 『醫經原旨』(『續修四庫全書』 982)

陳念祖, 『傷寒論淺注』(『續修四庫全書』 987)

葉霖, 『難經正義』(北京: 人民衛生出版社, 1990)

陸九芝, 『世補齋醫書』(上海: 江東書局, 1912)

唐宗海(1884), 『血證論』(『中西匯通醫書五種』, 上海: 千頃堂書局, 1905)

唐宗海(1892), 『中西匯通醫經精義』(『中西匯通醫書五種』)

唐宗海(1892), 『傷寒論淺註補正』(『中西匯通醫書五種』)

唐宗海(1893), 『匱要略淺註補正』(『中西匯通醫書五種』)

唐宗海(1893), 『本草問答』(『中西匯通醫書五種』)

合信(1851), 『全體新論』, 上海: 墨海書館

合信(1855), 『博物新編』, 上海: 黑海書館
合信(1857), 『西醫略論』, 上海: 仁濟醫館
王淸任(1892), 『醫林改錯』, 上海: 文華山房
杉田玄白(1774), 『解體新書』(김성수 역(2014), 『해체신서』, 파주: 한길사)

저서

김기욱 외(2006), 『강좌 중국의학사』, 서울: 대성의학사
盧石善(2003), 『眼耳鼻咽喉科學』, 서울: 周珉
박찬국(1998), 『黃帝內經素問注釋』, 서울: 경희대학교출판국
이종찬(2004), 『동아시아 의학의 전통과 근대』, 서울: 문학과지성사
洪元植(1993), 『中國醫學史』, 서울: 東洋醫學硏究院
洪元植(1994), 『校勘直解 黃帝內經靈樞』, 서울: 傳統文化硏究會
山田慶兒(1999), 『中國醫學の起源』, 東京: 岩波書店(박상영 역(2016), 『중국의학의 기원』, 광주: 수퍼노바)
栗山茂久(1999), *The Expressiveness of the Body And the Divergence of Greek and Chinese Medicine*, New York: Zone Books(정우진 · 권상옥 역(2013), 『몸의 노래 — 동양의 몸과 서양의 몸』 서울: 이음)
李经纬 主編(1998), 『中外医学交流史』, 長沙: 湖南教育出版社.
李经纬 · 張志斌 主編(2006), 『中医学思想史』, 長沙: 湖南教育出版社.
馬伯英 · 高晞 · 洪中立(1993), 『中外医学文化交流史』, 上海: 文匯(鄭遇悅(1997), 『中外醫學文化交流史』, 서울: 전파과학사).
馬伯英(2010), 『中國醫學文化史 – 上·下』, 上海: 上海人民出版社.
范行准(2012), 『明季西洋传入之医学』, 上海: 世紀出版集團
謝觀(1995), 『中國醫學大辭典』, 北京: 常務印書館國際有限公司
王咪咪 · 李林 編(1999), 『唐容川醫學全書』, 北京: 中國中醫藥出版社
姚春鵬 譯注(2010), 『黃帝內經 上, 素問』, 北京: 中華書局
姚春鵬 譯注(2010), 『黃帝內經 下, 靈樞』, 北京: 中華書局
劉長林(1982), 『內經的哲學和中醫的方法』, 北京: 科學出版社(조남호 외 역(2011), 『강설 황제내경 1 · 2』, 서울: 청홍)
曹志平 편(2012), 『中國醫學論理思想史』, 北京: 人民衛生出版社

趙洪鈞(2012),『近代中西醫論爭史』, 北京: 學苑出版社
陳大舜·曾勇·黃政德(1985),『中醫各家學說』, 長沙: 湖南科學技術出版社(맹웅재 외 역(2001),『各家學說』, 서울: 대성의학사)
皮國立(2006),『醫通中西－唐宗海與近代中醫危機』, 臺北: 東大圖書公司
何小莲(2006),『西医东渐与文化调适』, 上海: 古籍出版社

논문

金基郁·朴炫局(1993),「《醫易通說》語釋을 通한 唐宗海의 醫學 思想研究」,『東國大韓醫大 研究所論文集』2－1
金基郁·朴炫局(1999),「唐宗海의 醫易思想에 關한 研究」,『大韓原典醫史學會誌』12－2
김성수(2008),「朝鮮後期 西洋醫學의 受容과 人體觀의 變化」,『民族文化』31, 고전번역원
김성수(2012),「에도(江戶) 시대 해부학의 발전:『장지(藏志)』의 간행을 중심으로」,『의사학』21－1
김재은·최달영(2008),「醫學三字經에 나타난 陳修園 의학 사상에 대한 문헌적 연구 I」,『동의생리병리학회지』22－4
박상영 외(2008),「Benjamin Hobson의 생애 연구」,『한국한의학연구원논문집』14－2
신규환(2012),「청말 해부학 혁명과 해부학적 인식의 전환」,『의사학』21－1
여인석·노재훈(1993),「최한기(崔漢綺)의 의학 사상」,『醫史學』2－1
李泌雨·金容辰·尹暢烈(1995),「唐宗海의 醫學思想」,『大田大論文集 韓醫學編』3－2
전용훈(2007),「19세기 조선 지식인의 서양과학 읽기: 최한기의 기학과 서양과학」,『역사비평』81
허종찬·원진희·문구(2006),「唐宗海의 脾胃에 대한 醫學的 研究;『中西匯通醫經精義』와『血證論』을 중심으로」,『한국전통의학지』15－1
刘泽生(1999),「合信的《全体新论》与广东士林」,『广东史志』1999－1
马伯英(1983),「中西医汇通史概」,『中西医结合杂志』1983－6
艾智科(2010),「晚清的中西医汇通思想及其走向」,『历史档案』2010－2

楊明哲(2009), 「李鴻章與近代西方醫學在中國的傳佈」, 『長庚人文社會學報』 2: 2
吴乂雄(2009), 「晚清时期西方人体生理知识在华传播与本土化」, 『中山大學學報 社會科學版』 49
王咪咪 · 李林(1999), 「唐容川醫學學術思想研究」, 『唐容川醫學全書』 北京: 中國中醫藥出版社
赵璞珊(1991), 「合信《西医五种》及在华影响」, 『近代史研究』 1991－2
周明忻(2001), 「我国近代中西医汇通史」, 『中医文献杂志』 2001－4
郝先中(2005), 「晚清中国对西洋医学的社会认同」, 『学术月刊』 2005－5

학위논문

김진옥(2002), 『唐宗海의 生涯와 醫學思想에 관한 硏究』, 대전대학교 석사학위논문
楊性完(1999), 『『中西匯通醫經精義』에 대한 硏究』, 경희대학교 석사학위논문
崔台熙(2004), 『陳修園의 生涯와 學術淵源에 관한 硏究』, 대전대학교 박사학위논문
魯萍(2003), 『晚清西医来华及中西医学体系的确立』, 四川大學 碩士學位論文
杨鸿(2010), 『《眼科龙木论》学术源流研究』, 成都中医药大学博士学位论文
李玲孺(2009), 『唐容川伤寒学术思想特色初探』, 北京中醫藥大學 碩士研究生學位論文
張欣(2009), 『近代中西医汇通医学思想研究』, 廣州中醫藥大學 碩士學位論文
曹峰祥(2007), 『明末清初中医接受西方医学研究』, 中國中醫科學院 碩士學位論文
陳宇謹(2008), 『唐容川『血证论』学术思想研究』, 中國中醫科學院 碩士學位論文
玄振玉(2001), 『清代《黃帝內經》研究主要文献的研究』, 山東中醫藥大學 研究生卒業論文

✿ 찾아보기

[ㅂ]

[ㅅ]

[ㅇ]

[ㅊ]

[ㅍ]

[ㅎ]

당종해(唐宗海, 1848?~1899?)

중국 사천(四川)의 팽현(彭縣)에서 태어났다. 10세 중후반에 지방의 과거에 합격하여 수재(秀才)가 되었고, 1868년부터 부친 당서린(唐瑞麟)의 질병을 간호하는 와중에 본격적으로 의학을 공부하였다. 특히 중의학의 모태라고 할 『내경(內經)』과 장중경(張仲景)의 『상한론(傷寒論)』을 연구하면서 자신의 의학을 정립해 나갔다. 중국 전통의학이론을 기초로 하고 서양 해부학과 생리학 지식을 흡수해서 『중서회통의경정의(中西匯通醫經精義)』 2권을 편찬했는데, 1892년에 출판하여 중국의학 "중서회통파(中西匯通派)"의 선구자가 되었다. 저서로는 『혈증론(血證論)』, 『금궤요략천주보정(金匱要略淺註補正)』, 『상한론천주보정(傷寒論淺註補正)』, 『본초문답(本草問答)』, 『의역통설(醫易通說)』 등이 있다.

김성수(金聖洙)

연세대학교 사학과를 졸업하고, 경희대학교 대학원에서 『묵재일기』에 관한 연구로 석사 학위를, 『동의보감』에 관한 연구로 박사 학위를 받았다. 경희대 사학과 강사, 한국한의학연구원 선임연구원을 거쳐, 현재는 서울대학교 인문학연구원 부교수로 재직하고 있다. 공저로 『한국전염병사』(2009), 『한국의학사』(2012), 『동아시아 역사 속의 의사들』(2015), 『한국 근대의학의 탄생과 국가』(2016) 등이 있고, 역서로 『해체신서』(2014)가 있다.

✿ 문명총서 발간사

서울대학교 인문학연구원은 2007년 11월 한국연구재단의 인문한국(HK) 사업을 수탁하여 HK문명연구사업단을 출범시켰다. 한국과 아시아, 세계를 향한 문명연구의 허브를 구축하기 위해 '한국 인문학'의 정립을 목표로 인문학 제 분야는 물론 인근 분야의 전공자들까지 한 지붕 아래 모였다.

인문학연구원이 한국 인문학의 도약을 위해 핵심과제로 주목한 것은 문명에 대한 새로운 이해이다. 문명이란 장구한 세월 동안 인류가 일구어낸 정신적·물질적 성과들의 종합이며, 타 문명들과 서로 영향을 주고받으며 진화해 온 복합적 실체이다. 이에 대한 심층적인 이해가 선행되지 않는다면, 현재와 미래에 대한 유효적절한 준비와 대응은 불가능하다.

'문명텍스트총서'는 인문학 안팎의 다양한 전공을 가진 우리 연구원의 연구자들이 자신의 영역에서, 과거와 현재 문명의 정수와 그에 대한 인식을 담은 중요한 텍스트를 선정하여 번역하고 주해한 결과물이다. 이는 긴 시간의 노동을 요하면서도 성취가 단기간에 가시화되지 않는 우직한 작업이지만, 인류의 유산을 한국화하는 이 같은 작업이 주체적으로 세계문명을 사유하고 새로운 문명을 개척하는 데 발판이 되리라고 믿는다. 문명텍스트총서가 현재와 과거를 엮는 씨줄 놓기 작업이라면, 문명공동연구총서는 인간과 세계를 총체적으로 이해하려는 날줄 얽기라고 할 수 있다. 오랫동안 자신의 분야에서 전문화를 추구했기에 공동연구가 쉬운 일은 아니지만, 문명 이해의 융합적 시각뿐만 아니라 한국 인문학의 새로운 전망을 써 내려가는 방법론을 제시할 수 있기를 희망한 결과물이다. 또한 문명지평총서는 연구원 안팎의 연구자들이 참여한 연구서와 교양서를 아우르고 있다.

아무쪼록 문명총서 시리즈가 동서고금의 문명을 더 깊고 더 넓게 이해하는 창발의 효과를 가져오길 기대하며, 국내외의 학자들이 참여하고 교류하는 열린 연구공간이 되길 바란다.

2014년 4월

서울대학교 인문학연구원 원장

STUDIA HUMANITATIS

문명텍스트

문명의 정수를 담은 동서고금 텍스트의 번역과 주해

신민설 양계초 지음, 이혜경 주해

겐지 모노가타리 1 무라사키시키부 지음, 이미숙 주해

문명 속의 불만 지그문트 프로이트 지음, 성해영 옮김

공간, 장소, 젠더 도린 매시 지음, 정현주 옮김

장가르 2 칼미크-오이라드 민중 지음, 니콜라이 체데노비치 비트케예프 외 엮음, 유원수 주해

중세 아랍시로 본 이슬람 진영의 대對십자군 전쟁 김능우 역주

중국 근대 미디어와 소설의 시대 김수연 지음

독일적 특성과 예술에 대하여 헤르더·괴테·프리시·뫼저 지음, 안성찬 주해

크리스티안 볼프: 중국의 실천철학에 대한 강연 안성찬 역주

겐지 모노가타리 2 무라사키시키부 지음, 이미숙 주해

헤겔과 시민사회: 『법철학』「시민사회」장 해설 G.W.F. 헤겔 지음, 박배형 주해

수운 최제우의 종교 체험과 신비주의 성해영 지음

그리스 지도자들에게 고함: 이소크라테스의 아홉 통의 편지 이소크라테스 지음, 김헌 주해

식민지 지식인의 근대 초극론 〈식민지/근대 초극〉 연구회 기획, 홍종욱 엮음

장가르 3 칼미크-오이라드 민중 지음, 니콜라이 체데노비치 비트케예프 외 엮음, 유원수 주해

레온 바티스타 알베르티의 『건축론』(1, 2, 3권) 레온 바티스타 알베르티 지음, 서정일 번역·주해

선사시대 사회들의 과거 인식 리처드 브래들리 지음, 고일홍 옮김

성찰省察의 서書 우사마 이븐 문끼드 지음, 김능우 역주

재현 분열 시대의 건축: 생산의 그늘 아래 창조성의 문제 달리보 베즐리 지음, 서정일 옮김

중국문학 50년(1872-1922) 후스 지음, 김수연 옮김

교황 칼릭스투스의 『산티아고 순례 안내서』 칼릭스투스 2세 지음, 박용진 번역·주해

공손룡자 공손룡 지음, 염정삼 번역·주해

바리공주/바리데기 이경하 주해

'어떤 철학'의 변명: 이소크라테스의 연설문 『교환소송(antidosis)에 관하여』 이소크라테스 지음, 김헌 주해

신기한 것에 관한 서술: 중세 수도사의 인도 여행기 요르다누스 카탈라 드 세베락 지음, 박용진 번역·주해

중서회통의경정의 당종해(唐宗海) 지음, 김성수 옮김